脑定量磁共振成像：
物理测量原理

[英] 马拉·塞尚尼　尼古拉斯·G.道尔　保罗·S.托夫茨　主编

张久权　主译

张久权　刘代洪　王晓霞　沈合松　林　檬　等译

重庆大学出版社

原版主编

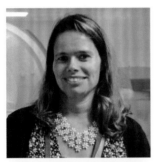

马拉·塞尚尼（Mara Cercignani），布莱顿和苏塞克斯医学院，医学物理学教授。从 1998 年开始从事磁共振研究，并于 2007 年获得伦敦大学学院博士学位。在 2011 年调动至布莱顿和苏塞克斯医学院之前，曾在米兰的圣拉斐尔医院（1998—2002 年）、伦敦神经病学研究所（2002—2007 年）和罗马的圣卢西亚基金会（2007—2011 年）工作。主要研究领域是定量磁共振成像，从事扩散加权磁共振成像以及定量磁化传递成像。

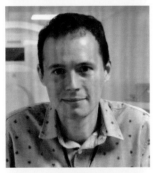

尼古拉斯·G.道尔（Nicholas G. Dowell），布莱顿和苏塞克斯医学院，成像物理学讲师。2004 年获得埃克塞特大学固态磁共振博士学位，之后前往伦敦大学学院神经病学研究所从事定量磁共振成像研究。2007 年调至布莱顿和苏塞克斯医学院新开设的临床影像科学中心。主要研究方向是定量磁化传递、脑内扩散加权成像、数据建模和分析技术。

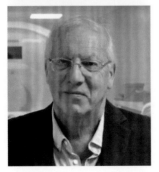

保罗·S.托夫茨（Paul S. Tofts），布莱顿和苏塞克斯医学院名誉教授。1970 年获得牛津大学物理学学士学位后，在布莱顿和苏塞克斯大学从事氦在低温下的核磁共振实验研究。从 1975 年起，他就在伦敦皇家研究生医学院研究放射性同位素和 CT 成像，当时生物医学核磁共振几乎还未萌芽。1978 年，他在伦敦大学学院为新生儿开发了 ^{31}P 核磁共振机，并开始了定量磁共振的职业生涯，首次测量了体内绝对代谢物浓度。

1985 年，在皇后广场神经学研究所（现为伦敦大学学院的一部分），一台用于多发性硬化研究的早期磁共振成像机器，使保罗·S.托夫茨得以开发一整套定量成像技术，并编辑了第一本关于定量磁共振成像的专著。通过对动态钆增强图像数据的分析，使血脑屏障渗漏的量化成为可能，他建立的数学模型现已被广泛使用。

2006 年，保罗·S.托夫茨回到苏塞克斯郡，并在 2006—2009 年期间担任影像物理学基金会主席。保罗·S.托夫茨发表论文 215 篇，被引用超 15000 次，h 指数为 62。

编者名单

Daniel C. Alexander
Centre for Medical Image Computing (CMIC)
Department of Computer Science
University College London (UCL)
London, UK

Marco Battiston
Department of Neuroinflammation
UCL Institute of Neurology
University College London (UCL)
London, UK

Sagar Buch
The MRI Institute for Biomedical Research
Waterloo, ON, Canada

David L. Buckley
Division of Biomedical Imaging
University of Leeds
Leeds, UK

Martina F. Callaghan
Wellcome Trust Centre for Neuroimaging
UCL Institute of Neurology
University College London (UCL)
London, UK

Mara Cercignani
Department of Neuroscience

Brighton and Sussex Medical School
Brighton, UK

Yongsheng Chen
Department of Radiology
Wayne State University
Detroit, MI, USA

Chang-Hoon Choi
Institute of Neuroscience and Medicine (INM-4)
Forschungszentrum Jülich
Jülich, Germany

Ralf Deichmann
Brain Imaging Center
Goethe-University
Frankfurt/Main, Germany

Nicholas G. Dowell
Department of Neuroscience
Brighton and Sussex Medical School
Brighton, UK

Audrey P. Fan
Richard M. Lucas Center for Imaging
Stanford University
Stanford, CA, USA

Jörg Felder

Institute of Neuroscience and Medicine (INM-4)

Forschungszentrum Jülich

Jülich, Germany

Shir Filo

Edmond and LilySafra Center for Brain

Sciences (ELSC)

The Hebrew University of Jerusalem

Jerusalem, Israel

Claudia A.M. Gandini

Wheeler-Kingshott

Department of Neuroinflammation

UCL Institute of Neurology

University College London (UCL)

London, UK

and

Brain MRI 3TMondino Research Centre

C.Mondino National Neurological Institute

Pavia, Italy

and

Department of Brain and Behavioural Sciences

University of Pavia

Pavia, Italy

Claudine J. Gauthier

Department of Physics/PERFORM Centre

Concordia University

Montreal, QC, Canada

Leonidas Georgiou

Division of Biomedical Imaging

University of Leeds

Leeds, UK

Kiarash Ghassaban

Magnetic Resonance Innovations Inc.

Detroit, MI, USA

Aurobrata Ghosh

Centre for Medical Image Computing (CMIC)

Department of Computer Science

University College London (UCL)

London, UK

Xavier Golay

UCL Institute of Neurology

University College London (UCL)

London, UK

René-MaximeGracien

Department of Neurology

University Hospital

Goethe-University

Frankfurt/Main, Germany

Francesco Grussu

Department of Neuroinflammation

UCL Institute of Neurology

University College London (UCL)

London, UK

Ewart MarkHaacke

The MRI Institute for Biomedical Research

Waterloo, ON, Canada

and

Department of Radiology

Wayne State University

Detroit, MI, USA

and

Magnetic Resonance Innovations Inc.

Detroit, MI, USA

Andrada Ianus

Centre for Medical Image Computing (CMIC)

Department of Computer Science

University College London (UCL)

London, UK

Mina Kim

UCL Institute of Neurology

University College London (UCL)

London, UK

Yan Li

Department of Radiology and

Biomedical Imaging

University of California San Francisco

San Francisco, CA, USA

Saifeng Liu

The MRI Institute for Biomedical Research

Waterloo, ON, Canada

Aviv A.Mezer

Edmond and LilySafra Center for Brain Sciences (ELSC)

The Hebrew University of Jerusalem

Jerusalem, Israel

Siawoosh Mohammadi

Medical Center Hamburg-Eppendorf

Department of Systems Neuroscience

Hamburg, Germany

Sarah J. Nelson

Department of Radiology and Biomedical Imaging

University of California San Francisco

San Francisco, CA, USA

Ana-MariaOros-Peusquens

Institute of Neuroscience and Medicine (INM-4)

Forschungszentrum Jülich

Jülich, Germany

Esben Thade Petersen

Danish Research Centre for Magnetic Resonance

Copenhagen University Hospital Hvidovre,

Denmark

N. Jon Shah

Institute of Neuroscience and Medicine (INM-4)

Forschungszentrum Jülich

Jülich, Germany

AliaksandraShymanskaya

Institute of Neuroscience and Medicine (INM-4)

Forschungszentrum Jülich

Jülich, Germany

StefanieThust

UCL Institute of Neurology

University College London (UCL)

London, UK

Paul S.Tofts

Brighton and Sussex Medical School

Brighton, UK

Lisa A. van der Kleij

University Medical Center Utrecht

Utrecht, The Netherlands

Tobias C. Wood

Department of Neuroimaging

Institute of Psychiatry, Psychology and Neuroscience

King's College London (KCL)

London, UK

Wieland A.Worthoff

Institute of Neuroscience and Medicine (INM-4)

Forschungszentrum Jülich

Jülich, Germany

Moritz Zaiss

Department of Medical Physics in Radiology

Deutsches Krebsforschungszentrum (DKFZ)

Heidelberg, Germany

译者名单

主　译：张久权

副主译：刘代洪　王晓霞　沈合松　林　檬

参译人员名单（按姓氏拼音排序）：

　　曹　颖　陈慧芳　陈秋智　程凡容　但汉丽　邓锡佳　方家杨

　　胡译心　华正旭　姜利伶　蒋世曦　兰小淞　李　岚　李　敏

　　梁长宇　林　檬　刘代决　刘雷雷　刘姝伶　刘　艳　龙　玲

　　罗跃胜　彭杨灵　沈合松　谭　勇　唐　隼　唐　玉　陶俊利

　　涂春蓉　王晓霞　王　雨　吴　丹　徐汉山　徐苏琴　杨　露

　　尹　柯　喻　滔　张　菁　张久权　周小榆

序　言

自 2003 年保罗·S.托夫茨(Paul S. Tofts)的第一版出版以来,已取得了令人瞩目的成绩。要知道,放射学起初是一个高度定性的领域,其形态和模式与疾病密切相关。最初,磁共振成像的蓬勃发展是因为它可以在三个平面上产生无畸变的图像,并进一步从展示美观图像发展为能够真实地预测活体病理。本书的前一版在阐明定量磁共振的观点方面走在了时代的前列。未来这一领域将走多远,取决于研究人员的创造力以及理解并解决技术问题的能力。

通过技术组合来对生物学进行可靠的预测,可能会改变疾病的治疗方法。未来确实有许多的可能性,包括疾病鉴别方面的准确性,如肿瘤与水肿,肿瘤与坏死,肿瘤的良性与恶性,乃至病变的生物侵袭性。试想一下,如果能够预测前列腺癌的侵袭性和肿瘤体积,将完全改变监测的实施方式。MR 也可以准确地将治疗性组织改变(如放疗或免疫治疗的效果)与复发性肿瘤分开。这对于发现如胶质瘤这样的浸润性肿瘤来说至关重要的。

对于那些从事成像工作的人来说,了解如何应用物理原理来产生量化结果有可能改变通信、监测和报告。这是 MR 和医学发展的方向。定量方法提供了对活动和疾病的客观测量,直接影响对病理程度的评估和确定特定的治疗方案。如今,定量MR 被纳入临床试验中以证明其有效性,它的效能得到了重视。

《脑定量磁共振成像:物理测量原理》从数据收集和图像生成的基本讨论开始。第 3 章讨论了质量保证、准确度和精确度。这些概念对于一致性至关重要,而一致性是定量成像的基本要素。立足于可重复性这一要点,正文将引导读者了解弛豫时间以及磁化率、扩散和磁化传递的生物物理原理。最后几章侧重于功能 MRI、波谱学以及灌注等技术。

保罗·S.托夫茨(Paul S. Tofts)和联合主编马拉·塞尚尼(Mara Cercignani)、尼

古拉斯·G.道尔(Nicholas G. Dowell)通过努力,聚集了相关专业的作者,并成功地汇编了实现高度理解定量 MR 所需的必要条件。这是一个壮举,极大地推动了该领域的发展。祝贺作者团队取得了如此重大的成就!

罗伯特·I.格罗斯曼(Robert I. Grossman)
纽约大学朗格尼医学中心

第一版序言

保罗·S.托夫茨(Paul S. Tofts)成功地抓住了未来特定放射学和一般医学的精髓——疾病的定量测量。这是一个重要的概念。放射学学科起始于对异常阴影的辨别能力。在胸部 X 光片上可以看到"右侧的白色影像表现",这与肺炎的临床诊断相关。但长期以来,该描述都是充分的,而且的确也是先进的,它贯穿了现代横断面成像技术。CT 和后来的 MR 不仅能观察病理状态,还能明确定义和定位病变。基于生物物理参数与位置的结合,我们可以认为一个特定的异常表现是卒中,而不是肿瘤或感染。毫无疑问,这是一次令人难以置信的科学飞跃,彻底改变了医学界。在 21 世纪,放射科医师已成为诊断专家和治疗效果的评估者。在临床神经科学中,神经系统检查的功能已被无偏倚且可靠的影像学所削弱,这也反映在身体其他部位的检查中。而影像学的突出作用现在需要一个新的度量标准——定量测量。

为什么定量方法如此重要? 首先,与定性描述相比,它是相对无偏倚的。其次,它更易适用于统计建模。最后,如果操作正确,多个中心的数据可以汇集,为临床试验或纵向研究提供支持。因此,多发性硬化等疾病的自然史可以通过时间依赖性研究来确定。这一点在 1993 年美国 FDA 批准使用干扰素 β-1b 时首次得到了证实,该项目基于 MRI 数据,显示出干扰素 β-1b 可降低疾病活动性和病变负荷,而该药的疗效无法从临床残疾衡量指标(公认的多发性硬化金标准)中确定。干扰素 β 的批准使用改变了临床治疗试验的进程。随之而来的是对替代标志物在成像、敏感度、特异度、可重复性等方面的研究。结果是出现了将定量成像技术纳入治疗试验的强制性需求。

本书阐明了测量过程、度量、测量的生物学意义和图像分析的方法。任何参与科学研究或临床试验的医生或者科学家都必须熟悉本书中阐明的概念。虽然本书的重点是大脑,但概念适用于任何影像学研究。如何确保研究结果经得起严格审查的考验,是磁共振测量概念第一部分的基本主题。全面了解准确度、精确度和质量保证的原则,对于任何成像方案的撰写和后续研究的执行都是必不可少的。

第二部分关注的是指标本身。在这里我们对磁共振参数进行了详尽的讨论,这些参数是我们研究病理进程的窗口,包括磁共振参数(T_1,T_2,PD)、扩散、磁化传递、波谱学、动态对比增强、灌注和 fMRI。了解这些测量参数的优点和局限性,可以使读者确定特定研究的最佳参数,也有助于解释当前的文献信息。该部分提供了目前临床磁共振使用的所有指标。

关于多发性硬化磁共振参数的生物学意义的一章,将成像参数与相应的生物学信息相关联。这一点很重要,因为如果这些测量只是抽象的,那么就很难应用到临床。

本书的最后一个部分涉及图像配准和其他测量的主题,包括萎缩、纹理和体积分析。图像配准是进行任何纵向分析时的基础,试想当放射科医生被问及病变是否在两次不同的研究中发生改变时,必须注意这种明显的改变不是技术差异(层面排列、层面厚度等)所造成的。

我很荣幸受托夫茨教授邀请撰写这篇序言。在我看来,这是一个完美的作品,抓住了放射科医生和科学家理解定量磁共振测量的关键要素。没有人比托夫茨博士更能胜任这项工作,他是一位头脑清晰、思维缜密的科学家。我向他和其他作者表示祝贺。这本书将成为一本经典著作,也是定量磁共振领域的第一本书。

罗伯特·I.格罗斯曼(Robert I. Grossman)

纽约大学医学院

引 言

自 2003 年第一版《脑定量磁共振成像:测量疾病引起的变化》出版以来,定量磁共振成像技术一直在不断发展,这场技术革命远未完成。多年来,对新版本的需求是显而易见的,但却没有办法实现。得益于退休带来的好处,后来与泰勒 & 弗朗西斯出版社的弗朗西丝卡·麦高恩(Francesca McGowan)有过一次偶然接触,以及我在布莱顿和苏塞克斯医学院的同事组织成为联合编辑团队,使得新版得以诞生。第一版诞生于“布里斯班河畔三月的一个温暖傍晚”,这一版本是在苏塞克斯大学的前物理桥茶室构思出来的,诞生于法尔默的天鹅客栈。

在新版本中,我们将更多的注意力放在“如何”方面,并结合了自 21 世纪初以来硬件和软件方面产生的重大技术变革。所有章节都被大幅重写,并且大部分是由新作者撰写的。我们增加了两个新的学科(CEST 和多核波谱学)。这本新书更精简,我们相信也更易于使用。

感谢其他作者和审稿人的意见,这些意见往往是在艰难环境中给出的。感谢布鲁斯·派克(Bruce Pike),杰夫·帕克(Geoff Parker)和玛蒂娜·卡拉汉(Martina Callaghan)提出的宝贵建议。感谢罗伯特·I.格罗斯曼(Robert I. Grossman)再次慷慨地答应撰写一篇序言。感谢尼古拉斯·G.道尔(Nicholas G. Dowell)和马拉·塞尚尼(Mara Cercignani)同意承担这个项目。感谢玛丽卡·道尔(Marica Dowell)和克劳迪娅·托夫茨(Claudia Tofts)提供的大力支持。

保罗·S.托夫茨(Paul S. Tofts)

布莱顿和苏塞克斯医学院

第一版引言

这本书构思于三月里一个温暖的夜晚,在澳大利亚昆士兰的布里斯班河畔,我刚到那里休假。传统的测量科学和磁共振应该结合在一起,定量磁共振技术的指南——类似于食谱的概念,开始在我心中萌芽,获得了自己的生命,并不断地在各种适宜的时间和地点告诉我必须包括哪些内容。在来自国际磁共振医学学会热心同事的帮助下,一份关于当前技术状态的汇编已经完成,这对一名单独的作者来说是不可能实现的。

定量磁共振的缪斯女神在很多地方与我相遇:布莱顿、格拉斯哥、夏威夷(怀基基海滩和莫拉卡)、刘易斯、伦敦、牛津和巴黎(国立网球场现代美术馆)。还有其他作者所在的波尔多、布朗克斯、查方特、圣彼得、吉尔福德、莱顿、伦敦、曼彻斯特、奈梅亨、诺斯伍德、诺丁汉、牛津、费城、乌得勒支,等等。雅各布·布洛诺夫斯基也给了我灵感[1]。在创作过程中,我意识到我的想法来自各种给我灵感的地点和时间。我还记得作曲家斯特拉文斯基(Stravinsky)在写《春之祭》时说过的话:"我是仪式通过的容器"。约翰·克里斯(John Cleese)[2]的观点是"激发创造力的主要条件是给人们没有压力的时间和空间,让他们尽情梦想。思考越多,才智越高。我们的头脑里有太多的噪声。我们需要安静的空间,是为了让一些事情发生在你的身上"。有了这些知识,就有了将其广泛传播的责任。诗人常说的"灵感诗",就是诗人只是被告知要写什么。纪伯伦(Gibran)[3]在谈到孩子时说,"他们借你们而生,却并非从你们而来",而且"工作就是实实在在的爱"。我仿佛见证了完美的创造。

---

[1] 雅各布·布洛诺夫斯基(Jacob Bronowski)的《人之上升》(*The Ascent of Man*)(2002 年再版)是一部特别激动人心的科学史,讲述了它的文化和历史背景。

[2] 摘自《伦敦时报》,2002 年 10 月 24 日,根据盖伊·克拉克斯顿(Guy Claxton)的《兔脑龟心》(*Hare Brain, Tortoise Mind*)改编。

[3] 卡里·纪伯伦(Kahlil Gibran)的《先知》(*The Prophet*)。

有时，它是一件孤独的事情；我的儿子亚历克斯（Alex）经常在我经历了惨淡的写作日子后使我重拾快乐。这让我想起了一位作曲家，可能是拉赫玛尼诺夫（Rachmaninov），他工作了5天，从早上5点到晚上8点，疲惫不堪，但这种疲惫感被他刚刚创作的宏大作品所战胜。为写这本书我付出了三年的时间。

描述测量科学和MR成像的交叉是MRI研究组成员的国际化活动，他们通过电子邮件进行了大量交流，并访问在线期刊文章，这在几年前是不可能实现的；一些合著者甚至至今还没有见过面。框注和许多脚注通常是我的任务。有关单位和缩写的约定尽可能遵循《医学磁共振》（*Magnetic Resonance in Medicine*）杂志的风格和指南。

过去，物理科学一直与我们对宇宙和原子粒子的看法有关。现在，我们有机会看到和测量我们自己的大脑内部——对我来说这同样意义深远，历史也会判断谁更重要。十年前，定量磁共振技术几乎不存在；十年后，定量磁共振将成为常规技术。

尽管科学已取得了相当的成就，但仍有如针灸、身体调理[1]、顺势疗法、灵气和指压疗法等原理尚未阐明的方法能够对抗疾病，治愈自己和他人。安慰剂效应在医学上被认为是一种非常强大的现象，但其作用机制尚未被完全了解。有了定量磁共振，我们或许可以客观地记录这些治疗的反应。

感谢在我接受科学教育的过程中曾多次给我启发的关键人物：A. 汤普森（A. Thompson）、埃迪·帕尔默（Eddie Palmer）、唐纳德·埃德蒙兹（Donald Edmonds）和迈克尔·理查兹（Michael Richards）。感谢约翰·克利夫顿（John Clifton）、理查德·爱德华兹（Richard Edwards）、奥斯蒙德·雷诺兹（Osmund Reynolds）和伊恩·麦克唐纳（Ian McDonald）在我开始学习医学物理学的早期提供的关键支持。感谢神经病学研究所的同事们，感谢他们在我为写这本书而缺勤时给予的耐心。感谢克莱夫·巴尔多克（Clive Baldock）、马克·范·布切姆（Mark van Buchem）和彼得·杰扎德（Peter Jezzard）为这本书的概念设计提供的意见。感谢凯特·布伦斯基尔（Kate Brunskill）、杰基·柴郡（Jackie Cheshire）和杰基·鲍威尔（Jackie Powell）在获取参考资料和插图方面给予的宝贵支持。

其他作者和审稿人也投入了大量的时间，非常感谢他们，他们共同构成了拥有定量磁振领域专业知识的专家团队。感谢罗伯特·I.格罗斯曼（Robert I. Grossman）的序言。感谢奇切斯特的Wiley出版公司，马丁·罗斯林伯格（Martin Rothlisberger）、凯伦·韦勒（Karen Weller）、温迪·皮勒（Wendy Pillar）和勒奈特·詹姆斯（Lynette James）以一种愉快和专业的方式完成了这个项目。英国和北爱尔兰多发性硬化协会多年来始终大力支持皇后广场神经

1　例如，生命舞蹈（Biodanza），见 www.biodanza.co.uk.

病学研究所物理发展的研究,使定量磁共振技术得以广泛建立,没有该协会的支持,就不可能有这本书。

我希望定量磁共振能成为磁共振成像一个既定的亚主题;网站 www.qMRI.org 可以用来协调活动(并记录在本书中发现的错误)。这本书可以被认为是一种看法——研究中心当前可能做些什么以及未来哪些将成为常规。

保罗·S.托夫茨(Paul S. Tofts)

布莱顿和苏塞克斯医学院

译者前言

自然科学是对具有客观可测量现象展开研究的科学,涉及物理、化学、医学等广泛领域,其发展的最直接体现就是现代社会生产力的飞速提升。国家和各省市设立的自然科学基金科研项目体现了对自然科学的重视程度。定量是自然科学所依赖的根本手段,即通过测量来获取反映事实的数据。利用统计学等方法对定量数据进行分析,可以对过去、现在发生的事件做出解释,对未来可能发生的事件做出预测。于热爱科学的人而言,采集数据、缜密分析、解决问题,这是一个非常美妙的过程。

MRI 设备自 20 世纪 80 年代应用于临床,由于其对软组织分辨率高,易于获得不同体位的体层图像等优点,已成为医学影像诊断的重要组成部分。然而,在实际临床工作中,我们主要还是依赖图像的灰白对比度识别解剖结构和病灶,只有在少数情况下利用 MRI 定量参数辅助疾病诊断,这显然已经无法适应当前医学发展的需求。实际上,MRI 可以为我们提供更丰富的临床和科研数据。鉴于国内在这一领域尚缺乏相关书籍,我们关注了 *Quantitative MRI of the Brain: principles of physical measurement* 一书。

在保证数据测量的准确度和精确度方面,已有一些通用的原则可遵循,如通过重复测量计算置信区间和可重复性等。但具体到定量 MRI 这一特定领域,由于其参数众多,每个参数在反映不同生物学属性方面各有优缺点,因此需要掌握一些专业的测量原理。在此基础上,才能采用合理的测量方法获取客观的数据,最大限度地反映真实情况。这不仅使 MRI 在测量中的潜力得到充分挖掘,也能使定量研究结论有更广阔的适用范围。

本书阐述的 MRI 测量技术涵盖了人体结构、功能、组织学特征、血流动力学、代谢等方面,并花大量笔墨论述各种技术的优缺点及潜在的干扰因素,核心在于保证所采集数据的质量。当然,MRI 数据分析的基本原则也是本书必不可少的组成部分。阅读本书，可以使我们建立一个关于 MRI 数据收集和分析的系统性思维；无论是刚接触 MRI 的新人还是已经致力于 MRI 研究多年的学者，都可以从中得到启发。

作为常人，我们难脱八苦；但作为医者，我们常怀悲悯之心，誓要拯救苍生疾厄。承担本书翻译工作的都是年轻的影像医师，他们在完成繁忙的日常业务之后，回到家里又埋首投入到书稿的翻译当中。字斟句酌以求信达雅，潜心学习方能融会贯通，我们的团队像战士一样在实战中淬炼和成长。青年已可堪重任，我深感欣慰。当然，家人的支持和陪伴是他们不竭动力的源泉，这其中包括身染重病的母亲，往生极乐的父亲，以及初临世间充满希望的婴儿。出版社工作者的精心校订也是本书能够顺利付梓的重要保证。在此，一并致以最诚挚的谢意。

由于译者对跨学科知识的掌握有限，以及对地道英语的处理缺乏经验，本书难免存在疏漏，敬请读者批评指正。

重庆大学附属肿瘤医院

目录

1

概念：MRI 测量学 [1]

保罗·S.托夫茨(Paul S. Tofts)

布莱顿和萨塞克斯医学院

---

1 由马拉·塞尚尼(Mara Cercignani)审校。

1.1 引　言

1.1.1 测量科学与 MRI 相结合

测量科学由来已久，1973 年，人类历史上第一张二维磁共振成像（MRI）[1]问世。本书是关于两种范式的融合。

我们期望能够方便地进行某些测量，并具有较高的准确度和精确度。测量质量、长度和时间的仪器都十分便捷，并且再次测量的结果是可重复的，与不同地点及不同人员的测量结果具有可比性。关于人体测量的一些参数（身高、体重、血压），我们希望认识到其随着时间推移而产生的生物学差异，也希望更多的侵入性测量（如血液酒精水平或血糖水平）具有明确的正常值范围和可重复性。在物理、化学、电气工程和制造业中，都有常规的测量传统、国际标准协议以及实验室从业人员的培训课程。长度、质量和时间测量的国际标准也已存在多年，其产生的二级标准可以追溯到一级标准，并可由国家和国际机构提供协调。

作为科学家，我们都有一种强烈的愿望，希望利用我们的才华造福人类，愿意投入精力去寻找更好的途径来促使人类同胞健康。在这种背景下，MRI 测量技术的发展成为了传统科学技术在现代问题上的完美应用。

MRI 作为大脑及许多身体部位检查的首选成像方法现已被广泛接受。它通常以定性的方式，由放射科医生以非数字的方式报告图像所见。事实上，现在许多的 MRI 机器都有独立的工作站，通过扫描主机与 MR 图像数据库连接，使得磁共振图像能够以数字化的形式进行简单的定量分析。然而，数据收集程序常妨碍其进行正确的量化；机器参数的变化，如发

1　术语"磁共振成像"是由美国放射学家发明的，用来描述核磁共振（nuclear magnetic resonance，NMR）成像。核磁共振名称中的"核"被删除，以防止公众感到恐慌。NMR 的波谱学（第 12 章）最初致力于化合物的识别，并且数据中没有包含空间信息。它是在不同的设备上独立于成像设备单独开发的，通常被称为磁共振波谱成像（magnetic resonance spectroscopy，MRS）。现代 MRS 成像主要通过 MRI 设备进行，并使用成像梯度来定位人体特定部位的波谱。因而现在认为 MRI 包括波谱成像。磁共振（magnetic resonance，MR）是一个更准确的术语，包含了磁共振成像（MRI）和磁共振波谱成像（MRS）。

射器输出增益、翻转角度（及其空间变化）、接收器增益和图像缩放，对于定性分析都是可以接受的，但却会对将要进行量化的图像带来不可逆的干扰。研究人员或许还没有意识到量化方面的良好实践，并以不恰当的方法采集或分析数据，即使 MRI 机器能做到更多。

与直接的定性研究相比，量化或测量大脑参数的过程必然需要花费更多的时间和精力。需要更多的 MRI 扫描时间以及大量的物理开发工作和计算资源来建立整个程序。此外，数据分析也是非常耗时的，需要程序的支持来测量和维护其可靠性。必须找到对操作程序（无论是数据采集还是图像分析）和扫描仪缺陷（如特定头部线圈射频不均匀性）不敏感的流程，这种流程需要在合理的扫描时间内实现对大脑的良好覆盖，并且在持续数十年的研究时间内是相对稳定的。

量化的好处是，能够以更令人满意的方式进行疾病的生物学变化和潜在治疗反应的基础研究。量化可以使偏倚等问题大大减少并增强可重复性和可解释性。MRI 可以从图像获取过程（根据异常的亮或暗、小或大的物体做出报告）转变为类似于传统科学仪器的测量过程，可以测量整个量值范围，确定它们是否在正常区间以内，以及与之前的检查相比是否发生了变化。

本书的目的是展示测量学和磁共振成像两种传统或范式的融合，以构成定量 MRI（quantitative MRI, qMRI）[1] 领域。本书对 MRI 测量过程进行了详尽的分析；尽可能地确定准确度和精确度的上下限值，以在临床 MRI 扫描环境中找到可靠且实用的方法；探讨了许多可用的 MR 参数的生物学意义，并给出了在疾病中这些 MR 参数改变的临床实例。通常这些变化已经能够被定性地观察到，而这也可以鼓励我们改进测量技术，以便尽早发现疾病更细微的改变，并能更早地在目前被常规 MRI 判断为正常组织中识别到这些改变。我们的理想是为本书中提到的每一种 MRI 参数找到一个按钮（交钥匙）技术，这样 MRI 放射技师（技术员）只需最少的人工培训就能够可靠且可重复性地测量这些参数，就像现在踏上体重秤就可以获得质量的数字读出一样。在使用 qMRI 时，将输出更加丰富的结果，比如可以显示异常区域的图像（从正常图像数据集的大型数据库计算得出）、与先前 MRI 检查相比的变化、可能的解释（诊断）以及每条信息的确定性指示等。预扫描和波谱磁共振成像程序在过去是非常耗时且依赖于操作员的，而现在可以通过全自动选项简便、快捷地实现。

因此，人们对 MRI 的看法和使用方式正在经历一场范式的转变[2]。在过去，它是被用来产生定性的图像，即用来拍照的"快乐快拍 MRI 相机"；在未来，它可能会越来越多地被用作

1　可用此网站（www.qmri.org）更新。
2　托马斯·库恩在 *The Structure of Scientific Revolutions* 一书中，第一次引入了"范式转变"的概念，从经典物理学到量子物理学的世界观的转换就是一个例子。范式是一种模式或模型，一种看待世界或部分世界的方式，一种观点，或一种心态。

一种科学仪器来测量临床上的相关定量指标。这种二分法可以在 MRI 文献中看到；放射学描述中经常提到具有特定权重序列中的信号强度，而使用物理测量的研究通常报道的是局部浓度值、正常范围、年龄和性别效应以及重复性。随着测量变得更加精确以及通过数据分析从大量信息中提取出临床相关的信息，原则上将有可能实现对每个患者进行测量，以确定其组织状态，指导治疗决策并且量化治疗效果。《美国神经放射学杂志》(*American Journal of Neuroradiology*,McGowan,2001;框注 1.1)的一篇社论对将 qMRI 引入放射临床所涉及的问题做了很好总结。

框注 1.1　关于定量磁共振成像的使用

越来越多定量 MR 应用代表着 MR 成像的不断发展。这些应用包括磁化传递技术、绝对 T_1 和 T_2 值测量、功能成像和一些波谱成像技术等。

定量方法的临床应用存在一个重大挑战，即通过 MRI 测量所得到的指标，其潜在的物理机制可能还没有完全被理解。例如，人们可以将定量测量中的异常值与疾病的存在联系起来，但因果关系可能还无法确定。

因此，结果有时仅限于与其他测量或者观察过程相关的经验性发现。尽管如此，这些结果通过提供非侵入性描述疾病特征的手段，并可以进一步深入了解疾病的自然史，仍然具有潜在的巨大价值。

另一个实质性的价值衍生于使用经过验证的方法来研究新型药物的疗效。MRI 可以结合其他研究结果，包括动物模型研究和人体研究：动物模型中可以对侵入性或破坏性检查结果与非侵入性 MRI 结果之间的相关性进行研究，而人体研究可以将临床观察结果与影像结果联系起来。

对使用了许多测量方法的初步研究进行跟踪，统计学的优越性就显现出来了，可以接受或者拒绝假设，而这个假设与某些测量存在显著关联。

只有在这些初步研究的作者提供了准确的研究方法和全面的数据时，其他的研究人员才可能这样做。然而，即使作者不遗余力地阐述实验方法的每一个细微差别，仍然很难控制 MR 硬件和软件的差异。这在一定程度上是因为现代 MR 系统的设计目的主要是为了获得高质量的临床图像以进行常规的、主观的解释。

来源:McGowan, J. C., American Journal of Neuroradiology, 22(8), 1451-1452, 2001.

作为正在进行范式转变的一部分，我们对"MRI 能带给我们什么"的看法正在改变。刚开始的时候，MRI 主要提供解剖学信息(即解剖学 MRI)，可以观察到相对较大的解剖结构。

与正常受试者相比，或与患者几周或几个月前的扫描相比，这些结构的几何特征（通常是尺寸）会发生变化。定量的例子是膨胀和萎缩。功能磁共振成像（functional MRI, fMRI）研究的是组织在执行特定（神经）功能时引起的短期变化，从而与结构成像进行互补。正如本书所示，微观结构 MRI 占据了第三的角色。许多 MR 参数（如扩散、磁化传递和波谱）在微观水平上显示了由疾病引起组织损伤的结构变化。要直接观察这些变化，需要 $1 \sim 100$ μm 量级[1]的成像分辨率，因为它们通常涉及细胞水平上的各种生物学变化。病理学家可以使用光学或电子显微镜以及特殊染色技术（组织病理学）在尸检组织中观察到这些变化，该分辨率远低于 MRI 的空间分辨率（在临床扫描设备上通常约为 1 mm）。然而，微观水平（如细胞结构）改变导致的 MR 参数变化（如水扩散）可以在较低的空间分辨率（约 1 mm）下被观察到，因此，MRI 可以检测到那些远低于解剖学尺寸的结构变化。此外，细胞中化学成分（代谢物）的浓度及其变化可以用波谱成像来测量。应用钆对比剂动态成像可测量血管周围内皮细胞膜的生理通透性。

以上这些变化可能发生在所谓的病变组织中，即在尸检和常规 MRI 中看到的与周围明显不同的组织；也可能发生在具有"正常表现"的组织中，即在常规 MRI 中表现为正常的组织。病变通常被描述为局灶性的，即病变局限在相对较小的区域（几毫米或厘米），有明显的边界；它在图像中的不同亮度表现将其与周围组织（被认为是正常组织）区分开来。相比之下，弥漫性病变可能会扩展到更多的区域，没有明显的边界，并且更难通过肉眼观察到；弥漫性变化通常可以被量化指标表征，因为它测量的是范围内数量的绝对值，而不参考周围组织或需要明确的边界。

1.1.2 发展的限制

qMRI 的研究似乎是在其自身的推动下进行的。然而，目前开发可靠的 qMRI 方法的状态和进展速率取决于以下几个因素：MRI 制造商、研究机构、制药公司、计算机和电子技术以及公共资助的研究委员会。

MRI 制造商（供应商）将逐步承担部分测量程序的研发，将它们纳入研发计划，然后以交钥匙（按钮）产品的形式发布出来[2]。该过程的速率取决于临床客户的需求、竞争对手制造商是否提供此类设备，以及公共医疗资助机构（如美国食品药品监督管理局）是否批准从医疗保险政策中报销此类程序的研发费用。高质量、可靠且不断改进的 MRI 设备主要为常规临床使用而设计，其装机量巨大且呈不断增长的趋势；尽管只有一小部分（正处于增长

1　1 微米（μm）等于 10^{-3} mm 或 10^{-6} m。

2　这些通常作为附加品出售。

中）用户对 qMRI 技术的发展感兴趣[1]，但这些应用于盈利业务环境中的大部分设备，已经推动了 qMRI 技术上的发展。随着 MRI 设备的发展，qMRI 技术的进步也必须跟上脚步。

研究机构有其独特的结构性优势，但也有其弱点。qMRI 需要综合化学家、计算机科学家、神经学家、物理学家、放射学家和统计学家的意见。对于那些应用方法学研究临床问题的人来说，可能会有很好的职业生涯支持，但对于那些发明和开发这些方法的基础科学家来说则不然。在等级森严的环境中接受教育的人认为提出问题是无关紧要的或具有颠覆性的，而另一些人认为提出问题是进行现代高质量科学研究的绝对基本需要，这两类人之间可能存在范式或传统的冲突。社会研究机构和大学对科学的重视程度，以及是否存在合适的研究生培训机会可能反过来成为影响获得研究人才的决定性因素。国际医学磁共振学会（ISMRM）[2] 是一个强有力的组织，通过它的期刊和学术会议，可以将来自各个机构致力于类似方法学研究的人员聚集在一起。

在药物试验的 qMRI 测量方面，制药公司和神经学家的需求量巨大且呈日益增长的趋势（Filippi and Grossman 2002；Filippi et al.，2002；McFarland et al.，2002；Miller 2002；Sormani et al.，2011；Mallik et al.，2014）。传统的双盲安慰剂对照三期临床试验对大量患者（通常为 100~1000 人）进行数年的研究，以期获得足够的统计效能来确定药物是否有效；大样本量被用来分析未经过治疗的疾病的变异性，以及不理想的治疗效果（根据患者亚组的不同可能有所不同）。此类试验通常耗资数亿美元。qMRI 有可能通过在较小样本量的检测过程中早期识别无效治疗，从而缩短研究时间。如果治疗过程中没有观察到生物学效应，可以认为药物可能无效（这取决于药物被假定的特定作用方式）。例如，某潜在疗法对所有已知的多发性硬化（multiple sclerosis，MS）异常 MR 指标都没有效果，那么它可能会被其他药物所取代。随着新的生物技术和基于基因治疗方法的发展，需要评估的候选药物数量将大幅增加，利用传统试验对所有药物进行评估将变得过于昂贵且缓慢。因此，直接在体内观察治疗效果的 qMRI 可能会越来越受到重视。

计算技术在能力和可及性方面的快速增长，也是实现数据采集和图像分析技术的关键。数字化设计的磁体、线圈和射频脉冲、数字接收器以及快速图像配准和分析都改变了磁共振的成像方式。

制药公司用于推动开发和支持可靠的 qMRI 测量措施的资助可能会超过传统的公共基金研究资助。传统研究委员会资助更倾向于支持 qMRI 方法在特定疾病研究中的应用，但

---

1 "杀手级应用"有时可以激励人们采取行动使 qMRI 参数变得可用，尤其当发现这个应用程序的临床重要性已经被证明确定时（例如在中风中使用的 MD）。

2 www.ismrm.org.

往往不愿支持研发新的定量方法，有时还声称应当由 MRI 制造商来完成此任务。

1.1.3　如何使用本书

定量 MRI 应包括以下三个关键领域：测量的基本概念、如何测量每个 MR 参数（包括采集和分析）以及每个参数的生物学意义（根据尸检和动物研究的结果）。对于每个 MR 参数，以下几个方面非常重要：（1）MR 参数的生物学意义；（2）如何准确地测量；（3）如何快速地测量；（4）临床应用的实例；（5）测量过程中可能出现的问题；（6）质量保证方法（对照和体模）；（7）组织的正常值；（8）可实现的可重复性；（9）多中心研究；（10）未来的展望。

本书的目的是成为 qMRI 方法论的知识库，对博士生尤其有用；希望避免每一代研究人员对这种方法论做重复的研究工作。本书的第一版（Tofts 2003）包含了一些本版中没有的信息，可能值得参考；本版中的章节作者发生了变化，必然会给出不同的观点。

在第 2 章和第 3 章中，针对每个 MR 参数，在本书中重复出现的测量问题将得到更为细致地探讨。这些被归纳为数据收集、数据分析和质量保证的过程，都对 MR 定量测量有着至关重要的影响。单位通常以国际单位制（SI，System International）表示，本书中使用的物理单位和符号（例如 TR、TE、T_1、T_2）由国际医学磁共振学会（International Society for Magnetic Resonance in Medicine，ISMRM）出版的期刊《医学磁共振成像》（*MRI In Medicine*）的版式指南推荐使用[1]。本书主要聚焦于标准临床 MRI 扫描设备能实现的技术；另外一些技术（如 ^{31}P 波谱或 ^{23}Na 成像）需要一些非标准硬件作为附加组件来实现。

本书的目标读者是对 MRI 的工作原理有基本了解并对大脑及其主要疾病（癌症、癫痫、中风、多发性硬化和痴呆症）已经有一定了解的研究人员。推荐初学者可以关注一些书籍（表 1.1）以及 ISMRM 等有用的网站。附录 2 给出了常见 MRI 缩写词一览表。

表 1.1　MRI 和神经解剖学背景读物推荐

题目	作者	出版日期	总页数	描述
MRI：物理原理和序列设计（*MRI: Physical Principles and Sequence Design*）	RW.布朗（RW Brown），YC.诺曼·郑（YC Norman Cheng），EM.哈克（EM Haacke），MR.汤普森（MR Thompson），R.文卡特森（R Venkatesan）	2014	976	MRI 成像原理详解；第二版

续表

题目	作者	出版日期	总页数	描述
MRI：从图片到质子（*MRI from Picture to Proton*）	DW.麦克罗比（DW McRobbie），EA.莫勒（EA Moore），MJ.格拉夫（MJ Graves）	2017	400	由经验丰富的物理学家撰写；新版
癌症的定量磁共振成像（*Quantitative MRI in Cancer*）	TE.扬基洛夫（TE Yankeelov），DR.皮肯斯（DR Pickens），RR.普赖斯（RR Price）	2011	338	由放射学家和物理学家共同完成的著作；本书的"姊妹书"
脊髓的定量磁共振成像（*Quantitative MRI of the Spinal Cord*）	J.科昂-阿达（J Cohen-Adad），C.惠勒-金肖特（C Wheeler-Kingshott）	2014	330	多作者，本书的"姊妹书"
扩散磁共振成像：理论，方法及应用（*Diffusion MRI：Theory，Methods，and Applications*）	DK.琼斯（DK Jones）	2011	784	从物理角度涵盖了大部分脑定量 MRI
MRI 脉冲序列手册（*Handbook of MRI Pulse Sequences*）	M.伯恩斯坦（M Bernstein），K.金（K King），X.周（X Zhou）	2004	1040	脉冲编程员的助手
磁共振成像实践（*MRI in Practice*）	C.韦斯特布鲁克（C Westbrook），CK.罗斯（CK Roth），J.塔尔播特（J Talbot）	2011	456	为放射技师提供观点的指定书籍
人体神经系统：解剖学观点（*Barr's The Human Nervous System：an Anatomical Viewpoint*）	JA.基尔南（JA Kiernan），R.拉贾库马（R Rajakumar）	2013	448	包含了对大脑的完整描述

注：统计相关书籍见第 2 章（表 2.2）。

1.2 测量学的历史

1.2.1 早期的测量学

早期的定量技术主要应用于距离、质量、货币价值和时间的需求上。对这些问题的认识可以拓宽我们对量化努力方向的认识！

公元前 3000 年从古埃及发展起来的肘尺（cubit）是一种普遍存在的线性测量标准，1 肘尺相当于 524 mm。它是从肘部到伸展的指尖的长度，并以一位皇家大师手肘制作的黑色花岗岩作为标准，古埃及使用的所有肘杖都要参考该标准做定期测量[1]。建造吉萨大金字塔所使用的数千根肘杖的精度是非常高的，因为金字塔所有边长的误差都在 0.05% 以内。

早期天文学家开发了非常精确的测量方法（就像巨石阵展示的那样）；他们引导航向和预测日食的能力使他们名声大噪。16 世纪，哥白尼、开普勒和伽利略对行星轨道的精确计算挑战了天主教会在知识上的主导地位，终结了所有天体都围绕地球旋转的观点。

1581 年，quantitative [2] 一词被首次使用，意思是"涉及量（quantity）或数（amount）的测量"。在中世纪英语中，量（quantity）指的是"大小（size）、量值（magnitude）或尺寸（dimension）"。1847 年，定量分析（quantitative analysis）得到使用，意思是"用于确定物质成分的数量或比例的化学分析"。1878 年，量（quantity）被用来表示"确定数量，测量"，因此 quantification 就是"量化的操作"。1927 年，quantitate 被用来表示"测量或估计……的数量，特别是精确地测量或确定"；然而，《韦氏词典》称这个词为"后置构词"[3]，这可能是词典编撰者不认可的词，因此本书没有使用这个词；《牛津英语词典》也同样未使用该词。

弗朗西斯·培根（Francis Bacon，1561—1626 年）对跟随他的几代英国科学家产生了重大影响（Gribbin，2003）。他强调收集尽可能多的数据，然后着手解释观察到的现象；而不是凭空出现一个想法，再寻找支持它的事实。科学必须建立在事实的基础上。那么他对现代的"假设驱动"研究有何看法呢？1662 年，伦敦皇家自然科学知识促进学会得到了国王詹姆斯二世的特许，成为最早也是最著名的科学学会之一。

1　本章中的大部分史料都来自《大英百科全书》。

2　参见《韦氏词典》和《牛津英语词典》。

3　"后置构词"是从一个已经存在的较长的单词中减去一个真实或假想的词缀而形成的单词。因此，quantitate 就是由 quantitation 变换来的。

1.2.2 关于经度测量的问题：约翰·哈里森

18世纪，环球航行的问题十分严峻。虽然纬度（与赤道的距离）可以通过正午太阳在地平线上的高度（最高海拔时间）精确测量，但经度（环绕地球东西方向，现在以英国伦敦格林威治为参考进行测量）无法精确测量（Sobel，2005）。塞缪尔·佩皮斯（Samuel Pepys）在评论绝望的航行状态时写道："所有这些人都陷入了困惑，如何修正他们的计算，甚至每个人都与自己的计算不一致"，他认识到了观察者内部和不同观察者之间的差异。牛顿在谈到在海上测量时间的误差来源时写道："一种确定经度的方法是用手表精确地计时。但是，由于船的运动、冷与热、干与湿的变化，以及不同纬度的重力差异等影响因素，这样的手表还没有制造出来。"

结果，许多人因海难和物资短缺而在海上丧生，航海成了一个非常敏感的问题，水手们被禁止进行自己的计算，以防他们将错误信息传递给上级军官。利润丰厚的世界贸易发展因此受阻。在这种情况下，1714年《经度法案》（*Longitude Act*）在英国议会获得通过，向任何能够设计出准确测量经度方法的人提供10000英镑[1]的奖励。

解决"经度问题"挑战的是约翰·哈里森（John Harrison）。他是住在赫尔港附近的英国钟表匠，听过亡灵走向死亡并获得悬赏的故事。他一共制造了四代航海钟。第一代钟在陆地上（每月不超过1秒）和小型海上航行中保持了良好的时间准度。经度委员会给予了激励性奖励，帮助这个贫困发明家将有希望的想法付诸实践。1736年，在前往里斯本的航行中，他与海军在海上进行了全面的试验；但他的第二代航海钟因为设计问题，对海上运动加速度带来的影响较为敏感，出现了意外错误。他自己的完美主义和固执拖延了事情的进展，直到又过了25年才在下一次航程中将第四代航海钟带到了西印度群岛。经度委员会由著名天文学家和一些海军机构的人主导，一再拒绝向哈里森付款，并要求航海钟必须先从原型转到能大规模生产后才支付奖金余款。委员会意识到，必须以重复的航程和航海钟确立其可重复性，否则无法保证航海钟的准确性，因为单次测量无法确定最大误差。哈里森的儿子威廉（William）接手了这件事，皇家学会向他授予了会员资格。直到在国王乔治三世的干预下，以及议会通过第二项法案之后，哈里森在他80岁时，在他制造第一代航海钟的46年后，才得到了认可。

这个关于用科学方法解决人类问题的故事，包含了现代科学家在开发一种拯救生命的技术时的所有奋斗要素，而且可以看到许多相似之处。哈里森的航海钟现保存在格林威治

1　根据所能达到的准确度对总数进行评定。

的皇家天文台。

1.2.3　科学学会

伯明翰月球学会(英国)聚集了一群具有前瞻性思维的科学家,他们在 1766 年至 1791 年间会面。他们在满月那天聚集(这样旅行会更容易),并独立于英国皇家学会(伦敦)而蓬勃发展。由工业革命所激发的许多创造性科学活动都在伯明翰开展。查尔斯·达尔文的两位祖父[陶器制造商约西亚·韦奇伍德(Josiah Wedgewood)和博物学家伊拉斯谟·达尔文(Erasmus Darwin)]、马修·博尔顿(Matthew Boulton,制造商)、约瑟夫·普里斯特利(Joseph Priestly,发现了氧气)和詹姆斯·瓦特(James Watt,发明蒸汽机)都是该学会的成员。英国和欧洲其他地区的工业革命,在商业上推动了生产制造过程中所需的各种测量仪器的发明。1883 年,开尔文勋爵(Lord Kelvin)发表了一篇关于电气测量单位的演讲,认为在某些研究中存在着数字给研究者带来伪科学声誉的风险,虽然带着一点警示的意味,但也表达了他那个时代对量化的渴望:

> 当你能衡量你所说的,并用数字来表达它时,你就了解了它的一部分;但是当你不能量化它,不能用数字来表达它时,你的知识只是一种贫乏且不能令人满意的形式:它可以是知识的开始,但你在思想上还没有发展到科学的阶段,不管是什么问题。

1.2.4　计量单位

虽然法国最近采用了拿破仑公制,但在新成立的美利坚合众国,人们发现不可能改革继承自英国的古老度量衡制度。重量和标准办公室变更成为国家标准局,然后成立国家标准和技术研究所(NIST)。1960 年,在巴黎召开的第十一届国际度量衡大会建立了以米、千克、秒、安培、开尔文和坎德拉为基础的国际单位制。这些单位通常被称为国际单位制(SI units),源于法语中的 Système Interonalale,作为科学界的首选单位[1]。千克由法国国际度量衡局保存的铂铱合金圆柱体表示[2],在美国有一个副本;其他单位是根据自然标准定义的(例如,米是由特定可见原子光谱线的波长定义的)。美国 NIST 和英国国家物理实验室等国家中心现在是测量科学的专业中心。

1　美国的工程界仍在使用基于英制的单位,尽管在英国已不再使用这些单位。英制和公制单位之间的不兼容归咎于 20 世纪 90 年代末的一次航天器故障。

2　国际计量局(Bureau International des Poids et Mesures,BIPM)。

1.2.5　数学物理

与物理仪器发展并行的是数学技术的发现。古巴比伦、埃及、希腊、印度（哈拉帕）和中国都有数学，最初用于计算规则物体的面积和体积，也用于处理货币。公元前 6 世纪，毕达哥拉斯（Pythagoras）建立了弦的音符与弦的长度之间的联系。这座连接物理经验世界和数值关系世界的桥梁被称为数学物理学的诞生；在这里，数字解释了物理形式和性质的起源。牛顿微分学和傅里叶变换是目前 MRI 设备使用的基本工具。早期的数字计算机，最著名的是用来破译第二次世界大战期间潜艇使用的密码，发展到今天我们认为理所当然的阶段。

1.2.6　科学医学

在医学上的应用包括了量化在内的新科学方法的概念。威廉·哈维（William Harvey，1578—1657 年）是一位对血液循环进行了广泛研究的内科医生和科学家，是第一个测量心脏体积并估计人体总血容量的人。1833 年，美国陆军外科医生威廉·博蒙特（William Beaumont）发表了一系列关于一名腹部受伤士兵的研究报告[1]，并研制出了一种开放性皮瓣，博蒙特可以观察胃里的食物并提取胃液。而现在我们有更方便的方法进行体内研究。

20 世纪 70 年代末，科学家们开始将医学成像硬件连接到计算机上，以现代标准进行测量。这些计算机看起来非常基础，目的是处理和整理图像。核医学、超声、X 射线计算机断层扫描以及核磁共振等精密的医学成像仪器由此陆续生产出来。

大约在 1978 年，医学影像信息处理年会开始举行。1989 年，有人认为良好的数据收集至少应与复杂的图像处理同等重要（框注 1.2）。良好的量化需要同时关注数据收集和图像分析技术，这种互补性在本书中得到了体现。经验表明，进步往往是由那些既能开展数据采集（这样采集技术就能针对手头的工作进行优化）又能获得高级分析技术（以最大限度地利用数据）的团队取得的。而一些计算团队不接触临床问题和采集硬件，这就有可能浪费时间去解决一些并不存在的问题，或者他们所使用的数据也是受采集技术限制得到的低质量数据。

1　摘自约翰·凯里（John Carey）主编的 *Faber Book of Science* 一书中的"盖着肚子的人"。

框注 1.2　呼吁在磁共振成像中进行"高质量的数据采集"[1]

核医学图像处理的经验表明，收集高质量的图像数据与获得图像处理技术同等重要。即使是现在也有人主张真正改善图像数据实用性的方法来自于仪器的改进，而不是来自更复杂的图像处理方法；然而，在大型数据集已经具备较高的图像质量的情况下，我们的问题就来源于数据呈现和压缩，而不是通过校正图像来弥补数据收集中的错误。

基于这一理念，我们致力于收集对所研究的临床问题敏感的高质量数据。例如，大脑的 T_2 加权图像可以显示多发性硬化病变，人们可以开发复杂的算法来测量病变体积，以评估疾病本身和治疗反应；然而图像还能显示继发的水肿和瘢痕组织。此外，最新的 GD-DTPA 扫描技术可以显示该病的主要影像学表现，因此我们优先发展了这种数据采集技术。第二个例子是对图像数据使用昂贵的分类技术，这些技术可清楚地显示图像数据的不均匀性，并可以相对容易地取消显示。

在考虑了仪器的相关因素并获取了高质量的数据之后，对数据处理的需求可能变得更加经济，主要包括 PACS、3D 显示、功能图像的计算以及分割算法。当复杂形式的信息需要处理时，为了充分利用这些信息，必须将其纳入一个包括数据收集各个方面的程序中，包括序列设计、仪器参数的质量控制、定量结果的验证和良好的实验设计。总之，我们认为，在进行任何处理之前，数据必须合理且质量良好。

来源：Tofts, P.S., et al., Prog. Clin. Biol. Res., 363, 1991a；Tofts, P.S., et al., Information Processing in Medical Imaging, Wiley-Liss Inc, 1991b.

[1] PACS，picture archival and computing system，图像存储与计算系统，是基于计算机对大量医学图像进行存储、显示和整合的系统。功能图像，指的是任何类型的参数化映射（如通透性）。

1.2.7　早期 qMRI

1983 年开展的早产儿 ^{31}P MRS 研究（Cady et al., 1983），推动了脑内代谢物绝对浓度的测量（Wray and Tofts, 1986）。1985 年，巴克（Bakker）完成了博士论文《定量核磁共振成像的一些运用》（*Some Exercises in Quantitative NMR Imaging*），其目的是"评估核磁共振成像和波谱学在组织特征描述和评价组织对放疗和低温的反应方面的潜力"（Bakker et al., 1984）。

部分放射科医生认为量化在疾病研究中具有潜在价值（Tofts and du Boulay, 1990）：

> 对患者进行的一系列测量，并与动物模型、活检结果和尸检材料中的类似研究进行相关性分析，为我们提供了关于脑水肿、脑室分离、酒精中毒以及多发性硬化自然病史的新知识。对于其他表现为弥漫性脑异常并在常规图像上看不到的疾病，利用测量来监测疗效具有十分广阔的前景。
>
> 在进行定量测量时，物理学家可以采用科学仪器设计者的模式，即在无限可调仪器（成像仪）的条件下以非破坏性的方式对样本（患者）进行最仔细、最详细的测量。这就要求非常谨慎地选择需要回答的生物学问题，即需要测量的生物物理特征。

英国物理与工程医学研究所于 1997 年在苏格兰邓迪举办了一场小型会议，主题是定量磁共振，也正是在这里首次使用了 qMR 这个词。qMRI 现在已经被用来表示 MR 领域中与定量测量有关的部分，就像 fMRI、MR 血管造影（MRA）、MRS 和定量磁化传递（quantitative magnetisation transfer, qMT）表示 MR 的子专业一样。

1.3 医学影像中的测量

物理量可以是"密集的"，也可以是"广度的"，当我们考虑量的各种属性和操作时，了解这些差异会很有帮助。密集定量[1] 可以描述任何大小的组织，并且它不会随着组织的细分而改变（假设它是均匀的）。例如密度、温度、颜色、浓度、磁化强度、膜渗透性、单位体积组织的毛细血管血容量和灌注量、质地和 MR 参数如质子密度、T_1、T_2、液体的扩散系数和磁化传递。广度定量是指一块组织作为一个整体，细分会减少（或至少改变）量化的值。例如一个器官的质量、体积、形状和血液供应总量。

一些密集定量，如代谢物浓度、局部血流量或局部通透性，可以表示为单位质量组织或单位体积组织中的定量。传统上，生理学家使用前一种系统，因为一块切除组织的质量比它的体积更容易确定。而在 qMRI 中，每个体素的体积都能被很好地定义，后一种系统就显得更为便捷。可以通过乘以脑密度[2]（白质和灰质均为 1.04 g·ml^{-1} 或 1040 kg·m^{-3}）来实现从

1　Intensive，密集的（字典定义）：指与物理性质或测量相关的属性，但是独立于质量；extensive，广度的：与质量相关的属性。

2　例如，白质中水的正常含量约为每克组织 0.690 克（每公斤组织含 0.690 千克水），相当于每毫升组织含 0.718 毫克水（每立方米组织含 718 千克水）（见第一版，第 91 页）。

单位体积到单位质量的转换（Whittall et al. , 1997）。

1.3.1 图像，部分容积以及图谱

图像和图谱是用来表示不同事物的术语。图像由 MRI 扫描设备产生，其强度[1]取决于各种参数，包括描述组织的一些参数（如 PD、T_1、T_2 以及上述参数的组合）和扫描设备特性的一些参数（如射频翻转角和接收器增益）。图像由存储在计算机中的二维数字矩阵组成（通常是三维图像数据集的一部分）。矩阵中的每个位置被称为一个像素（图像单元），它通常是正方形的，宽度为 1~2 mm。图像数据来自脑组织断层的成像，该断层具有指定的厚度（通常为 1~5 mm），图像中的每个像素实际上都来自一块呈立方体的箱形组织，称为体素。体素的第一维和第二维是图像像素的第一维和第二维，第三维是断层厚度。图像数据集通常是 3D 的，但是我们只能通过它的各个层面看到 2D 的图像。

像素和体素之间的相互作用是微妙的。当我们想到图像时，用像素来表述似乎更自然，而事实上这个术语源于解释 2D 表面图像的科学（如机器人视觉或卫星对地球的遥感）。然而，当我们思考像素内的信号强度来源于 3D 的长方体组织时，使用体素则更合乎实际情况，它提醒我们要考虑整个组织，而不仅仅是图像。体素切面位于主体的内部，而像素表面位于主体的外部。有些成像序列会使用非常小的像素（"平面内"分辨率），但会设置较大的层厚以保持信噪比。一个极端的例子是大小为 0.7 mm×0.7 mm×5 mm 的体素，它具有解析小结构的能力，然而任何不与切片平面垂直的结构都会因较大的切片厚度而模糊化。在这种情况下，体素的形状类似于火柴棒，即具有大的纵横比；更合适的体素大小可能是 1.5 mm×1.5 mm×2.2 mm，与前者比具有相同的体积，因此在给定的成像时间内可以保留相同的信噪比，但更有可能解析细小结构。三维成像序列可以给我们提供各向同性的体素，即在所有三个方向上具有相同的尺寸。

大脑中的结构是非常精细的，通常体素内部有两种（或更多）类型的组织。最终从该体素得到的核磁共振信号是每种组织信号在填充整个体素时的组合或加权平均。因此，如果我们试图测量靠近脑脊液（CSF）的灰质的 T_1 时，测量值将介于纯灰质和纯 CSF 之间，这取决于灰质和 CSF 在体素中的相对比例。这种现象被称为部分容积效应，在对邻近其他类型组织的脑组织进行测量时，这是主要的误差来源。在该组织中测量的值因其与另一组织的接近而改变，因此会对边界和体积的判断产生误差。使用较小的体素可以减少部分容积效应产生的误差，但代价是牺牲信噪比。在数据采集之前使用反转脉冲可以去除具有特定 T_1 值

---

[1] 通常指信号强度，因为它与射频（Radiofrequency，RF）线圈中产生的信号电压成正比，该信号来源的体素对应于组织的进动磁化。

的组织信号,例如在 FLAIR 和 STIR 序列中,可分别对 CSF 和脂肪的信号进行抑制。

可以对来自同一组织的两个或两个以上图像计算参数图。一个简单的例子是采集两个 T_2 权重不同的图像,这两个图像的比率仅取决于组织参数 T_2,而与扫描设备参数(如射频或接收线圈的设置)无关。通过计算各个像素在这一比率形成的第三种矩阵或图谱,该矩阵或图谱可显示为图像(可以识别大脑结构),但是在概念上又与图像不同,因为每个像素值现在具有了数值意义(如大脑中的每个位置的 T_2 值,以毫秒为单位),而不是表示信号强度。

1.3.2 研究设计

许多研究开始时都使用经典的双盲随机对照试验设计。新的 MR 参数在评估一种特定疾病时,通常是对一组病例组和一组对照组进行测量,对照组可以服用安慰剂或使用其他已经确定的治疗方式,组间的其他差异("混杂变量")应该尽可能地消除,因此对年龄和性别进行匹配也是必要的。扫描应同时进行,对两组受试者交替扫描,而不是在病例组扫描结束后再进行对照组扫描(测量过程中步骤的改变可能产生人为的组间差异)。一些患者可能正在接受治疗,因而 MR 结果也有可能发生改变。在研究过程中,可以将动态匹配作为受试者招募的一部分来改进匹配模式。因此,如果对照组数量不足,但病例组数量充足时,对于每一名招募到的对照组受试者,都可从病例组中选择一个合适的匹配对象。在安慰剂对照试验中,可以在招募时决定将患者分配到安慰剂组或治疗组,以使各组受试者人数始终保持匹配。双盲[1]是减少治疗试验中偏倚的有效方法。给予治疗的人、进行测量的人[2]以及受试者对正在接受的是真正的治疗还是安慰剂均是未知的(表 1.2)。

表 1.2　如何做好实验设计与统计

1	开始研究前优化仪器精度
2	在收集数据前后向统计学专家请教
3	收集数据时交替采集对照组与患者组
4	受试者招募期间控制年龄和性别
5	利用散点图检查数据
6	对数据进行建模,包括随机误差和系统误差

---

[1]　双盲设计不适用于观察因素在治疗中起重要作用的疗法。这在所谓的替代疗法(如针灸、顺势疗法、骨疗法、心理疗法和灵气疗法)中尤其重要。虽然不能给予安慰剂,但可以比较不同的治疗方法。即使在传统的临床试验中,患者也经常从副作用中猜测是否服用安慰剂,而且副作用较大的患者可能更容易退出。可能需要在方法论上进行更多的探索,以找到合适的研究设计来克服这些问题。

[2]　理想情况下,这包括执行扫描的放射技师和分析 MR 数据的观察者。

续表

7	在分析过程中校正年龄和性别
8	尽量避免进行多次比较的 t 检验
9	相关性很难解释
10	提供各组平均数和差值的置信区间

当研究"感兴趣的患者"时，经验不足的研究人员应该提防类似"集邮"的情况，这种研究几乎是随机进行的，没有任何假设或对照[1]。为了设计高质量研究，并使最终结果能够被国际期刊接受和发表，研究人员应该知道哪些工作已经在国际学术会议上发表[2]。

文献检索[3]是必要的。除非有证据表明在不同的患者分组中研究结果不同，否则不应开展重复的研究。在研究开始之前，应该查明或确认已发表的著作在方法学上的缺陷。某些错误将不可逆转地破坏数据的价值，例如通过重复扫描检测到存在重复性差的问题，或者经过一些更新后对照组与病例组之间未执行交叉对照扫描。

选择 MR 参数时需要经过深思熟虑。尽管随着扫描设备变得更快和技术得到优化，MR参数获取时间明显缩短，但为了获得本书中讨论的所有参数，将比一次检查需要更长的时间。应根据所要研究的特定疾病中预期的生物学变化来选择参数，测量几个相关参数可能已经具备足够效能（参见第 2 章第 2.2.2.5 节）。混合参数采集可以解决特定问题，例如扩散加权波谱分析或磁化传递准备的多回波测量，多参数研究将在第 18 章进一步讨论。由奥康纳（O'Connor）等人撰写的关于影像生物标记物共识的综述出色地总结了量化过程中涉及的许多问题，值得我们仔细地研究（O'Connor et al., 2017）。

1.3.3　磁共振参数的实用性

从临床的角度来看，可以通过以下三个因素来评估一个潜在的表征脑组织特征的新量化数据[4]：

敏感度：这种量化会因疾病而改变吗？假阴性率低吗？

1　"业余爱好研究者"一词很好地反映了这一现象。

2　另见第 2 章第 2.2.2.1 节，关于两种类型的研究："钓鱼执法"和假设驱动的研究。

3　例如，使用来自美国国家医学图书馆的 PubMed，可以在线免费获取文献，网址：http://www.ncbi.nlm.nih.gov.您可以从这里下载论文的 PDF 文件（只要您登录到学术网站，例如某个大学）。通常可以通过"Search Forwards"，看看哪些论文引用了你正在看的论文（"引文"列表）。因此可以相当迅速和方便地完整了解关于特定主题的出版物。

4　参见第一版，第 12 章，心理学家 N.拉姆齐（N Ramsey）在功能性磁共振成像部分的讨论。

有效性：它与正在发生的生物变化相关吗？

可靠性：它是否可重复？假阳性率低吗？

因此，有效性的概念使得度量标准的相关性被纳入考量范围，但仅基于准确性和精确度的有效性概念判断是没有意义的。例如，颅内容积可以被非常精确地测量，但在大多数疾病状态下是完全无关紧要的。另一种观点（密切相关）是通常用于评估量表评分的四种心理测量学属性：可接受性、可靠性、有效性和反应性（Hobart et al.，2000）。可重复性差对研究效能的影响可能是显著的（图1.1）。适用于 MR 数据分析的方法仍在研究中，临床指标也在被仔细地衡量和重新设计（Fischer et al.，1999；Hobart et al.，2000），而上述理论的实践运用可能已经滞后于心理学的发展（Krummenauer and Doll，2000）。

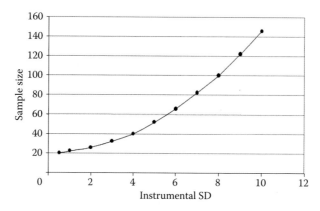

图 1.1　仪器精密度（ISD）对研究的统计检验力和所需样本量的影响。通过减少 ISD，所需的样本量大大减少，从而节省了研究的成本和时间。这是一个基于对照组（参数均值 = 100，标准差 = 3）和相同数量的患者组（效应值 = 5，标准差 = 4.25）之间比较的模拟。统计检验力 P = 80%，显著性水平 α = 0.05，使用 G * power3 软件计算。

1.4　定量 MRI 的未来

1.4.1　技术和方法学

自本书的第一版以来，MRI 技术得到了长足发展。标准场强已从 1.5 T 提升到 3 T，甚至 4.7 T 和 7 T 的场强机器越来越普遍。主流制造商提供的脑部成像设备场强仅略低于 1.5 T。梯度的强度和切换速率都有所提高，使得快速 3D 采集成为标准。射频发射线圈通过提高均匀性和降低 SAR 值等设计来适应更高频率的采集。射频接收阵列使用多通道以提高信噪比。qMRI 的唯一缺点是需要测量射频场 B_1^+ 和丧失互易性（见第 2 章）。方法学持续的进步,体现在本书当前版本的三个新主题:高级扩散,多核 MRS 和 CEST。未来的发展方向将在第 18 章做详细阐述。

qMRI 涉及五个主要方面:(1)自本书第一版以来,概念几乎没有改变,只是变得更加明确;(2)1.5 T 以上的 MRI 物理更加复杂,失去了互易性;(3)持续的技术进步改善了 qMRI 必须重复实施的环境;(4)分析技术对 MRI 数据的价值起着至关重要的作用[1];(5)MR 参数的生物学意义[2]影响着 qMRI 的用途(特别是当前的生物学信息能否预测未来的临床状态)。

这些进步会把我们引向何方? 我们如何得知何时无需再做改进? 我们应该从细节的改进中抽出时间来考虑全局[3]。"完美的 qMRI 机器"这一概念(参见第 1.4.2 节)可能会提供一些线索。如果有一个达到"完美机器"水平的 qMRI 测量国际认证方案,那么 qMRI 将会实现一个重大的进步,下文给出了一些建议。

1.4.2 国际标准化和认证

目前许多物理量已实现标准化测量。现用于测量电压、体重或重量以及温度的机器通常都带有符合国际标准组织的证书(International Standards Organisation,ISO)[4],以保证总误差在标准范围内。

"完美机器"的概念起源于 1933 年在美国建造的 200 英寸帕洛玛望远镜,它是当时望远镜建造的最高水准[5]。将这一概念拓展到用于量化的 MRI 设备,提出:

一个完美的定量 MRI 设备是这样的:在进行测量时,它不会在已经存在的生物变异基础上增加显著的额外变异。

根据测量的目的,可以设置不同的性能等级。与正常变异的比较应是最苛刻的;根据具体情况,与疾病内在变异进行比较可以适当较低要求。这里提出三个级别的建议,每个级别都对应一个相应的奖牌[6](见表 1.3)。

1　第一版中有 4 章是关于分析的,认为分析和采集同等重要,空间配准、形状、纹理、体积、萎缩和直方图等均被考虑在内。

2　第一版有一章是关于多发性硬化中 MR 参数的生物学意义。通过对尸检组织研究可以建立 qMR 参数(例如 NAA)与生物参数(例如神经元密度)之间的关系。这些关系通常比较复杂,取决于哪些生物学参数可能产生变异(即疾病背景)。同时生物标本和 MR 图像的空间配准也至关重要。

3　托马斯·曼的《威尼斯之死》(*Death in Venice*),这个故事是作者在威尼斯海滩上写的。在他的眼前,孩子们正在建造一座沙堡,当他把目光转向地平线,空虚却又无边。成为一名测量英雄会是什么样子呢?

4　例如,ISO 17025 是主要的 ISO 标准,用于测试和校准多个实验室。

5　在加利福尼亚州的帕洛马尔建有 200 英寸的望远镜,在《完美机器:建造帕洛玛望远镜》(*The Perfect Machine: Building the Palomar Telescope*)一书中有描述。

6　受 ISMRM 在其年度科学会议上使用奖牌来认可赞助的启发,"奖牌"在此被提出来。

表 1.3　qMRI 设备等级评价参考

奖牌	目标研究	标准
铜牌	组内对比	ISD<0.3GSD[a]
银牌	多中心研究	BCSD<GSD[b]
金牌	系列研究	ISD<0.3WSSD[c]

注：SD，standard deviation，标准差；BSD，biological SD，生物标准差；GSD，group SD，组内标准差；ISD，instrumental SD，机器标准差；ICSD，inter-centre SD，中心内标准差；BCSD，between-centre SD，中心间标准差；WSSD，within-subject SD，受试者内标准差

a 在组内比较中，组内变异 GSD^2 应占主导地位（即机器变异 ISD 对组内总变异的贡献不显著）；

b 中心间变异（BCSD）的影响应小于组内变异。

c 在系列研究中，总的受试者内变异 $WSSD^2$ 应占主导地位（即机器变异 ISD 对受试者内总变异的贡献不显著）

　　铜牌：在一组比较中，每组的总方差决定了所需的效能和样本量（见图 1.1）。这是真实生物分布的方差[以 SD 表示即为生物 SD（biological SD，BSD）]和不完美机器给出的方差[以 SD 表示即为机器 SD（instrumental SD，ISD）]之和，总的组内方差（group SD，GSD）计算公式为：$GSD^2 = BSD^2 + ISD^2$。因此，如果 ISD = 0.3 GSD，机器方差对总方差的贡献为 9%，可忽略不计。这一概念允许为分组比较指定一个"完美机器"（表 1.3）。每个 MR 参数的标准是不同的；有些可能很容易实现，有些可能需要长期且持续的努力。BSD 的值取决于受试者的类型；在汇总正常值时，应对年龄和性别依赖性进行校正（将它们视为混杂变量，并将所有值标准化为固定的年龄和性别）。SD 的估计值具有不确定性，如果样本量很小（见第 3 章，公式 3.2 和图 3.6），在考虑是否达标时，这些不确定性很重要，需要纳入考虑。

　　第 3 章的 MTR 结果就是一个例子（图 3.8）。稳定的扫描设备给出一个正常的组内标准差 GSD = 0.4 pu（MTR 单位为 pu），以及一个测量的机器标准差（instrumental SD）ISD = 0.15 pu。由此可得出，ISD = 0.375 GSD，而表 1.3 中的标准却不太令人满意（ISD<0.3 GSD）。

　　银牌：在多中心研究中，必须严格控制各个中心间的变异，尽管一些差异可以通过统计分析来消除（前提是每个受试者在同一个中心进行成像）。MTR 直方图匹配使用体线圈传输（Tofts et al., 2006）可能是一个完美的"银牌"MTR 机器。

　　金牌：在系列研究中，仪器的变异可能会掩盖受试者内部细微的生物学变化。系列研究的效能可能会因此受到限制：这种变化通常情况下可能很小、未知并且极其难以测量。"金牌"是最难获得的；对于一些 MR 参数来说，"金牌"是不可能的。一个例外是用动脉自旋标记法测量脑血流灌注（ASL，第 16 章）。受试者内部的自然差异很大（10%~20%）（Parkes et al.，2004），因此建造一台完美的"金牌"ASL 机器（即 ISD<3% 的机器）理论上并不困难。第二个例子是在复发缓解多发性硬化的系列研究中，受试者内病变负荷的变化是高度可变的，因此已经存在测量病变体积的完美"金牌"机器。

那么该由谁来管理这个方案？奖章的授予可由知名的期刊论文的审稿人或国际委员会（可能由 ISMRM 赞助）决定，并且可以颁发奖项（一种现代的约翰·哈里森经度奖）[1]。

结束语：

测量技术自动化的发展需要时间，钟表匠约翰·哈里森的坚持使我们能够从历史的角度来看待我们的工作。我们正处在一场真正的技术革命中，这场革命正在越来越细致地揭示我们内在的生物运作方式。几十年前，这是不可想象的；几十年后，这些技术将像测量体重一样成为常规。

参考文献

Bakker CJ，de Graaf CN，van Dijk P. Derivation of quantitative information in NMR imaging：a phantom study. Phys Med Biol 1984；29（12）：1511-25.

Cady EB，Costello AM，Dawson MJ，et al. Non-invasive investigation of cerebral metabolism in newborn infants by phosphorus nuclear magnetic resonance spectroscopy. Lancet 1983；1（8333）：1059-62.

Filippi M，Dousset V，McFarland HF，Miller DH，Grossman RI. Role of magnetic resonance imaging in the diagnosis and monitoring of multiple sclerosis：consensus report of the White Matter Study Group. J Magn Reson Imaging 2002；15（5）：499-504.

Filippi M，Grossman RI. MRI techniques to monitor MS evolution：the present and the future. Neurology 2002；58（8）：1147-53.

Fischer JS，Rudick RA，Cutter GR，Reingold SC. The multiple sclerosis functional composite measure（MSFC）：an integrated approach to MS clinical outcome assessment. National MS Society Clinical Outcomes Assessment Task Force. Mult Scler 1999；5（4）：244-50.

Gribbin J. Science：a history 1543-2001. London，UK：Penguin；2003.

Hobart J，Freeman J，Thompson A.Kurtzke scales revisited：the application of psychometric

---

1　第 1.2.2 节。

methods to clinical intuition. Brain 2000; 123(Pt 5): 1027-40.

Krummenauer F, Doll G. Statistical methods for the comparison of measurements derived from orthodontic imaging. Eur J Orthod 2000; 22(3): 257-69.

Mallik S, Samson RS, Wheeler-Kingshott CA, Miller DH. Imaging outcomes for trials of remyelination in multiple sclerosis. J Neurol Neurosurg Psychiatry 2014; 85(12): 1396-404.

McFarland HF, Barkhof F, Antel J, Miller DH. The role of MRI as a surrogate outcome measure in multiple sclerosis. Mult Scler 2002; 8(1): 40-51.

McGowan JC. On the use of quantitative MR imaging. AJNR Am J Neuroradiol 2001; 22(8): 1451-2.

Miller DH. MRI monitoring of MS in clinical trials. Clin Neurol Neurosurg 2002; 104(3): 236-43.

O'Connor JP, Aboagye EO, Adams JE, Aerts HJ, Barrington SF, Beer AJ, et al. Imaging biomarker roadmap for cancer studies. Nat Rev Clin Oncol 2017; 14(3): 169-86.

Parkes LM, Rashid W, Chard DT, Tofts PS. Normal cerebral perfusion measurements using arterial spin labeling: reproducibility, stability, and age and gender effects. Magn Reson Med 2004; 51(4): 736-43.

Sobel D. Longitude. New York: Harper Perennial; 2005.

Sormani MP, Bonzano L, Roccatagliata L, De Stefano N. Magnetic resonance imaging as surrogate for clinical endpoints in multiple sclerosis: data on novel oral drugs. Mult Scler 2011; 17(5): 630-3.

Tofts PS. Quantitative MRI of the brain: measuring changes caused by disease. New York: Wiley; 2003.

Tofts PS, du Boulay EP. Towards quantitative measurements of relaxation times and other parameters in the brain. Neuroradiology 1990; 32(5): 407-15.

Tofts PS, Steens SC, Cercignani M, Admiraal-Behloul F, Hofman PA, van Osch MJ, et al. Sources of variation in multi-centre brain MTR histogram studies: body-coil transmission eliminates inter-centre differences. Magma 2006; 19(4): 209-22.

Tofts PS, Wicks DA, Barker GJ. The MRI measurement of NMR and physiological parameters in tissue to study disease process. Prog Clin Biol Res 1991a; 363: 313-25.

Tofts PS, Wicks DAG, Barker GJ. The MRI measurement of NMR and physiological parameters in tissue to study disease process. In: Ortendahl DA, Llacer J, editors. Information Processing in Medical Imaging. New Jersey, Wiley-Liss Inc, 1991b; p. 313-25.

Whittall KP, MacKay AL, Graeb DA, Nugent RA, Li DK, Paty DW. In vivo measurement of T2 distributions and water contents in normal human brain. Magn Reson Med 1997; 37(1) : 34-43.

Wray S, Tofts PS. Direct in vivo measurement of absolute metabolite concentrations using ^{31}P nuclear magnetic resonance spectroscopy. Biochim Biophys Acta 1986; 886(3) : 399-405.

2

测量过程：MR 数据采集和图像分析

保罗·S.托夫茨

布莱顿和萨塞克斯医学院

2.1　MR **数据采集**

以图像、波谱或定量图的形式收集扫描对象的磁共振(MR)数据,并进行详细分析。

2.1.1　扫描对象定位和预扫描程序

放射科技师将扫描对象安置于扫描床上。这一过程应使扫描对象感到舒适,尽量减少扫描过程中的移动。必要时,放射科技师可以通过观察扫描对象的情绪状态并采取相应对策来减少其焦虑;在单独的扫描床上做检查前准备可能会有所帮助。在膝盖下面放置垫子可以减少腿部抽筋的几率。有时需要让扫描对象行俯卧位扫描。如果像在按摩台上那样给前额和颧骨提供支撑、给鼻子留一个间隙,那么俯卧时头部可能会更舒适。身体的运动会引起头部的运动;鼻部定位装置(Tofts et al., 1990)可以帮助扫描对象保持相对静止。有些患者因为疾病很难保持不动;而同时作为研究对象的研究者则通常会保持完全静止不动。扫描对象在扫描床上的有些运动很常见,尤其是头部在矢状面上的旋转(即"点头")。在整个研究过程中,可以通过重复定位图像监测运动。如果对不同图像数据集之间使用空间配准(见第 17 章),则发生的位移量可以通过程序的输出获得。对扫描对象在扫描床上运动的原因以及扫描对象在扫描床上长时间停留的限制因素展开研究,有助于提高 MR 数据的质量。可以使用快速 MR(或光学)成像来动态改变层面位置,实时跟踪对象的运动(尽管移动到不同场强值的静磁场或射频场值的位置时将需要一些复杂的校正)。如果要注射钆对比剂,则将注射针管插入受试者的手臂,以便在不干扰受试者定位的情况下进行注射。高压注射器通常用于提供一致的注射程序,并与扫描仪同步。

将扫描对象安置到扫描床后,自动预扫描程序通常包括以下步骤,这些步骤考虑了扫描对象之间的差异,对量化至关重要。调整接收器增益使接收器通道处于可用动态范围之内,而不会使其过载。如果要以某种方式组合图像强度值,则后续扫描的增益必须是固定的(例如对于动态钆对比剂增强扫描系列,在注射对比剂后的一系列时间点采集图像,见第 14 章)。调整发射器输出,以提供扫描对象所需的翻转角度(flip angle,FA)。它可以通过多种方式实现；理想情况下，仅需优化来自相关组织块（例如层面或波谱体素）的信号。由于发射场的非均匀性，多层面或容积采集不可能在所有位置都具有正确的翻转角。

然后，运行包含射频（radiofrequency，RF）和磁场梯度脉冲的一长串脉冲序列。记录其信号；使用层面或层块选择、频率编码和相位编码梯度的组合来实现信号来源的定位。图像可以通过各种参数（例如 T_1、T_2 或 D，参见关于每个 MR 参数的章节）进行加权。使用傅里叶变换重建图像；复杂数据的量级通常可以计算（它不易受到不可预测的相位位移的影响）。MR 成像过程的完整描述可在其他地方获得（Brown et al.，2014，见第 1 章表 1.1）。

2.1.2 核磁共振信号

样品中小体积 δV_s 中进动原子核的信号 δv 由下式给出（Hoult and Richards 1976；Hoult 1978）：

$$\delta v = \omega_0 B_{1xy} M_{xy} \delta V_s \cos(\omega_0 t) \tag{2.1}$$

其中 ω_0 是拉莫尔[1]频率（以弧度/秒表示）；关于爱尔兰物理学家约瑟夫·拉莫尔（Joseph Larmor）爵士的一生，图布里迪（Tubridy）和麦金斯特里（McKinstry）（2000 年）做过描述。B_{1xy} 是射频场 B_1 的组分[2]，在传输过程中通过线圈中的单位电流在样品位置的横断面上产生[3]。M_{xy} 是样品磁化的横向分量[4]。对于质子，平衡磁化强度 M_0 如下（Brown et al.，2014）：

$$M_0 = \frac{N\gamma\hbar^2 B_0}{4kT} \tag{2.2}$$

其中 N 是单位体积的质子数，γ 是磁旋比[5]，$\hbar = h/2\pi$，其中，h 是普朗克常数，B_0 是主静磁场的大小，k 是玻尔兹曼常数，T 是样品的绝对温度[6]。

接收信号与单位电流外加磁场大小的比例关系，如公式 2.1 所示，称为对等原则（Hoult and Richards 1976），这是定量 MR 中的一个关键概念。简单地说，如果我们用一个特定的线圈，无法将 B_1 场引入样品中的某个特定位置，那么用同一个线圈，我们也同样难以将信号从

---

1 拉莫尔频率是围绕主静电场 B_0 的质子进动频率。

2 线性线圈产生两个反向旋转的分量：一个是核磁共振的正确方向，是有用的；另一个不被使用，但会增加噪声和功率需求。在圆形极化线圈中，只产生和检测有用的成分。

3 该等式适用于单个发射/接收线圈处于低场强的简单情况。在这种情况下，发射场 B_1^+ 等于接收场 B_1^-（即 $B_1^+ = B_1^- = B_{1xy}$），见第 2.1.10 节。

4 在一个 90° 射频脉冲后，$M_{xy} = M_0$。

5 $\gamma = \omega_0/B_0$，其中 B_0 为静磁场强度，单位为特斯拉。对于质子，$\gamma = 2.675 \times 10^8$ rad·S^{-1}·T^{-1}（相当于 42.57 MHz/T）（Brown et al.，2014）。对希腊字母的描述见附录 1。

6 绝对温度是以开尔文（K）从 −273 ℃ 测量的，称为绝对零度。因而水的冰点（0 ℃）为 273 K，体温（37 ℃）为 310 K。

该位置引出。第 2.1.10 节将对此进行更详细的讨论。

当使用室温浓度标准(如测量质子密度和代谢物浓度)时,磁化强度与绝对温度是相关的。当特定浓度的质子被冷却(例如从体温冷却到室温)时,它的磁化强度会增强,从而产生更多的信号(见第 3 章)。

2.1.3　静磁场 B_0

在超导磁体中,静电场的场强值是在安装时通过调整存储在线圈中的循环电流量来设定的。随着时间的推移,可能会有非常小的衰减,这可以通过调节室温绕组的电流或调节发射器的中心频率来补偿。

当扫描对象被安置在磁体中时,组织的磁敏感性会略微改变大脑内部的磁场。调整发射器中心频率从而使质子回到共振状态。调整匀场线圈电流以尽可能获得空间上均匀的 B_0 分布。

由空间变化的组织磁化率(特别是在组织—空气界面附近,如颞叶)引起的剩余静磁场梯度可能是一个问题,尤其是对这种梯度非常敏感的波谱和回波平面成像。在波谱分析中,谱线位置会发生改变,甚至可能加宽。在梯度回波和平面回波成像中,由于体素内失相位[1]可能会导致信号丢失。在自旋回波中,如果自旋是稳定的,则这些梯度的失相位效应会得到校正;然而,在存在扩散的情况下,经梯度的自旋移动将不会被重新定相,并且将再次出现信号丢失。尽管信噪比(signal-to-noise ratio,SNR)降低会增加随机误差,并且即使在绝对信号水平至关重要的情况下(例如质子密度)也会产生系统误差,但是这种信号丢失通常不会造成量化的系统误差。

另一个信号衰退的来源是平面回波图像(以及回波时间比平面回波序列短得多的梯度回波图像)会出现几何畸变,使得图像在磁化率梯度的位置发生偏移或扭曲(Moerland et al.,1995;Hutton et al.,2002;Jezzard 2002)。这反过来又阻碍了该图像与具有可忽略失真图像(主要是那些基于自旋回波的图像,尽管梯度回波序列通常也具有可忽略的失真)的直接空间配准,也阻碍了对体积的测量。图像信号强度可能会因失真而改变(因为给定的信号量将被放入过大或过小的体素中)。第三个衰退的来源是偏共振效应可能降低表观翻转角并扭曲 2D 层面的选择过程(见 2.1.6 节)。

静磁场可以直接使用梯度回波之后的相位位移进行定量成像(Sled and Pike 2000;Hetherington et al.,2006)。

---

[1]　在体素内去相位中,体素中的不同磁化分量经历不同的静态场,彼此异相,并且体素中的总横向磁化矢量减小。在自旋回波中,这种去相位通过 180° 重新聚焦脉冲来校正;在梯度回波中,未校正的去相位导致信号丢失。

2.1.4　静磁场梯度

为了获得均匀的静磁场,在成像过程中特意引入了磁场梯度转换[1]。其切换率非常快,通常情况下转换时间小于100 μs。在周围的导电结构中会产生涡流;会在 B_0 中产生微小的瞬态漂移,使波谱和图像失真。有几种装置可以把涡流降到很低的水平:主动屏蔽的梯度线圈可以限制线圈外部的磁通量,电流预加重电路驱动线圈抵消涡流影响,以及通过扫描仪孔结构材料消除传导回路。

此外还有两个非理想化的情形。首先,梯度幅度可能不准确,最高可达1%(取决于校准程序)。这会导致扫描对象大小上的小误差(因为梯度变化对应于放大率或体素尺寸的变化),并且还会导致扩散系数和张量的估计误差。使用图像配准可以非常精确地测量体素尺寸,并可以测量小梯度变化的值(Lemieux and Barker 1998)。其次,梯度线圈产生的静磁场并不完全随距离线性变化(即梯度不均匀);反而在梯度振幅中产生误差(依位置而变化),并引起空间失真(Moerland et al.,1995;Jezzard 2002)。当使用体部梯度线圈时,来自梯度线圈的非线性在中心(头部)区域是最小的。制造商通常对非线性引起的几何畸变进行测量和校正,这可以通过关闭校正进行查看。

2.1.5　射频发射场 B_1^+

通常通过体部线圈进行传输,体部线圈在头部区域具有相对较好的均匀性。典型的脉冲幅度为10~20 μT。有时幅度以赫兹(Hz)或弧度/秒来表示,并且给出该值的恒定射频磁场周围的磁化章动速率[2]。要达到该射频磁场的场强值,所需发射线圈中的电流取决于线圈的 Q[3]。Q 主要由扫描对象的功率损耗(主要由其导电性引起)决定,而不是由线圈本身的损耗决定。当扫描对象移动到线圈中时,其导电性使线圈负载,因此需要更大的电流和电压才能产生给定的 B_1 值。线圈负载量(即从线圈产生并储存在扫描对象中的功率)因扫描对象的不同而不同。预扫描程序的目的是获得相同的 B_1 值(从而获得翻转角),而不考虑特定对象产生的负荷。发射器输出通常通过放大器中的衰减器来实现自动调节。

1　成像梯度最高可达约20 mT·m^{-1};扩散梯度通常较高(以缩短回波时间),最高可达80 mT·m^{-1},并可使用专用的头部线圈组。切换速率最高可达200 T·m^{-1}·s^{-1}。

2　章动率为 $\omega_1 = \gamma B_1$ rad·S^{-1};因此,10 μT的射频场相当于2680 rad·S^{-1}或426 Hz。硬(即非选择性)θ脉冲的持续时间为 $\tau_\theta = \theta/(\gamma B_1)$;因此,一个90° 10 μT的硬脉冲持续587微秒。

3　Q 代表品质因数,表示线圈被激励后会鸣响多长时间。高品质线圈阻尼更小,每个周期损失的能量更少,鸣响时间更长,对于给定的电流提供更大的 B_1,对于给定的进动磁化强度提供更强的信号。

发射器输出级可能会出现非线性,导致不正确的 B_1^+ 值和选择脉冲失真。在常规成像中,这种超出常规选择性脉冲振幅范围的总体非线性可能会导致伪影(取决于所使用的选择性脉冲幅度)。作为日常例行维护的一部分,发射器输出级的校准通常需要定期进行(Venkatesan et al., 1998)。发射器线性可按如下方式进行研究:示波器可用于测量输出电压作为软件硬脉冲幅度的函数(Alecci et al., 2001);取决于不同的示波器,其精度将在几个百分点以内。为了方便起见,输出可以由软件分步执行。一种更准确的方法是使用核磁共振来测量 B_1^+ 振幅,如下所示:在每个振幅下,观察来自小样本的信号作为硬脉冲持续时间的函数。零持续时间(即 180°脉冲)提供了 B_1^+ 的精确测量。使用示波器确保没有脉冲衰减。B_1^+ 与软件脉冲幅度的关系应该是线性的。

RF 的不均匀性是导致 qMR 误差的最大原因。

> RF 场的不均匀性是最令人讨厌的非线性来源(因为他们无处不在)。发射和接收线圈的 RF 场灵敏度的空间变化,通过改变给定空间位置处的翻转角度以及改变来自"相同"空间位置的信号接收形式,从而进入任何序列的信号表达式。
> (Haacke et al., 1999 p.661)

当磁场强度为 1.5 T 时,这种影响是明显的(Barker et al., 1998);在更高的磁场下,问题变得更加严重(见图 2.1)。圆形极化线圈中的椭圆形物体(如头部)会产生对角不均匀图案(Sled and Pike 1998)。当磁场强度为 3 T 时,使用笼式线圈测量大脑外围的 B_1^+ 值较大脑中心的 B_1^+ 值减少了 20%(Alecci et al., 2001)。利用解剖学知识,建立头部 B_1^+ 分布的解剖学精确模型(Collins and Smith 2001; Ibrahim et al., 2001)表明,在高场强(高达 8 T)下,随着介电共振增加头部中心附近的灵敏度,RF 的非均匀性也更加明显;在 7 T 条件下进行的测量证实了这一点(Collins et al., 2002)。通过调整多个发射线圈上每个端口施加的电流及其相位,可以优化其均匀性(Ibrahim et al., 2001),这被称为射频匀场(Collins et al., 2005)。

在 MRI 发展的早期,人们担心由于组织的导电性导致高频场中 RF 穿透性("皮肤效应")(Bottomley and Andrew 1978)的降低会妨碍 20 MHz 以上的头部成像,然而事实上,介电共振的放大效应(它增加了物体中的 B_1^+,其大小与观测频率下的电磁波的半波长相当;见图 2.1)足以抵消这一影响。

2.1.6　层面及层块投影

在 2D(层面)成像中,层面选择是一个关键问题。观察到的横向磁化是体素内部多种自旋的总和,取决于它们在层面选择梯度中的位置、局部翻转角和弛豫量(即 T_1/TR)。因此,

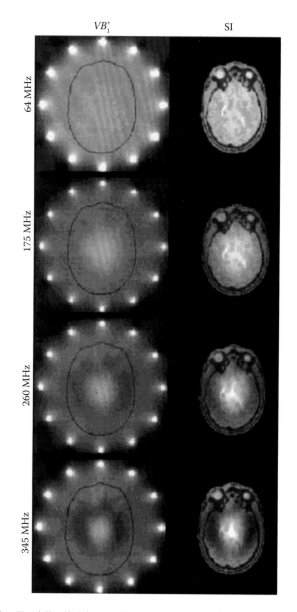

图 2.1　头部的 RF 不均匀。图示为使用笼式线圈得到的头部精确数学模型,头部中心翻转角为 90°。各频率对应的场强分别为 1.5 T、4.1 T、6.1 T 和 8.1 T。VB_1^+ 是激励场(通过因子 V 归一化),SI 是来自梯度回波序列的信号强度。随着场强的升高,头部中心的穹顶效应变得越来越明显,并且距离中心越远,信号减弱的环形区域就越明显。(转载自 Collins,C.M.,Smith,M.B.,Magn. Reson. Med.,45(4),684-691, 2001.)

层面投影可能失真;在体素中没有单个有效的翻转角,并且用于量化的信号建模通常是复杂且不准确的(Parker et al.,2001)[1]。层面选择通常用于 EPI 读出,并且对于某些 MR 参数(如 T_2、T_2^*)也是必需的;因此必须考虑到这些影响。通过硬(非选择性)脉冲进行磁化制

1　层面失真和校正在第一版中有更详细的描述和说明。

备,然后进行 2D 读出可以减少失真。

快速且强大的梯度推动了 3D(层块)成像的广泛应用,而 3D 成像不存在上述问题。通常在每个相位编码方向上采用层块选择(来自所需视野之外的信号被抑制)用以防止卷绕[1]。

2.1.7　B_1^+ 发射场定量图（mapping）

确定空间中每个位置的 RF"有效"场 B_1^+ 之所以很重要,有两个原因。首先,可以找到局部翻转角,这是许多参数计算所需要的,如来源于可变翻转角(variable flip angle,VFA)的 T_1 (见第 5 章[2])。其次,一些 MR 参数(如 MT)的精确测量需要用到 B_1^+ 值。

确定翻转角或将其设置为所需值的早期方法是在波谱学中发展起来的。如果翻转角可以在脉冲之间完全恢复(即 TR ≫ T_1),则当翻转角为 90° 时,均匀射频线圈内的样本将产生最大信号。脉冲幅度或持续时间从一个较低的值开始增加[3],信号几乎呈线性增加,达到最大值后下降。脉冲的进一步增加会产生一个指零信号(对应于 180° 的翻转角),这种情况通常比 90° 时的最大值更为精确。

现代方法(表 2.1)应满足以下 9 个标准:(1)提供的准确值误差应在 1% 以内(因为某些测量对翻转角误差非常敏感,如 T_1)[4];(2)具有良好的精度[5];(3)具有合理的成像时间(理想时间少于 1 分钟,它有利于 3D 成像方法);(4)不受 T_1 效应的影响;(5)不受 B_0(偏共振)效应的影响;(6)不受 2D 层面选择伪影的影响;(7)具有可接受的 SAR 值;(8)如果需要,可以在较宽的翻转角范围内实施[6];(9)理想情况下能够使用标准脉冲序列实现。

表 2.1　确定 B_1^+ 发射场定量图的现代方法

	参考文献	概述
强度方法	亚尔内赫(Yarnykh)(2007)	双脉冲,相同的翻转角,两个 TR(3D)

1　层块选择是一个比层面选择更温和的过程(每个体素都有一个定义明确的翻转角),可能产生的失真很小;但似乎没有这方面的文献报道。

2　第 5 章第 5.4.4 节也包含 B_1^+ mapping 的讨论。

3　振幅为 B_1、持续时间为 τ 的矩形("硬")脉冲产生 $\gamma B_1 \tau$ 的翻转角。根据波谱仪硬件的不同,脉冲幅度或持续时间会有所不同,以提供所需的翻转角。早期的波谱仪有固定的振幅,改变的是其持续时间。现代核磁共振成像仪通常也允许可变振幅(因为一个选择性的"软"脉冲必须保持其持续时间固定)。

4　翻转角中 1% 的误差导致 T_1 中 2% 的误差;见第 5 章等式 5.10。

5　B_1 函数随空间变化缓慢,因此允许进行一些空间平滑。

6　虽然有些方法假定翻转角值的范围很小,但它们可以通过增加更多的测量脉冲来调整至更大的范围。

续表

	参考文献	概述
实际翻转角成像（AFI）	赫尔利（Hurley）等（2012）	与 T$_1$ 测量结合
双角度法（DAM）	施托尔贝格和瓦西（Stollberger and Wach）（1996）	双脉冲，双翻转角值，长 TR（2D）
	英斯科和博林格（Insko and Bolinger）（1993）	原创论文
	坎宁安（Cunningham）等（2006）	短 TR 饱和
	布德罗（Boudreau）等（2017）	EPI-双角，快速应用 EPI
180°指零	道尔和托夫茨（Dowell and Tofts）（2007）	能够使用短 TR
相位法	斯科利克（Sacolick）等（2010）	α 时相 B12；3D
（Bloch-Siegert, BS）	斯科利克（Sacolick）等（2011）	预扫描 3 秒采集
相位敏感	莫雷尔（Morrell）（2008）	比 DAM 法范围更广

　　早期的研究通常使用双角法（Stollberger and Wach 1996）。进行两次 2D 采集，标称翻转角值通常为 30°和 60°；信号比率给出了实际的翻转角值，但仅在 TR≫T$_1$（完全弛豫）的条件下。对速度和 3D 采集的需求使该方法的广泛应用受到限制。然而，EPI 变体使用标准脉冲序列提供了 2 分钟的解决方案，其性能与实际翻转角成像法（actual flip angle imaging, AFI）和布洛赫—西格特法（Bloch-Siegert, BS）相当（Boudreau et al., 2017）（图 2.2）。

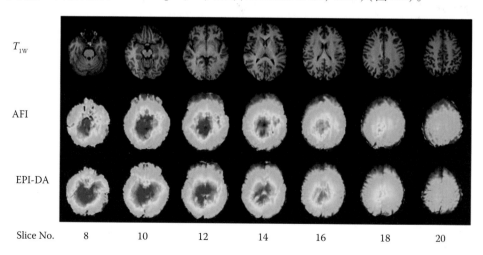

图 2.2　在 3.0 T 场强下，使用实际的翻转角度成像和 EPI—双角法绘制的 B$_1^+$ 定量图。（转载自 Boudreau, M., et al., J. Magn. Reson. Imaging, 2017）

目前使用的两种主要方法分别是 AFI 法和 BS 法（Sacolick et al.，2010 2011；Whisenant et al.，2016）。AFI 法（Yarnykh，2007）在 3D 序列中使用两个具有相同翻转角且不同的短 TR 的脉冲。残余 T_1 效应，可使用可变翻转角测量（见第 5 章）。在可变翻转角—实际翻转角成像（Hurley et al.，2012）中，结合可变翻转角和实际翻转角成像以适当考虑 T_1。实际翻转角成像可以看作双角法的一种巧妙变体，同样使用了来自两次采集的信号比率；然而，改变的是 TR 而不是翻转角。在 BS 法中，使用偏共振脉冲产生与局部 B_1^+ 场的平方成正比的相位，然后将其读出，这种方法快速且不受 B_0 误差的影响（Sacolick et al.，2010 2011；Duan et al.，2013；Whisenant et al.，2016）。

180°指零法使用标准的 3D 序列在 4 分钟内提供一个定量图，见图 2.3（Dowell and Tofts 2007）。MRI 向更高场强的发展以及随之增加的 B_1^+ 不均匀性促使 MRI 制造商投资于定量图（mapping）技术（Sacolick et al.，2010；Nehrke and Börnert 2012）。卢蒂（Lutti，2010）、莫雷尔和沙贝尔（Morrell and Schabel，2010）、斯科利克（Sacolick，2010）、沃尔兹（Volz，2010）、赫尔利（Hurley，2012）、帕克（Park，2013）以及博曼和舍夫勒（Pohmann and Scheffler，2013）等对序列的比较和优化进行了讨论和总结[1]。

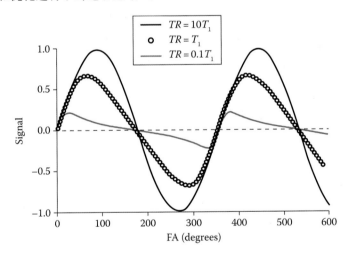

图 2.3　模拟显示了不考虑 T_1 情况下 180°指零法如何用于形成 B_1^+ 定量图。（转载自 Dowell, N.G., and Tofts, P.S., Magn. Reson. Med., 58(3), 622-630, 2007.）

流入效应：在血流量大的特殊情况下，有效 B_1^+ 值可能小于感兴趣体素中的值。ASL[2] 正是应用了此效应；血液进入体素的磁化强度不同于最近流入该体素的水的磁化强度。在

---

[1]　PF.范德·莫尔泰拉（PF van de Moortele,2015）和劳伦斯·L.沃尔德（Lawrence L Wald,2016）在国际医学磁共振学会年会上的教学研讨也很有见地。

[2]　见第 16 章。

DCE 成像中[1]，通常用 2D 层面成像来测量其 T_1；然而，与单纯使用体素中的翻转角值所预测的结果相比，来自层面外部的血液可能具有更低的翻转角，因此磁化强度更高[2]。

2.1.8 B_1^- 接收灵敏度场

为了获得良好的灵敏度，通常采用贴合的多阵列头部线圈进行信号接收。接收灵敏度场 B_1^- 由接收线圈阵列的几何形状和成像对象（无论是头部还是体模）的属性决定。介电共振倾向于在物体的中心部分给出一个较高的 B_1^-（类似于 B_1^+ 分布），而多个表面线圈对外周信号产生更大的响应，但这些影响可以被部分抵消（图 2.4）。

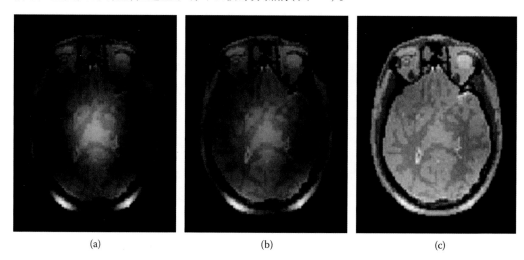

(a) (b) (c)

图 2.4 模拟 MRI 图像显示了 300 MHz（7 T）时不同线圈配置的结果。在发射和接收中使用单个容积线圈会在中心附近产生相对强的 B_1^+ 和 B_1^- 场（由于相长干涉），周围是较弱的场（由于相消干涉），导致信号强度分布表现为中心明亮（a）。在传输中使用单个容积线圈，而在接收中使用总幅度重建的解耦线圈阵列，从而在中心附近产生相对较强的 B_1^+ 及外围附近相对较强的 B_1^-，从而使信号强度分布更加均匀（b）。使用具有射频匀场的发射阵列来减少发射中的相长和相消干扰模式，以及使用具有总幅度重建的接收阵列，可产生非常均匀的图像，即使在发射和接收中只有八个元素的这种高频率下也是如此（c）。（转载自 Collins，C.M.，and Wang，Z.，Magn. Reson. Med.，65（5），1470-1482，2011.）

在多阵列接收系统中，并行成像选项（GRAPPA、SENSE、SMASH 等）会由于低空间频率的重建而产生伪影，它可能不稳定并且弱化定量性能。因此，应谨慎使用低加速因子的并行成像。

由于对等原则的失效[3]，B_1^- 无法被直接确定，这已成为 MRI 的"未解决问题"之一。对

---

1 参见第 14 章第 14.4.3 节。

2 血流以 1 m/s 的速度流入 5 mm 的 2D 层面，其中仅停留 5 ms；因此，它可能只经历一个脉冲（如果 TR = 5 ms），不足以达到新的平衡磁化强度。

3 见第 2.1.10 节。

于大多数 MR 参数,它是被测信号的比率,绝对灵敏度没有影响。但是,在测量质子的绝对浓度(即质子密度和 MRS 的绝对代谢物浓度)时,必须绘制 $B_1^-(r)$ 的定量图,并且已经进行了一些尝试来对其进行估算。

偏置场(bias field)方法利用了 B_1^- 随位置缓慢变化这一信息(Volz et al., 2012; Watanabe et al., 2011; Jin et al., 2012; Sabati and Maudsley 2013)。质子密度加权图像具有与 $B_1^-(r)$ 质子密度(r)成比例的强度;对此进行平滑处理(半峰全宽＝60 mm)会得到一个与 $B_1^-(r)$ 成比例的定量图[假设质子密度(r)几乎没有低空间频率成分]。质子密度的单个参考值(如来自脑脊液或整个大脑的平均值)可以确定 $B_1^-(r)$,并在质子密度(r)估计中消除其影响。该方法依赖于质子密度(r)平滑且没有大的异常。它的一种变体是通过使用麦克斯韦(Maxwell)方程来约束 $B_1^-(r)$ 的可能行为,该方法已成功应用于单发射/接收线圈和体模的有序环境(Sbrizzi et al., 2014;见第 4 章第 4.3.2 节)。

可以在预扫描过程中更改接收器增益,以反映信号强度的大小(在波谱学中增益会大大降低)。理想情况下,它将在图像序列[1]采集期间固定在一个适当的值,该值不会使接收链过载,也不会引入额外的噪声。如果它被更改,则有可能需要进行校正,取决于可获得的有关接收器增益的信息以及衰减或增益的模拟值是否准确。

2.1.9　图像噪声

电噪声来自扫描对象的随机热运动(布朗运动)、射频线圈和前置放大器。有了好的设计,硬件所造成的噪声就变得微不足道了,此时噪声的主要来源是扫描对象。

伪影(通常来自相位编码过程中的运动)构成了不可预测误差的另一个来源;这些伪影可以通过观察头部周围的空气来评估。灰度级显示窗口的中心设置为零。任何可见的伪影都是令人感兴趣的,因为它们几乎肯定会延伸到大脑中图像的高信噪比部分,并且可能超过随机噪声。

2.1.9.1　优化序列参数

仔细选择序列参数可以降低图像噪声的影响。增加体素大小可以降低噪声(以牺牲空间分辨率为代价),增加平均数(the number of excitations,NEX,激发次数)可降低噪声(SNR α $NEX^{1/2}$)。增加 TR 通常也会增加信噪比。改变 NEX 或 TR 通常会增加采集时间,在固定的采集时间内,可以找到最佳的参数组合,从而最大限度地提高信噪比。还可以优化图像数据集的采集,从该数据集中可以估计血脑屏障通透性等参数(Tofts 1996)(有关建模误差,见

1　例如在获取几个 TE 值以确定 T_2 的过程中(第 6 章)。

图 2.5 和第 3 章 3.2.3 节）。

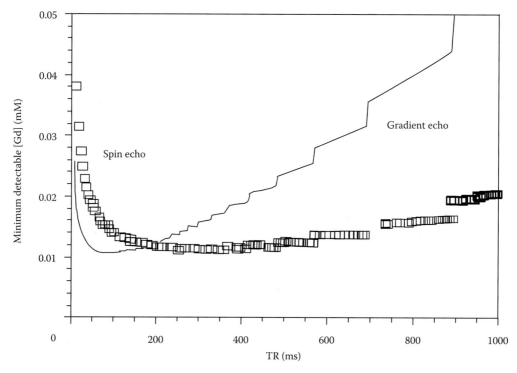

图 2.5 通过噪声建模进行序列优化。当利用 T_1 加权序列检测钆对比剂时，图像噪声传播的数学模型可预测钆对比剂的最小剂量。通过优化自旋回波或梯度回波序列中的重复时间 TR，可以优化其在白质成像中的表现。理论表明，对于自旋回波，最佳 TR = $T_1/2$（这里假设 T_1 = 600 ms）。梯度回波（翻转角 = 50°）可以达到相同的灵敏度，前提是使用正确的 TR。检查时间固定为 10 分钟。（转载自 Tofts, P.S., Magn. Reson. Imaging, 14(4), 373-380, 1996.）

2.1.9.2 幅度图中的 Rician 噪声分布存在系统误差

大多数图像是由复杂图像数据的幅度构成的，而相位信息则被舍弃。幅度数据不具有正态分布（不能为负）。在低 SNR 的情况下，来自单个接收线圈的分布遵循具有非零均值的莱斯（Rician）概率分布（Henkelman 1985, 1986; Brown et al., 2014）。在高 SNR 的情况下近似于高斯分布（正态分布）。当 SNR 为零时，它变为瑞利分布（Rayleigh distribution）（图 2.6）。

除了噪声造成的随机误差外，这种影响还构成系统误差或偏倚。通过查看图像中空气区域的均值可以清楚地看到这一点，在那里会发现一个非零值。受影响最大的是那些使用低 SNR 图像数据的技术，主要是 T_2 和 ADC，其信号衰减甚至可能淹没于噪声之中（Miller and Joseph, 1993; Wheeler-Kingshott et al., 2002）。除此之外，ASL 灌注的信号差异与噪声相当（Karlsen et al., 1999）。如果利用图像平均技术来提高 SNR，则应在幅度形成之前对复杂图像进行平均化。

可以对单线圈图像数据进行校正，但是在多线圈接收系统中，校正并非易事；此外，噪声可能会随图像中的位置而变化(见第 17 章)。

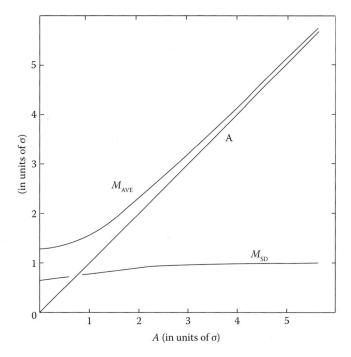

图 2.6　单线圈幅度数据中的 Rician 噪声。对于真实振幅为 A 的图像的均匀区域(以 σ 为单位测量,即正态分布每个维度中噪声的标准差),显示了幅度图像中的平均值 M$_{AVE}$ 和标准差 M$_{SD}$,均以 σ 为单位表示。因此,在高信噪比下(A≫σ),幅度图像中的平均强度等于其在真实图像中的值(M$_{AVE}$=A);而在低信噪比下,它超过真实图像中的值,在没有任何信号的情况下达到 1.253σ 的渐近值。在高信噪比下,标准差等于真实图像中的标准差(M$_{SD}$=σ);而在没有任何信号的情况下,标准差降至 M$_{SD}$=0.655σ。(转载自 Collins, C.M., et al., Magn. Reson. Med., 47(5), 1026-1028, 2002.)

2.1.9.3　噪声评估

对高 SNR 区域中的噪声值进行评估通常是可取的(例如用于对误差传播进行建模)。对于单线圈系统,如果图像高 SNR 区域中的标准偏差为 σ,则在空气部分的感兴趣区(region of interest,ROI)中采样 Rician 噪声的均值和标准偏差分别为 1.25σ 和 0.66σ(Edelstein et al., 1984;Gudbjartsson and Patz 1995;Andersen 1996),可以此估计 σ(见图 2.6)。噪声也可以通过减去图像的平方来评估(Sijbers et al., 1998)[1]。

在多线圈接收系统中,以下两种噪声评估方法都是可行的。(1)将 ROI 放置在组织均匀的区域以显示图像噪声;但是 SD 值也会包含来自 ROI 中任何不均匀组织的影响,而且多线圈系统在任何情况下都会导致噪声值随位置发生变化。(2)将两个重复的图像相减可能会得到更好的结果。差分图像是标准差为 $\sqrt{2}$σ 的正态分布;应该检查值的分布及其均值是

1　另见 IPEM 质量保证报告(麦克罗比,McRobbie 2017)。

否有存在意外的干扰。这种方法已用于体模噪声评估（Murphy et al.，1993；Goerner and Clarke 2011）。大脑图像中的噪声可能不同（因为线圈负载和 B_1^- 分布不同），最好在大脑中进行明确的测量。如果运动可以被控制，并且测量值只限于组织的均匀区域，那么上述噪声评估方法应该是可行的。

2.1.9.4 图像量化误差

图像强度值通常存储为整数，通常为 12 比特（bit）精度（即 1/4096）。来自图像重建过程的浮点数被四舍五入为最接近的整数[1]。典型的信号值可能是 500~1000；因此，电噪声将是几个单位（SNR=100），与电噪声相比，量化噪声（最大值为 0.5）是微不足道的。如果浮点数被截断（不四舍五入），则会引入少量偏差（0.5 个图像单位）。

如果要从参数图生成直方图，则应执行图像尖锋平滑（despiking）[2] 以防止离散图像概率分布在直方图中产生假象（Tozer and Tofts 2003）。

2.1.10 互易原理及其失效

在 MRI 发展的早期阶段，互易定理是研究者们能够发现 $B_1^-(r)$ 的关键（Hoult and Richards 1976；Hoult 1978，2000）。在这种情况下 $B_1^- = B_1^+ = B_1$，并且在此范例中，许多论文都描述了"B_1 mapping"（实际上它们是定量图 B_1^+）。研究人员在 1.5 T 磁场中证明了互易原理（Tofts and Wray 1988；Michaelis et al.，1993；Barker et al.，1998；Fernandez-Seara et al.，2001）。在不同的线圈负载值下，脉冲长度[3] 或发射器输出电压与信号的乘积是恒定的。给定 B_1^-，测量质子密度和 MRS 代谢物的绝对浓度是可行的（Provencher 1993，2001；Fernandez-Seara et al.，2001）[4]。四十年来，对等原理为 MRI 的发展提供了重要帮助。

后来，研究者们证实该定理在更高的场强下是无效的（3 T 及以上）[5]，即 $B_1^- \neq B_1^+$（Sled and Pike 1998；Hoult 2000；Ibrahim 2005；Collins and Wang 2011），并且随着发射和接收线圈的改进，单个发射/接收线圈已不再使用。现在，在"勇敢的新技术世界"中应用了更高场强和独立的发射及接收线圈，互易定理可能已经成为过去，我们不得不在不了解 B_1 的情况下继续前进（图 2.7）。

---

[1] 四舍五入导致最大误差为 0.5，均方根值为 $1\sqrt{12} \approx 0.3$。

[2] 整数被转换为浮点数，并添加最大幅度为 0.5 的随机噪声，以在计算定量图之前强制图像强度值具有连续分布。

[3] 来自托夫茨（Tofts）和雷（Wray）1988 年的数据，在第一版中重新分析，第 304 页。

[4] 这本书的第一版包含了许多关于对等性及其在质子密度和 MRS 中应用的论述。

[5] 随着 B_1 激发波长的衰减，准静态激发场的近似变得不那么有效（Sled and Pike，1998）。在 3T 时，水中的波长为 260 mm（见第 3 章第 3.5.2 节）。

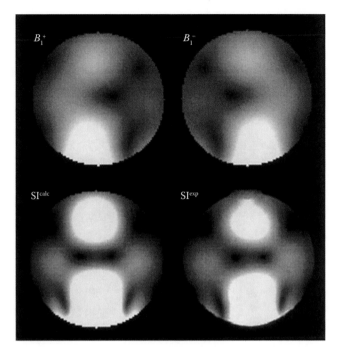

图 2.7　在 7 T 场强下互易原理失效。在 7 T 场强下，用 10 cm 表面线圈对 16 cm 球形氯化钠溶液模型成像，其理论 B_1 分布如图所示。B_1^+ 是圆形极化发射场，B_1^- 是接收场，两者之间的差异显而易见。SI^{calc} 和 SI^{exp} 是梯度回波图像的理论（计算）和实际（实验）信号强度；二者相似性良好，增强了人们对该模型的信心。（转载自 Henkelman，R.M.，Med. Phys.，12（2），232-233，1985.）

　　随着互易原理的失效，质子密度和 MRS 的测量变得更加困难。这种情况下，我们几乎不可能区分信号电压的变化到底是由质子浓度的变化还是由线圈灵敏度的变化引起的（见第 4 章第 4.3.2 节，第 12 章第 12.6.5 节）。此问题的解决办法可能是在 1.5 T 或更低场强下使用一个专用的"对等友好的扫描仪"，并且只有一个发射/接收线圈。这种质子密度定量图可以与来自另一台扫描仪的更高质量的质子密度加权图像相匹配，以改善空间分辨率和信噪比。

　　远程偶极场法可以为质子密度的测量提供一种解决方案（Gutteridge 2002）。该方法收集一个与质子密度^{2}成比例的小信号，并与传统的质子密度图像结合，所形成的商图像（quotient image）可以给出绝对质子密度，以此消除来自未知的 B_1^+ 或 B_1^- 误差。

2.1.11　均匀性校正

　　早期的研究人员发现图像经常是明显不均匀的，于是他们花费了很多精力来测量和校正这种不均匀性[1]。图像不均匀性（non-uniformity，NU）有三个来源：（1）发射场（B_1^+）不均匀性导致磁化 M_{xy} 的不均匀性，该磁化 M_{xy} 不均匀性也依赖于 T_1（除非使用完全弛豫的序列），接收场（B_1^-）不均匀性则同时取决于二者；（2）接收线圈特性；（3）头部的电磁特性。因此，简单的均匀物体的图像，或者简单的平滑处理，不能定量地校正这三个因素，需要通过使用体部线圈来使发射不均匀性最小化，并在必要时进行测量（见第 2.1.7 节）。

2.1.12　扫描仪稳定性

尽管遵循了所有的良好实践，但由于一些未知原因图像数据仍然可能不稳定。除了较长时间内发生漂移（见图 2.8）外，体模的重复成像可能显示信号的短时间变化大于图像噪声所预测的变化（Weisskoff 1996）。这种不稳定性有两个主要影响：（1）它降低了可重复性［即仪器标准差（instrumental SD，ISD），见第 3 章第 3.3.2.1 节］；（2）在 DCE 系列采集中，它引入了时间依赖的变异，可能掩盖了由真正的 T_1 变化引起的细微信号增强。因此，如果扫描对象内参数（如 T_1）的变化出乎意料地增大[2]，则应进行重复成像并观察原始图像数据的变化；如果怀疑发射器不稳定，则应以 Ernst 角[3]成像以产生稳定的信号；如果怀疑接收器不稳定，那么缓慢偏离的变化将同样影响所有翻转角的信号。

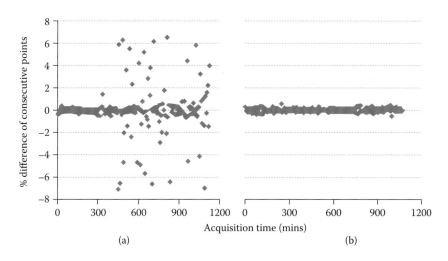

1　见第一版。

2　图像噪声 σ 对感兴趣区域平均值的重复测量的影响，等于感兴趣区域的标准差变化，即均数标准误（均数标准误=$\sigma/\sqrt{像素数}$）。

3　在扰相梯度回波中，信号是最大的，并且在 $\cos(\theta_E) = \exp(-TR/T_1)$ 中与翻转角 θ 无关，其中 θ_E 是恩斯特（Ernst）角；例如，对于 $T_1 = 800$ ms，TR $= 10$ ms，则 $\theta_E = 90°$。

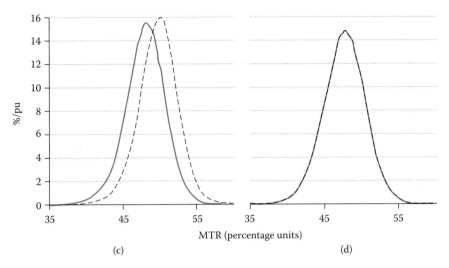

图 2.8　扫描仪的不稳定性——一个不可见的问题。MTR 直方图显示受试者内部的变化(c)。对一个体模进行重复扫描，结果显示出较大的随机变化(a)。在改变发射器板之后，扫描仪变得稳定(b)，MTR 直方图具有可重复性(d)。(数据来源于 Haynes et al.，2010)(转载自 Haynes，B.I.，et al.，Measuring scan-rescan reliability in quantitative brain imaging reveals instability in an apparently healthy imager and improves statistical power in a clinical study. ISMRM annual scientific meeting，Stockholm，p. 2999，2010.)

2.2　图像分析、统计学和分类

2.2.1　图像分析类型

这里介绍了图像分析的基本概念，更高层次的观点将在第 17 章给出。从一组可能涵盖多个层数、多个组织参数和多个对象的图像中提取相关图像信号强度，主要有以下三种方法：ROI、直方图和组定量图。

在图像分析之前，可能需要对图像数据集进行空间配准。对来源于单一对象的图像进行配准，可以减少患者检查期间移动对图像的影响。来源于不同对象的图像可能需要配准到同一标准空间[1]当中。图像配准可能会使图像信号强度产生细微变化，从而给量化带来干扰(如在 DCE 序列中，有时可以观察到由配准过程而非 T_1 变化所引起的信号强度的微小改变)。

1　最常见的是"MNI 空间"(MNI＝Montreal Neurological Institute，蒙特利尔神经研究所)。

2.2.1.1 感兴趣区分析

该研究专注于大脑的一个或多个特定部位,例如在明显的病灶或看起来正常的脑白质处测量信号强度。对每个对象勾画一个或多个 ROI,ROI 形状可以是圆形、椭圆形、正方形或者矩形。ROI 可以在单一层面或者连续多个层面进行勾画[连续多个层面勾画后的 ROI 形成感兴趣区容积(volume of interest,VOI)]。这些勾画区域通常使用半自动分割技术获得,从而加快了处理流程并提高了可重复性。ROI 大小需要考虑降低噪声(大 ROI 有利于降低噪声)与减少部分容积效应(小 ROI 有利于减少部分容积效应)之间的折中。或者,如果图像数据集在标准(立体定向)空间中,则可以使用多个标准 VOI。创建 ROI 的过程需要一些时间来学习,并且不同的观察者会开发出不同的方法。通过详细定义程序,可以减少观察者间[1]的差异。其中包括一些影响因素,如图像如何显示,以及详细描述使用哪些解剖线索进行 ROI 定位。通常观察者内部的差异较小,许多研究认为应该使用单个观察者来分析整个数据集。但即使是单个观察者,也应在几天后重复分析,以确保可重复性的合理性。可以对可重复性进行正规测量(见第 3 章第 3.3 节)。

无偏差 ROI 的生成:可能有多个 MR 图像或定量图,例如常规 MRI(在质子密度或 T_2 加权图像上显示病灶)和 MTR 定量图。病变在常规 MRI 和定量图上显示可能有所不同。如果对病变的 MTR 值进行测量,应当在常规 MR 图像上放置 ROI(在空间配准后),然后再复制到定量图上。如果直接在定量图上设定 ROI,定量图信号强度会影响 ROI 的边界位置。ROI 倾向于被异常信号强度的位置所吸引(由于在勾画 ROI 过程中,观察者倾向于在不同信号强度对象的周围进行勾画)。因此,任何关于定量图中病变测量值的结论都是有偏差的,因为这些值已经被用于定义哪些像素将被包括在该区域中。如果是为了得到某一参数值随着时间变化的结论,则需要对病灶进行连续多次测量,并在每个时间点使用固定的 ROI[2]。研究者们已经使用 T_1 定量图(Parkes and Tofts 2002)或扩散各向异性分数(Cercignani et al.,2001)生成了正常外观的脑白质或脑灰质的大范围图谱。

在研究累及大脑广泛区域的弥漫性疾病时,可以使用另外两种方法:直方图和基于体素的组定量,而不是勾画大 ROI 来进行研究。

2.2.1.2 直方图分析

解决 ROI 放置和由此可能产生偏差的问题,需要对所有组织类型(如脑白质)进行测

1　观察者间是指"观察者之间",即不同观察者对同一图像数据进行测量的差异。观察者内是指"观察者内部",即同一观察者重复测量时的差异。

2　最近的一项报道表明,在治疗肿瘤后,钆对比剂增强区域出乎意料地保持了相同的平均强度。在做探查时,作者声明在钆剂增强图像上对 ROI 进行了绘制并重复绘制,在治疗后 ROI 变得越来越小。因此,固定的 ROI 将显示出增强效应的降低。

试。这尤其适用于那些生物影响分散和广泛分布的疾病。直方图的缺点是丢失定位信息，如果疾病仅影响部分区域，则通过汇集整个区域的数据降低敏感度。

不同中心的直方图有时会有所不同：通过对直方图生成过程进行标准化，可以进行多中心研究（Tofts et al.，2006）。应该选择足够小的组距（bin width）以捕获精细的结构；但该组距又需要足够大，以不显示由组内少量像素引起的统计波动（T_1 通常为 5 ms）。组（bin）应该用它的中心值（不是左或右边缘）进行标记。标准化的组振幅计算方法如下：找到组中总像素的百分比，然后除以组距。无论组距如何，直方图曲线下的总面积是 100%（图 2.9）[1]。

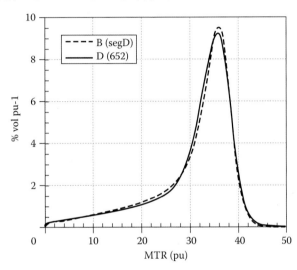

图 2.9　将两个中心的 MTR 组直方图进行匹配，数据来源于不同制造商的 1.5 T 扫描仪。使用体线圈激励以及对直方图生成进行标准化，消除了中心间的差异。（转载自 Tofts, P.S., et al., Magma, 19(4), 209-222, 2006.）

通过主成分分析（Principle Components Analysis，PCA）和线性判别分析的直方图分析具有强大的效能；MTR 直方图可预测临床评分，也可以区分疾病亚型（Dehmeshki et al., 2001, 2002b），见图 2.10。

2.2.1.3　基于体素的组定量图——超越 ROI 和直方图分析

组定量图像分析可以将 ROI 的空间特异性（空间灵敏度）与直方图的无偏倚性结合起来。本质上，一组完整的 ROI 是在整个大脑的所有位置自动生成的，且不会因它们所在的位置产生任何偏倚。首先对图像数据集进行空间标准化，使其全部位于同一空间中；然后对所有 ROI 进行适当的统计测试。更多信息见第 17 章。

2.2.2　统计分析类型

测量值的统计分析是一个复杂的过程。建议在研究设计和分析的早期阶段让统计学家

1　第一版第 18 章中给出了一些举例，以及临床数据分类的举例。

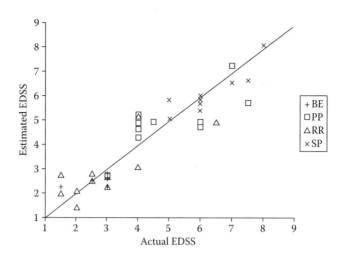

图2.10　扩展残疾状态量表（Expanded Disability Status Scale，EDSS；用于多发性硬化的临床评分）与主成分的相关性，使得仅通过 MTR 直方图和对亚型的了解，就可以估计出每个多发性硬化亚型组患者的 EDSS。这些估计值通常与临床实际测量的 EDSS 值相差很小。与传统特征相比，主成分分析给出了更好的相关系数。（转载自 Dehmeshki，J.，et al.，Magn. Reson. Med.，46（3），600-609，2001.）

参与进来。如果不了解统计方面的缺陷，可能会被杂志审稿人拒稿；有时重新进行统计分析可以解决问题，但有时数据的收集就存在致命的缺陷。临床数据集的获取成本可能非常昂贵（无论是在经济上，还是在患者和对照组付出的努力方面），这就迫切需要通过使用适当的分析技术来最大限度地利用临床数据（见表1.2）。

　　本节概述了与 MR 数据统计分析相关的基本概念。但是，如果读者想要对统计分析进行充分了解，则需要参阅统计方面相关的书籍（见表2.2）。可用于统计分析的软件包有 SPSS（即 Statistical Package for the Social Sciences，社会科学统计软件包）、SAS 和 STATA。这些软件包有较为全面的使用手册，并且可通过学术机构来获取资源。对于这样的软件包，用户只需点击几下鼠标，就能对不理解的大型数据进行复杂的分析，但也可能会导致对统计结果的错误解读。

表2.2　统计学书籍

书名	作者	出版时间	页数	描述
医学研究中的统计学方法（*Statistical Methods in Medical Research*）	皮特·阿米蒂奇（Peter Armitage），杰弗里·拜里（Geoffrey Berry），JNS.马修斯（JNS Matthews）	2001	832	统计学家的经典作品，第4版，精装
医学研究中的实用统计学（*Practical Statistics for Medical Research*）	道格拉斯·奥尔特曼（Douglas Altman）	2000	254	第2版，平装

续表

书名	作者	出版时间	页数	描述
医学统计学入门（*An Introduction to Medical Statistics*）	马丁·布兰德（Martin Bland）	2015	448	第 4 版，平装
医学统计学精要（*Essential Medical Statistics*）	B.柯克伍德（B Kirkwood），J.斯特恩（J Sterne）	2003	512	
医学统计学：一本用于健康科学的手册（*Medical Statistics：A Textbook for the Health Sciences*）	MJ.坎贝尔（MJ Campbell），DJ.梅钦（DJ Machin），SJ.沃尔特斯（SJ Walters）	2007	344	第 4 版，平装
健康评估量表：开发及应用实用指南（*Health Measurement Scales：A Practical Guide to Their Development and Use*）	DL.斯特雷纳（DL Streiner），GR.诺曼（GR Norman），J.凯尼（J Cairney）	2014	416	第 5 版，适合临床使用，平装
多变量数据分析（*Analyzing Multivariate Data*）	J.拉丁（J Lattin），JD.卡罗尔（JD Carroll），PE.格林（PE Green）	2006	556	高级精装书，包括主成分析、方差分析、聚类分析、判别分析等
误差分析入门：物理测量不稳定性的研究（*An Introduction to Error Analysis：The Study of Uncertainties in Physical Measurements*）	JR.泰勒（JR Taylor）	1997	488	从物理学的角度，对永恒真理的清晰描述

2.2.2.1　组间比较——t 检验

最简单的 MR 参数检验是比较两组间（通常是患者和"正常"组之间）的测量结果。当多个 MR 参数被测量后，为了检验其有效性，人们倾向于对多个 MR 参数进行多次 t 检验。例如临床组之间的任何参数是否存在差异性。如果在 $p = 0.05$ 的显著性水平上进行 20 次检验，平均就有一次检验会得出偶然的阳性结果（这称为 I 类错误）。因此，必须谨慎对待多重比较的结果。多重比较的邦费罗尼校正（Bonferroni correction）考虑到了这一点（Bland and Altman 1995），认为合适的 p 值应该是将一次检验的 p 值（如 $p = 0.05$）除以比较次数（如 20

次）；然后使用这一更为严格的 p 值（如 0.002）降低 I 类错误发生的概率（在本例中为0.04）。然而邦费罗尼校正可能过于保守，会遗漏已经存在的效应（即 II 类错误）。如果被检验的结果变量是相互关联的，那么通过除以检验次数降低 p 值就太极端了。相反，如果其中几个检验显示出显著性（意味着被检验变量之间具有相关性），那么这个偶然发生的概率要比只有一个变量偶然发生的概率低得多。

我们可以对两类研究进行有益的区分。对大量参数进行摸底调查（fishing expedition），在 p = 0.05 处对其进行检验，接受一些将会发生的 I 类错误，并利用这一点来获得对数据的了解以指导进一步的研究。严格的假设驱动研究在分析前建立假设，仅做一次检验就能够更好地控制 I 类和 II 类错误。因此，摸底调查可用于建立假设驱动研究，该研究必须在独立的数据上进行；或者将数据分为两部分，第一部分用于试探性检验，第二部分用于严格的检验（较小的样本量会降低研究的效力）。

组间比较中的阴性结果：阴性结果有两种可能的解释：一是由于每组中的真实生物学扩散范围太大，以至于无法区分出组与组之间的显著差异；二是由于测量误差的影响可能扩大了在所有组内的传播范围，超出了其真正的生物学价值，掩盖了真正的生物学差异（见图3.5），这是一种"假阴性"结果。因此，阴性结果可能是检验技术不佳产生的后果（高 ISD，见第 3 章，第 3.3.2.1 节）。另一个研究中心（使用更好的检验技术）可能会成功地在相似的被测试组之间显示出组间差异性。如果有更大的样本，原来的研究中心可能会成功地显示出组间差异性（即研究效力降低）。没有观察到差异并不意味着不存在差异。

如果结果是阴性的，可以使用以下两种方法分析原因：首先，应估算测量误差和组内变异（见第 3 章，第 3.3 节），得到组内相关系数（intraclass correlation coefficient, ICC），良好的 ICC 值意味着组与组之间真的无法区分，而差的 ICC 值意味着可能是由于仪器精度不佳造成组间区分失败。其次，应报告群组均值的置信区间，以及可检测到的最小群组间差异，其他研究者可以判断是否能通过改进技术（即减少测量误差）获得阳性结果。

> 以牺牲更多信息方法为代价过度使用假设检验……不是一种令人满意的评估方式……来自医学研究的相关结果，我们更倾向于使用置信区间……（Altman et al., 2008）。

阳性结果：如果获得阳性结果，应该给出群组均值和群组差异的置信区间，以便于评估其他群组的测量误差是否低到足以重复出类似的阳性结果。如果在组与组之间存在其他（混杂）差异性因素，则会导致假阳性结果。这些因素可能是扫描时间（如一组在测量程序改变之前扫描，另一组在测量程序改变之后扫描）或其他不可控变量，例如年龄、性别、生活方式的差异,甚至头部的大小[1]。

2.2.2.2　与临床评分的相关性

在许多研究中,需要检验 MR 参数与临床测量值(如常用于多发性硬化评估的扩展残疾状态量表)之间的相关性,以试图研究或证明 MR 参数的临床实用性(或缺乏临床实用性)。在临床试验中,具有高相关系数的参数被认为是该疾病较好的候选 MR 标志物。在多发性硬化中,报告的相关系数 r 很低(通常为 0.3~0.6,有时为 0.8;Dehmeshki et al., 2001),还给出了显著性 p 值。相关性因 MR 和临床评分的不完全可靠性(即分散性)而减弱;因此,即使这两个测量值在本质上是完全相关的,相关图也会显示为相关直线周围分散的散点。相关性(correlation)并不意味着因果关系(causality),而仅表示关联(association),这种关联可能会因引入另一个因素(如治疗)而被削弱。因此,MR 参数和临床评分之间的良好相关性并不一定意味着该参数在治疗试验中是良好的候选 MR 标志物;还需要更多证据来证明在疾病中发生的生物学变化与 MR 参数之间的直接因果关系。

相关性中隐含的线性回归,可以用另一种方式来考虑:MR 参数能在多大程度上预测临床参数的当前值? 因此,高度的相关性意味着 MR 参数提供了对当前临床状态的良好评估(Dehmeshki et al., 2001),见图 2.10。这确立了 MR 测量的相关性,尽管最终目标是预测未来的临床状态。由 MR 参数解释的临床评分,其分数方差是 r^2,这是 r 的一个有用解释。

年龄和性别与主要变量的相关性可能会导致一系列问题,它们应该作为协变量纳入相关分析(Chard et al., 2002)。

2.2.2.3　临床评分

临床状态可以用评分来量化。例如在多发性硬化中,扩展残疾状态量表被用来衡量残疾状态。肿瘤所使用的分级系统是以活检样本的组织学为基础的。在精神疾病方面,使用一系列心理测试,包括认知和情绪测试。新引入的 MR 参数通常是根据他们与现有临床评分之间的相关程度来判断其价值;研究者们花费了大量的精力来表征和改进 MR 参数的性能。反过来,人们也接受了同样深入研究临床评分的观点,而事实上他们确实存在一些严重的缺陷。例如扩展残疾状态量表是非线性的,混合了行走障碍、精细运动技能和认知障碍,且可重复性有限(Hobart et al., 2000)。

更合适的临床评分系统正在设计中。在多发性硬化中,功能综合评分法(MS functional composite score,MSFC)越来越受欢迎(Fischer et al., 1999;Cohen et al., 2000)。它由三个部

---

[1]　一项对多发性硬化患者和对照组进行比较的研究发现,其差异实际上是由头部大小引起的(这使两组受试者产生了不同的空间标准化和强度)。

分组成,分别衡量损害的不同方面。腿部和步行功能采用25英尺步行[1]进行计时测验,手臂功能采用九孔栓钉试验,认知功能采用定频听觉连续相加测试。MR参数与这些单个成分的相关性可能更强,因为它们反映了不同的损伤,这些损伤可能在疾病发展的不同阶段发生,并起源于中枢神经系统的不同部位。这些测量的可靠性仍然存在争议,因为受试者可能会存在学习效应。相关图可以显示MR参数与扩展残疾状态量表的近似线性相关,但直线往往不会通过正常点(正常MR值,扩展残疾状态量表评分=0),这可能是因为MR参数在出现明显的临床残疾之前已经发生了亚临床变化。

在异质性肿瘤中,基于取样组织的肿瘤分级评分很容易遗漏高级别组织,并且多中心研究显示病理学家之间在肿瘤的评估分级方面存在显著差异,这可能会限制MRS分类器的工作效能。心理测试通常更好,因为该领域的测试设计有着悠久的传统,尽管学习效应、地板效应和天花板效应以及疲倦仍然是重要的限制因素。

鉴于临床评分的这些缺陷,以及生物学变化和随后的临床变化之间的复杂关系,MR参数不能准确预测这些评分也就不足为奇了。一个更现实的测试可能是观测MR与生物学和简单的人类功能评分之间的相关性。

2.2.2.4　单个受试者的分类和受试者操作特征曲线

如果一项测量可以较好地区分两组受试者(见第2章第2.2.2.1节),那么它在单个受试者上的表现就值得研究。在计算机科学方法论中,MR测量可以看作是分类器的一个例子。分类器是一种软件工具,基于每个受试者的测量值来确定多个受试者属于哪种类别。在最简单的情况下,分类仅在两个类别之间进行选择(二分类)。通常构造线性判别式,并使用阈值来分配类别(Dehmeshki et al.,2002a)。这种二分类技术已被用于波谱学中,将肿瘤分为几种类型(Tate et al.,1998)。分类器中阈值的选择对于平衡假阳性和假阴性错误至关重要,受试者操作特征(Receiver operating characteristic,ROC)是观察和优化这种平衡的理想方法。ROC分析也被用来描述放射科医生在复杂背景下识别病变的能力。

ROC曲线(Zweig and Campbell 1993;Altman and Bland 1994b;Armitage et al.,2001;Dendy and Heaton 2002;Huo et al.,2002)源于对雷达操作员使用的屏幕进行表征的研究,并特别认识到报告的物体数量将取决于特定操作员如何做出决策(见表2.3)。对于异常参数设定较低的阈值,即报告所有可能真实异常的对象,将导致大量的阳性决策,检测到的实际对象(即真阳性)的比例会很大,但代价是存在许多假阳性(实际上是屏幕上的噪声)。较高的阈值(仅报告被判断为确定真实的对象)将导致较少的阳性决策和更多的遗漏对象(假阴

---

[1]　在欧洲,通常被替换为10米步行距离。

性），假阳性也随之减少。因此，决策阈值的选择允许在真阳性与假阳性之间进行权衡，并根据真实决策的相对收益与错误决策成本，选择一个特定的阈值，该阈值对应于曲线上特定的点。例如在筛查项目中，假阴性的代价很高，因为漏掉一个肿瘤可能就会导致死亡，而假阳性的代价也很高（相对于假阴性的代价会低一些），因为它们会给受检者带来不必要的担忧。

表 2.3　ROC 形式中的决策矩阵

	报告对象不存在（N）	报告对象存在（P）
对象不存在（N）	真阴性（TN）	假阳性（FP）
对象存在（P）	假阴性（FN）	真阳性（TP）

注：该测试用于报告一个对象是否存在，它同样可以用来确定某种疾病或病变是否存在。TN，true negative，真阴性；FN，false negative，假阴性；TP，true positive，真阳性；FP，false positive，假阳性。

在雷达屏幕环境中，可以通过要求观察者对报告的每个对象进行评分来生成 ROC 曲线，例如，0 分：对象不存在（对应于低阈值），1 分：对象存在的可能性低，2 分：对象存在的可能性一般，3 分：对象存在的可能性大，4 分：几乎肯定存在，5 分：肯定存在（对应于高阈值）。分数也可以由它们的预期概率来定义（例如，0 分：存在的概率小于 10%，1 分：存在的概率为 10%~30% 等）。概率不一定是正确的；它们只是允许观察者的行为保持一致。将真阳性率（True Positive Rate，TPR）和假阳性率（False Positive Rate，FPR）相加，得到对应于不同阈值的 ROC 空间中的阈值点（见图 2.11）[1]。通常情况下，根据一个或多个预测变量（如 MR 参数），可以从那些用概率预测二分类状态的任何模型中生成 ROC 曲线。ROC 曲线可以拟合到分析函数中，以获得一个度量，使 ROC 曲线能够进行比较，并提供一个平滑的元素测度（Constable et al., 1995；Sorenson and Wang 1996）。

敏感度、特异度、阳性预测值、阴性预测值、准确度和患病率等术语被用于评价一项检验的效能（Altman and Bland 1994a，1994c；Dalton et al., 2002）。这些数据可以根据真、假阳性和真、假阴性报告的数量来定义（见表 2.4）。

1　因此，阈值 1 对应于检测到的得分为 1~5 的对象（即所有对象），阈值 2 是得分为 2~5 的对象（即"可能"或更高的确定性），等等。每个阈值对应 ROC 曲线上的一个点。

表 2.4　关于检验性能的放射学术语

术语	定义	公式	注释	是否取决于患病率？
敏感度	实际有病，按诊断标准正确地判为有病的百分比	$TP/(TP + FN)$	敏感度是假阴性的特征	否
特异度	实际无病，按诊断标准正确地判为无病的百分比	$TN/(TN + FP)$	特异性是假阳性的特征	否
阳性预测值	检验结果为阳性的受试者中，真正"患病"例数所占的比例	$TP/(TP + FP)$	正确的阳性报告所占百分比	是
阴性预测值	检验结果为阴性的受试者中，真正"未患病"例数所占的比例	$TN/(TN + FN)$	正确的阴性报告所占百分比	是
准确度	测试结果中正确的概率	$(TP + TN)/(TP + TN + FP + FN)$	所有正确报告所占百分比	是
患病率	样本中患病的比例	$(TP + FN)/(TP + TN + FP + FN)$	与发病率不同[a]	—
真阳性率	检测到的阳性病例所占百分比	$TP/(TP + FN)$	等于灵敏度，阈值右侧正曲线下的部分面积	否
假阳性率	阴性病例中报告为阳性的比例	$FP/(TN + FP)$	等于特异度，阈值右侧负曲线下的部分面积	否

注：在这种情况下，检验是为了找出受试者是否患有疾病。阴性表示他们不患有疾病，而阳性则表示他们患有疾病。敏感度和特异度决定了检验的性能（与患病率无关），而预测值和准确度取决于患病率（即样本中有多少人患病）。因此，对于无症状筛查人群和有症状的医院人群来说，后者的数量差异很大。TN, true negative, 真阴性；FN, false negative, 假阴性；TP, true positive, 真阳性；FP, false positive, 假阳性。

a 患病率是指在任何时间患有某种特定疾病的人的比例。发病率是指在一定时期内（通常是 1 年）、在一定人口规模下出现的新病例数量。

　　假阳性率等于阈值右侧的负分布比例（见图 2.11），在统计学上称为显著性、α 值、p 值或 I 类错误的概率。假阴性率等于阈值左侧的正分布的比例，被称为 β 值、q 值或 II 类错误的概率（Haacke et al., 1999；Armitage et al., 2001）。$1-\beta$ 是敏感度或真阳性率（TPR），被称为检验的效力（检测到真实关联的概率，如果存在关联的话）。值得注意的是，诸如灵敏度之类的参数都是根据样本估算得出的，因此应报告置信区间。

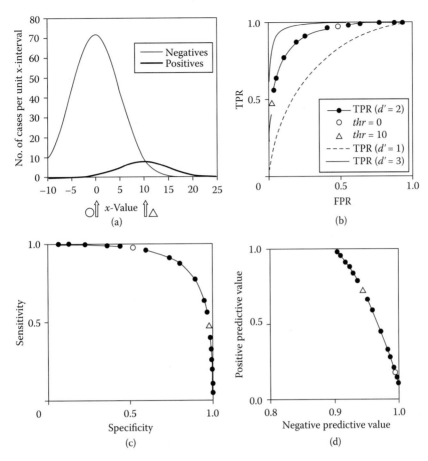

图 2.11　ROC 的计算机模拟：(a) 显示负和正的正态分布。有 1000 例病例，其患病率为十分之一(即 100 例阳性病例)，均值为 $x=0$ 和 $x=10$。(b) 显示两组 ROC 曲线的标准差均为 5($d'=2$，表示分布被 2 个标准差隔开)。(b)、(c)、(d) 显示每个分布中心的阈值对应点(阈值 $thr=0$，负中心；阈值 $thr=10$，正中心)。阈值右侧的病例报告为阳性，因此，位于阈值右侧的负尾部分会产生假阳性，该假阳性会随着阈值的增加而减小；相反，阈值左侧的正尾部分会产生假阴性，随着阈值的增加，假阴性也会增加，从而真阳性率 TPR 降低。其他间隔的曲线也在此展示($d'=1$，即 5 个单位，$d'=3$，即 15 个单位)。生成阴性和阳性结果的判定标准为 x 值大于阈值表示样本来自阳性分布。(c) 敏感度—特异度曲线图，即对 ROC 曲线左右侧的反映。(d) 阳性预测值和阴性预测值均取决于阈值(也取决于患病率)。

2.2.2.5　多参数分析

　　多参数研究具有非常高的效力。测量多个 MR 参数并将这些参数组合起来，可以更好地预测生物学变化或临床结果。如果几个 MR 参数都与临床评分相关，但彼此之间没有很强的相关性，那么就有必要对所有参数进行测量。在 *Neurology* 杂志上，一篇关于用 MRI 技术来监测多发性硬化进展的文章(Filippi and Grossman 2002)提出了以下要求：

　　　1.应该采用磁化传递 MRI、扩散加权 MRI 和质子 MRS 的度量，以获得可靠的多发性硬化病理在体量化。

2.应在所有可能的临床情况和试验中使用多参数 MRI。

3.理想情况下，应使用可重复性好的定量 MR 测量对患者进行评估，这对试验至关重要。

对于病程长且多变的疾病(如多发性硬化或阿尔茨海默病)，早期诊断和对疾病进展的预测也可以看作是一个多参数问题。早期症状、MRI 和其他生化数据，可以通过优化它们的组合方式来提供对未来临床状态的最佳预测，这种临床状态主要通过各种临床评分来反映。优化过程可以由敏感性、特异性和预测值等标准驱动(见表 2.4)。

疾病的影响同样是多方面的，需要多个评分进行恰当地描述，既包括临床症状，也包括可测量的生物学变化。可以从每个 MR 参数的直方图和病变值中提取特征以收集多参数 MR 数据。多重线性判别分析和聚类分析等统计方法可用于多参数分析(Tintore et al., 2001)，将在第 18 章进一步讨论。

参考文献

Alecci M, Collins CM, Smith MB, Jezzard P. Radio frequency magnetic field mapping of a 3 Tesla birdcage coil: experimental and theoretical dependence on sample properties. Magn Reson Med 2001; 46(2): 379-85.

Altman DG, Bland JM. Diagnostic tests 2: predictive values. BMJ 1994a; 309(6947): 102.

Altman DG, Bland JM. Diagnostic tests 3: receiver operating characteristic plots. BMJ 1994b; 309(6948): 188.

Altman DG, Bland JM. Diagnostic tests. 1: sensitivity and specificity. BMJ 1994c; 308(6943): 1552.

Altman DG, Machin D, Bryant TN, Gardner MJ. Statistics with confidence: confidence intervals and statistical guidelines (2nd ed). BMJ books, London, pp. 24; 2000.

Andersen AH. On the Rician distribution of noisy MRI data. Magn Reson Med 1996; 36(2): 331-3.

Armitage P, Matthews JNS, Berry G. Statistical Methods in Medical Research. Blackwell; 2001.

Barker GJ, Simmons A, Arridge SR, Tofts PS. A simple method for investigating the effects of non-uniformity of radiofrequency transmission and radiofrequency reception in MRI. Br J Radiol

1998；71(841)：59-67.

Bland JM, Altman DG. Multiple significance tests: the Bonferroni method. BMJ 1995；310(6973)：170.

Bottomley PA, Andrew ER. RF magnetic field penetration, phase shift and power dissipation in biological tissue: implications for NMR imaging. Phys Med Biol 1978；23(4)：630-43.

Boudreau M, Tardif CL, Stikov N, Sled JG, Lee W, Pike GB. B1 mapping for bias-correction in quantitative T1 imaging of the brain at 3T using standard pulse sequences. J Magn Reson Imaging. 2017；46：1673-1682.

Brown RW, Cheng N, Haacke EM, Thompson MR, Venkatesan R. Magnetic Resonance Imaging: Physical Principles and Sequence Design (2nd edition): Wiley Blackwell, New Jersey；2014.

Cercignani M, Inglese M, Siger-Zajdel M, Filippi M. Segmenting brain white matter, gray matter and cerebro-spinal fluid using diffusion tensor-MRI derived indices. Magn Reson Imaging 2001；19(9)：1167-72.

Chard DT, Griffin CM, Parker GJ, Kapoor R, Thompson AJ, Miller DH. Brain atrophy in clinically early relapsing remitting multiple sclerosis. Brain 2002；125(Pt 2)：327-37.

Cohen JA, Fischer JS, Bolibrush DM, Jak AJ, Kniker JE, Mertz LA, et al. Intrarater and interrater reliability of the MS functional composite outcome measure. Neurology 2000；54(4)：802-6.

Collins CM, Liu W, Swift BJ, Smith MB. Combination of optimized transmit arrays and some receive array reconstruction methods can yield homogeneous images at very high frequencies. Magn Reson Med 2005；54(6)：1327-32.

Collins CM, Smith MB. Signal-to-noise ratio and absorbed power as functions of main magnetic field strength, and definition of "90 degrees" RF pulse for the head in the birdcage coil. Magn Reson Med 2001；45(4)：684-91.

Collins CM, Wang Z. Calculation of radiofrequency electromagnetic fields and their effects in MRI of human subjects. Magn Reson Med 2011；65(5)：1470-82.

Collins CM, Yang QX, Wang JH, Zhang X, Liu H, Michaeli S, et al. Different excitation and reception distributions with a single-loop transmit-receive surface coil near a head sized spherical phantom at 300 MHz. Magn Reson Med 2002；47(5)：1026-8.

Constable RT, Skudlarski P, Gore JC. An ROC approach for evaluating functional brain MR imaging and postprocessing protocols. Magn Reson Med 1995；34（1）：57-64.

Cunningham CH, Pauly JM, Nayak KS. Saturated double-angle method for rapid B1+ mapping.Magn Reson Med 2006；55（6）：1326-33.

Dalton CM,Brex PA, Miszkiel KA, Hickman SJ, MacManus DG, Plant GT, et al. Application of the new McDonald criteria to patients with clinically isolated syndromes suggestive of multiple sclerosis. AnnNeurol 2002；52（1）：47-53.

Dehmeshki J, Barker GJ, Tofts PS. Classification of disease subgroup and correlation with disease severity using magnetic resonance imaging whole-brain histograms：application to magnetization transfer ratios and multiple sclerosis. IEEE Trans Med Imaging 2002a；21（4）：320-31.

Dehmeshki J, Ruto AC, Arridge S, Silver NC, Miller DH, Tofts PS. Analysis of MTR histograms in multiple sclerosis using principal components and multiple discriminant analysis. Magn Reson Med 2001；46（3）：600-9.

Dehmeshki J, Van Buchem MA, Bosma GP, Huizinga TW, Tofts PS. Systemic lupus erythematosus：diagnostic application of magnetization transfer ratio histograms in patients with neuropsychiatric symptoms-initial results. Radiology 2002b；222（3）：722-8.

Dendy PP, Heaton B. Physics for Diagnostic Radiology. Institute of Physics, London；2002.

Dowell NG,Tofts PS. Fast, accurate, and precise mapping of the RF field in vivo using the 180 degrees signal null. Magn Reson Med 2007；58（3）：622-30.

Duan Q, vanGelderen P, Duyn J. Improved Bloch-Siegert based B1 mapping by reducing off-resonance shift. NMR Biomed 2013；26（9）：1070-8.

Edelstein WA, Bottomley PA, Pfeifer LM. A signal-to-noise calibration procedure for NMR imaging systems. Med Phys 1984；11（2）：180-5.

Fernandez-Seara MA, Song HK, Wehrli FW. Trabecular bone volume fraction mapping by low-resolution MRI. Magn Reson Med 2001；46（1）：103-13.

Filippi M, Grossman RI. MRI techniques to monitor MS evolution：the present and the future. Neurology 2002；58（8）：1147-53.

Fischer JS, Rudick RA, Cutter GR, Reingold SC. The Multiple Sclerosis Functional Composite Measure（MSFC）：an integrated approach to MS clinical outcome assessment. National MS Society Clinical Outcomes Assessment Task Force. Mult Scler 1999；5（4）：244-50.

Goerner FL, Clarke GD. Measuring signal-to-noise ratio in partially parallel imaging MRI.

Med Phys 2011；38（9）：5049-57.

Gudbjartsson H，Patz S. The Rician distribution of noisy MRI data. Magn Reson Med 1995；34（6）：910-4.

Gutteridge S，Ramanathan C，Bowtell R. Mapping the absolute value of M0 using dipolar field effects. Magn Reson Med 2002；47（5）：871-9.

Haacke EM，Brown RW，Thompson MR，Venkatesan R. Magnetic Resonance Imaging；1999. Physical principles and sequence design.

Haynes BI，Dowell NG，Tofts PS. Measuring scan-rescan reliability in quantitative brain imaging reveals instability in an apparently healthy imager and improves statistical power in a clinical study. ISMRM annual scientific meeting；2010；Stockholm；2010. p. 2999.

Henkelman RM. Measurement of signal intensities in the presence of noise in MR images. Med Phys 1985；12（2）：232-3.

Henkelman RM. Erratum：measurement of signal intensities in the presence of noise ［Med. Phys. 12，232（1985）］. Med Phys 1986；13（4）：544.

Hetherington HP，Chu WJ，Gonen O，Pan JW. Robust fully automated shimming of the human brain for high-field 1 H spectroscopic imaging. Magn Reson Med 2006；56（1）：26-33.

Hobart J，Freeman J，Thompson A.Kurtzke scales revisited：the application of psychometric methods to clinical intuition. Brain 2000；123（Pt 5）：1027-40.

Hoult DI. The NMR receiver：a description and analysis of design. Progress in NMR Spectroscopy 1978；12：41-77.

Hoult DI. The principle of reciprocity in signal strength calculations - a mathematical guide. Concepts in Magnetic Resonance 2000；12：173-87.

Hoult DI，Richards RE. The signal-to-noise ratio of the nuclear magnetic resonance experiment. JMagn Reson 1976；24：71-85.

Huo Z，Giger ML，Vyborny CJ，Metz CE. Breast cancer：effectiveness of computer-aided diagnosis observer study with independent database of mammograms. Radiology 2002；224（2）：560-8.

Hurley SA，Yarnykh VL，Johnson KM，Field AS，Alexander AL，Samsonov AA. Simultaneous variable flip angle-actual flip angle imaging method for improved accuracy and precision of three-dimensional T1 and B1 measurements. Magn Reson Med 2012；68（1）：54-64.

Hutton C，Bork A，Josephs O，Deichmann R，Ashburner J，Turner R. Image distortion correction in fMRI: a quantitative evaluation. NeuroImage 2002; 16(1): 217-40.

Ibrahim TS. Analytical approach to the MR signal. Magn Reson Med 2005; 54(3): 677-82.

Ibrahim TS, Lee R, Baertlein BA, Abduljalil AM, Zhu H, Robitaille PM. Effect of RF coil excitation on field inhomogeneity at ultra high fields: a field optimized TEM resonator. Magn Reson Imaging 2001; 19(10): 1339-47.

Insko EK, Bolinger L. Mapping the radiofrequency field. J Magn Reson series A 1993; 103: 82-5.

Jezzard P. Physical basis of spatial distortions in Magnetic Resonance Images. In: Isaac B, editor. Handbook of Medical Imaging: Academic Press, Cambridge, MA; 2002.

Jin J, Liu F, Zuo Z, Xue R, Li M, Li Y, et al. Inverse field-based approach for simultaneous B_1 mapping at high fields - a phantom based study. J Magn Reson 2012; 217: 27-35.

Karlsen OT, Verhagen R, Bovee WM. Parameter estimation from Rician-distributed data sets using a maximum likelihood estimator: application to T1 and perfusion measurements. Magn Reson Med 1999; 41(3): 614-23.

Lemieux L, Barker GJ. Measurement of small inter-scan fluctuations in voxel dimensions in magnetic resonance images using registration. Med Phys 1998; 25(6): 1049-54.

Lutti A, Hutton C, Finsterbusch J, Helms G, Weiskopf N. Optimization and validation of methods for mapping of the radiofrequency transmit field at 3T. Magn Reson Med 2010; 64(1): 229-38.

McRobbie D, Semple S. Quality Control and Artefacts in Magnetic Resonance Imaging (IPEM report 112). York: Institute of Physics and Engineering in Medicine; 2017.

Michaelis T, Merboldt KD, Bruhn H, Hanicke W, Frahm J. Absolute concentrations of metabolites in the adult human brain in vivo: quantification of localized proton MR spectra. Radiology 1993; 187(1): 219-27.

Miller AJ, Joseph PM. The use of power images to perform quantitative analysis on low SNR MR images. Magn Reson Imaging 1993; 11(7): 1051-6.

Moerland MA, Beersma R, Bhagwandien R, Wijrdeman HK, Bakker CJ. Analysis and correction of geometric distortions in 1.5 T magnetic resonance images for use in radiotherapy treatment planning. Phys Med Biol 1995; 40(10): 1651-4.

Morrell GR. A phase-sensitive method of flip angle mapping. Magn Reson Med 2008; 60(4): 889-94.

Morrell GR, Schabel MC. An analysis of the accuracy of magnetic resonance flip angle measurement methods. Phys Med Biol 2010; 55(20): 6157-74.

Murphy BW, Carson PL, Ellis JH, Zhang YT, Hyde RJ, Chenevert TL. Signal-to-noise measures for magnetic resonance imagers. Magn Reson Imaging 1993; 11(3): 425-8.

Nehrke K, Börnert P. DREAM-a novel approach for robust, ultrafast, multislice B_1 mapping. Magn Reson Med 2012; 68(5): 1517-26.

Park DJ, Bangerter NK, Javed A, Kaggie J, Khalighi MM, Morrell GR. A statistical analysis of the Bloch-Siegert B1 mapping technique. Phys Med Biol 2013; 58(16): 5673-91.

Parker GJ, Barker GJ, Tofts PS. Accurate multislice gradient echo T(1) measurement in the presence of non-ideal RF pulse shape and RF field nonuniformity. Magn Reson Med 2001; 45(5): 838-45.

Parkes LM, Tofts PS. Improved accuracy of human cerebral blood perfusion measurements using arterial spin labeling: accounting for capillary water permeability. Magn Reson Med 2002; 48(1): 27-41.

Pohmann R, Scheffler K. A theoretical and experimental comparison of different techniques for B_1 mapping at very high fields. NMR Biomed 2013; 26(3): 265-75.

Provencher SW. Estimation of metabolite concentrations from localized in vivo proton NMR spectra. Magn Reson Med 1993; 30(6): 672-9.

Provencher SW. Automatic quantitation of localized in vivo 1 H spectra withLCModel. NMR Biomed 2001; 14(4): 260-4.

Sabati M, Maudsley AA. Fast and high-resolution quantitative mapping of tissue water content with full brain coverage for clinically-driven studies. Magn Reson Imaging 2013; 31(10): 1752-9.

Sacolick LI, Sun L, Vogel MW, Dixon WT, Hancu I. Fast radiofrequency flip angle calibration by Bloch-Siegert shift. Magn Reson Med 2011; 66(5): 1333-8.

Sacolick LI, Wiesinger F, Hancu I, Vogel MW. B1 mapping by Bloch-Siegert shift. Magn Reson Med 2010; 63(5): 1315-22.

Sbrizzi A, Raaijmakers AJ, Hoogduin H, Lagendijk JJ, Luijten PR, van den Berg CA. Transmit and receive RF fields determination from a single low-tip-angle gradient echo scan by scaling of SVD data. Magn Reson Med 2014; 72(1): 248-59.

Sijbers J, den Dekker AJ, Van Audekerke J, Verhoye M, Van Dyck D. Estimation of the noise in magnitude MR images. Magn Reson Imaging 1998; 16(1): 87-90.

Sled JG, Pike GB. Standing-wave and RF penetration artifacts caused by elliptic geometry: an electrodynamic analysis of MRI. IEEE Trans Med Imaging 1998; 17(4): 653-62.

Sled JG, Pike GB. Correction forB(1) and B(0) variations in quantitative T(2) measurements using MRI. Magn Reson Med 2000; 43(4): 589-93.

Sorenson JA, Wang X. ROC methods for evaluation of fMRI techniques. Magn Reson Med 1996; 36(5): 737-44.

Stollberger R, Wach P. Imaging of the active B1 field in vivo. Magn Reson Med 1996; 35(2): 246-51.

Tate AR, Griffiths JR, Martinez-Perez I, Moreno A, Barba I, Cabanas ME, et al. Towards a method for automated classification of 1 H MRS spectra from braintumours. NMR Biomed 1998; 11(4-5): 177-91.

Tintore M, Rovira A, Brieva L, Grive E, Jardi R, Borras C, et al. Isolated demyelinating syndromes: comparison of CSF oligoclonal bands and different MR imaging criteria to predict conversion to CDMS. Mult Scler 2001; 7(6):359-63.

Tofts PS. Optimal detection of blood-brain barrier defects with Gd-DTPA MRI-the influences of delayed imaging and optimised repetition time. Magn Reson Imaging 1996; 14(4): 373-80.

Tofts PS, Kermode AG, MacManus DG, Robinson WH. Nasal orientation device to control head movement during CT and MR studies. J Comput Assist Tomogr 1990; 14(1): 163-4.

Tofts PS, Steens SC, Cercignani M, Admiraal-Behloul F, Hofman PA, van Osch MJ, et al. Sources of variation in multi-centre brain MTR histogram studies: body-coil transmission eliminates inter-centre differences. Magma 2006; 19(4): 209-22.

Tofts PS, Wray S. Noninvasive measurement of molar concentrations of 31P metabolites in vivo, using surface coil NMR spectroscopy. Magn Reson Med 1988; 6(1): 84-6.

Tozer DJ,Tofts PS. Removing spikes caused by quantization noise from high-resolution histograms. Magn Reson Med 2003; 50(3): 649-53.

Tubridy N, McKinstry CS. Neuroradiological history: Sir Joseph Larmor and the basis of MRI physics. Neuroradiology 2000; 42(11): 852-5.

Venkatesan R, Lin W,Haacke EM. Accurate determination of spin-density and T1 in the presence of RF-field inhomogeneities and flip-angle miscalibration. Magn Reson Med 1998; 40(4): 592-602.

Volz S,Nöth U, Deichmann R. Correction of systematic errors in quantitative proton density mapping. Magn Reson Med 2012；68（1）：74-85.

Volz S，Nöth U，Rotarska-Jagiela A，Deichmann R. A fast B1-mapping method for the correction and normalization of magnetization transfer ratio maps at 3T. NeuroImage 2010；49（4）：3015-26.

Watanabe H，Takaya N，Mitsumori F. Non-uniformity correction of human brain imaging at high field by RF field mapping of B1+ and B1-. J Magn Reson 2011；212（2）：426-30.

Weisskoff RM. Simple measurement of scanner stability for functional NMR imaging of activation in the brain. Magn Reson Med 1996；36（4）：643-5.

Wheeler-Kingshott CA，Parker GJ，Symms MR，Hickman SJ，Tofts PS，Miller DH，et al. ADC mapping of the human optic nerve：increased resolution，coverage，and reliability with CSF-suppressed ZOOM-EPI. Magn Reson Med 2002；47（1）：24-31.

Whisenant JG，Dortch RD，Grissom W，Kang H，Arlinghaus LR，Yankeelov TE. Bloch-Siegert B1-Mapping improves accuracy and precision of longitudinal relaxation measurements in the breast at 3 T.Tomography 2016；2（4）：250-9.

Yarnykh VL. Actual flip-angle imaging in the pulsed steady state：a method for rapid three-dimensional mapping of the transmitted radiofrequency field. Magn Reson Med 2007；57（1）：192-200.

Zweig MH，Campbell G. Receiver-operating characteristic（ROC）plots：a fundamental evaluation tool in clinical medicine. Clin Chem 1993；39（4）：561-77.

3

质量保证：准确度、精确度、对照和体模[1]

保罗·S.托夫茨（Paul S. Tofts）

布莱顿和萨塞克斯医学院

1　马拉·塞尚尼（Mara Cercignani）的评论。

3.5 体模（测试对象）

体模的概念・单一成分液体・T_1和T_2的多成分混合物・其他材料・

温度依赖性和控制・体模设计

参考文献

3.1 质量保证

3.1.1 质量保证概念

当供应商（制造商）安装 MRI 扫描仪并将其移交给用户时，客户通常会执行一系列验收测试（de Wilde et al., 2002；McRobbie and Quest 2002）。供应商的安装工程师还将根据他们自己的协议，使用体模（测试对象）进行广泛的测试，以确保仪器在设备规格范围内运行。对于定性 MRI，包括信噪比、空间分辨率和均匀性测试、梯度校准，确保图像伪影低于一定水平。

质量保证（quality assurance，QA，有时称为质量控制），表示确保仪器运行令人满意的持续性过程（Barker and Tofts 1992；Firbank et al., 2000）。

质量保证分为两组。首先，包括供应商持续服务合同中的一些测试，以确保机器保持在规格范围内运行。随着部件老化，可能会有一些周期性的重新校准，例如发射器输出校准。用户通常不会参与此过程。

第二组质量保证测量侧重于监控扫描仪的量化性能。这些量化方法通常在内部实施，没有供应商的明确支持；如果它们不可靠，并且供应商能确保机器仍在制造商的规格范围内运行，他们将不对此负责。因此，用户必须对体模和正常受试者进行恰当的测量，以设计、实施和分析定量质量保证（quantitative quality assurance，QQA）（Tofts 1998）。

医用物理学专业的组织有时会发布关于 MRI 质量保证的材料。来自英国医学物理工程研究所[1]（McRobbie 2017）的报告，全面描述了 EuroSpin 测试对象的使用方法，并对质量保证的其他方面提供了丰富的细节和见解。美国医学物理师协会（American Association of Physicists，AAPM）发布了一些关于质量保证的指南（Price et al., 1990；Och et al., 1992）[2]。

1　http://www.ipem.ac.uk.

2　MRI 设备的验收测试和质量保证程序可从 www.aapm.org 网站免费获取。

美国放射学会（American College of Radiology，ACR）[1]发布了 MRI 认证方案和 MRI 质量控制手册[2]。

3.1.2 定量质量保证

定量质量保证将消耗宝贵的扫描时间，但是如果没有它，研究对象的测量值将可能会变得毫无价值。适当的定量质量保证可以保证患者数据的有效性，对因设备或程序的改变使测量技术失效给予警告，并为挽救受此影响的数据提供帮助。定量质量保证测量可以在健康（"正常"）对照组和体模中进行。

只要正常受试者存在该参数，那么对健康对照受试者（见第 3.4 节）的测量通常完全符合真实情况。因此，这种方法可以监测脑体积或看似正常脑组织的 T_1 值，但不能监测病变体积。与正常受试者相比，患者脑组织萎缩或头动增加有时可能会增加变异性。少数参数（如血液灌注）在受试者内部具有较大的生物学变异，需要针对定量质量保证进行特殊设计。除了定量质量保证的长期监测外，任何受试者都可以测量短期可重复性，尽管注射钆对比剂可能存在伦理问题（例如 DCE-MRI，见第 14 章）（见表 3.1）。

表 3.1　体模和健康对照组在定量质量保证方面的相对优势

	简单体模（测试对象）	健康对照组
可用性[a]	好	合理
准确性	可能较好（例如体积）	真值未知[b]
均匀性	凝胶差，液体好	脑白质好
温度依赖性	D,T_1,T_2 变化 2%~3%/℃	恒温控制
稳定性	可能较好（例如体积），但可能不稳定（例如凝胶）	通常稳定
现实性	一般较差，体内变化不能真实模拟，B_1 分布不同	好，但无病理
多中心研究的标准设计？	可以开展	使用正常范围或旅行受试者

a 尽管存在制度约束（第 3.5.1 节）。

b 虽然正常值的范围很窄（见表 3.5）。

体模测量（见第 3.5 节）具有以下优点：可能为被测参数（例如体积或 T_1）提供完全准确

1　http://www.acr.org/.

2　可从 AAPM 网站下载。

的值,可能完全稳定并且始终可用。通常在头部线圈中插入加载环,以提供与头部类似的载荷。然而,由于缺乏许多潜在的在体变异源(例如受试者移动、定位误差、部分容积误差、可变负荷、B_1变异),现实性普遍较差。温度依赖性可能是个问题(见第 3.5.5 节)。如果模型测量值发生改变,这个问题通常难以解释清楚(是扫描仪还是模型不稳定?)(见图 3.1)。

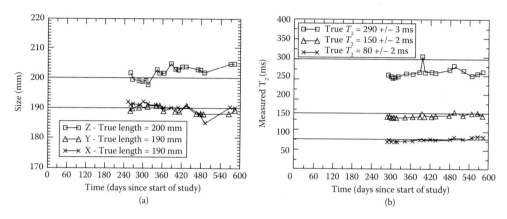

图 3.1　物体大小(a)和 T_2(b)的质量保证测量的早期例子。表观大小随时间发生漂移,可能是因为梯度校准缺陷所致。真实的大小是准确而明确的。T_2估计不准确,尤其是对于长 T_2 体模而言,并且会随时间推移而漂移,这表明仪器误差逐渐增大。但是,不能排除凝胶体模中的不精确性和不稳定性,除非用已知可靠的方法对 T_2 进行单独的测量。第三个可能的解释是随温度的漂移。(转载自 Barker, G.J. and Tofts, P.S., Magn. Reson. Imaging, 10(4), 585-595, 1992.)

　　当开发一种新的测量技术时,短期测试对象可能是有用的;这可以很快开展,并且不需要稳定性或良好的温度依赖性。后来,随着该技术的成熟并投入临床使用,在健康对照组或稳定的体模中需要完整的定量质量保证。

　　利用尸检制作的脑部体模试图可将现实性、稳定性以及多中心间的传送能力结合起来(Droby et al., 2015)。

　　频率:要执行定量质量保证,必须定期(通常每周或每月)对控件或模型进行测量。频率必须是快速检测仪器的某一变化与可用的有限机器时间之间的折中。如果计划升级,应在变更前后进行集中化测量。分析应尽可能自动化,既要节省人力时间,又要支持扫描数据的快速分析(Sun et al., 2015)。休哈特(Shewhart)图表(Hajek et al., 1999;Simmons et al., 1999)是一组统计规则,用于自动确定何时测量异常及何时需要人工干预(见表 3.2 和图 3.2)。

表 3.2 用于休哈特图表的统计检验

测试编号	测试名称	测试说明	需要采取的行动
1	警告	测量超出对照组先前测量的平均值±2倍标准差的限制	通过第2~6项测试进行检查
2	3 SD	测量值超出对照组先前平均值±3倍标准差的限制	仪器评估
3	2 SD	连续两次测量超过平均值±2倍标准差	仪器评估
4	4 SD 的范围	连续两次测量之间的差异超过4倍标准差	仪器评估
5	4±1 SD	四个连续的测量值超过了相同的限制（+1倍标准差或-1倍标准差）	仪器评估
6	平均值×10	10个连续测量值落在均值的同一侧	仪器评估

资料来源：改编自 Simmons，A.，et al.，Magn. Reson. Med.，41(6)，1274-1278，1999.

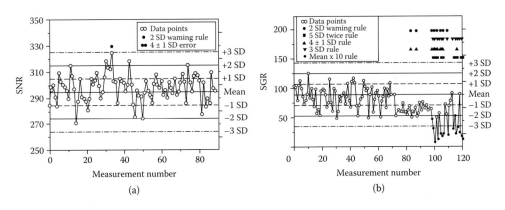

图 3.2 质量保证参数的休哈特图表。数据点是开放符号；规则触发（参见表 3.2）以实心符号表示。SNR，signal-to-noise ratio，信噪比；SGR，signal-to-ghost ratio，信号伪影比（用于平面回波成像）。（转载自 Simmons，A.，et al.，Magn. Reson. Med.，41(6)，1274-1278，1999.）

有时，校准被认为是扫描具有已知 MR 特性体模的益处。校准是测量仪器对已知刺激值的响应，目的是能够将这些知识应用于在体测量。例如，人们希望通过测量已知 T_1 值体模的 T_1 估计值，将真实 T_1 值和估计 T_1 值之间的校准曲线应用于在体测量。这一概念的有效性有限，因为有许多差异的源头存在于活体而不在体模中，或者在两种情况下具有不同的大小。因此，体模和活体中由于翻转角度设置不正确引起的 T_1 值误差可能并不相同；通常，体模中的任何系统误差都不能真实表征活体中的系统误差。利用头部线圈在不同时间分别扫描头部和"同一位置"的体模，或者在"同一时间"扫描头部及贴附在头部的体模（该体模与头部位置不同），无论前者还是后者，情况都是如此。

3.1.3　多中心研究

多中心研究试图在不同国家的不同中心或医院（通常使用不同类型的扫描仪）重复相同的测量技术，这是一项具有挑战性的测试（Podo 1988；Soher et al.，1996；Keevil et al.，1998；Podo et al.，1998；Bauer et al.，2010；Jerome et al.，2016）。欧洲 MAGNiMS [1] 组织已经进行了 20 多年的多中心研究（Filippi et al.，1998；Sormani et al.，2016）。人类连接组计划试图使用 DTI 和其他技术在大量健康成年人中绘制宏观的人类大脑环路图（Van Essen et al.，2013）。

　　人脑多中心 MRI 研究通过汇总参与中心的数据而增加了样本量，因此能够可以对罕见病和异质性神经病、神经精神病学疾病的病程进行更高级和更全面的研究。虽然多中心 MRI 研究可以在相对较短的时间内获取大量数据，但他们的假设基础在于 MRI 设备位置的差异不会对数据造成任何偏差，这将严重降低旨在检测组间差异的任何分析的统计效力（Droby et al.，2015）。

　　扫描仪之间的差异可能会抵消多个中心评估新疗法的好处（Zhou et al.，2017）。

因此，关键问题是使技术不佳的医疗中心对整个数据集的污染最小化。

最小化中心间差异的一种方法是使数据收集和分析过程尽可能一致，以便在所有中心的样本中重复所有系统错误。数据收集的"协议匹配"包括尝试匹配扫描仪类型、场强、序列时间参数（TR、TE）以及层面和 RF 非均匀性（这通常不可能做到）。在药学试验中，通常有一名巡回质量控制员，负责确保符合商定的扫描方案。通过仔细观察序列、分析技术和使用体线圈激励减小 B_1^+ 差异，来匹配两个中心不同扫描仪的磁化传递测量值（Tofts et al.，2006）。第二种方法的目的在于每个中心都有很好的准度，测量潜在的 MR 或生物学参数不依赖于特定的测量程序，因为准确的测量必须相互一致。分析匹配包括了在标准化模型、术语和符号上达成一致，这已经在 DCE-MRI 领域形成共识（Tofts et al.，1999）。

　　验证可通过测量健康对照组（其值分布范围较窄，见第 3.4 节）、测量旅行对照组（测试对象在每个分中心扫描）、测量旅行体模或在每个分中心获取标准体模数据。

　　因此，尽管多中心研究既耗时又令人沮丧，但它是对我们测量技术的终极考验。所有这些问题都有充分的讨论（Padhani et al.，2009；Tofts and Collins 2011；Droby et al.，2015；Jerome et al.，2016）。尽早发现离群值可以识别特定中心存在数据污染的问题（Walker et al.，

2013)。

生物标志物:发展定量 MRI 的一个主要驱动因素是开发可靠的生物标志物用于多中心治疗试验。生物标志物概念来源于药物研发范式,这些概念发展较成熟,并不总是与 MRI 概念保持一致(Padhani et al., 2009;O'Connor et al., 2017)。

3.2 不确定性、误差及准确度

3.2.1 概念

在物理科学中描述测量技术的传统方法是估计准确度和精确度(即系统误差和随机误差)。将系统误差和随机误差分开,因为它们发生在不同的时间尺度内,并且对测量的可行性产生不同的影响。理想情况下,系统误差是指在整个研究过程中始终不变的误差,而随机误差是短期重复测量中存在的误差。

一个测量结果只有在附加其不确定性的定量描述时才算完整。不确定性用来决定结果是否足以达到预期目的,并确定其是否与其他类似结果一致[1]。

在现代应用中,测量误差是指测量值和真实值之间的差值,而测量不确定性是指从测量结果中可以推断出的可能真值的范围。因此,特定的(单个)测量可能具有零误差但不确定性较大。在心理学和医学中,可靠性的概念经常被用来评估指标的性能(见第 1 章第 1.3.3 节)。

准确度指的是系统误差,即测量结果可能始终与事实不符或有偏差。精确度是随机误差,如果经常进行重复测量,则会在较短的时间间隔内发生。因此,在确定 T_1 时,系统误差可能由一个持续性错误的 B_1^+ 值引起,而随机误差可能由图像噪声(每幅图像噪声不同)引起。但是,系统误差可能会在较长时间内变化(例如,改进了 B_1^+ 的设置方法或安装了不同的头部线圈)。同样,如果通过长时间间隔的重复扫描来测量精确度,与短期间隔重复扫描相比,精确度可能会更差,因为存在额外的变异来源(例如数据采集技术员的更换)(见图 3.3)。

因此,长期精确度和正确度之间的区别变得模糊,其不同之处仅存在于时间尺度上。一些慢性病的研究可以持续很长时间(对于多发性硬化、癫痫、痴呆症和衰老来说,超过 10

---

[1] 来自美国国家标准与技术研究所(National Institute of Standards and Technology,NIST)的网站 http://physics.nist.gov/cuu/Uncertainty/index.html,这是一个关于常数、单位和不确定性的信息宝库。

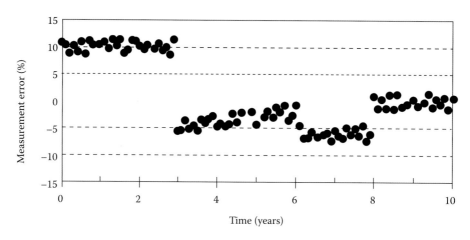

图3.3 长期精确度主要由系统误差的不稳定性决定。本图是在纵向研究期间，测量误差随时间而发生虚构变化的模拟。短期精确度良好，前3年完成的研究不受较大系统误差（较低准确度）的影响。第3年的重大升级会极大地改变系统误差。在操作员更换和较小升级后测量值发生了两次细微的变化。然后在第8年，系统误差的根源最终被确定并消除，从而提供了一种系统，该系统具有良好的正确性，并可以提供多年的长期精确度。

年），考虑准确度及其随时间的变化日益重要（见图3.3）。精确度可以被看作是在对同一台机器的短期研究中所设定一致性的限度；准确度设定了在长期或多中心研究中的一致性限度，其中将使用数台机器，也可能会延伸到不同的技术代次。

3.2.2 误差来源

数据收集和图像分析过程中都可能出现不准确和不精确的因素（见第2章），这两种情况都需要仔细控制，以实现良好的长期性能。导致系统数据收集误差的主要因素可能是 B_1^+ 不均匀性和部分容积误差。不完美的选层和 k-空间采样（特别是在快速自旋回波和平面回波成像中）产生的伪影也会导致系统误差。患者的定位和移动会造成随机误差，通过技术培训和自由使用定位扫描可以改善定位；通过注意患者的舒适情况，帮助患者保持静止的反馈装置（Tofts et al.，1990）和图像的空间配准可以减少移动（见第17章）。分析性能可以通过同一观察者和不同观察者的重复分析来表征。更换技术人员，无论是数据收集还是分析，都可能导致流程的细微变化，从而影响结果。如果不重新扫描受试者，测量分析程序可重复性这一早期工作就没有什么价值，因为患者的位置可能是变异的一个主要来源（Tofts 1998）。在进行图像自动分析时，这一点尤其重要，因为不受操作者主观性影响的自动过程本质上是完全可重复的（见表3.3）。

表 3.3 MRI 测量过程中的潜在误差来源[a]

	随机误差	系统误差
生物学	正常生理变化	
数据收集	受试者在头部线圈中的位置	B_1^+ 误差
	线圈加载（是否已通过预扫描校正）	层面轮廓
	预扫描程序设置 B_1^+	k-空间采样（在 FSE、EPI 中）
	在头部中的层面位置	部分容积
	钆对比剂的注射过程	操作者培训
	患者运动（心脏搏动）	软件升级
	患者运动（宏观）	硬件升级
	图像噪声	
图像分析	设定和放置 ROI	操作者培训
		软件升级

注：在最简单的模式中，随机误差与短期不可预测的变化有关，而系统误差是固定的。但是，某些随机过程（例如定位）可能只会在较长时间范围内显示（例如由放射线技师［技术人员］更换所致），而一些系统误差源可能会随时间而变化（例如操作者培训）。

a 另请参见第 2 章。

分析软件必须保持稳定，而现代软件工程实践[1]则明确了如何做到这一点。应详细记录分析方法，测量评估者内和评估者间的差异，通过版本控制程序控制和记录软件升级。在长期研究中，当操作者和软件可能发生改变时，需要保留一些旧数据进行后期再分析（Tofts and Collins 2011）。或者时间相对较短时，所有的分析都可以在研究结束时进行。然而，对研究进行初步分析往往是有价值的，而且在任何情况下，研究往往超出最初计划时间。

3.2.3 建模误差

3.2.3.1 误差传递率

误差传递率（error propagation ratio, EPR）是研究进入计算的不同假设的参数估计敏感性的一种简便方法。EPR 是由于其中一个模型参数发生 1% 的变化所导致衍生参数变化的百分比。例如，在一项测量乳房中毛细血管转移常数 K^{Trans} 的研究中（Tofts et al., 1995），该

1　见 ISO 9001 的举例。

参数估计对所使用的 T_{10} 值（EPR＝1.2）和弛豫系数 r_1（EPR＝1.0）非常敏感，但对回波时间中的误差非常不敏感（EPR＝0.02）。在动脉自旋标记中，灌注估计的敏感性也可以进行类似的研究（Parkes and Tofts 2002）。以这种方式研究误差源可以揭示出一些真正的随机误差，而其他误差可能是在重复测量同一受试者时发生的系统误差（例如，在 T_1w－DCE 中错误地假设动脉输入函数），但是在测量其他受试者时为随机误差。通过对图像信号值做微小的改变，并测量由此引起的参数变化，也可以发现随机噪声对一个参数估计过程的影响。不确定性、A 类错误和 B 类错误与 EPR 概念有关（见第 3.2.4 节）。

3.2.3.2　图像噪声

可以计算出图像噪声对最终参数不精确度的影响。如果采用简单的图像比例（如从两个不同翻转角度的图像计算得到 T_1），那么通过误差传递（Taylor 1997）可以计算每个源图像中的噪声影响。通过导出总噪声的解析表达式，并且可以根据成像参数（例如 TR 和平均数）将其最小化，从而使总成像时间保持固定（举例见 Tofts 1996，以及图 2.5）。

3.2.3.3　克拉美-罗（Cramer-Rao）分析

如果使用最小二乘曲线拟合从两个以上的图像中估计参数，则简单的噪声传递将不起作用，因为拟合的参数不是源图像的简单函数。但是，克拉美-罗（Cramer-Rao）最小方差界限（Cavassila et al., 2001; Brihuega-Moreno et al., 2003）是一种使用偏导数的分析方法，该方法准确计算了图像噪声对拟合参数的影响。通过拟合估计光谱区域的 LC（Linear combination，线性组合）模型来估计代谢物浓度的最小不确定性（Provencher 2001）——仅包括由数据噪声引起的不确定性，其他因素（随机因素和系统因素）会使不确定性高于此最小方差界限。

3.2.3.4　蒙特卡罗法（Monte carlo）

数值模拟可以模拟图像噪声的影响。将噪声多次添加到源数据中，并测量其对拟合参数的影响。

3.2.4　测量的不确定性：A 类错误和 B 类错误

科学测量界已经开始改进传统的随机误差和系统误差的概念，取而代之的是使用一种不同的(尽管密切相关的)方法来对误差进行详细说明[1]。来自欧洲[2]、美国[3]和英国[4]的倡议已经发布。A类错误是通过重复测量估算出的错误，而B类错误是其他所有错误。它们被合并为"标准不确定性"。这种方法是由气象物理学家设计的，主要用于报告物理测量中的不确定性。在编制的不确定度概算中，对被认为重要的错误成分单独进行识别、量化(利用误差传递)，然后合并得到一个总体不确定性。因此，系统误差不再被视为一成不变的。不确定度概算的一个简单例子是在测试液体中测量扩散系数，其中噪声、不确定温度和不确定梯度值的影响被分析和合并(Tofts et al., 2000)。

3.2.5　准确度

准确度是衡量系统误差或偏差的指标。它用于估计在平均水平上这些测量结果与真相的接近程度。从本质上讲，这是一项长期措施。在MRI成像中往往真相不明，因为无法获得详尽无遗的脑组织测量数据。因此，难以测量真正的灰质体积或多发性硬化病变的总体积。一个物理模型(即体模)永远不可能逼真到足以模拟实际头部中存在的所有误差源。

但是，如果需要准确度，则可以对简单的对象进行一些基本测试。以测量多发性硬化病变体积为例，由于缺少主要的变异来源(部分容积和低对比度)，简单的塑料圆柱体浸泡在水浴中过于粗略。但是，通过倾斜圆柱体(以产生逼真的部分容积效应)，反转图像对比度(以产生明亮的病变)并添加噪声(为人造病灶提供低的对比噪声比)，得到的图像在病变体积报告值中具备接近于真实的误差(Tofts et al., 1997b)。在体模上测量的准确度(和精确度)代表了体内测量可能达到的下限，因为后者会存在额外的误差来源。尽管如此，这种类型的研究代表了一种适用于测量技术的合理检验，因为它将识别出任何一个重大问题(图3.4)。

准确度的重要性：由于系统误差始终存在并且不会掩盖组间差异，因此一直认为准确度与临床MR测量无关。原则上这是正确的；但是，实际的系统误差通常不会永远保持，可能会随时间变化(因此会造成长期的不稳定性或不精确性)。脊髓萎缩测量的例子说明了这

　　1　标准工作是由国际标准组织(International Standards Organization, ISO)于1995年发布的《关于测量不确定性表达指南》(*Guidance on the Expression of Uncertainty in Measurement, GUM*)。可从国际度量衡局(Bureau International des Poids et Mesures, BIPM, www.bipm.org)获取。随着销售测量服务的组织寻求ISO认证，该领域有很多商业活动。许多国家级组织制订了关于测量不确定性表达的指南，并出版便于用户使用的GUM版本。

　　2　欧洲认证小组在2013年发布了EA-4/02文件《校准中测量不确定性的评定》(*Evaluation of the Uncertainty of Measurement in Calibration*)。这为不确定度概算提供了很多细节和很好的例子。详见 www.european-accreditation.org.

　　3　NIST上提供了2000年以来的指导方针，网址为 http://physics.nist.gov/cuu/Uncertainty/index.html. 最新的信息请访问 https://www.nist.gov/.

　　4　英国皇家认可委员会(United Kingdom Accreditation Service)发布了很多实用性文件；M3003和LAB 12是对这些概念的简要说明。

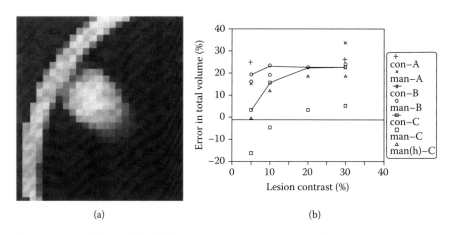

(a)   (b)

图 3.4 　使用对比度调整后的倾斜圆柱体体模测量病变体积的准确度。(a)一个小的病变(已知体积为 0.6 mL)，以丙烯酸圆柱体表示，与图像层面呈一定角度安装在丙烯酸环的内部，具有逼真的部分容积效应。(b)总病灶体积的误差(9 个病灶的体积在 0.3~6.2 mL 之间)随病灶对比剂、观察者(A、B 或 C)及勾画方法(con：半自动；man：手动)的不同而变化。(转载自 Tofts, P.S. et al., Magn. Reson. Imaging, 15, 183-192, 1997b.)

一点(Tofts 1998)。通过扫描浸在水中的塑料棒来估计，这项技术(见图 3.9)有 6% 的系统误差。短期可重复性良好(coefficient of variation，CV，变异系数，为 0.8%)，大约 12 个月后多发性硬化患者可见到进行性萎缩。扫描仪软件升级后，正常对照测量值跨步式增加了 2%，这是令人难以置信的。由升级引起的跨步式变化导致无法测量到整个升级过程中的多发性硬化患者脊髓萎缩进展。如果准确度更高，并且系统误差的来源已得到认识和控制，那么升级对于本研究就不会是灾难性的。

机器升级是无法避免的；只能针对它们制订相应计划，在这种情况下，准确度可保持长期稳定性。作为补充，如果要对受试者群组进行比较，则应在同一时间段内收集两组受试者，即"交叉对照"。有些研究者试图将对照组数据采集放到最后；如果在测量实验组之后但在测量对照组之前，存在测量程序特征的跨步式变化，则不能将组差异解释为由疾病引起的，因为它可能是由测量程序改变引起的。

在一组受试者中可以看到细微的左右不对称或前后差异。这可能是由于两侧或前后的真正生物学差异造成的，也可能是头部线圈细微不对称造成的。通过对一些受试者做相应头部线圈的重新定位和扫描，可以解决这一问题，例如选择俯卧位而不是仰卧位。

3.3 　精确度

3.3.1 　精确度概念

精确度、可重复性[1]或再现性是指同一测量值在第一次和第二次测量是否保持一致，这需要在足够短的时间间隔内完成，我们认为在该时间间隔内测量值的基础保持不变。在心理学上被称为重测性能。受试者内部较好的可重复性可能是良好测量技术的最佳指标（见图 3.5）；这就是为什么我们如此重视精确性。此外，精确性还有一个 ISO 定义（Padhani et al.，2009）[2]。

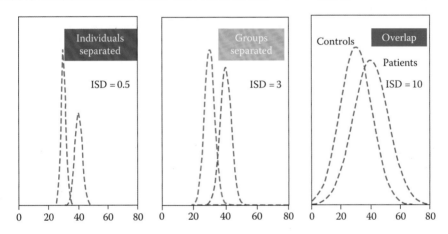

图 3.5 　模拟显示仪器标准差（instrumental standard deviation，ISD）的大小如何影响使用 MR 参数来区分群组和个人能力。分组间隔为 10 个单位。当 ISD ＝ 10（右图）时，两组重叠，需要相当大的统计效力才能将它们分开（见图 1.3）。减小的 ISD ＝ 3（中间图）可提供良好的群组分离能力。进一步降低到 ISD ＝ 0.5（左图）能够将个体准确地分类到他们各自的组别中，最终仅受固有生物变异的限制。

测量精确度：已经发表了许多关于 MRI 参数的可重复性（精确度）研究。它在特定参与中心的值取决于用于测量参数的方法，并且通常对数据收集过程（例如患者定位和预扫描过程）和数据分析（特别是感兴趣区放置）的精确细节非常敏感。一项研究的结果可能不具有普遍性——可重复性较差可能反映了某一特定参与中心的技术较落后。然而，较好的可重复性会激励其他机构改进他们的技术。对测量过程中的各个部分进行细致的研究可以确定

---

　　[1] 　当测量可重复时，就称其为可重复测量（重复：“要使其重新存在，请重新创建”）。然而，统计学家不使用这个术语，他们喜欢使用更精准的术语“测量误差”。可重复性可以包括不属于测量误差的正常短期生物学变异等因素。

　　[2] 　根据 ISO 5725，再现性是指在尽可能恒定的测试条件下，同一操作员在“短时间间隔”内使用相同设备在同一实验室以相同方法获得相同项目的独立测试结果。可重复性是指在不同实验室、不同操作人员使用设备的情况下，对相同的测试项目用相同的方法获得结果的测试条件。

主要的变异来源；例如，在不移动受试者的情况下重新扫描可以测量图像噪声和患者运动等影响，而移除和更换受试者也可以研究扫描仪对受试者定位带来的影响。这种认识反过来又启发了一种可能性，即通过技术上的各种改进来减少差异，包括更多的护理、培训以减少观察者之间的影响（Filippi et al.，1998），以及对设定过程中的自由参数进行正式的数学优化（Tofts 1996）（见图 2.5）。测量被认为对最终 MR 参数有很大影响的各种扫描仪参数的可重复性（例如在预扫描过程中设置的那些参数）也可能是有价值的。

　　用于报告可重复性的方法并不总是标准化的——希望研究者能够使用仪器标准偏差（standard deviation，SD）和组内相关系数（intraclass correlation coefficient，ICC）进行报告。患者的可重复性可能比正常人更差（可能会发现患者更难保持静止）。可重复性可能取决于参数的平均值（这在患者中可能有显著差异，例如，如果存在显而易见的萎缩）；另见图 3.7。精确度也可能包含生物学因素在内（见第 3.3.2.3 节）。

3.3.2　受试者内标准差

3.3.2.1　Bland-Altman 和仪器标准差

　　描述测量误差的最简单和有用的方法是布兰德和奥特曼（Bland and Altman）的方法，该方法在一系列对象中使用成对的重复测量，对主要由仪器因素引起的单个测量的受试者内部标准差进行估计（Bland and Altman 1986；Bland and Altman 1996b；Galbraith et al.，2002；Padhani et al.，2002；Wei et al.，2002）。单次测量的 95% 置信区间为 $1.96s$ [1]（框注 3.1）。

框注 3.1　为什么要测量受试者内部的可重复性？

1. 可以得出单次测量的置信区间。

在用 MRS 测量化合物浓度时，可重复性（1 sd）通常为 10%。因此，单次测量的 95% 置信区间为 20%（1.96 sd）。这意味着真实值有 95% 的可能性在这些区间之内，只有 5% 的可能性在这个区间之外。

2. 可以得出测量的可重复性或最小可检测差异。

在上面的 MRS 示例中，连续两次估计浓度，可能是为了寻找进展性疾病的生化效应。差值测量的 sd 为 14%（是单次测量 sd 的 1.4 倍），差值测量的 95% 置信区间为 28%（是差值测量 sd 的 1.96 倍）。因此，除非测量到的差异超过 28%，否则不能认为那是由生物学效应导致的差异超过 95% 置信区间；如果测量到的差异小于 28%，可能是偶发情况。

---

[1]　在标准差为 s 的正态分布中，95% 的面积位于平均值的 +1.96s 之间。

对于同一受试者的重复测量（假设在这个过程中，受试者是不变的），测量值是标准差为 s 的正态分布样本。两组重复测量中重复之间的符号差 Δ 也是正态分布，其 SD 值为 $sd\Delta$：

$$sd\Delta = \sqrt{2}\,s = 1.414s \qquad (3.1)$$

由于对同一受试者进行多次测量的难度很大，而且受试者在任何情况下都可能有所不同，因此通常对多个受试者进行成对（重复）测量，并计算每对受试者的差值。然后计算这组差异的 SD（$sd\Delta$），并由此计算单个受试者的 SD 值（s）（见表 3.4）。至少应测量 10 对（见图 3.6）。

表 3.4　使用 Bland–Altman 方法估算仪器标准偏差（ISD）的实例

测量组序号	重复 1	重复 2	带符号差值		
1	107.14	108.12	0.98		
2	103.50	98.60	−4.91	差异 SD（$sd\Delta$）	6.4
3	104.65	104.73	0.08	差异均值	1.6
4	100.97	106.26	5.29		
5	96.87	105.76	8.89	ISDs	4.5
6	90.30	98.76	8.46		
7	108.97	98.79	−10.19	σ_s	1.1
8	104.55	110.24	5.70		
9	99.55	105.13	5.58	95% CL 下限	2.4
10	103.94	99.60	−4.33	95% CL 上限	6.6

注：模拟了 10 组重复测量，取自均值＝100，SD＝5 的随机正态分布数据集（与图 3.6 相同的数据集）。计算带符号的差值（左表）。根据这些数据计算（右表）SD（$sd\Delta$＝6.4），ISD s＝4.5，该 SD 的估计值（σ_s＝1.1）和 s 的 95% 置信区间（confidence limits，CL）：2.4~6.6。

成对重复测量的平均绝对差值：与取带符号的差值不同（如上述 Bland‐Altman 的步骤），有时需要采用绝对值（无符号）差值。它的平均值是 $0.80\,s$，由此可以得出 SD 值[1]。

测量中的 CV 是 SD 除以平均值（即 CV＝$s/\bar{x}$，其中 $\bar{x}$ 是平均值），通常用百分比表示。

当使用这项技术时，应该考虑测量过程的哪些方面需要进行描述。为了评估整个过程，受试者应在两次重复测量之间从扫描仪中退出，并且可能需要在一周后由不同的放射技师

---

[1]　见本书第一版，第 66 页。

（技术专家）进行重复扫描。一个独立的观察者，在对第一次测量结果不知情的状态下，他的
测量结果可以用来分析重复性。应绘制 Bland-Altman 图来检查其对平均值的依赖性（图3.7）。

s 的估计值，也称为受试者内部变异性，是测量值的基本分布中（具有相同的均值）的过
程特征。由此得到可重复性系数 $\sqrt{2} \times 1.96s = 2.77s$（假设第一次和第二次测量之间没有偏
倚）。对于同一受试者，两次测量之间的差异预计将小于成对观察结果可重复性的95%。因
此，要在单个受试者的95%置信区间检测到生物学变化，该变化必须超过其可重复性（见框
注3.1）。这些由测量误差引起的差异的下限和上限有时被称为一致性界限（Bland and
Altman 1986）。

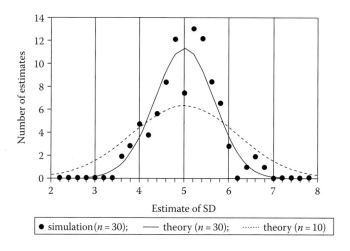

图3.6 从重复测量中估计再现性的模拟。从均值=100和SD=5的随机数总体中产生了超过8000个样本。在这
些样本中，取30对（重复）样本，计算差值 Δ，保留差值的符号（Δ 可以是+，也可以是-）。求出 Δ 值的标准差
（ $sd\Delta$ ），并由此估计总体的标准差（方程3.1）。多次取包含30对重复测量的数据集合，使数据集合的总数达到100
个，对每个数据集合的总体SD进行估计。图中显示了获得的估计值的分布，平均值为5（与预期相同），并且大多
聚集在4到6之间。还显示了30对和10对样本不同测量结果的理论正态分布。30对样本的理论曲线与数据吻
合较好。在30对样本中，标准差估计为0.66，在估计 s 时95% CL 为±1.3（方程3.2）（即估计值的95%将在3.7~
6.3的范围内）。另一方面，在只有10对样本的情况下，这个范围增加到2.7~7.3；样本对数的减少降低了精确度，
而后者可用于 SD 估计。

两种仪器之间的一致性有两个组成部分：偏倚（系统差异）和可变性（随机差异）。在正
常情况下，第一次和第二次测量是在相同条件下进行的重复测量，两次测量之间的平均差值
应该是零。但是，如果在两种不同的情况下，比较两个观察者或两个扫描仪，就应使用双尾 t
检验进行偏倚检验。如果差值不符合正态分布，则需要进行 Wilcoxon 符号秩检验。

3.3.2.2　标准差对平均值的依赖性

上面的方法假设每对测量的平均值相似，这样就可以得出成对测量的差异值。这一假设可以在 Bland-Altman 图中得到检验，在该图中 SD 是根据平均值绘制的（Bland and Altman 1986；Krummenauer and Doll 2000）。任何重要的关系都应该是相当明显的，但是可以使用等级相关系数（Kendall's tau）进行分析检验（Bland and Altman 1996a）。如果 SD 随平均值增加（通常情况如此），则可能需要以某种方式进行变换，以得到随平均值变化较小的值。对于SD 与平均值成正比的情况，宜采用对数变换（Bland And Altman 1996c），尽管对转换后变量的解释并不简单。另一种方法是使用 CV，在 SD 与平均值成正比的条件下，CV 是恒定的。在测量多发性硬化病变总体积时，CV 在很大范围内是相对恒定的（或者至少没有明显的证据表明它是系统性的变化）（见图 3.7）。在这种情况下，可以合理地将不同数量的 CV 集中起来，给出一个更精确的值。

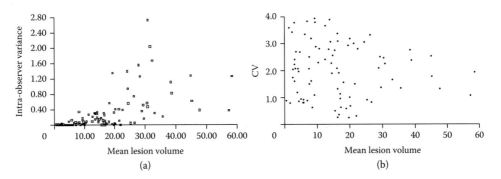

图 3.7　Bland-Altman 图用于估计多发性硬化的病变总体积。（A）方差随着病变平均体积的增加而增加，因此不能合并方差值。（B）变异系数（coefficient of variation，CV）与病变平均体积无关（即没有迹象表明 CV 对病变平均体积有系统性依赖）；因此，CV 值可以合并成一个平均值。（转载自 Rovaris, M., et al., Magn. Reson. Imaging, 16, 1185-1189, 1998.）

在 Bland-Altman 方法中，可以发现 SD 估计值的不确定性。从 n 个样本中估算 SD（s）的不确定性（一个标准差）如下（Taylor 1997；p. 298）。

$$\sigma s = \frac{s}{\sqrt{2(n-1)}} \tag{3.2}$$

示例见表 3.4。

3.3.2.3　生物学变异

精度可能具有重要的生物学成分，受试者内部的变异可能性很大，并限制了仪器良好精度的实用性。血流量在一天内变化约 10%（Parkes et al., 2004），因此，如果需要单个数值来描述个体特征，则不需要很高的精度。然而，如果要详细研究这些生物学变化，例如寻找他们的起源，那么就需要更高的仪器精度。

在已知仪器标准差（instrumental standard deviation，ISD）的情况下，可以使用重复测量来测量几分钟以上的生物学变化（例如，在已知生物是静态的情况下，通过体模测量或快速重复测量）。短期变化可以通过数据分次采集（data fractionation）装置来获得。如有必要，可更改数据收集程序，以尽可能同时获取两个独立的数据集。要做到这一点，最简单的方法是对每个相位使用两个信号的平均值进行编码，并在无增加的情况下保存他们。通常，平均时间间隔为一秒或更短的时间。然后构建两个图像数据集，并计算这些数据集的差异，以估算仪器精度。这些图像数据集在统计学上是完全独立的，但所形成的生物学样本间隔一秒或更短时间。

在创建一个"完美的定量 MRI 机器"的背景下，生物学变异的估计是重要的（见第 1 章，第 1.4 节），这不会带来额外的变异。

3.3.3　组内相关系数（ICC）或可靠度

这项测量方法既考虑了由测量误差（我们在上一节中已经考虑过）引起的受试者内部变异，也考虑了因受试者之间的差异而产生的变异（Cohen et al.，2000；Armitage et al.，2001）。如果受试者之间存在较大变异，测量方差可能不那么重要，尤其是在群组之间进行比较时。ICC 如下：

$$ICC = \frac{受试者变异}{受试者变异+测量误差变异} \tag{3.3}$$

ICC 可以被认为是归因于受试者变异占总变异的分数（而不是测量误差）。因此，如果测量误差远小于受试者变异，则 ICC 接近 1。在较高质量的研究中，ICC 典型值至少是 0.9。ICC 作为一种测量方法，其好处是将测量误差置于受试者变异的背景下来观察；当受试者变异很大时，它可能会防止我们过度关注测量误差。

然而，ICC 至少存在两个问题。ICC 取决于研究的受试组（Bland and Altman 1996c），对一组的测定不能告诉我们其对另一组的价值。例如，在正常受试者（通常形成一个均质的群体）中，ICC 可能低到不可接受的程度；而在患者（他们天生更具异质性）中，ICC 可能足够高。其次，在研究患者个体及其对治疗的微妙 MR 测量值响应时，其关键参数是可重复性的（或由此得出的受试者内部标准差），因为这是能够可靠检测到的最小生物学变化，这时 ICC 几乎没有价值。

ICC 通常被称为可靠度（Cohen et al.，2000；Armitage et al.，2001）。斯特雷纳和诺曼（Streiner and Norman，1995）对可靠度进行了深入的讨论。虽然 ICC 不是仪器的绝对特征，但它受到许多研究人员的青睐（Chard et al.，2002）；见第 1 章第 1.3.3 节中关于心理测量学的内容。最好同时测量 ICC 和 ISD。

3.3.4　方差分量分析

这种相当复杂的分析是通过对测量过程的各个部分以及整个过程的重复来完成的（举例见 Chard et al., 2002）。可以估计由测量过程不同部分引起的变异，以及受试者间和扫描仪间的效应。首先规定可能具有交互作用的方差模型，例如允许一些方差分量依赖于受试者或扫描仪。可以在不将受试者从扫描仪中移出的情况下重复测量（"组内变异"），然后移出并重新扫描（"组间变异"）。组内变异有噪声和患者运动（包括脉动），组间变异包括重新定位及较长时间可能产生的生物学变异。

3.3.5　其他精确度的测量

3.3.5.1　相关性

在一组重复测量中，第一个结果可以与第二个结果相关，这样通常会产生较高的相关系数。但是，这种方法没有什么价值，也不能说明重复测量之间的一致性（Bland and Altman 1986）。举一个简单的例子，测量值可能相差很大，例如，一个测量值可能是另一个测量值的两倍，但仍然可以产生良好的相关性。较大的受试者间变异也会增加其价值（Bland and Altman 1996c）。较高的相关性并不意味着具有较高的一致性。

3.3.5.2　Kappa 系数

用于分类或等级数据（Armitage et al., 2001），在这些数据中可能的结果很少，不适合做连续的定量数据分析。

3.4　用于质量保证的健康对照组

对于某些参数，特别是 T_1、ADC 和 MTR，健康对照组（"正常"）的测量值范围可能非常小（表 3.5）。T_1 和 ADC 在同一研究中心内的 CV 值仅 3%~5%，MTR 的 CV 值低于 2%。研究中心之间的差异则更大（见第 3.1.3 节）。这些值通常取决于其处于大脑中的位置和受试者年龄（Silver et al., 1997）。

一个研究中心测量值的正常范围受该中心 ISD 的影响（见第 3.3.2.1 节，重复测量）。广义地说，测量值的分散是实际生物学分散和仪器引入分散的卷积。ISD 的减小可以使测量的正常范围显著减小（见图 3.8）。

因此，健康对照组既可用于研究中心内的质量保证，也可用于研究中心间的质量保证。研究中心内的稳定性可以利用几个容易获得的对照进行监测，这些对照可能会在很长一段时间内保持可用状态（见图 3.9）。可以利用每个中心的对照对研究中心间的差异展开研究，并将其最小化（Tofts et al., 2006）。虽然 T_1 和 ADC 是健康对照组用来做质量保证的最常用参数，但其他参数也可达到标准化水平（例如 MRS 代谢物浓度）。

表 3.5A　1.5 T 场强下白质 T_1 值的正常范围

研究（者）[a]		CV[b]（%）	n[c]	平均值（ms）	SD（ms）
史蒂文森（Stevenson）	2000	5	40	666	36
拉特格斯（Rutgers）	2002	6	15	681	40
埃索弗（Ethofer）	2003	4	8	770[d]	30

资料来源：改编自 Tofts, P.S., and Collins, D.J., Br. J. Radiol., 84 Spec No 2, S213-S226, 2011.

注：另请参阅第 5 章，表 5.1，以获得更完整的数值列表；变异系数约为 3%。

a 所有研究的参考文献都在原始表格中（Tofts and Collins, 2011）。

b 变异系数 = SD/平均值。

c 样本量。

d 使用了光谱技术；可能存在脑脊液或灰质污染。

表 3.5B　白质平均扩散系数值的正常范围

研究（者）		CV（%）	n	平均值（$\times 10^{-9} m^2 \cdot s^{-1}$）	SD（$\times 10^{-9} m^2 \cdot s^{-1}$）
塞西尼亚尼（Cercignani）	2001	5	20	0.93[a]	0.04
埃默（Emmer）	2006	4	12	0.84	0.03
张（Zhang）	2007	5	29	0.69	0.04
韦尔什（Welsh）	2007	3	21	0.73	0.02

来源：改编自 Tofts, P.S., and Collins, D.J., Br. J. Radiol., 84 Spec No 2, S213-S226, 2011.

注：另见第 8 章。

a 可能存在脑脊液污染。

表 3.5C　白质 MTR 值的正常范围

研究（者）		CV（%）	n	平均值（pu）[a]	SD（pu）
西尔韦（Silver）	1997	1.9	41	39.5	0.76[b]
戴维斯（Davies）	2005	1.0	19	38.4	0.4
托夫茨（Tofts）	2006	1.6	10	37.3[c]	0.6

资料来源：改编自 Tofts, P.S., and Collins, D.J., Br. J. Radiol., 84 Spec No 2, S213-S226, 2011.

注：另见图 3.8，SD 值为 0.5~1.0 pu。

a 不同研究之间（不同序列）的 MTR 值不具有可比性。

b SEM＝0.17 pu；4 组样本，n＝20 或 21；估计 SD＝0.76 pu。

c 白质直方图中的峰值位置值。

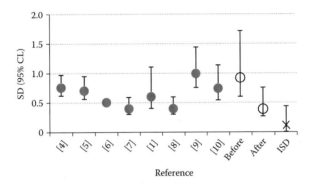

图 3.8　白质 MTR 的正常变化及 ISD 的影响。蓝色圆圈是 8 个中心公布的 SD 值（MTR 的单位是 pu，平均值是38~40 pu）；误差线表示 SD 估计的不确定性（方程 3.2）。Before 是作者给出的第一个值，几乎是 9 个中心中最高的。在解决了扫描仪不稳定的问题后（第 2 章图 2.8），ISD 很低（≈0.2 pu）；重新测量的正常范围（After）降至 9 个中心的最低值。（改编自 Haynes, B.I., et al., Measuring scan-rescan reliability in quantitative brain imaging reveals instability in an apparently healthy imager and improves statistical power in a clinical study, ISMRM Annual Scientific Meeting, Stockholm, p. 2999, 2010.）

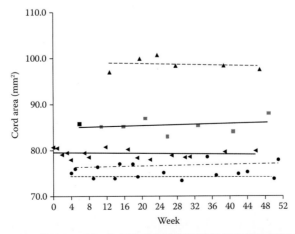

图 3.9　脊髓定量质量保证的早期例子。5 例正常对照组的脊髓横截面积数据，短期精确度为 0.8%（CV）。这些直线是线性回归。（转载自 Leary, S.M., et al., Magn. Reson. Imaging, 17, 773-776, 1999.）

3.5 体模（测试对象）

3.5.1 体模的概念

T_1、T_2、ADC 和质子密度的体模设计是最先进的；它们可以由单一成分制成，也可以通过混合物制成。用作标准尺寸或体积的几何体模通常是由丙烯酸制成[1]。将这些物体浸泡在水中（掺杂的水，以降低其 T_1 和 T_2 值）。在装满液体或凝胶的容器中，添加各种盐以减少弛豫时间，可以制成具有指定 T_1、T_2 或扩散值的化合物。化合物可以从西格玛—奥尔德里奇（Sigma-Aldrich）等供应商获得。

理想情况下，体模应该具有已知的属性，并且是稳定的。如果一个研究设计需要在几个研究中心中制作相同的体模，那么作为多中心研究的一部分，就需要小心选择和测量在制作过程中使用的成分。

制度约束：应该提醒那些想为临床研究提供定量技术的研究者，一些在健康和安全或伦理的范式下运作的机构代表，可能会反对使用体模和志愿者，这可能会减缓临床研究的进展。因为体模可能会泄漏或损坏，其中的有毒物质可能会被人体摄入；现成的体模克服了这一缺点，但通常成本很高。来自研究所机构内的志愿者可能会感到做志愿者的压力；来自研究机构外部的志愿者又可能不在保险覆盖范围内。有时，一个定性的风险评估就足以保证研究的顺利进展。可以通过以下两个方面来反驳那些反对意见：引用化学实验室范式中的伦理规范，或者从临床研究寻求帮助患者群体的健康和安全方面进行考虑。

3.5.2 单一成分液体

这些物质可能是水、油或有机液体，如烷烃等。它们的优点是可以在实验室、实验室供应商或超市里以合理的价格买到。不需要混合、准备、称重或加工。唯一需要的就是提供适当的容器。对烷烃的处理应按照国家卫生和安全法规进行[2]。

水的优点是容易获得，而且成分标准。它在室温下固有 $T_1 \approx 3.3$ s，$T_2 \approx 2.5$ s（见表3.8）；在纯水形式下，有些较长的弛豫时间会出现问题。序列可能允许正常脑组织的完全弛豫

---

1 主要的制造商是英国的 Perspex 和北美的 Plexiglas。
2 在英国，需要向安全代表登记项目，使用基本的防护服，并在通风柜中进行浇注操作。

（1.5 T和3 T时正常脑组织的 $T_1 \approx 600 \sim 800$ ms，见表5.1），但更长 T_1 则不能完全弛豫。长 T_2 能引起正常脑组织缺失横向磁化相干（$T \approx 90 \sim 100$ ms）。混合水克服了这些问题（见第3.5.3节）。低黏度也会出现问题，在模型被移动后，模型的内部运动仍会持续一段时间，从而在用于 T_2 或扩散的自旋回波序列中造成人为的、可变的横向磁化损失。

当大量使用水时，还有另一个特殊的缺点。水的高介电常数（$\varepsilon = 80$）会导致射频驻波（介电共振）的存在，其中 B_1 被增强，从而产生人为的高翻转角和信号（见图3.10）。高介电常数使电磁辐射的波长比其在自由空间中的值减小了 $\sqrt{\varepsilon}$ 倍；在 3 T 时的波长则为 260 mm，与头部体模的尺寸相当（Glover et al.，1985；Tofts 1994；Hoult 2000）。驻波也存在于头部，特别是在高场强下（见图2.1），但程度要小得多，因为脑组织的电导性抑制了共振。即使在1.5 T时，上述效应也是显著的，早期使用大型水模来测量头部线圈磁场不均匀性的做法现在被认为是有致命缺陷的（见表3.6）。

冰水被用作扩散标准（Malyarenko et al.，2013）（见表3.6）。

表3.6 均匀体模中的射频不均匀性——最大体模直径

B_0 场强	水（$\varepsilon = 80$）	油（$\varepsilon = 5$）
0.5 T	138 mm	551 mm
1.5 T	46 mm	184 mm
4.7 T	15 mm	59 mm

注：给出了评估线圈均匀性的长柱体模的最大直径，条件是柱体中的节点共振使信号增加不超过2%。假设为一个圆形极化射频线圈。填充低介电常数的油（$\varepsilon = 5$）可以使用更大的体模。（Adapted from Tofts 1994.）

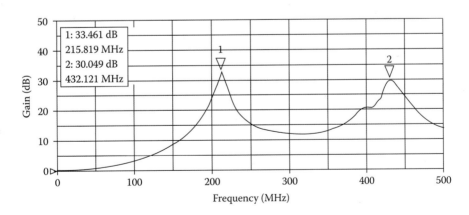

图3.10 球形水瓶中的介电共振。一个小的射频线圈被放置在2升烧瓶（直径156 mm）内，一个放在外面。该图显示了一个线圈和另一个线圈之间的传输情况。无论是内线圈还是外线圈传输，该图都是相同的（对等原则的一个例子）。共振对应于水中波长的一个直径和半个直径。没有水，图中的线就是平坦的。向水中加盐会抑制共振。较低的共振频率为216 MHz，相当于质子的5.1 T。（转载自 Hoult，D.I.，Concepts Magn. Reson.，12，173-187，2000.）

油具有较低的介电常数（$\varepsilon = 2 \sim 3$），并被用于非均匀体模（Tofts et al.，1997a）。几种可用的油，来源不同，属性不同。油很稳定且价格便宜，食用油是一种很方便的来源。有些油易燃，不能大量使用。那些能长期保持样品间较好可重复性的油，可能很难找到。油的 T_1 和 T_2 值可能更接近活体数值（T_2 值比较易得，在 $33 \sim 110$ ms；而 T_1 值通常太低，在 $100 \sim 190$ ms，尽管有些易燃油的 T_1 值较高）。

使用不同大小分子的硅油可以得到 T_1 和 T_2 值的范围（Leach et al.，1995）；纯 66.9 Pa s 黏度的聚二甲基硅氧烷在 1.5 T 时，$T_1 \approx 800$ ms，$T_2 \approx 100$ ms。

烷烃等有机液体已被用作扩散标准（Holz et al.，2000；Tofts et al.，2000）。环烷烃 C_nH_{2n}（$n = 6 \sim 8$）是一组最简单的有机液体，只有一条质子光谱线。只有三种烷烃容易获得，而且它们是有毒的。直链烷烃 C_nH_{2n+2}（$n = 6 \sim 16$）是另一组简单的化合物；从己烷（挥发性很强，易燃）到辛烷，再到十六烷（在 15℃结冰），很容易得到 11 种化合物（汽油的主要成分）。它们的 T_1 值接近于现实情况（$670 \sim 1900$ ms），但 T_2 值相当长（$140 \sim 200$ ms），目前还不可能通过调整混合比例来缩短弛豫时间。它们的扩散值很理想，覆盖了人体组织的范围。十二烷（$n = 12$）的扩散系数为 0.8×10^{-9} m·s^{-1}，接近正常脑白质的平均扩散系数。烷烃的黏度比水高，使液体的大幅度运动被迅速抑制。这些液体是无水的，所以要么密封好，要么定期更换。

3.5.3 T_1 和 T_2 的多成分混合物

混合水降低了 T_1 和 T_2，使材料的弛豫时间更接近实际情况。混合化合物的特征是弛豫系数 r_1 和 r_2，它们描述了通过添加特定量的化合物后，弛豫速率 $R_{1,2}$（$R_{1,2} = 1/T_{1,2}$）的增加量。在水溶液中：

$$\frac{1}{T_1} = R_1 = R_{10} + r_1 c ; \frac{1}{T_2} = R_2 = R_{20} + r_2 c \tag{3.4}$$

R_{10} 和 R_{20} 是纯水的弛豫速率；c 是混合化合物的浓度，弛豫速率的增加与浓度成正比（见图 3.11）。

经典的混合化合物是硫酸铜 $CuSO_4$ 和氯化锰 $MnCl_2$；镍 Ni^{2+} 的优点是具有较低的 T_1 温度系数（见第 3.5.5.4 节）。Gd-DPTA 广泛易得。琼脂糖有利于降低 T_2，但对 T_1 的影响不大。$MnCl_2$ 是一种降低 T_2 的便捷方法，不需要复杂的凝胶制造过程（见表 3.7）。

水的 T_1 值：是配制混合物所需要的值。T_2 不那么重要，因为类组织体模的 T_2 比 T_1 低得多，因此水对最终 T_2 值的影响较小。水的 T_1 值取决于氧溶解量，它与频率无关（Krynicki 1966）（见表 3.8）。

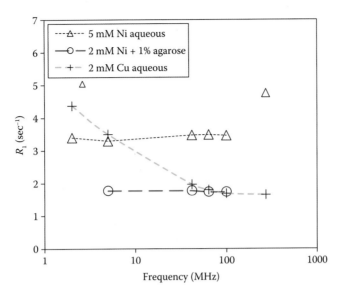

图 3.11 水溶液和琼脂糖凝胶中 Ni^{2+} 和水溶液中 Cu^{2+} 质子弛豫速率 $R_1 = 1/T_1$ 的场依赖关系。Cu^{2+} 具有很强的频率依赖性。Ni^{2+} 至少与高达 100 MHz 的频率无关（270 MHz 处的一点明显具有较高的 R_1 值）。频率值包括 42 MHz（1.0 T）、64 MHz（1.5 T）、100 MHz（2.4 T）和 270 MHz（6.3 T）。（改编自 Kraft, K.A., et al., Magn. Reson. Med., 5, 555-562, 1987.）

溶解氧：用于制造体模的水中可能含有一些氧气（取决于它最近是否被煮沸过）。氧的弛豫系数约为（1.80± 0.3）× $10^{-4}s^{-1}$ · $mmHg^{-1}$［由梅耶尔（Meyer）等于 1995 年在 4.7 T 场强在血浆中测得］。假设这个值在 3 T 时仍然保持不变，那么 23 ℃（pO_2 = 150 mmHg）的含氧水的 T_1 将从 3.40 s 减少到 3.11 s，减少了 8%。在不同的温度和 pO_2 条件下，对水的 T_1 值进行现代化系统性测量是很有价值的，特别是如果伴随 T_2 值的测量（高质量的水 T_2 测量几乎完全缺乏）。

掺杂琼脂糖凝胶能够以类似于混合水的方式制成（Mitchell et al., 1986；Walker et al., 1988, 1989；Christoffersson et al., 1991；Tofts et al., 1993）。由于琼脂糖具有高 r_2 和低 r_1（见表 3.7），可以更好地控制 T_1 和 T_2 的值。琼脂糖片溶解在热水中，浓度最高可达 6%，类似于制作果冻。可以使用电热板（Mitchell et al., 1986）或微波炉等进行加热（Tofts et al., 1993）。制作过程中需要搅拌，注意一定不要让凝胶过热。可以添加杀菌剂来提高凝胶的稳定性。如果要大量配制，琼脂糖相对昂贵；且琼脂糖凝胶的配置是一个相对复杂的过程，在冷却时获得均匀的凝胶也需要一定技巧。市面上可以获得 T_1 和 T_2 值范围很广的商用掺杂凝胶（见第 3.5.6.4 节）；然而，对于许多应用场景来说，单一液体或水溶液就足够了。

表 3.7　在 1.5 T[a]和室温下的弛豫值

弛豫物质[b]		来源	r_1（$s^{-1} \cdot mM^{-1}$）	r_2（$s^{-1} \cdot mM^{-1}$）
T_1	Ni^{2+}	Morgan and Nolle（1959）[c]	0.70 ± 0.06	0.70 ± 0.06
		Kraft et al.（1987）[d,e]	0.64	—
		Jones（1997）[f]	0.644 ± 0.002	0.698 ± 0.005
	Gd-DTPA	Tofts et al.（1993）[g]	4.50 ± 0.04	5.49 ± 0.06
	Mn^{2+}	Morgan and Nolle（1959）[c]	7.0 ± 0.4	70 ± 4
		Bloembergen and Morgan（1961）[h]	8.0 ± 0.4	80 ± 7
T_2		Mitchell et al.（1986）[i]	0.05	10
	琼脂糖	Tofts et al.（1993）	0.01 ± 0.01	9.7 ± 0.2
		Jones（1997）[f]	0.04 ± 0.01	8.80 ± 0.04

a 3T 及以上发表的数据很少；这四种物质的弛豫度与 1.5T 的值相似。

b 更多的数据在第一版展示（见表 3.5）。

c 条件为 60 MHz、27 ℃，由作者根据发表图片的数据点计算；95% 的置信区间根据曲线图中的散点估计。

d 参见图 3.11。

e 根据公布的 T_1 值估算。

f 根据克雷格.K.琼斯（Craig K Jones）（不列颠哥伦比亚大学，1997 年）的理科硕士学位论文中 1.5 T 的数据估算（更
　多细节见第一版）；2mM Ni^{2+} 在 1% 琼脂糖中的给出 $T_1 = 573$ ms，$T_2 = 95$ ms。

g 在 4.7 T 以下时 Gd-DTPA r_1 不受磁场影响（37℃；Rohrer et al.，2005）。

h 条件为 60 MHz、23 ℃，由作者根据发表图片的数据点计算；95% 的置信区间根据曲线图中的散点估计。

i 在 5 MHz 和 60 MHz 条件下的数据。

表 3.8　纯水的 T_1 值

温度（℃）	T_1（s）
0	1.73
5	2.07
10	2.39
15	2.76
20	3.15
21[*]	3.23
22[*]	3.32
23[*]	3.40

		续表
温度（℃）		T_1（s）
24[*]		3.49
25		3.57
37[*]		4.70

注:测量是在 28 MHz 条件下使用连续波饱和恢复技术进行的;估计的95%置信区间为 ± 3%。标记([*])的值通过线
性插值得到（数据来源于 Krynicki 1966; Tofts et al., 2008）。注意,数值应与场强无关。

通过使用两种化合物的混合物,可以获得 T_1 和 T_2 值的范围,它们介于仅使用一种化合
物分别得到的值之间（Mitchell et al., 1986; Schneiders 1988; Tofts et al., 1993）。重要的是
要确定这两个成分之间无相互作用;可以通过绘制单个成分的弛豫速率与浓度的关系图来
实现（以确定它们的弛豫率）,然后绘制混合物的弛豫速率与浓度的关系图（以表明单独的
弛豫率不受影响）。最有价值的组合是其中一个具有高 R_2（远大于 R_1,即 $MnCl_2$ 或琼脂糖）
而另一个具有低 R_2（与 R_1 大致相同）。因此,在水溶液中适宜的是 Ni^{2+} 和 Mn^{2+}（Schneiders
1988）,Gd-DTPA [1] 和琼脂糖（Walker et al., 1989）,Ni^{2+} 和琼脂糖（Kraft et al., 1987）,以及
Ni-DTPA和琼脂糖（Tofts et al., 1993）。对于目标 T_1 和 T_2 值,利用纯水的 T_1 和 T_2 以及每个组
分的弛豫率,可以产生线性方程,计算出每种化合物的所需浓度（Tofts et al., 1993）（图3.12）。

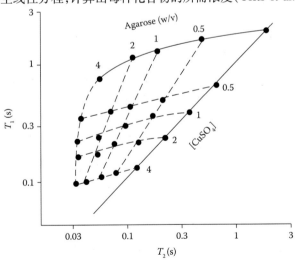

图 3.12　琼脂糖水溶液和 $CuSO_4$ 水溶液的 T_1 和 T_2 值。琼脂糖浓度为 0~4% 重量/体积,铜浓度为 0~4 mM。注意琼脂
糖会降低 T_2,但几乎不会影响 T_1,而铜则会使 T_1 和 T_2 降到大致相等。琼脂糖线（弯曲,Cu = 0）和铜线（直线,琼脂糖 =
0）限定了混合物可以达到的可能值。虚线连接等浓度的琼脂糖或铜的点。（为 5 MHz 状态下,数据来源于 Mitchell,
M.D., et al., Magn. Reson. Imaging, 4, 263-266, 1986）。

1　比与琼脂糖相互作用的 $GdCl_3$ 更可取。

琼脂糖中的 Ni^{2+} 混合物降低了 T_1 的温度依赖性。例如，一个在 1.5 T 时 $T_1 = 600$ ms，$T_2 = 100$ ms 的模型是通过在 0.96% 的琼脂糖中添加 1.77 mM Ni^{2+} 而产生的[1]。在 Ni^{2+} 中弛豫主要是由快速电子相互作用主导的，与温度无关；这也使频率增加至弛豫几乎与频率无关的状态，尽管在 4 T 以上也有其他弛豫机制发挥作用（Kraft et al.，1987）。

通过配制各组分的浓缩原液，可以简化配制混合物的过程。将所需的 T_1 和 T_2 值以及弛豫率和原液浓度输入到电子表格中，得到一个列表，罗列出向特定容积的水中添加多少原液即可提供所需弛豫时间。

3.5.4　其他材料

蔗糖水溶液也可以用作扩散标准溶液；这很容易配制，并且 T_1 和 T_2 可以通过掺杂来控制（Laubach et al.，1998；Delakis et al.，2004；Lavdas et al.，2013）。

聚乙烯吡咯烷酮（Polyvinylpyrrolidone，PVP）具有良好的生物学友好性（用于粘贴邮票和制作洗发水）和稳定性。在 0℃ 时，25% 的水溶液在 1.5 T 场强下 $T_1 = 533$ ms，$T_2 = 519$ ms；在 3T 场强下 $T_1 = 610$ ms，$T_2 = 500$ ms。ADC 为 0.49×10^{-9} $m^2 \cdot s^{-1}$（Jerome et al.，2016；Pullens et al.，2017）。PVP 最早由皮耶尔保利（Pierpaoli）等在 2009 年提出。

已有各种凝胶被用作 MRI 辐射剂量计（Lepage et al.，2001）；T_2 随剂量的增加而减小，经照射后可读出。在这种背景下，设计稳定凝胶已经引起了广泛关注（De Deene et al.，2000），这项工作可能促进设计新的 MRI 质量保证材料。

3.5.5　温度依赖性和控制

3.5.5.1　温度依赖性

体模参数值的温度依赖性可能是主要问题。扫描仪室的环境可能会有 1℃ 或 2℃ 的不同，除非采取特殊预防措施。磁体孔可能有较冷的空气吹进来，以帮助 MRI 受检者呼吸。一个冷藏的体模温度可以低至 5℃。放置在实验对象旁边的体模温度可以加热至高于室温。

T_1、T_2 和 ADC 都有大约 1%~3%/℃ 的变化，相当于在非受控环境中参数值的误差约为 5%。Eurospin 凝胶（Lerski and de Certaines 1993）的 T_1 温度系数为 +2.6%/℃ [2]。在烷烃体模中，扩散系数变化是 2%~3%/℃（Tofts et al.，2000）。琼脂糖的 T_2 系数约为 -1.25%/℃

1　见本书第一版，第 73 页。

2　此系数根据手册中给出的值计算，与 T_1 和 T_2 大致无关，因为 T_1 特性几乎完全由 Gd-DTPA 决定。

（Tofts et al., 1993；McRobbie 2017）[1]。

质子密度和MRS的浓度测量也容易受到温度变化的影响；在冷藏温度、室温和体温之间，密度和磁敏感性都有很大差异。有必要进行精确度校正（第3.5.5.5节）。

可以通过控制或校正环境温度或使用对温度依赖性较小的化合物（主要是镍）来降低温度依赖性的影响。

3.5.5.2 控制环境温度

体模应存放在室温（不冷藏）的扫描室中。被放置于磁体孔期间（可能有不同且变化的温度），这些体模应该具有隔热性，并且应该测量它们的温度（理想情况下是在磁体孔中，使用热电偶[2]或玻管液体温度计；Tofts and Collins 2011）。温度变化应该控制在1℃以内，理想状态是0.2℃，这样MR测量误差才能控制在1%以内。避免温度的快速变化，和避免任何导体的存在（这些导体可吸收感应射频电流并发热），通过这些措施可以将体模内的温度梯度最小化。保温泡沫是一种有效且广泛应用于多种场合的保温材料。

冰水浴也可以用来控制温度（Chenevert et al., 2011；Malyarenko et al., 2013；Jerome et al., 2016）。还可以使用凝固点在0℃以上的有机液体（Vescovo, 2012）。

3.5.5.3 体模温度校正

如果体模温度随每个测量场合的变化而变化，则仍有可能需要校正程序。温度系数必须是已知的，体模必须具有一个明确定义的单一温度（没有任何温度梯度），并且每个场合都必须测量温度。然后，可以将测量的参数值（例如T_1）转换为其在标准温度（例如20℃）下的估计值（Vassiliou et al., 2016）。

3.5.5.4 T_1温度依赖性降低的化合物

在室温下，镍（Ni）的T_1弛豫速率有一个最小值（Kraft et al., 1987；Tofts et al., 1993），使与大脑等效的Ni-DTPA琼脂糖凝胶具有平缓的温度响应（见图3.13）。在1.5 T和37℃下，Ni^{2+}琼脂糖体模的温度系数为+0.05% K^{-1}（530 ms）和+0.7 K^{-1}（900 ms）（Vassiliou et al., 2016）。

一个普遍的解决方案是使用钆聚合物（Kellar and Briley-Saebo 1998）[3]。一个组成成分（NC663868）T_1的温度系数为零。第二个组成成分（NC22181）具有负温度系数（约-1.2%/℃），可用于中和主材料（水和/或琼脂糖）的正温度系数所引起的微弱效应。因此，

---

[1] 沃克等人（Walker et al., 1988）给出了在20 MHz、-1.7%/℃下的2%琼脂糖凝胶的理论温度系数（T_2 = 60 ms）。最接近脑组织的EuroSpin凝胶的T_2系数约为-1.5%/℃；其中大部分来自琼脂糖凝胶，但它可能会被Gd-DTPA的正系数略微衰减；另请参阅麦克罗比（McRobbie）2017的论述。

[2] 薄T型热电偶的信号丢失限制在距端部约3 mm的范围内。

[3] 这些化合物只能合成；据作者所知，它们不能在市面上买到。

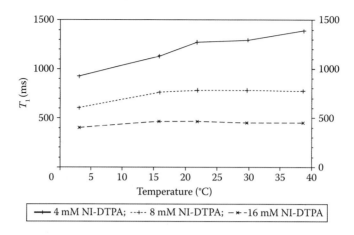

图 3.13　在 1.5 T 场强下，镍掺杂凝胶中 T_1 的温度依赖关系。在组织等效材料（含 2% 琼脂糖的 Ni–DTPA）中，T_1 主要受 Ni–DTPA 的弛豫影响，特别是在较低的 T_1 值时，T_1 对温度的依赖性很小。在室温下，8 mM 和 16 mM 数据线是平坦的。含此浓度 Ni–DTPA 的材料，在 1% 琼脂糖凝胶中，有 $T_1 = 909$ ms，$T_2 = 99$ ms 和 $T_1 = 510$ ms，$T_2 = 89$ ms，覆盖了正常脑组织的范围。（转载自 Tofts，P.S.，et al.，Magn. Reson. Imaging，11，125-133，1993.）

在琼脂糖溶液中使用的这一组合成分，可以在 T_1 值范围内给出零温度系数。

3.5.5.5　质子密度和 MRS 浓度：温度校正

当用波谱测量质子密度（见第 4 章）或代谢物浓度（见第 12 章和第 13 章）时，通常用浓度标准的信号来测量 MR 系统的绝对增益。

一个测试物体或标准物体，在室温下发出的信号与其在体温下发出的信号不同，有两个原因：第一，给定质子数的磁化强度 M_0 与绝对温度成反比（见公式 2.2）。这相当于在 20 ℃ 时降低了 0.34%/K。因此，室温（约 20 ℃）下的信号将比体温（37 ℃）下的信号高出约 5.5%。在 17~36 ℃ 范围内，有效自旋密度随温度变化的体模测量证实了这一点，它确实显示出 0.32%/K 的下降比例（Venkatesan et al.，2000）。

第二，水在室温下的密度比体温下高约 0.5%；这种质子数的微小增加将使室温下的信号增加同等的量。这两个因素得到强化。

因此，在室温 T_s℃ 下测量的来自标准 S_{Ts} 的信号，应转换为其在体温（37.0 ℃ = 310.2 K）时的等效（较低）值（S_{37}）：

$$S_{37} = S_{Ts} \frac{\rho_{37}}{\rho_{Ts}} \frac{273.2 + T_s}{310.2} \tag{3.5}$$

在室温为 20 ℃ 的情况下，校正因子为 0.9406[1]。如果体模在成像前一直处于冷藏状态，校正因子将会更大（最高可达 11%）。因此，为了获得较高的精确度，应记录体模温度，并将

---

[1]　本书第一版第 98 页，给出了在一定温度范围内从标准中测量信号的校正因子。

来自标准的信号进行校正以获得体温值。

3.5.6 体模设计

3.5.6.1 所有定量 MR 参数的体模

T_1、T_2 和 ADC 的体模已经得到了较好的开发，在上述内容中我们对其进行了描述。但其他参数的体模则开发不足；这些体模可能使用混合的琼脂糖作为主基质，以获得真实的 T_1 和 T_2 值；例如，R_2^* 体模在掺杂 Gd–DTPA 的琼脂糖中使用超小径的超顺磁性氧化铁（Ultrasmall Superparamagnetic Iron Oxide, USPIO）颗粒（Brown et al., 2017）。涉及每个 MR 参数的章节将提供所有可用体模的信息。理想的品质列于表 3.1。

3.5.6.2 体模容器

水基和凝胶基质材料可以方便地装在直径约 20～25 mm 的圆柱形聚乙烯容器中。这些容器有塑料螺丝盖，应避免使用箔片镶嵌。有机液体需要装在玻璃中，可使用聚丙烯盖子，不过根据作者的经验，会出现内容物的明显蒸发。对于某些应用场景（特别是波谱）建议使用球形容器，以消除内部磁化率场梯度。长圆柱体也可以给出均匀的内部磁场。可提供带颈部的玻璃球来填充内容物。较大的容器可以用丙烯酸加工，虽然这可能既耗时又昂贵。方便密封的聚乙烯容器通常作为食品容器（午餐盒）出售。

小型圆柱形矩阵可以方便地支撑在一块钻孔的发泡聚苯乙烯上。约 50 mm 厚的聚苯乙烯板可从建筑商处购买，用作墙体隔热材料。钻孔是一项复杂的操作，应该使用一个具有切向刀片的刀头，绕孔的圆周旋转。聚苯乙烯板材可以被切割成圆形，在头部线圈内紧密贴合。刀具刀片应该是新的，没有切割过黑色金属材料。

EPI 序列可能需要把体模放在水浴中（以减少磁敏感效应）。这可以通过将瓶子放在一个尽可能大的容器中来实现，该容器可以安装到头部线圈中。或者可以用丙烯酸制成一个封闭的水浴，里面带有供安装瓶子的孔。

3.5.6.3 体模材料的稳定性

琼脂糖凝胶的稳定性仍在研究中[1]。尽管有稳定性的证据（Mitchell et al., 1986；Walker et al., 1988；Christoffersson et al., 1991），但其他工作人员报告了其随着时间推移所发生的变化，可能与容器的密封程度或凝胶的污染有关。融化凝胶所需的温度可对容器进行消毒；或者可以添加杀菌剂。在凝胶冷却过程中，应注意避免空气进入容器（Vassiliou et al., 2016）。理想的做法是使用一个可熔化以提供永久密封的窄颈玻璃容器；如果抽出空气，当

---

1 市面上的果酱可以常年保持稳定，这可能会启发我们进行合适的凝胶设计。

瓶颈熔化时,气压迫使其收窄并密封[1]。另一种选择是使用圆柱形玻璃瓶,将熔化的蜡倒在固体凝胶上,然后与盖子黏合在一起[2]。通过定期称量测试对象,可以检测到水(从溶液或凝胶中)的蒸发,或者水进入并与无水液体混合的量。然而,不能通过重量变化来检测凝胶的不稳定性。

尽管如此,可以测量到参数值的缓慢变化,只是几乎不可能确定这是由扫描仪还是由模型随时间的变化所引起的(见图 3.1)(Vassiliou et al., 2016)。使用液体或凝胶作为测试对象的唯一可靠方法是定期校准它们(即测量其真实参数值),或者对于单组分液体,要定期更换。

3.5.6.4　现成体模和设计

来自诊断声纳(Diagnostic Sonar)有限公司[3]的 EuroSpin 测试对象集(Lerski 1993; Lerski and de Deceres 1993)具有广泛的应用[4]。ACR 体模($NiCl_2$ + NaCl 水溶液)被用于评估几何参数、加权图像甚至扩散(Ihalainen et al., 2011; Panych et al., 2016; Wang et al., 2016)。阿尔茨海默病神经成像计划(Alzheimer's Disease Neuroimaging Initiative, ADNI)体模用于多中心几何测量(Gunter et al., 2009)。ISMRM/NIST[5]体模包含多个隔室,具有标准化的质子密度、T_1 和 T_2 值;$NiCl_2$ 和 $MnCl_2$ 的水溶液分别用于 T_1 和 T_2 的测量(Jiang et al., 2016)。

参考文献

Armitage P, Matthews JNS, Berry G. Statistical Methods in Medical Research. Blackwell, New Jersey; 2001.

Barker GJ, Tofts PS. Semiautomated quality assurance for quantitative magnetic resonance imaging. Magn Reson Imaging 1992; 10(4): 585-95.

Bauer CM, Jara H, Killiany R, Initiative AsDN. Whole brain quantitative T2 MRI across multiple scanners with dual echo FSE: applications to AD, MCI, and normal aging. NeuroImage 2010; 52(2): 508-14.

1　化学玻璃制造商经常可以制造出这样的容器。
2　该方法似乎已经用于 EuroSpin 凝胶。
3　http://www.diagnosticsonar.com.
4　各种测试对象的商业供应商包括高精度设备公司(High Precision Devices),网址:www.hpd-online.com.
5　ISMRM,International Society for Magnetic Resonance in Medicine,国际医学磁共振学会;NIST,US National Institute of Standards and Technology,美国国家标准与技术研究所。

Bland JM, Altman DG. Statistical methods for assessing agreement between two methods of clinicalmeasurement.Lancet 1986; 1(8476): 307-10.

Bland JM, Altman DG. Measurement error. BMJ 1996a; 313(7059): 744.

Bland JM, Altman DG. Measurement error. BMJ 1996b; 312(7047): 1654.

Bland JM, Altman DG. Measurement error and correlation coefficients. BMJ 1996c; 313 (7048): 41-2.

Bloembergen N, Morgan LO. Proton relaxation times in paramagnetic solutions. Effects of electron spin relaxation. J Chem Phys 1961; 34(3): 842-50.

Brihuega-Moreno O, Heese FP, Hall LD. Optimization of diffusion measurements using Cramer-Rao lower bound theory and its application to articular cartilage. Magn Reson Med 2003; 50 (5): 1069-76.

Brown GC,Cowin GJ, Galloway GJ. A USPIO doped gel phantom for R2 ∗ relaxometry. MAGMA 2017; 30(1): 15-27.

Cavassila S, Deval S, Huegen C, van Ormondt D, Graveron-Demilly D. Cramer-Rao bounds: an evaluation tool for quantitation. NMR Biomed 2001; 14(4): 278-83.

Chard DT, McLean MA, Parker GJ, MacManus DG, Miller DH. Reproducibility of in vivo metabolite quantification with proton magnetic resonance spectroscopic imaging. JMagn Reson Imaging 2002; 15(2): 219-25.

Chenevert TL, Galbán CJ, Ivancevic MK, Rohrer SE, Londy FJ, Kwee TC, et al. Diffusion coefficient measurement using a temperature-controlled fluid for quality control in multicenter studies. J Magn Reson Imaging 2011; 34(4): 983-7.

Christoffersson JO, Olsson LE, Sjoberg S. Nickel-doped agarose gel phantoms in MR imaging. Acta Radiol 1991; 32(5): 426-31.

Cohen JA, Fischer JS,Bolibrush DM, Jak AJ, Kniker JE, Mertz LA, et al. Intrarater and interrater reliability of the MS functional composite outcome measure. Neurology 2000; 54 (4): 802-6.

DeDeene Y, Hanselaer P, De Wagter C, Achten E, De Neve W. An investigation of the chemical stability of a monomer/ polymer gel dosimeter. Phys Med Biol 2000; 45(4): 859-78.

Delakis I, Moore EM, Leach MO, De Wilde JP. Developing a quality control protocol for diffusion imaging on a clinical MRI system. Phys Med Biol 2004; 49(8): 1409-22.

de Wilde J, Price D, Curran J, Williams J,Kitney R. Standardization of performance evaluation in MRI: 13 Years' experience of intersystem comparison. Concepts Magn Reson Part A 2002; 15(1): 111-6.

Droby A, Lukas C, Schänzer A, Spiwoks-Becker I, Giorgio A, Gold R, et al. A human post-mortem brain model for the standardization of multi-centre MRI studies. NeuroImage 2015; 110: 11-21.

Filippi M, Gawne-Cain ML, Gasperini C, van Waesberghe JH, Grimaud J, Barkhof F, et al. Effect of training and different measurement strategies on the reproducibility of brain MRI lesion load measurements in multiple sclerosis. Neurology 1998; 50(1): 238-44.

Firbank MJ, Harrison RM, Williams ED, Coulthard A. Quality assurance for MRI: practical experience. Br J Radiol 2000; 73(868): 376-83.

Galbraith SM, Lodge MA, Taylor NJ, Rustin GJ, Bentzen S, Stirling JJ, et al. Reproducibility of dynamic contrast-enhanced MRI in human muscle and tumours: comparison of quantitative and semi-quantitative analysis. NMR Biomed 2002; 15(2): 132-42.

Glover GH, Hayes CE, Pelc NJ, Edelstein WA, Mueller OM, Hart HR, et al. Comparison of linear and circular polarization for magnetic resonance imaging. J Magn Reson 1985; 64: 255-70.

Gunter JL, Bernstein MA, Borowski BJ, Ward CP, Britson PJ, Felmlee JP, et al. Measurement of MRI scanner performance with the ADNI phantom. Med Phys 2009; 36(6): 2193-205.

Hajek M, Babis M, Herynek V. MR relaxometry on a whole-body imager: quality control. Magn Reson Imaging 1999; 17(7): 1087-92.

Haynes BI, Dowell NG, Tofts PS. Measuring scan-rescan reliability in quantitative brain imaging reveals instability in an apparently healthy imager and improves statistical power in a clinical study. ISMRM annual scientific meeting; Stockholm; 2010. 2999.

Holz M, Heil SR, Sacco A. Temperature-dependent self-diffusion coefficients of water and six selected molecular liquids for calibration in accurate H-1 NMR PFG measurements. Phys Chem Chem Phys 2000; 2(20): 4740-2.

Hoult DI. The principle of reciprocity in signal strength calculations — a mathematical guide. ConceptsMagn Reson 2000; 12: 173-87.

Ihalainen TM, Lönnroth NT, Peltonen JI, Uusi-Simola JK, Timonen MH, Kuusela LJ, et al. MRI quality assurance using the ACR phantom in a multi-unit imaging center. Acta Oncol 2011; 50(6): 966-72.

Jerome NP, Papoutsaki MV, Orton MR, Parkes HG, Winfield JM, Boss MA, et al. Development of a temperature-controlled phantom for magnetic resonance quality assurance of diffusion, dynamic, and relaxometry measurements. Med Phys 2016; 43(6): 2998.

Jiang Y, Ma D, Keenan KE, Stupic KF, Gulani V, Griswold MA. Repeatability of magnetic resonance fingerprinting T1 and T2 estimates assessed using the ISMRM/NIST MRI system phantom. Magn Reson Med 2017; 78(4): 1452-57.

Keevil SF, Barbiroli B, Brooks JC, Cady EB, Canese R, Carlier P, et al. Absolute metabolite quantification by in vivo NMR spectroscopy: II. A multicentre trial of protocols for in vivo localised proton studies of human brain. Magn Reson Imaging 1998; 16(9): 1093-106.

Kellar KE, Briley-Saebo K. Phantom standards with temperature and field-independent relaxation rates for magnetic resonance imaging 1998; 33(8): 472-9.

Kraft KA, Fatouros PP, Clarke GD, Kishore PR. An MRI phantom material for quantitative relaxometry. Magn Reson Med 1987; 5(6): 555-62.

Krummenauer F, Doll G. Statistical methods for the comparison of measurements derived from orthodontic imaging. Eur J Orthod 2000; 22(3): 257-69.

Krynicki K. Proton spin lattice relaxation in pure water between 0 ℃ and 100 ℃. Physica 1966; 32: 167-78.

Laubach HJ, Jakob PM, Loevblad KO, Baird AE, Bovo MP, Edelman RR, et al. A phantom for diffusion-weighted imaging of acute stroke. J Magn Reson Imaging 1998; 8(6): 1349-54.

Lavdas I, Behan KC, Papadaki A, McRobbie DW, Aboagye EO. A phantom for diffusion-weighted MRI (DW-MRI). J Magn Reson Imaging 2013; 38(1): 173-9.

Leach MO, Collins DJ, Keevil S, Rowland I, Smith MA, Henriksen O, et al. Quality assessment in in vivo NMR spectroscopy: III. Clinical test objects: design, construction, and solutions. Magn Reson Imaging 1995; 13(1): 131-7.

Leary SM, Parker GJ, Stevenson VL, Barker GJ, Miller DH, Thompson AJ. Reproducibility of magnetic resonance imaging measurements of spinal cord atrophy: the role of quality assurance. Magn Reson Imaging 1999; 17(5): 773-6.

Lepage M, Whittaker AK, Rintoul L, Back SA, Baldock C. The relationship between radiation-induced chemical processes and transverse relaxation times in polymer gel dosimeters. Phys Med Biol 2001; 46(4): 1061-74.

Lerski RA. Trial of modifications to Eurospin MRI test objects. Magn Reson Imaging 1993; 11(6): 835-9. Lerski RA, de Certaines JD. Performance assessment and quality control in MRI by

Eurospin test objects and protocols. Magn Reson Imaging 1993；11（6）：817-33.

Malyarenko D，Galbán CJ，Londy FJ，Meyer CR，Johnson TD，Rehemtulla A，et al. Multi-system repeatability and reproducibility of apparent diffusion coefficient measurement using an ice-water phantom. J Magn Reson Imaging 2013；37（5）：1238-46.

McRobbie DW，Quest RA. Effectiveness and relevance of MR acceptance testing：results of an8 year audit. Br J Radiol 2002；75（894）：523-31.

McRobbie D，Semple S. Quality Control and Artefacts in Magnetic Resonance Imaging（IPEM report 112）. York：Institute of Physics and Engineering in Medicine；2017.

Meyer ME，Yu O，Eclancher B，Grucker D，Chambron J. NMR relaxation rates and blood oxygenation level. Magn Reson Med 1995；34（2）：234-41.

Mitchell MD，Kundel HL，Axel L，Joseph PM. Agarose as a tissue equivalent phantom material for NMR imaging. Magn Reson Imaging 1986；4（3）：263-6.

Morgan LO，Nolle AW. Proton spin relaxation in aqueous solutions of paramagnetic ions II Cr +++，Mn ++，Ni ++，Cu ++ and Gd +++. J Chem Phys 1959；31：365.

O'Connor JP，Aboagye EO，Adams JE，Aerts HJ，Barrington SF，Beer AJ，et al. Imaging biomarker roadmap for cancer studies. Nat Rev Clin Oncol 2017；14（3）：169-86.

Och JG，Clarke GD，Sobol WT，Rosen CW，Mun SK. Acceptance testing of magnetic resonance imaging systems：report of AAPM Nuclear Magnetic Resonance Task Group No. 6. Med Phys 1992；19（1）：217-29.

Padhani AR，Hayes C，Landau S，Leach MO. Reproducibility of quantitative dynamic MRI of normal human tissues. NMR Biomed 2002；15（2）：143-53.

Padhani AR，Liu G，Koh DM，Chenevert TL，Thoeny HC，Takahara T，et al. Diffusion-weighted magnetic resonance imaging as a cancer biomarker：consensus and recommendations. Neoplasia 2009；11（2）：102-25.

Panych LP，Chiou JY，Qin L，Kimbrell VL，Bussolari L，Mulkern RV. On replacing the manual measurement of ACR phantom images performed by MRI technologists with an automated measurement approach. J Magn Reson Imaging 2016；43（4）：843-52.

Parkes LM，Rashid W，Chard DT，Tofts PS. Normal cerebral perfusion measurements using arterial spin labeling：reproducibility，stability，and age and gender effects. Magn Reson Med 2004；51（4）：736-43.

Parkes LM，Tofts PS. Improved accuracy of human cerebral blood perfusion measurements using arterial spin labeling: accounting for capillary water permeability. Magn Reson Med 2002; 48 (1): 27-41.

Podo F. Tissue characterization by MRI: a multidisciplinary and multi-centre challenge today. Magn Reson Imaging 1988; 6(2): 173-4.

Podo F, Henriksen O, Bovee WM, Leach MO, Leibfritz D, de Certaines JD. Absolute metabolite quantification by in vivo NMR spectroscopy: I. Introduction, objectives and activities of a concerted action in biomedical research. Magn Reson Imaging 1998; 16(9): 1085-92.

Price RR, Axel L, Morgan T, Newman R, Perman W, Schneiders N, et al. Quality assurance methods and phantoms for magnetic resonance imaging: report of AAPM nuclear magnetic resonance Task Group No. 1. Med Phys 1990; 17(2): 287-95.

Provencher SW. Automatic quantitation of localized in vivo 1H spectra withLCModel. NMR Biomed 2001; 14(4): 260-4.

Pullens P, Bladt P, Sijbers J, Maas AI, Parizel PM. Technical note: a safe, cheap, and easy-to-use isotropic diffusion MRI phantom for clinical and multicenter studies. Med Phys 2017; 44(3): 1063-70.

Rohrer M, Bauer H, Mintorovitch J, Requardt M, Weinmann HJ. Comparison of magnetic properties of MRI contrast media solutions at different magnetic field strengths. Invest Radiol 2005; 40(11): 715-24.

Rovaris M, Mastronardo G, Sormani MP, Iannucci G, Rodegher M, Comi G, et al. Brain MRI lesion volume measurement reproducibility is not dependent on the disease burden in patients with multiple sclerosis. Magn Reson Imaging 1998; 16(10): 1185-9.

Schneiders NJ. Solutions of two paramagnetic ions for use in nuclear magnetic resonance phantoms. Med Phys 1988; 15(1): 12-16.

Silver NC, Barker GJ, MacManus DG, Tofts PS, Miller DH. Magnetisation transfer ratio of normal brain white matter: a normative database spanning four decades of life. J Neurol Neurosurg Psychiatry 1997; 62(3): 223-8.

Simmons A, Moore E, Williams SC. Quality control for functional magnetic resonance imaging using automated data analysis and Shewhart charting.Magn Reson Med 1999; 1(6): 1274-8.

Soher BJ, Hurd RE, Sailasuta N, Barker PB. Quantitation of automated single-voxel proton MRS using cerebral water as an internal reference. Magn Reson Med 1996; 36(3): 335-9.

Sormani MP, Gasperini C, Romeo M, Rio J, Calabrese M, Cocco E, et al. Assessing response to interferon-β in a multicenter dataset of patients with MS. Neurology 2016; 87 (2): 134-40.

Streiner DL, Norman GR. Health Measurement Scales: a practical guide to their development and use. Oxford University Press, Oxford; 1995.

Sun J, Barnes M, Dowling J, Menk F, Stanwell P, Greer PB. An open source automatic quality assurance (OSAQA) tool for the ACR MRI phantom. Australas Phys Eng Sci Med 2015; 38 (1): 39-46.

Taylor JR. An introduction to error analysis: the study of uncertainties in physical measurements. Sausalito, CA, USA: University Science Books; 1997.

Tofts PS. Standing waves in uniform water phantoms. J Magn Reson series B 1994; 104: 143-7.

Tofts PS. Optimal detection of blood-brain barrier defects with Gd-DTPA MRI-the influences of delayed imaging and optimised repetition time. Magn Reson Imaging 1996; 14(4): 373-80.

Tofts PS. Standardisation and optimisation of magnetic resonance techniques for multicentre studies. J Neurol Neurosurg Psychiatry 1998; 64 Suppl 1: S37-43.

Tofts PS, Barker GJ, Dean TL, Gallagher H, Gregory AP, Clarke RN. A low dielectric constant customized phantom design to measure RF coil nonuniformity. Magn Reson Imaging 1997a; 15 (1): 69-75.

Tofts PS, Barker GJ, Filippi M, Gawne-Cain M, Lai M. An oblique cylinder contrast-adjusted (OCCA) phantom to measure the accuracy of MRI brain lesion volume estimation schemes in multiple sclerosis. Magn Reson Imaging 1997b; 15(2): 183-92.

Tofts PS, Berkowitz B, Schnall MD. Quantitative analysis of dynamic Gd-DTPA enhancement in breast tumors using a permeability model. Magn Reson Med 1995; 33(4): 564-8.

Tofts PS, Brix G, Buckley DL, Evelhoch JL, Henderson E, Knopp MV, et al. Estimating kinetic parameters from dynamic contrast-enhanced T(1)-weighted MRI of a diffusible tracer: standardized quantities and symbols. J Magn Reson Imaging 1999; 10(3): 223-32.

Tofts PS, Collins DJ. Multicentre imaging measurements for oncology and in the brain. Br J Radiol 2011; 84 Spec No 2: S213-26.

Tofts PS, Jackson JS, Tozer DJ, Cercignani M, Keir G, MacManus DG, et al. Imaging cadavers: cold FLAIR and noninvasive brain thermometry using CSF diffusion. Magn Reson Med 2008; 59(1): 190-5.

Tofts PS, Kermode AG, MacManus DG, Robinson WH. Nasal orientation device to control head movement during CT and MR studies. J Comput Assist Tomogr 1990; 14(1): 163-4.

Tofts PS, Lloyd D, Clark CA, Barker GJ, Parker GJ, McConville P, et al. Test liquids for quantitative MRI measurements of self-diffusion coefficient in vivo. Magn Reson Med 2000; 43(3): 368-74.

Tofts PS, Shuter B, Pope JM. Ni-DTPA doped agarose gel - a phantom material for Gd-DTPA enhancement measurements. Magn Reson Imaging 1993; 11(1): 125-33.

Tofts PS, Steens SC, Cercignani M, Admiraal-Behloul F, Hofman PA, van Osch MJ, et al. Sources of variation in multi-centre brain MTR histogram studies: body-coil transmission eliminates inter-centre differences. Magma 2006; 19(4): 209-22.

Van Essen DC, Smith SM, Barch DM, Behrens TE, Yacoub E, Ugurbil K, et al. The WU-Minn human connectome project: an overview. NeuroImage 2013; 80: 62-79.

Vassiliou VS, Heng EL, Gatehouse PD, Donovan J, Raphael CE, Giri S, et al. Magnetic resonance imaging phantoms for quality-control of myocardial T1 and ECV mapping: specific formulation, long-term stability and variation with heart rate and temperature. J Cardiovasc Magn Reson 2016; 18(1): 62.

Venkatesan R, Lin W, Gurleyik K, He YY, Paczynski RP, Powers WJ, et al. Absolute measurements of water content using magnetic resonance imaging: preliminary findings n an in vivo focal ischemic rat model. Magn Reson Med 2000; 43(1): 146-50.

Vescovo E, Levick A, Childs C, Machin G, Zhao S, Williams SR. High-precision calibration of MRS thermometry using validated temperature standards: effects of ionic strength and protein content on the calibration. NMR Biomed 2013; 26(2): 213-23.

Walker L, Curry M, Nayak A, Lange N, Pierpaoli C, Group BDC. A framework for the analysis of phantom data in multicenter diffusion tensor imaging studies. Hum Brain Mapp 2013; 34(10): 2439-54.

Walker P, Lerski RA, Mathur-De Vre R, Binet J, Yane F. Preparation of agarose gels as reference substances for NMR relaxation time measurement. EEC Concerted Action Program. Magn Reson Imaging 1988; 6(2): 215-22.

Walker PM, Balmer C, Ablett S, Lerski RA. A test material for tissue characterisation and system calibration in MRI. Phys Med Biol 1989; 34(1): 5-22.

Wang ZJ, Seo Y, Babcock E, Huang H, Bluml S, Wisnowski J, et al. Assessment of diffusion tensor image quality across sites and vendors using the American College of Radiology head phantom. J Appl Clin Med Phys 2016；17(3)：442-51.

Wei X, Warfield SK, Zou KH, Wu Y, Li X,Guimond A, et al. Quantitative analysis of MRI signal abnormalities of brain white matter with high reproducibility and accuracy. J Magn Reson Imaging 2002；15(2)：203-9.

Zhou X,Sakaie KE, Debbins JP, Kirsch JE, Tatsuoka C, Fox RJ, et al. Quantitative quality assurance in a multicenter HARDI clinical trial at 3T. Magn Reson Imaging 2017；35：81-90.

4

PD：组织中水质子密度[1]

希尔·菲洛（Shir Filo）和艾维·A·梅泽（Aviv A Mezer）

耶路撒冷希伯来大学

1　由马拉·塞尚尼（Mara Cercignani）编辑。

4.1 引言

质子密度（proton density，PD）测量值表示磁共振（MR）成像中可见质子数量对 MRI 信号的贡献量。在大脑中，质子密度被用来量化水含量（water content，WC）[1]。

水是脑功能和脑保护的基础，不同脑区之间水含量不同（见表 4.1 和表 4.2）。人体成熟和衰老也会引起大脑水含量的变化（Holland et al.，1986；Neeb et al.，2006a），一些神经系统疾病由于炎症或水肿也可导致水含量增加。多发性硬化、脑肿瘤、脑卒中、肝性脑病和头部创伤等都以大脑水含量的变化为特征（Lin et al.，1997；Ayata and Ropper，2002；Wick and Küker，2004；Shah et al.，2008；Volz，Nöth，Jurcoane，et al.，2012）。

表 4.1　尸检和活体正常脑组织中水含量的测定[a]

参考文献	白质	灰质
Norton et al.（1966）[b]	71.6（SEM = 2.2）	81.9（SEM = 0.5）
Tourtellotte and Parker（1968）[c]	70.6（SEM = 1.2）	未测量
Schepps and Foster（1980）[d]	69	80
Takagi et al.（1981）[e]	70.4（SEM = 0.2）	84.7（SEM = 0.2）
Kaneoke et al.（1987）[f]	68（SEM = 3）	未测量
Bell et al.（1987）[g]	69.7（SEM = 0.7）	80.5（SEM = 0.8）
Fatouros and Marmarou（1999）[h]	68.7~69.6（SEM = 0.2）	未测量

a 水含量（g 水/g 组织）乘以脑组织比重（白质和灰质均为 1.04；Whittal et al.，1997；Takagi et al.，1981；Torack et al.，1976），可转化为质子密度值。乘以比重和水的摩尔浓度（55.2 M），可转化为质子浓度；水含量乘以 55.2，可得到以 $\mu mol \cdot g^{-1}$ 为单位的质子浓度（即 71 pu 的水含量为 39.2 $mol \cdot g^{-1}$）。

b 蒸发技术 3 例，脂质含量如下：白质 15.6 pu（SEM = 0.3 pu）。灰质 5.92 pu（SEM = 0.03 pu）。

c 蒸发技术 10 例，白质的脂质含量为 18.7 pu（SEM = 0.4 pu）。其他人报道白质的脂质含量为 16.1 pu，灰质的脂质含量为 6.3 pu（Brooks et al.，1980）。

1　质子密度和水含量在以前的研究中都被用来测量 MRI 中的水质子。本章将遵循将质子密度定义为未校准的质子密度，水含量定义为校准的水分数。

d 样品在 105 ℃下干燥至恒重。根据公布的体积百分比数据(74%和84%)和固体分数密度＝1.3 g·ml⁻¹进行估算。

e 至少五个受试者(37 个样品)的重量分析，SD＝0.5 pu，SEM 为估计值。

f 样品干燥至 200 ℃。差示扫描量热法测定了可冻水分数；确定了结合(不可冻结)水组分占总水含量的 17.5 ± 3%。

g 活检样本的重量测定(12 个灰质，9 个白质)。

h 27 个受试者的 T_1 值。第一个数据是额叶白质；第二个数据是脑后部白质。

可以将质子密度解释为由水含量来检测大脑的各种过程，包括由疾病引起的大脑水含量变化和对治疗的反应。并且任何 MRI 参数的生物物理建模都将受已知的产生信号的水含量的影响。由于水决定 MRI 的信号强度，因此水的影响一直存在。从这个角度出发，所有 MRI 图像都有内在的水含量加权。

与其他 MRI 参数不同，水含量的测量与场强无关，并有独特的生物学解释。由于与大分子紧密结合的结合水质子和磷脂中的质子在 MRI 中通常不可见，所以以 MRI 所测得的质子均来源于自由水(Fischer et al., 1990；Horch et al., 2011)。这提示质子密度和自由水含量之间存在关联。

体素中可见的水质子越多，MRI 产生的信号越强，MRI 信号强度与水含量成正比。因此，水含量图的基础是在没有弛豫和磁场不均匀造成信号丢失的情况下对信号强度的估计。由于消除信号丢失偏差极具挑战性，特别是在接收线圈灵敏度的情况下(另参见第 2 章第 2.1.8 和 2.1.10 节)，多年来水含量图一直被忽视。近年来，有效的采集和后处理方法能够准确地估计水含量(见图 4.1)。本章介绍了质子密度作为测定水含量的生物物理解释，并概述了测量水含量的不同方法。然后描述了大脑水含量的临床应用，以及它与其他 MRI 序列的相关性。

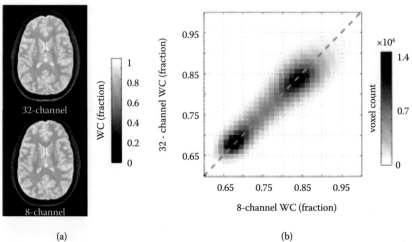

(a)　　　　　　　　　　(b)

图 4.1　(a)32 通道和 8 通道头部线圈采集的大脑轴位水含量图。(b)两张图的二维直方图。(经许可转载自 Mezer, A., et al., Evaluating quantitative proton−density−mapping methods. Hum. Brain Mapp. 2016. 37. 3623-3635.)

4.2 生物物理学解释

在大脑 MRI 中测量到的质子通常来自自由水。膜脂质子和小部分紧密结合大分子的水质子都有非常短的 T_2（约 1 ms）。因此，这些非移动质子信号快速丢失，并且在标准 MRI 成像中不可见（Fischer et al., 1990; Horch et al., 2011）[1]。流动脂质（脂肪）中的质子在 MRI 中是可见的。但是，这些脂质在大脑中的含量很低，它们在大脑中对信号的影响可以忽略不计（Delikatny et al., 2011）[2]。因此，一般认为质子密度的测量可以用水含量来表示。它表示组织中的水相对于纯水的比例。有人提出，互补的 1-WC 可以用于反映大分子和脂质组织体积（macromolecule and lipid tissue volume，MTV）（Mezer et al., 2013）。

质子密度与水含量之间的关系推导如下：

组织单位体积的质子数被定义为一个组织的绝对质子浓度或 PC（proton concentration）。对于已知成分的化合物，质子的绝对浓度为：

$$PC = \frac{NP\rho}{MWt}[M] \tag{4.1}$$

式中，NP 是每个分子的质子数，ρ 是密度（$g \cdot L^{-1}$），MWt 是分子量（$g \cdot mol^{-1}$），质子浓度的单位为摩尔（M）。因此，在体温为 37℃ 时，水的质子浓度为 110.4 M（NP = 2；ρ = 993.4 $g \cdot L^{-1}$；MWt = 18 $g \cdot mol^{-1}$），室温时水的质子浓度略高。由于每个水分子中有两个质子，所以水的质子浓度是纯水浓度或物质量浓度（55.2 M）的两倍。MRI 测量的质子密度与组织的质子浓度成正比，但也受决定信号强度的其他因素的影响。因此，将质子密度转化为水含量需要一个校准标准。

组织的水含量通常根据组织内的水质子浓度来计算，校准为相同体积、相同温度的纯水的质子浓度。因此：

---

1 在极短 TE（0.05~0.50 ms）情况下，非移动质子是 MR 可见的，可能有助于质子密度的估计（Holmes and Bydder, 2005; Du et al., 2014）。

2 磁共振可见脂质或流动脂质是指通过质子磁共振波谱在细胞和组织中可以观察到的脂质。他们由甘油三酯和胆固醇酯组成，且积聚在细胞内中性脂滴中，由于在这种独特的物理环境中分子运动增加，赋予了它们的 MR 可见性。这些可移动的脂质主要存在于脂肪组织中，而不存在于双层膜中。由于正常大脑中的大多数脂质都包含在双层膜中，因此与水相比，正常大脑中的光谱显示出微型脂质峰（Delikatny et al., 2011）。然而，在视神经成像等情况下，毗邻的脂肪组织会对信号产生影响（Simon et al., 1988）。在一些脑肿瘤中观察到移动脂质含量的增加（Howe et al., 2003），在多发性硬化病变中也有少量增加（Davie et al., 1994）。与水质子相比，这种脂肪质子浓度可能微不足道，但仍然非常重要（Howe et al., 2003）。请注意，大脑以外的情况并非如此。在腹部和肝脏等器官中，可移动的脂质子浓度显著，其 MRI 信号不容忽视。因此，假设脑部 MRI 信号完全来自水质子，但应该记住，在某些情况下，这种假设是不准确的。另外，这也可以用波谱来验证（Jansen et al., 2006）。

$$(WC = 100 \frac{PC}{110.4}[pu])\qquad(4.2)$$

其中，PC 的单位是摩尔，WC 的单位是 pu（百分比单位）。纯水和脑脊液（cerebrospinal fluid，CSF）的质子浓度为 110.4，因此，WC = 100 pu。脑白质 WC ≈ 70 pu。各脑区水含量的值见表 4.2。

表 4.2 文献报道的不同脑区的水含量

脑区		文献报道的含水量（1.5 T 和 3 T）
白质	额	$68.4 \pm 1.9^h; 68.7 \pm 1.0^b; 69.1 \pm 1.7^f; 66.1 \pm 2.9^e; 69.1 \pm 1.1(左)^g; 69.7 \pm 1.4(右)^g$
	枕	$72.7 \pm 2.1^h; 66.9 \pm 1.1^f; 68.4 \pm 1.2(左)^g; 69.3 \pm 0.9(右)^g$
	顶	70.3 ± 1.3^h
	颞	72.5 ± 1.3^h
	平均水含量	$69.7 \pm 1.3^g; 70.8^a, 70.9 \pm 1.1^d$
胼胝体	膝部	$69.6 \pm 4.6^h; 67.6 \pm 1.2^b; 69.0 \pm 1.3^f; 68.2 \pm 1.4^g; 71.7 \pm 1.0^e; 72.1 \pm 2.9^e$
	压部	$68.9 \pm 1.2^b; 66.2 \pm 1.0^f; 68.9 \pm 1.2^g; 70.5 \pm 4.7^h$
灰质	额	$77.5 \pm 3.8^h; 81.6 \pm 1.6(前额叶)^f; 86.2 \pm 4.2(前额叶)^c; 80.7 \pm 1.1^g$
	枕	$78.3 \pm 2.4^h; 81.3 \pm 1.0^g$
	顶	79.1 ± 2.9^h
	颞	82.0 ± 3.1^h
	平均水含量	$81.0 \pm 1.0^g; 83.2^a; 84.6^i, 81.2 \pm 1.2^d$
尾状核		$83.0 \pm 1.3^h; 80.3 \pm 1.1^b; 81.1 \pm 2.5^c; 80.2 \pm 0.7^g; 81.3 \pm 2.2^e$
苍白球		76.8 ± 1.9^h
壳核		$81.9 \pm 1.3^h; 83.2 \pm 1.7^f; 79.8 \pm 1.3^g; 83.1 \pm 0.9^a; 82.3 \pm 2.6^e$
海马		82.0 ± 1.9^h
丘脑		$82.5 \pm 1.7^h; 75.8 \pm 1.2^b; 73.4 \pm 3.4^c; 79.8 \pm 1.0^a; 81.0 \pm 2.2^e$
岛叶		82.9 ± 1.4^h
延髓		76.0 ± 1.5^h
脑桥		73.2 ± 2.4^h
中脑		74.2 ± 1.8^h
侧脑室		99.9 ± 3.7^h

a Whittall et al.（1997）.

b Fatouros and Marmarou（1999）.

c Gelman et al.（2001）.

d Neeb et al.（2006）.

e Warntjes et al.（2007）.

f Neeb et al.（2008）.

g Volz, Nöth, Jurcoane et al.（2012）.

h Abbas et al.（2015）.

i Berman et al.（2017）.

4.3 水含量测定

水含量是通过定量和校准质子密度来测量的。质子密度与 MRI 信号强度成正比，因为体素中 MRI 可见的水质子越多，产生的信号越强。另外，信号强度也受到弛豫和磁场不均匀性的影响。因此，PD mapping 是基于平衡磁化（M_0），M_0 表示在没有弛豫时的信号强度（框注 4.1）。

框注 4.1　测量水含量的步骤

1. 估算 M_0：根据多室 T_2 模型、T_2^* 推断、可变翻转角度法或同时拟合弛豫时间进行数据采集和分析。

2. 考虑非 M_0 贡献：修正弛豫时间和不均匀性造成的信号损失。

3. 从 M_0 中提取质子密度：需要计算接收线圈的灵敏度。

4. 校正质子密度用于水含量的量化：使用外部或内部水源将质子密度值标准化为纯水标准。

例如，自旋回波序列的信号强度由以下公式建模：

$$S_{(TR,TE)} = M_0 \left[1 - e^{-\frac{TR}{T_1}} \right] e^{-\frac{TE}{T_2}} \tag{4.3}$$

其中 TR 和 TE 是重复时间和回波时间，T_1 和 T_2 分别是弛豫时间，$S_{(TR,TE)}$ 是给定 TR 和 TE 的信号强度。因此，临床广泛应用的质子密度加权图像通常是用短 TE 来最小化 T_2 损失，用长 TR 来最小化 T_1 损失（Nitz and Reimer，1999）。

M_0 取决于质子密度和接收线圈的灵敏度曲线（B_1^-）：

$$M_0 = B_1^- \cdot PD \tag{4.4}$$

B_1^- 是由组织吸光度和线圈空间不均匀性引起的。因此,从 M_0 中提取的质子密度涉及到对 B_1^- 的有意义的估计(见第 2 章)。

PD mapping 具有一定的挑战性,并且依赖于测量和消除引起信号损失的其他 MRI 参数(例如上面公式中的 T_1 和 T_2)的能力。源于各种因素的影响和对不均匀性校正的任何缺陷都将影响质子密度测量。因此,将质子密度测量值转换为水含量需要对纯水标准进行额外校准。

水含量估计值的验证可以在已知水浓度的体模中进行(Mezer et al., 2013；Abbas et al., 2015；Meyers et al., 2016)。也可以根据蒸发时的重量损失来评估组织中的水含量(见表 4.1)。

以下各节介绍如何测量水含量。第一部分详细说明了 M_0 的获取和估计方法。第二部分讨论了从 M_0 测量中提取水含量所必需的不同校正。

4.3.1 平衡磁化（M_0）估算方法

4.3.1.1 多室 T_2

不同脑组织中激发的水质子具有不同的 T_2 弛豫时间(见图 4.2)。可以通过多室模型获得每个体素中这些弛豫时间的分布。M_0 等于该分布的总和(Whitall et al., 1997；Laule et al., 2007)。该方法中将 MRI 信号分成三个分量,分别对应不同水环境:由 CSF 产生的长 T_2 成分(约 2 s)；来自细胞内和细胞外水产生的中间成分(约 100 ms)；以及由髓鞘双层膜之间的水产生的短 T_2 成分(约 20 ms)。该分布上的积分提供了不同水环境对信号的总贡献,因此与 M_0 成正比。这种方法的主要优点是,它能够探测不同的水环境的能力,提供了关于组织微结构的额外信息(Meyers, 2015)。研究表明,使用梯度和自旋回波或自旋回波序列在 3 T 上可以精确测量 M_0(Meyers et al., 2016, 2017)(图 4.2)。

4.3.1.2 T_2^* 推断

基于 T_2^* 的序列也可以用来估计 M_0。在这种方法中,T_2^* 弛豫曲线被外推到 TE = 0。在激发的第一个时刻,最大可用水质子自旋偏向横截面并产生信号。此时,在自旋弛豫导致信号衰减之前,信号仅与水质子的量成正比。因此,将 T_2^* 弛豫曲线外推到这个初始状态可以很好地估计 M_0。尼布(Neeb et al., 2006b)等基于使用 QUTE(定量 T_2^* 图像)序列获得的一系列具有不同 T_2^* 权重的扰相梯度回波图像来绘制 M_0。与依赖特定的信号解析模型不同,是用短 TE 获取信号弛豫曲线上的第一个点,然后使用三阶多项式将信号外推回 TE = 0(Neeb et al., 2006b)。结果表明在 1.5 T 时是准确的,但对于更高的场强,由于线圈灵敏度,准确度会有很大的损失。为了克服这个问题,需要更仔细的偏差校正(见第 4.2.2 节；Volz,

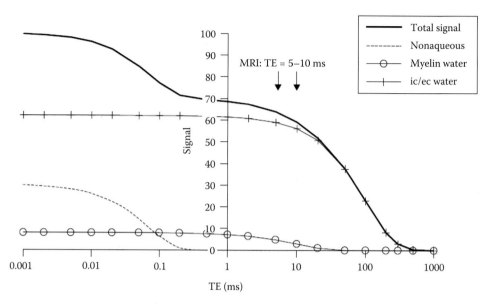

图 4.2　脑白质中质子横向衰减的三指数图。在这个模型中，使用真实的池大小和 T_2 值，30% 的质子是非水的（$T_2 =$ 70 μs），8% 来源于髓鞘中的水质子（$T_2 = 10$ ms），62% 来源于细胞内和细胞外（ic/ec）水质子。非水质子在 MRI 上不可见；在 TE = 5~10 ms 的序列中，髓鞘水质子 MRI 部分可见。在 ic/ec 信号衰减的情况下，以更高的几个回波倍数进行 MRI 采集能够恢复完整的髓鞘水信号。实际中，非水质子信号衰减呈非指数性，且非常复杂（由于线型不具有快速的各向同性运动变窄的特点）。

Nöth and Deichmann, 2012; Abbas et al., 2014）。

　　通常，可以用扰相梯度回波序列的可变翻转角来量化 T_1 和 M_0（Lin et al., 1997; Volz, Nöth and Deichmann, 2012; Mezer et al., 2013; Sabati and Maudsley, 2013）。M_0 的估计基于图像强度。通过获取两个不同 TE 梯度回波数据集，可以估计 T_2^* 效应造成的信号损失（Volz, Nöth and Deichmann, 2012）。另外，也有人假设在很短的 TE（~2 ms）内 T_2^* 效应最小。使用一次短 TE 采集作为 TE = 0 的近似值，代替多次 TE 外推（Mezer et al., 2013）。可变翻转角方法在很大程度上取决于翻转角的正确应用。因此，对可能影响翻转角精度（B_1^+）的磁场不均匀性进行校正具有重要意义。

4.3.1.3　同时拟合 M_0 和弛豫时间

　　埃塞斯等（Ehses, 2013）提出使用翻转恢复平衡式稳态自由进动（IR-bSSFP）序列同时量化 1.5 T 中的 M_0、T_1 和 T_2。这种方法中，磁化传递（magnetisation transfer, MT）效应和层面配置缺陷的敏感性可能会影响参数估计，因此需要一定校正。

　　QRAPMASTER[1] 脉冲序列也可在 1.5 T MRI 上同时测量弛豫时间和 M_0（Krauss et al., 2015）。用多幅 TE 图像测定 T_2 弛豫时间，根据具有不同延迟时间（Td）的图像估计 T_1 和 M_0。

　　1　通过 TSE 读出饱和恢复的多回波采集来定量弛豫时间和质子密度。

结果表明,该方法与 IR-bSSFP 序列在准确度上相似。已证实该序列的质子密度有被高估的局限性,但可以用弛豫点的数量和单指数拟合进行解释。

最近,格拉斯(Gras et al., 2016)等使用扩散加权双回波稳态序列,同时提供了 M_0 mapping、弛豫时间和平均扩散系数,并针对其多参数图进行优化。然而,这种方法对生理运动十分敏感,使其应用受限。

MR 指纹成像是一个新的概念,旨在同时测量多个参数,例如 T_1、T_2 和 M_0(Ma et al., 2013;Cloos et al., 2016)。它将随机获取的非相干信号与通过模拟磁化时间评估而产生的字典进行匹配。M_0 的计算通过信号与其匹配的归一化字典条目之间的比率来完成,但可能会受到 B_1 不均匀性的影响。

综上所述,M_0 的计算有两种主要方法:多室 T_2 法和 T_2^* 外推法。这两种方法常用且可靠。然而,由于 T_2 和 T_1 弛豫造成的信号丢失需要校正。另外,最近有方法可以同时获得 M_0 和弛豫时间。尽管存在一些技术限制,但可以同时快速获取 M_0 和其他 MRI 定量参数,这种同时拟合可能是一种有趣的方法。

4.3.2　总的水含量估算偏倚校正

M_0 的估算可以转化为质子密度值,校准后测得水含量。为了从 M_0 中提取质子密度,需要映射并去除所有其他影响信号强度的参数。该信号依赖于几个参数,如弛豫时间(T_1,T_2,T_2^*),发射场 B_1^+ 的不均匀性,静磁场的畸变(B_0)和接收器线圈的灵敏度分布(B_1^-)。在消除这些偏差后,需要一个校准标准将质子密度测量转化为水含量。

4.3.2.1　弛豫时间的贡献

任何 MRI 信号都会受到横向(T_2,T_2^*)和纵向(T_1)弛豫过程的影响。为了说明这一点,我们采集了多个测量值,并拟合了弛豫时间。这样,就可以计算并消除它们对信号公式的影响。例如,如果 T_1 和 T_2 已知,则自旋回波信号公式(公式 4.3)可以由测量信号 $[S_{(TR,TE)}]$ 估计 M_0:

$$M_0 = \frac{S_{(TR,TE)}}{\left[1 - e^{-\frac{TR}{T_1}}\right] e^{-\frac{TE}{T_2}}} \tag{4.5}$$

由于测量弛豫时间很大程度上依赖于 B_1^+ 和 B_0 场的正确估计,映射这些不均匀性中的任何缺陷都会损害对信号损失的校正,从而影响估计质子密度的准确性(Volz, Nöth and Deichmann, 2012)。虽然在一些方法中 M_0 是根据 T_2 弛豫曲线测量的,但也必须要考虑到 T_1 的影响。一般来说,这种校正应该适用于任何影响信号的 MRI 参数(Neeb et al., 2006b;Ehses et al., 2013;Abbas et al., 2014;Meyers et al., 2016, 2017)。

4.3.2.2　接收线圈灵敏度

除去弛豫时间对信号的贡献,只剩下对 M_0 的影响。M_0 包含质子密度和接收线圈灵敏度 (B_1^-)。接收线圈接收信号的能力是不均匀的,取决于线圈的大小和它与物体的距离。因此,由于接收线圈灵敏度分布的空间变化,导致了信号强度的不均匀性(框注 4.2)。

框注 4.2　接收线圈灵敏度：方法和假设

空间上平滑线圈灵敏度函数。假设 B_1^- 在相邻体素中存在空间关系。计算一个独特的质子密度需要额外的假设。

水含量与 T_1 之间的生物物理关系。脑组织水含量测量值与 T_1 相关。这种关系可以作为额外的约束。其他影响 T_1 的因素,如铁,可能会导致 T_1-WC 关系的偏差,影响对水含量的估计。

多渠道分析。多通道采集数据;每一个都有不同的灵敏度曲线。为了防止过拟合,需要进行正则化。

局部估计的解决方案。对许多小的数据进行平滑处理,然后平滑地连接这些估算值。将 T_1-WC 与该方法相结合可以准确地估计水含量。

对等原则。理论上,当接收线圈用于激励时,接收器线圈的 B_1^- 磁场与同一线圈产生的 B_1^+ 磁场完全相反。虽然该原则被广泛用于 1.5 T,但对于更高的磁场,有研究发现它并不准确。参见第 2 章。

M_0 可以表示为 B_1^- 与质子密度之间的阿达玛乘积(Hadamard product)：

$$M_0(x,y,z) = B_1^-(x,y,z) : \mathrm{PD}(x,y,z) \tag{4.6}$$

因此,通过估计接收线圈的灵敏度曲线,可以从 M_0 中提取质子密度(见图 4.3)。

任何简单的成像操作都不能将质子密度与 B_1^- 分开,无法同时计算这两个参数,因为质子密度和 B_1^- 乘积有无限多种组合,从而给出一个特定的 M_0。因此,为解决这个问题需要补充一些额外的限制条件(Mezer et al., 2016)。有几种方法可以将质子密度从 B_1^- 中分离出来,这些方法可以结合起来准确地估计质子密度(图 4.3)。

4.3.2.2.1　线圈灵敏度函数在空间上是平滑的

该方法假设相邻体素中的 B_1^- 之间存在空间联系(Noterdaeme et al., 2009；Volz, Nöth and Deichmann, 2012；Volz, Nöth, Jurcoane, et al., 2012；Mezer et al., 2013；Abbas et al., 2015)。这种约束是通过将线圈灵敏度近似为平滑函数(例如,低阶 3D 多项式)来实现的。

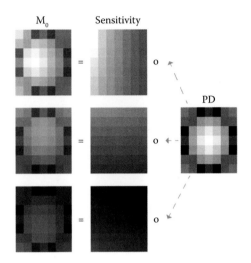

图 4.3 质子密度（PD）、线圈灵敏度（B_1^-）和平衡磁化率（M_0）之间的关系。质子密度值逐点（阿达玛乘积）乘以线圈灵敏度，以生成 M_0 图像。在这个模型中，线圈灵敏度为二阶多项式。（经许可转载自 Mezer, A., et al., Evaluating quantitative proton−density−mapping methods. Hum. Brain Mapp. 2016. 37. 3623-3635. 版权所有 Wiley−VCH Verlag GmbH&Co.KGaA.）

然后对每个体素的质子密度值和整个体积的多项式系数进行拟合。

多项式的阶数决定了多项式系数 Np 的数目，而体素的数目 Nv 等于未知质子密度值的数目。由于存在比 M_0 测量值（Nv）更多的未知参数（Nv+Np），计算唯一的质子密度需要额外的假设。

这个问题可以在线圈灵敏度偏置只包括低频的简化假设下得到解决（Noterdaeme et al., 2009；Volz, Nöth and Deichmann, 2012）。风险在于，这一假设将平滑生理变化，从而影响质子密度的估计。此外，不同的线圈（例如，8 通道与 32 通道）在空间上的变化是不同的，因此，如果对不同的线圈使用相同的功能，则仍可能存在线圈灵敏度偏置。

4.3.2.2.2　水含量与 T_1 的生物物理关系

研究发现，在人脑组织中，质子密度和水含量的测量结果与 T_1 相关（Fatouros et al., 1991；Fatouros and Marmarou, 1999；Gelman et al., 2001）。由于 T_1 受含水率的影响较大，因此 1/WC 与 1/T_1 之间的线性关系可以表述如下（Gelman et al., 2001；Volz, Nöth, Jurcoane, et al., 2012；Mezer et al., 2013；Abbas et al., 2015）：

$$\frac{1}{WC} = \frac{\gamma}{T_1} + \delta \tag{4.7}$$

其中 γ 和 δ 是表示线性关系的斜率和偏移量的任意常数（图 4.4）。当将质子密度与 B_1^- 分开时，可以用作附加约束。然而，由于其他因素可能会改变 T_1 而不是水含量，例如高铁含量，对水含量的估计可能会受到影响（Vymazal et al., 1995, 1999；Rooney et al., 2007；Volz,

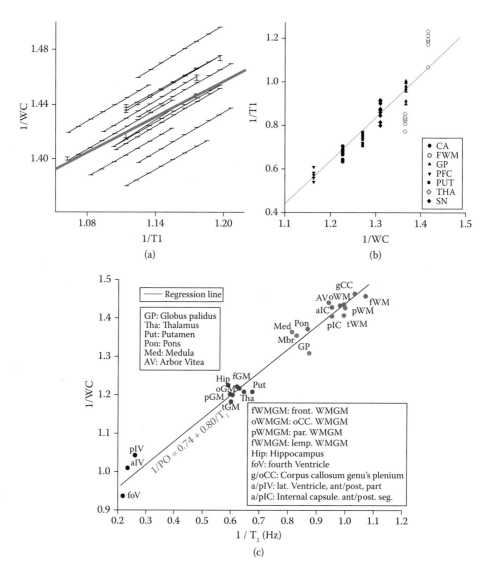

图 4.4　不同文献报道的 $1/T_1$ 与 $1/WC$ 之间的线性关系。（a）受试者脑白质 $1/T_1$ 与 $1/WC$ 的比值。将 $1/T_1$ 以 $0.05/s$ 的时间间隔分组。每个分组的平均体素数为 $1.5 \times 10^5 \pm 5.5 \times 10^3$。来自 16 个受试者的数据被精确地用直线拟合。数据以平均值±s.e.m.表示。所有受试者数据的线性拟合显示为粗灰线。（经许可转载自 Nat. Med. Mezer et al.）（b）苍白球（GP）、黑质（SN）、壳核（PUT）、尾状核头（CA）、前额叶皮质（PFC）、丘脑（THA）和额叶白质（FWM）的 WC 和 T_1 区域分析。除 THA 和 FWM 外，所有地区的数据均采用线性回归（虚线）。（经许可转载自 Gelman, N., et al., Interregional variation of longitudinal relaxation rates in human brain at 3.0 T：relation to estimated iron and water contents. Magn. Reson. Med. 2001. 45. 71-79.）（c）WC 和 T_1 区域分析。每个点对应于区域内 T_1（x 轴）和 WC（y 轴）的受试者间平均值。为便于阅读，本图中未显示受试者间的标准偏差。一些测量结果标注了相应的大脑区域。（经许可转载自 Abbas, Z., et al., Analysis of proton-density bias corrections based on T1 measurement for robust quantifcation of water content in the brain at 3 Tesla. Magn. Reson. Med. 2014. 72. 1735-1745.）

Nöth，Jurcoane，et al.，2012；Abbas et al.，2014；Stüber et al.，2014）。因此，在异常组织中植入线性关系约束时应慎重。对于多发性硬化的病变情况，发现这一约束准确地估计了水含量（Gracien，Reitz，Wagner，et al.，2016）。

在最近的一项应用中，将 WC 和 T_1 之间的相关性与可变翻转角度法结合起来估算 B_1^- 和 B_1^+（Baudrexel et al.，2016）。该方法包括采集不同翻转角度的梯度回波数据集。根据质子密度和 T_1 之间的相关关系，结合非均质场平滑变化的假设，同时计算了 B_1^- 和 B_1^+。在此假设下，在小体积中 B_1^- 和 B_1^+ 近似为常数。

4.3.2.2.3 多通道分析

梅泽（Mezer et al.，2013）等利用多通道数据将质子密度与 B_1^- 分离。每个通道有一个不同的灵敏度曲线，因此每个通道都使用多项式进行近似空间平滑。

假设多项式系数的个数为 Np，那么对于 Nc 个通道，存在 Np·Nc 个未知数。在这种情况下，与单通道分析相比，有更多的测量值（Nv·Nc），并且仍然只有 Nv 未知的质子密度值。因此，对于相对低阶多项式，测量次数超过未知参数的数量（Nv·Nc > Np·Nc + Nc），从而解决了问题的不适定性质。然而，多通道测量大大增加了采集数据的大小，延长了计算时间。在测量噪声存在的情况下，该方法对过拟合比较敏感。为了防止这种情况，在质子密度和 B_1^- 拟合中引入了正则化项。正则化是使用先验知识或假设作为附加约束。正则化有几种方法，它们施加的约束各不相同。一些人使用数学假设，而另一些人则利用 T_1 和 WC 之间的生物物理关系。其中一种可能的数学假设是岭回归（Tikhonov 回归）。这种正则化选择一个矢量长度很小的线圈灵敏度多项式系数（p）。当选择标准正交多项式基时，最小化 p 的向量长度等价于最小化线圈灵敏度系数的向量长度（Bell et al.，1978）。有趣的是，用于估计平行成像中接收线圈灵敏度的典型岭回归模型（Liang et al.，2002；Lin et al.，2004；Hoge et al.，2005）并不足以精确地将质子密度与 B_1^- 分开。T_1 生物物理先验比任何其他正规化方法都能得到更准确的估计（Mezer et al.，2016）。

4.3.2.2.4 局部估计解决方案

前面描述的平滑方法使用 B_1^- 空间变化的全局估计。局部估计方法使用一个相对低阶的多项式拟合许多小体积，然后平滑地连接这些估计。将 T_1-WC 约束与这种方法相结合可以提供特别准确的水含量估计，即使在使用传统的单通道数据时也是如此（Baudrexel et al.，2016；Cordes et al.，2017；Mezer et al.，2016）。

4.3.2.2.5 对等原则

对等原则指出，B_1^- 接收器线圈的磁场与相同线圈产生的 B_1^+ 磁场相反，（Ibrahim，2005）。这允许对发射和接收不均匀性进行校正（Hoult，2000）。如果使用不同的线圈进行发射和接收，仍可以应用对等原则，在接收时使用发射线圈进行附加采集（Neeb et al.，2008）。这种假设被广泛应用于 1.5 T，但由于驻波效应，对于更高的场其准确性较低（Volz，Nöth，Jurcoane，et al.，2012；Abbas et al.，2014）。

4.3.2.3 水质标准校正

在去除所有偏差后，就实现了准确地估计质子密度。然而，质子密度只与体素中的质子数量成正比，并不能直接测量它。因此，需要一个标定标准来定量测量水含量。由于纯水中质子数的百分比为 100 pu，其质子密度可以作为较好的校准标准。因此，水含量是组织（$PD_{组织}$）中水质子的比例相对于体素（$PD_{水}$）中最大可能的水质子数的定量测量。

$$WC = \frac{PD_{组织}}{PD_{水}} \tag{4.8}$$

有两种方法来估算 $PD_{水}$，分别是内参法或外参法。

4.3.2.3.1 内参法

内参法利用脑室中的游离水作为纯水标准的近似值。该校准使用具有长 T_1 的脑室内体素。当使用可变翻转角度时，来自这些体素的数据被拟合到信号方程（Volz，Nöth and Deichmann，2012；Volz，Nöth，Jurcoane，et al.，2012）。在脑室 T_1 恒定的假设下，这些体素的单一质子密度值被发现并用作校准因子（Mezer et al.，2016）。然而，长 T_1 弛豫和流体运动引起的 CSF 信号的大偏差可能会影响对脑室质子密度的估计（Abbas et al.，2014）。可以通过应用 T_2 约束来消除这种影响，该约束去除了表现出流动和部分容积效应的体素（Meyers et al.，2017）。

4.3.2.3.2 外参法

在外参法中，纯水体模被添加到扫描中以作为参考。该方法对体模效果很好，但在人脑成像中就不太准确了。由于温度影响 MRI 信号，因此需要对参考探针和对象之间的温差进行校正（Neeb et al.，2008）。此外，参考水模必须放在受试者旁边，因此受到 B_1^+ 不均匀性的严重影响，而在靠近线圈的地方 B_1^+ 不均匀性往往更高。在这种情况下，B_1^+ 修正尤其需要注意。最近，迈耶斯（Meyers）等利用互易定理计算了外部水源的 B_1^+ 不均匀性。虽然这项应用有一定限制，但它意味着如果有精确的线圈灵敏度，利用外部水源也是可行的（Meyers et al.，2017）。

4.4 应用

水占脑组织的 70%～85%，对脑功能和脑保护至关重要（Deoni，2015；Meyers，2015）。

水含量在不同脑区之间存在差异，并且随着人体发育和衰老而改变（Holland et al.，1986；Neeb et al.，2006a，2006b）。此外，水含量的变化是许多神经系统疾病的特征，如多发性硬化、脑肿瘤、肝性脑病、脑卒中和头部创伤（Ayata and Ropper，2002；Wick and Küker，2004；Laule et al.，2006；Shah et al.，2008；Volz，Nöth，Jurcoane，et al.，2012；Mezer et al.，2013）。因此，绘制水含量图可以作为研究和诊断大脑疾病、研究人类大脑正常发育和衰老的实用工具。

脑容量和形态计量学的改变通常是年龄和疾病共同作用的结果（Tisserand et al.，2002；Kennedy et al.，2009；Callaert et al.，2014）。然而，基于体素的分析揭示了大量的体积变化，而不是局部的体素水平效应。测量水含量有助于区分体积变化与水和非水含量的局部变化（Neeb et al.，2006a）。

此外，水是 MRI 信号的来源，水含量是其他 MRI 参数测量的基础（Gelman et al.，2001；Chen et al.，2005；Vavasour et al.，2011；Mezer et al.，2013；Lorio et al.，2016）。估计感兴趣的 MR 参数与水含量之间的相关性对于测量的生物物理学解释至关重要。水含量也可作为其他 MR 方法的校准标准，例如波谱（Gasparovic et al.，2009；Lecocq et al.，2013，2015）。

4.4.1 正常大脑水含量

正常大脑中，水含量在白质和灰质之间存在差异。表 4.2 显示了文献中报道的不同大脑区域的水含量测量结果。多项研究报道了灰质和白质之间水含量的显著差异。灰质的平均水含量为 80%~85%，而白质的平均水含量约为 70%（图 4.5）。使用不同场强和采集方法，这些结果都是恒定的。多项研究测量了活检样本的水含量（表 4.1）。与 MRI 水含量测量一致，活检水含量：白质为 68.7%~71.6%，灰质为 80.5%~84.6%。

4.4.2 水含量随年龄的变化

多项研究报道了水含量在整个生命过程中的变化情况。

采用基于体素的分析方法，对 138 名年龄从 19 岁到 75 岁不等的志愿者（Callaghan et al，2014）进行了不同脑结构的水含量随年龄变化的检测。壳核、苍白球、尾状核和红核的水含量与年龄呈负相关。但在视神经辐射区和白质优势区，水含量与年龄呈正相关。需要注意的是，本研究中的水含量测量没有根据 T_2^* 权重进行校正，因此可能包括其他混杂因素，如铁含量（考虑到相对较长的 TE 为 8.5 ms）。此外，这项研究利用基于体素的分析来证明水含量的变化。因此，基于体素的分析对年龄的敏感性可以解释水含量与年龄的相关性（Tisserand et al.，2002；Kennedy et al.，2009；Callaert et al.，2014）。

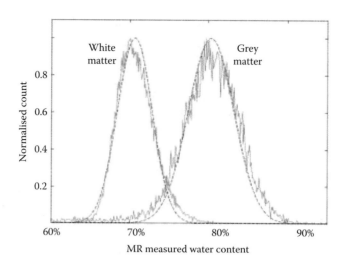

图 4.5 水含量在脑白质和灰质中分布的直方图。基于定量 T_1 信息，对活体内水含量图进行分割，仅显示脑白质和灰质。将分割后的水含量图用一维直方图表示，并对两个高斯函数的总和进行拟合，提取出水含量在灰质和白质中的均值和标准差。用该函数拟合分布，白质水含量值为 $(70.7 \pm 2.1)\%$，灰质水含量值为 $(80.3 \pm 2.9)\%$。灰质水含量明显高于白质。（经许可转载自 NeuroImage，31，Neeb，H.，et al.，A new method for fast quantitative mapping of absolute water content in vivo，1156-1168.）

　　研究表明，灰质水含量随年龄的增长而减少，并且与性别有关（Neeb et al.，2006a）。对于女性，灰质水含量在 30 岁到 80 岁期间以每年 0.034% 的速度下降。而对于男性，在 50 岁以后观察到灰质水含量的下降幅度要大得多。此外，女性平均灰质水含量比男性高 1.2%。脑白质水含量没有观察到年龄或性别差异。但需要注意的是，白质和灰质的平均水含量是在切片为 5 mm 层厚的图像上估算的，因此，部分容积效应及其与年龄和性别的交互作用会对结果产生影响。

　　伊特曼等（Yeatman et al.，2014）模拟了 80 年寿命期间的白质发育和衰老过程（$N = 102$，年龄 7~85 岁）。$1/T_1$ 和 MTV（1-WC）生长曲线可用二次多项式等对称曲线很好地拟合。这意味着增长和下降的速度是对称的。MTV 值在 30 到 50 岁之间达到顶峰，然后下降，在 70 到 80 岁之间回到 8 岁时的水平。有趣的是，不同的白质通路随着年龄的变化呈现出不同的变化速率。

　　儿童和成人的定量 MRI 和功能 MRI 联合研究显示了水含量和功能之间的关系（Gomez et al.，2017）。在扫描大脑腹侧颞叶皮质相关脑区的同时，测试了儿童和成人的面部记忆和位置识别能力。用水含量测量提取这些脑区的 MTV（1-WC）。结果显示，在梭状回后部，对面孔的选择，平均 MTV 从童年到成年增长了 12.6%。模拟结果表明，髓鞘体积的增加不太可能完全解释这一观察。

4.4.3 疾病水含量

水含量在疾病中的变化并不特定于某一诊断，而与多种病理条件相关。

脑水肿是脑组织内液体的积聚，是许多疾病的伴随特征。水肿引起的脑压升高可能很危险，甚至是致命的。因此，评估水含量的变化对于监测水肿程度以准确预测预后是非常重要的。研究表明，水肿引起的水含量相对较小的变化可以反映脑肿胀的较大变化（Keep et al.，2012）。

水肿导致的局部或全脑水含量增加与疾病相关，如脑卒中和脑肿瘤（Badaut et al.，2002；Wick and Küker，2004）。当血浆样液体通过肿瘤中受损的毛细血管内皮紧密连接处进入大脑细胞外间隙时，就发生了瘤周水肿（Papadopoulos et al.，2004）。脑瘤患者的水含量图显示脑白质水含量整体增加（Neeb et al.，2006b）。水从受影响的一侧扩散到另一个半球所引起的变化也是可以测量的。这在常规的 T_1 加权图像中观察不到。

在肝衰竭患者中，脑水肿的存在是疾病的主要表现，通常决定临床结局（Gill and Sterling，2001）。水含量图为肝性脑病的病理生理学和水肿之间的联系提供了证据（Shah et al.，2008）。对组织水含量变化的定量研究表明，肿胀程度和由此引起的脑水肿与疾病分级相关。

多发性硬化（multiple sclerosis，MS）是一种中枢神经系统的自身免疫性疾病，以水肿、炎症、脱髓鞘和轴突丢失为特征（Keegan and Noseworthy，2002）。多发性硬化病变区和患者看起来正常的白质区域均有水含量增加的趋势（Laule et al.，2004；Volz，Nöth，Jurcoane，et al.，2012；Jurcoane et al.，2013；Mezer et al.，2013；Engstrom et al.，2014；Baudrexel et al.，2016）。例如，早期复发缓解型多发性硬化患者（Gracien，Reitz，Hof，et al.，2016）和晚期多发性硬化患者（Engstrom et al.，2014）都表现出皮质水含量增加。此外，水含量测量被证明可以预测多发性硬化中钆的增强（Jurcoane et al.，2013）。格拉西恩（Gracien）等进行了在水含量图中去除接收线圈偏置的不同方法（见 4.2.2.2 节）是否可以应用于多发性硬化患者的研究。在大肿瘤这样的病变中，水含量的增加可被平滑处理错误地移除。此外，在多发性硬化病变等异常组织中，用于 B_1^- 校正的 T_1 和水含量之间是否仍然保持线性关系，目前尚不清楚。研究结果表明，在多发性硬化患者中，通过应用 T_1 生物物理事先校正接收器偏倚可得到可靠的水含量值。此外，研究表明，在残疾程度较高的患者中，根据线性关系校准的水含量和预测的水含量之间的差异更加明显（Gracien，Reitz，Wagner，et al.，2016）。

图 4.6 显示了各种条件下测量水含量的示例。

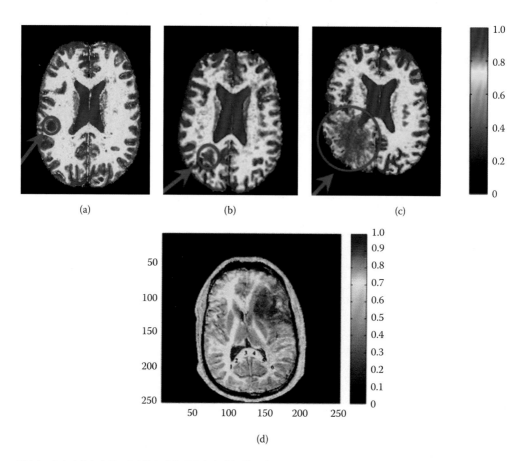

图 4.6　疾病中的水含量。(a)从多发性硬化患者获得的水含量图。红色圆圈和箭头标记了所有图像中最大的病变。(b)从缺血性卒中患者获得的水含量图。红色圆圈和箭头标记左侧顶叶梗死区。(c)1 例复发性胶质母细胞瘤患者的水含量图。红色圆圈和箭头表示肿瘤。(d)28 岁脑瘤患者的水含量图。(经许可转载自 NeuroImage, 63, Volz, S., et al., Quantitative proton density mapping：Correcting the receiver sensitivity bias via pseudo proton densities, 540-552. 以及 NeuroImage, 31, Neeb, H., et al., A new method for fast quantitative mapping of absolute water content in vivo, 1156-1168.)

4.4.4　水含量对其他 MRI 测量的影响

MRI 信号是由水产生的,因此任何 MR 测量都包含了水含量效应。考虑水含量对测量的贡献是重要的,因为水含量的变化可能会混淆其他组织属性。

已知 T_1 与水含量相关。如前所述,利用这种相关性可以准确地从 M_0 中提取质子密度。T_1 和水含量之间的关系也可以用来量化 T_1 的变化受水含量的影响程度。

研究发现,灰质区之间的水含量差异是 T_1 值区域间差异的主要原因(Gelman et al., 2001)。然而,T_1 并不完全取决于水含量,它反映了组织,比如铁的各种生物物理属性。对未被水含量变异性所影响的 T_1 变异性的评估可以获得这些生物物理特性。研究表明,T_1 与水含量的关系可以在脑区之间发生改变,并作为非水化合物功能(Kucharczyk et al.，1994；Mezer et al.，2013；Abbas et al.，2015)。一些研究(Mezer et al.，2013；Abbas et al.，2015)测试了与全脑计算的 T_1-WC 关系的偏差。水含量根据这种关系预测 T_1 的能力在不同的脑区之间存在差异。例如,水含量预测了白质 T_1,但同样的预测没有延伸到灰质和丘脑(Mezer et al.，2013)。此外,用含有不同脂类成分的体模评价了水含量和 T_1 对大分子含量的敏感性。研究发现,水含量与体模无关,只对水的成分敏感(Mezer et al.，2013)。而 T_1 同时取决于水含量和脂质类型(Koenig，1991；Kucharczyk et al.，1994；Mezer et al.，2013)。

因此,比较组织间的 T_1 和水含量值可以揭示影响 T_1 的大分子的局部物理化学环境。

通过计算合成的 T_1 加权图像,可以评价水含量对 T_1 测量的影响。通过定量测量 MR 参数并使用它们来计算信号方程的解析表达式而产生图像。与不包括质子密度的合成图像相比,在合成信号计算中包括质子密度测量可以减少从 T_1 加权 MRI 图像获得的灰质体积和皮质厚度估计值(Lorio et al.，2016),见图 4.7。这突出了定量 MRI 对神经解剖学研究的附加价值,并提示应仔细考虑用于提取组织测量的 MRI 数据。

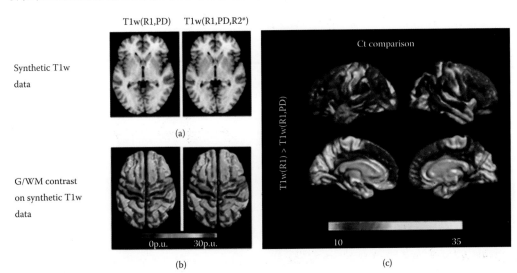

图 4.7　质子密度对 T_1 加权 MRI 图像灰质体积和皮质厚度估计值的影响。(a)有质子密度掺入的合成 T_1 加权图像[T_1w(R1,PD)]和无质子密度的合成 T_1 加权图像[T_1w(R1)]。(b)合成 T_1w 图像的灰白质对比度。(c)从不同合成 T_1w 图像获得的皮质厚度估计值的统计比较。(经许可转载自 Lorio, S., et al., Hum. Brain Mapp.,37, 1801-1815, 2016.)

　　磁化传递是一种 MRI 测量方法,用于检测水中可移动质子与束缚态非水质子之间的相互作用。这些池之间转移的磁化量可以用磁化传递率(magnetisation transfer ratio,MTR)来描述。这个参数的变化通常与髓鞘含量的变化有关(Chen et al.，2005)。然而,由于水肿和炎症引起的水含量改变也可能引起与髓鞘无关的 MTR 改变(见图 4.8)。因此,将多发性硬化病变中 MTR 的减少仅与脱髓鞘联系起来是不正确的(Vavasour et al.，2011)。在 MT 数据分析中,结合定量水含量图谱可以区分水肿和脱髓鞘的不同成分(Levesque et al.,2005;Giaco-mini et al.,2009)。一些定量 MRI 测量,如 T_2 和 MT,旨在髓鞘定位,但对水含量也很敏感(Mezer et al.,2013;West et al.,2016;Berman et al.,2017)。未来的研究应该测试消除水含量效应并提高其特异性。

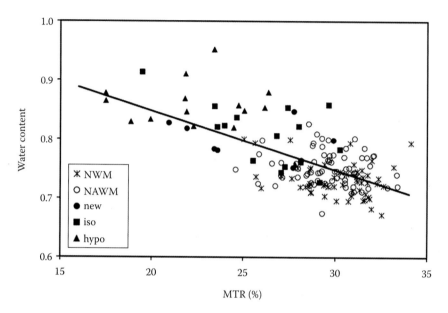

图 4.8　不同组织 MTR 与水含量的相关性研究。NWM:年龄和性别匹配的正常白质(星形);NAWM:外观正常的白质(空心圆);new:小于 2 个月的病变(实心圆);iso:等信号 T_1 病变(实心正方形);hypo:低信号 T_1 病变(实心三角形)。回归直线为所有组织,R=−0.65。(经许可转载自 Vavasour, I.M., et al., Is the magnetisation transfer ratio a marker for myelin in multiple sclerosis? J. Magn. Reson. Imaging. 2011. 33. 713-718.)

　　扩散 MRI 也可以从水含量图中获益。梅泽等(Mezer et al.,2013)认为结合水含量和扩散测量可以明确不同组织特性的贡献。结果表明,在已知有许多交叉纤维的区域,各向异性分数(fractional anisotropy,FA)值大幅下降。然而,交叉纤维对 MTV(1−WC)的影响不大。这说明 FA 和 MTV 值在白质束中存在互补(见图 4.9)。结合这两项测量有助于区分影响 FA 的不同机制。例如,如果 MTV 和 FA 一起改变,我们可能会倾向于把这种改变解释为轴突包裹的差异导致的。如果 MTV 是恒定而 FA 是变化的,我们可以解释这种变化是由轴突连贯性差异等机制引起的。

　　此外,将扩散测量和水含量相结合,可以得到白质纤维的结构和生物物理特性。在最近的应用中,扩散和水含量被用来近似表示轴突内径和外径之比(g-ratio),这是白质影响信号传导的一个重要结构属性(Duval et al.,2016;Berman et al.,2017)。

　　建议在电学特性断层成像中采用水含量测量。这项技术提供了生物组织的活体电导率和介电常数图像。米歇尔等(Michel et al.,2016)通过优化函数仅以水含量表示组织的电导

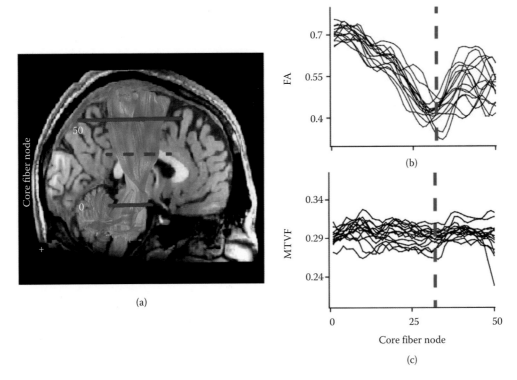

图 4.9　纤维交叉区的扩散测量和水含量。沿皮质脊髓束（corticospinal tract，CST）计算大分子和脂质组织体积分数（macromolecular and lipid tissue volume fraction，MTVF＝1－WC）和各向异性分数（FA）。在胼胝体纤维穿过 CST 的区域，FA 值显著下降，降低了纤维方向的一致性。这一区域位于半卵圆中心内，已知那里有许多交叉纤维。另一方面，MTV 值沿 CST 恒定。（a）将估计的右侧 CST（蓝色）叠加在矢状位 T_1 加权图像上。两条红色实线表示指定测量区域的轴面；计算出束（核心纤维）的质心，并将其采样成 50 个节点。CST 与胼胝体纤维的交叉点由虚线标示。（b，c）曲线显示不同受试者（$n=$ 15）在 CST 不同节点处测量的 FA 和 MTVF 值。在 CST 与胼胝体纤维相交的区域，FA 值下降，但 MTVF 值没有下降（紫红色虚线）。（经许可转载自 Macmillan，Ltd. Nat. Med. Mezer，A.，et al.）

率和介电常数。在 MRI 频率下，水含量被证明是组织电学特性的合理指标。

　　WC mapping 对于校准不同的 MR 测量也很重要。例如，通过光谱成像量化大脑绝对代谢物浓度时需要校准到从 WC mapping 获得的水标准（Gasparovic et al.，2009；Lecocq et al.，2013，2015）。此外，近红外光谱法测定的脑氧合参数受水含量随成熟度降低的影响。大多数商用设备都没有考虑到这些成熟的水含量变化，有可能导致脑氧合读数与正确值的偏差高达 8%（Demel et al.，2014）。

　　动脉自旋标记是一种测量脑血流的 MRI 方法，涉及对完全弛豫的血液自旋信号强度的校准。该测量结果也是从水含量图得出的（Alsop et al.，2015；Jen et al.，2016）。

4.5 结论

多年来，WC mapping 一直被忽略。随着水含量图的获取和后处理方面的发展，以及对其生物物理意义的进一步了解，使水含量的精确量化成为可能。

WC mapping 现在是一种可获取且可靠的 MRI 测量，因为可以更好地理解和控制接收线圈不均匀性等偏差的影响。然而，线圈灵敏度和质子密度之间分离的不适定性在理论上仍然没有解决。转向更高的领域，表征和消除这些偏差将变得越来越重要。要在高于 3 T 场强中实现人体 WC mapping，尚需进一步研究。

水含量在生物物理解释方面也取得了进展。已证实质子密度与水含量有明确的关联，因此该测量的临床实施有所进展。它已被证明在扫描仪和场强之间是准确的，可以实现标准化的临床应用。水含量的增加被证明是一些神经系统疾病的特征。因此，量化水含量变化的能力具有临床意义。但是，水含量并非特定于某种病理状况。未来的研究可能包括采用具有不同 MR 参数的多模态方法，以提供独特的诊断，预后和治疗监测。

所有 MRI 测量都源自水质子。因此，水含量被认为是最基本的 MR 参数。此外，由于其与水直接结合，水含量具有独特的生物学解释。因此，水含量在其他 MR 参数的生物物理模型中的作用可能会增加，其特异性也得到加强。

参考文献

Abbas Z, Gras V, Möllenhoff K, Keil F, Oros-Peusquens A-M, ShahNJ. Analysis of proton-density bias corrections based on T_1 measurement for robust quantification of water content in the brain at 3 Tesla. Magn Reson Med 2014；72：1735-45.

Abbas Z, Gras V, Möllenhoff K, Oros-Peusquens A-M, Shah NJ. Quantitative water content mapping at clinically relevant field strengths：a comparative study at 1.5 T and 3 T.NeuroImage 2015；106：404-13.

Alsop DC, Detre JA, Golay X, Günther M, HendrikseJ,Hernandez-Garcia L, et al. Recommended implementation of arterial spin-labeled perfusion MRI for clinical applications：a consensus of the ISMRM perfusion study group and the European consortium for ASL in dementia. Magn

Reson Med 2015；73：102-16.

Ayata C，Ropper AH. Ischaemic brain oedema. J Clin Neurosci 2002；9：113-24.

Badaut J，Lasbennes F，Magistretti PJ，Regli L. Aquaporins in brain：distribution，physiology，and pathophysiology. J Cereb Blood Flow Metab 2002；22：367-78.

Baudrexel S，Reitz SC，Hof S，Gracien R-M，Fleischer V，Zimmermann H，et al. Quantitative T_1 and proton density mapping with direct calculation of radiofrequency coil transmit and receive profiles from two-point variable flip angle data. NMR Biomed 2016：29：349-360.

Bell BA，Smith MA，Kean DM，McGhee CN，MacDonald HL，Miller JD，Barnett GH，Tocher JL，Douglas RH and Best JJ. Brain water measured by magnetic resonance imaging. Correlation with direct estimation and changes after mannitol and dexamethasone，Lancet 1987；1：66-69.

Bell JB，Tikhonov AN，Arsenin VY. Solutions of Ill-Posed Problems. Math Comput 1978；32：1320. Berman S，West K，Does MD，Yeatman JD，Mezer AA. Evaluating g-ratio weighted changes in the corpus callosum as a function of age and sex. NeuroImage 2017；In Press：1-10.

Callaert DV，Ribbens A，Maes F，Swinnen SP，Wenderoth N. Assessing age-related gray matter decline with voxel-based morphometry depends significantly on segmentation and normalization procedures. Front Aging Neurosci 2014；6.

Callaghan MF，Freund P，Draganski B，Anderson E，Cappelletti M，Chowdhury R，et al. Widespread age-related differences in the human brain microstructure revealed by quantitative magnetic resonance imaging. Neurobiol Aging 2014；35：1862-72.

Chen JT，Collins DL，Freedman MS，Atkins HL，Arnold DL. Local magnetization transfer ratio signal inhomogeneity is related to subsequent change in MTR in lesions and normal- appearing white-matter of multiple sclerosis patients. NeuroImage 2005；25：1272-78.

Cloos MA，Knoll F，Zhao T，Block K，Bruno M，Wiggins C，et al. Multiparamatric imaging with heterogeneous radiofrequency fields. Nat Commun 2016；in press：1-10.

Cordes D，Yang Z，Zhuang X，Sreenivasan K，Mishra V，Hua LH. A new algebraic method for quantitative proton density mapping using multi-channel coil data. Med. Image Anal. 2017；40：154-171.

Davie CA，Hawkins CP，Barker GJ，Brennan A，Tofts PS，Miller DH，et al. Serial proton magnetic resonance spectroscopy in acute multiple sclerosis lesions. Brain 1994；117（Pt 1）：49-58.

Delikatny EJ, Chawla S, Leung DJ, Poptani H. MR-visible lipids and the tumor microenvironment. NMR Biomed 2011; 24:592-611.

Demel A, Wolf M, Poets CF, Franz AR. Effect of different assumptions for brain water content on absolute measures of cerebral oxygenation determined by frequency-domain near-infrared spectroscopy in preterm infants: an observational study. BMC Pediatr 2014; 14: 206.

Deoni SCL, Meyers SM, Kolind SH. Modern methods for accurate T_1, T_2, and proton density MRI. In Oxford Textbook of Neuroimaging, edited by M. Filippi. Oxford University Press; 2015: 13-26.

Du J, Ma G, Li S, Carl M, Szeverenyi NM, VandenBerg S, et al. Ultrashort echo time (UTE) magnetic resonance imaging of the short T_2 components in white matter of the brain using a clinical 3 T scanner. NeuroImage 2014; 87: 32-41.

Duval T, Lévy S, Stikov N, Campbell J, Mezer A, Witzel T, et al. g-Ratio weighted imaging of the human spinal cord in vivo. NeuroImage 2016: 145: 11-23.

Ehses P, Seiberlich N, Ma D, Breuer FA, Jakob PM, Griswold MA, et al. IR TrueFISP with a golden-ratio-based radial readout: fast quantification of T_1, T_2, and proton density. Magn Reson Med 2013; 69: 71-81.

Engstrom M, Warntjes JBM, Tisell A, Landtblom AM, Lundberg P. Multi-parametric representation of voxel-based quantitative magnetic resonance imaging. PLoS One 2014; 9.

Fatouros PP, Marmarou A. Use of magnetic resonance imaging for in vivo measurements of water content in human brain: method and normal values. J Neurosurg 1999; 90: 109-15.

Fatouros PP, Marmarou A, Kraft KA, Inao S, Schwarz FP. In Vivo brain water determination by T_1 measurements: Effect of total water content, hydration fraction, and field strength. Magn Reson Med 1991; 17: 402-13.

Fischer HW, Rinck PA, van Haverbeke Y, Muller RN. Nuclear relaxation of human brain gray and white matter: Analysis of field dependence and implications for MRI. Magn Reson Med 1990; 16: 317-34.

Gasparovic C, Neeb H, Feis DL, Damaraju E, Chen H, Doty MJ, et al. Quantitative spectroscopic imaging with in situ measurements of tissue water T_1, T_2, and density. Magn Reson Med 2009; 62: 583-90.

Gelman N, Ewing JR, Gorell JM, Spickler EM, Solomon EG. Interregional variation of longitudinal relaxation rates in human brain at 3.0 T: relation to estimated iron and water contents. Magn Reson Med 2001; 45: 71-9.

Giacomini PS, Levesque IR, Ribeiro L, Narayanan S, Francis SJ, Pike GB, et al. Measuring demyelination and remyelination in acute multiple sclerosis lesion voxels. Arch Neurol 2009; 66: 375-81.

Gill RQ, Sterling RK. Acute liver failure. J Clin Gastroenterol 2001; 33: 191-8.

Gomez J, Barnett MA, Natu V, Mezer A, Palomero-Gallagher N, Weiner KS, et al. Microstructural proliferation in human cortex is coupled with the development of face processing. Science 2017; 355: 68-71.

Gracien R-M, Reitz SC, Hof SM, Fleischer V, Zimmermann H, Droby A, et al. Changes and variability of proton density and T_1 relaxation times in early multiple sclerosis: MRI markers of neuronal damage in the cerebral cortex. Eur Radiol 2016; 26: 2578-86.

Gracien R-M, Reitz SC, Wagner M, Mayer C, Volz S, Hof S-M, et al. Comparison of two quantitative proton density mapping methods in multiple sclerosis. Magn Reson Mater Phys Biol Med 2016; 30: 75-83.

Gras V, Farrher E, Grinberg F, Shah NJ. Diffusion-weighted DESS protocol optimization for simultaneous mapping of the mean diffusivity, proton density and relaxation times at 3 Tesla. Magn Reson Med 2016; 6: 1735-1745.

Hoge WS, Brooks DH, MadoreB, Kyriakos WE. A tour of accelerated prallel MR imaging from a linear systems perspective. Concepts Magn Reson 2005; 27A: 17-37.

Holland BA, Haas DK, Norman D, Brant-Zawadzki M, Newton TH. MRI of normal brain maturation. AJNR. Am J Neuroradiol 1986; 7: 201-208.

Holmes JE, Bydder GM. MR imaging with ultrashort TE (UTE) pulse sequences: basic principles. Radiography 2005; 11:163-74.

Horch RA, Gore JC, Does MD. Origins of the ultrashort-T_2 1H NMR signals in myelinated nerve: a direct measure of myelin content? Magn Reson Med 2011; 66: 24-31.

Hoult DI. The principle of reciprocity in signal strength calculations-A mathematical guide. Concepts Magn Reson 2000; 12: 173-87.

Howe FA, Barton SJ, Cudlip SA, Stubbs M, Saunders DE, Murphy M, et al. Metabolic profiles of human brain tumors using quantitative in vivo 1H magnetic resonance spectroscopy. Magn

Reson Med 2003；49：223-32.

Ibrahim TS. Analytical approach to the MR signal. Magn Reson Med 2005；54：677-82.

Jansen JF, Backes WH, Nicolay K, Kooi ME. 1H MR spectroscopy of the brain：absolute quantification of metabolites. Radiology 2006；240：318-32.

Jen M, Johnson J, Hou P, Liu H. SU-G-IeP1-07：inaccuracy of lesion blood flow quantification related to the proton density reference image in arterial spin labeling MRI of brain tumors. Med Phys 2016；43：3645-45.

Jurcoane A, Wagner M, Schmidt C, Mayer C, Gracien R-M, Hirschmann M, et al. Within-lesion differences in quantitative MRI parameters predict contrast enhancement in multiple sclerosis. J Magn Reson Imaging 2013；38：1454-61.

Kaneoke Y, Furuse M, Inao S, Saso K, Yoshida K, Motegi Y, Mizuno M and Izawa A. Spin-lattice relaxation times of bound water - its determination and implications for tissue discrimination, Magn. Reson. Imag. 1987；5：415-420.

Keegan BM, Noseworthy JH. Multiple sclerosis. Ann Rev Med 2002；53：285-302.

Keep RF, Hua Y, Xi G. Brain water content：a misunderstood measurement? Transl Stroke Res 2012；3：263-265.

Kennedy KM, Erickson KI, Rodrigue KM, Voss MW, Colcombe SJ, Kramer AF, et al. Age-related differences in regional brain volumes：a comparison of optimized voxel-based morphometry to manual volumetry. Neurobiol Aging 2009；30：1657-76.

Koenig SH. Cholesterol of myelin is the determinant of gray white contrast in MRI of brain. Magn Reson Med 1991；20：285-91.

Krauss W, Gunnarsson M, Andersson T, Thunberg P. Accuracy and reproducibility of a quantitative magnetic resonance imaging method for concurrent measurements of tissue relaxation times and proton density. Magn Reson Imaging 2015；33：584-91.

Kucharczyk W, Macdonald PM, Stanisz GJ, Henkelman RM. Relaxivity and magnetization transfer of white matter lipids at MR imaging：importance of cerebrosides and pH. Radiology 1994；192：521-9.

Laule C, Leung E, Li DKB, Traboulsee AL, Paty DW, MacKay AL, et al. Myelin water imaging in multiple sclerosis：quantitative correlations with histopathology. Mult Scler 2006；12：747-53.

Laule C, Vavasour IM, Kolind SH, Li DKB, Traboulsee TL, Moore GRW, et al. Magnetic resonance imaging of myelin. Neurotherapeutics 2007；4：460-84.

Laule C, Vavasour IM, Moore GRW, Oger J, Li DKB, Paty DW, et al. Water content and myelin water fraction in multiple sclerosis. A T_2 relaxation study. J Neurol 2004；251：284-93.

Lecocq A, Le Fur Y, Amadon A, Vignaud A, Bernard M, Guye M, et al. Fast whole brain quantitative proton density mapping to quantify metabolites in tumors. Phys Medica 2013；29, Supple：e11-e12.

Lecocq A, Le Fur Y, Amadon A, Vignaud A, Cozzone PJ, Guye M, et al. Fast water concentration mapping to normalize（1）HMR spectroscopic imaging. MAGMA 2015；28：87-100.

Levesque I, Sled JG, Narayanan S, Santos AC, Brass SD, Francis SJ, et al. The role of edema and demyelination in chronic T_1 black holes：a quantitative magnetization transfer study. J Magn Reson Imaging 2005；21：103-10.

Liang ZP, Bammer R, Ji J, Pelc NJ, Glover GH. Improved image reconstruction from sensitivity-encoded data by wavelet denoising and Tokhonov regularization. In：Biomedical Imaging V-Proceedings of the 5th IEEE EMBS International Summer School on Biomedical Imaging, SSBI, 2002.

Lin F-H, Kwong KK, Belliveau JW, Wald LL. Parallel imaging reconstruction using automatic regularization. Magn Reson Med 2004；51：559-67.

Lin W, Paczynski RP, Venkatesan R, He YY, Powers WJ, Hsu CY, et al. Quantitative regional brain water measurement with magnetic resonance imaging in a focal ischemia model. Magn Reson Med 1997；38：303-10.

Lorio S, Kherif F, Ruef A, Melie-Garcia L, Frackowiak R, Ashburner J, et al. Neurobiological origin of spurious brain morphological changes：A quantitative MRI study. Hum Brain Mapp 2016；37：1801-15.

Ma D, Gulani V, Seiberlich N, Liu K, Sunshine JL, Duerk JL, et al. Magnetic resonance fingerprinting. Nature 2013；495：187-92.

Meyers S. Accurate measurement of brain water content by magnetic resonance（Doctoral dissertation）. University of British Columbia, 2015. Meyers SM, Kolind SH, Laule C, MacKay AL. Measuring water content usign T_2 relaxation at 3 T：phantom validations and simulations. Magn Reson Imaging 2016；34：246-51.

Meyers SM, Kolind SH, MacKay AL. Simultaneous measurement of total water content and myelin water fraction in brain at 3T using a T_2 relaxation based method. Magn Reson Imaging 2017; 37: 187-94.

Mezer A, Rokem A, Berman S, Hastie T, Wandell BA. Evaluating quantitative proton-density-mapping methods. Hum Brain Mapp 2016; 37: 3623-35.

Mezer A, Yeatman JD, Stikov N, Kay KN, Cho N-J, Dougherty RF, et al. Quantifying the local tissue volume and composition in individual brains with magnetic resonance imaging. Nat Med 2013; 19: 1667-72.

Michel E, Hernandez D, Lee SY. Electrical conductivity and permittivity maps of brain tissues derived from water content based on T_1-weighted acquisition. Magn Reson Med; 2017; 77: 1094-1103

Neeb H, Ermer V, Stocker T, Shah NJ. Fast quantitative mapping of absolute water content with full brain coverage. NeuroImage 2008; 42: 1094-109.

Neeb H, Zilles K, Shah NJ. Fully-automated detection of cerebral water content changes: study of age- and gender-related H_2O patterns with quantitative MRI. NeuroImage 2006a; 29: 910-22.

Neeb H, Zilles K, Shah NJ. A new method for fast quantitative mapping of absolute water content in vivo. NeuroImage 2006b; 31: 1156-68.

Nitz WR, Reimer P. Contrast mechanisms in MR imaging. Eur Radiol 1999; 9: 1032-46.

Norton WT, Poduslo SE and Suzuki K. Subacute sclerosing leukoencephalitis. Chemical studies including abnormal myelin and an abnormal ganglioside pattern, J. Neuropathol. Exp. Neurol. 1966; 25: 582-97.

Noterdaeme O, Anderson M, Gleeson F, Brady M. Intensity correction with a pair of spoiled gradient recalled echo images. Phys Med Biol 2009; 54: 3473-89.

Papadopoulos MC, Saadoun S, Binder DK, Manley GT, Krishna S, Verkman AS. Molecular mechanisms of brain tumor edema. Neuroscience 2004; 129: 1009-18.

Rooney WD, Johnson G, Li X, Cohen ER, Kim SG, Ugurbil K, et al. Magnetic field and tissue dependencies of human brain longitudinal $1H_2O$ relaxation in vivo. Magn Reson Med 2007; 57: 308-18.

Sabati M, Maudsley AA. Fast and high-resolution quantitative mapping of tissue water content with full brain coverage for clinically- driven studies. Magn Reson Imaging 2013；31：1752-9.

Shah NJ, Neeb H, Kircheis G, Engels P, Häussinger D, Zilles K. Quantitative cerebral water content mapping in hepatic encephalopathy. NeuroImage 2008；41：706-17.

Schepps JL and Foster KR. The UHF and microwave dielectric properties of normal and tumour tissues：variation in dielectric properties with tissue water content, Phys. Med. Biol. 1980；25：1149-1159.

Simon J, Szumowski J, Totterman S, Kido D, Ekholm S, Wicks A, et al. Fat-suppression MR imaging of the orbit. Am J Neuroradiol 1988；9：961-8.

Stüber C, Morawski M, Schäfer A, Labadie C, Wähnert M, Leuze C, et al. Myelin and iron concentration in the human brain：a quantitative study of MRI contrast. NeuroImage 2014；93：95-106.

Takagi H, Shapiro K, Marmarou A and Wisoff H. Microgravimetric analysis of human brain tissue：correlation with computerized tomography scanning, J. Neurosurg. 1981；54：797-801.

Tourtellotte WW and Parker JA. Some spaces and barriers in postmortem multiple sclerosis, Prog. Brain. Res. 1968；29：493-525.

Tisserand DJ, Pruessner JC, Sanz Arigita EJ, Van Boxtel MPJ, Evans AC, Jolles J, et al. Regional frontal cortical volumes decrease differentially in aging：an MRI study to compare volumetric approaches and voxel-based morphometry. NeuroImage 2002；17：657-69.

Vavasour IM, Laule C, Li DKB, Traboulsee AL, MacKay AL. Is the magnetization transfer ratio a marker for myelin in multiple sclerosis? J Magn Reson Imaging 2011；33：713-18.

Volz S, Nöth U, Deichmann R. Correction of systematic errors in quantitative proton density mapping. Magn Reson Med 2012；68：74-85.

Volz S, Nöth U, Jurcoane A, Ziemann U, Hattingen E, Deichmann R. Quantitative proton density mapping：Correcting the receiver sensitivity bias via pseudo proton densities. NeuroImage 2012；63：540-52.

Vymazal J, Brooks R, Patronas N, Hajek M, Bulte JW, Di Chiro G. Magnetic resonance imaging of brain iron in health and disease. J Neurol Sci 1995；134 Suppl：19-26.

Vymazal J, Righini A, Brooks RA, Canesi M, Mariani C, Leonardi M, et al. T_1 and T_2 in the brain of healthy subjects, patients with Parkinson disease, and patients with multiple system atrophy：relation to iron content. Radiology 1999；211：489-95.

West KL, Kelm ND, Carson RP, Gochberg DF, Ess KC, Does MD. Myelin volume fraction imaging with MRI. NeuroImage 2016：In press Whittall KP, MacKay AL, Graeb DA, Nugent RA, Li DKB, Paty DW. In vivo measurement of T_2 distributions and water contents in normal human brain. Magn Reson Med 1997；37：34-43.

Wick W, Küker W. Brain edema in neurooncology：radiological assessment and management. Onkologie 2004；27：261-6.

Yeatman JD, Wandell BA, Mezer AA. Lifespan maturation and degeneration of human brain white matter. Nat Commun 2014；5：4932.

5

T_1 纵向弛豫时间 [1]

拉尔夫·戴希曼 (Ralf Deichmann)

勒妮-马克西姆·格雷西 (René-Maxime Gracien)

歌德大学

1　由保罗·S.托夫茨 (Paul S. Tofts) 编辑；由希尔·阿巴斯 (Zaheer Abbas)、纳齐姆·莱奇亚 (Nazim Lechea) 和 N.约翰·沙阿 (N.Jon Shah) 校审，神经科学和医学研究所，罗伯特博世股份有限公司，尤利希，德国。

5.5　精确度、可重复性和质量评估

Look-Locker 法的精确度 · 可变翻转角法的精确度 · 多中心研究中 T_1 值的可重复性 · T_1 定量法与质量评估的比较

5.6　T_1 定量的临床应用

多发性硬化 · 运动障碍 · 脑肿瘤

参考文献

5.1 T_1 的物理学基础

如果将一个氢原子放置在静磁场 B 内,则可以假设氢核的自旋呈现两种不同的状态,即产生与磁场平行或反向平行的磁矩。由于第一种状态能量较低,其出现的概率更高。因此,在平衡条件下,磁场 B 内的氢原子集合将产生平行于磁场 B 的宏观磁化强度 M。通常,矢量 M 有两个分量:平行于磁场 B 的纵向分量和垂直于磁场 B 的横向分量。在平衡条件下,磁化强度 M 与磁场 B 平行,因此,横向分量为零,纵向分量假定为平衡值 M_0。

如果自旋系统受到具有质子拉莫尔频率的射频(radiofrequency,RF)脉冲照射,能量会被自旋系统吸收。因此一定数量的自旋就会处于能量较高的状态,而失去平衡条件。在传统观点中,这相当于 M 以一定角度进行旋转。因此,磁化 M 现在有一个非零的横向分量,并以拉莫尔频率围绕磁场 B 旋转,从而产生磁共振(magnetic resonance,MR)成像中可被测量的信号。此外,磁化强度 M 的纵向分量减少,并且取值介于 $-M_0$ 和 $+M_0$ 之间。随后,如果不受干扰,自旋系统将再次接近平衡状态。这种现象称为弛豫,包括两个同时进行的过程,横向弛豫和纵向弛豫。第一个过程引发横向磁化强度的指数衰减(以及信号衰减,即 T_2 衰减),而第二个过程引发纵向磁化强度变化,使纵向分量趋向平衡值 M_0(即 T_1 弛豫)。在本章中,仅讨论第二个过程。在纵向弛豫过程中,自旋释放出多余的能量,被周围的晶格(即附近的分子)吸收。在数学上,通过布洛赫(Bloch)方程对该过程进行描述,假设沿 z 轴出现静磁场,则:

$$\frac{dM_z}{dt} = \frac{M_0 - M_z}{T_1} \tag{5.1}$$

在此,时间常数 T_1 是纵向弛豫时间,有时也被称为自旋晶格弛豫时间。

公式 5.1 的解是 M_z 趋向平衡值 M_0 的指数变化:

$$M_z(t) = M_0 + [M_z(0) - M_0] \exp(-t/T_1) \tag{5.2}$$

反转恢复曲线是一种特殊情况,它描述了完全自旋反转后 M_z 的时间过程,因此 $M_z(0) = -M_0$:

$$M_z(TI) = M_0 \left[1 - 2\exp(-TI/T_1) \right] \tag{5.3}$$

其中反转时间 TI 是自旋反转和测量之间的时间间隔。例如，图 5.1 显示了 T_1 为 1 s 时的反转恢复曲线。

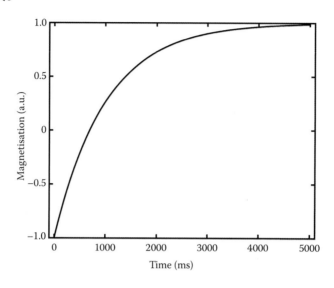

图 5.1 $T_1 = 1$ s 时的反转恢复曲线。

5.2 T_1 的生物学基础

T_1 弛豫时间取决于基础组织的物理属性和微结构组成。具体来说，曲线与下列要素有关：(a) 自由水含量（Fatouros et al., 1991；Gelman et al., 2001），(b) 髓磷脂（Lutti et al., 2014）等大分子的浓度和类型（Rooney et al., 2007），和 (c) 铁含量（Gelman et al., 2001）。水含量增加会延长 T_1，而铁含量增加和髓鞘形成会缩短 T_1。相应地，由于脑脊液含水量高，其 T_1 比脑白质和灰质长得多。此外，白质的 T_1 比灰质的 T_1 短，主要原因是髓磷脂所占比重较大，从而导致白质的水含量较少。

在比较不同 MR 系统（例如在多中心研究中）测量所得到的 T_1 值时，需注意结果可能会受到几个参数的影响，例如使用的硬件或受试者年龄。例如，T_1 值随 MR 系统的磁场强度的增加而显著增大（Rooney et al., 2007）。此外，脑的 T_1 值在生命周期中会发生变化（Cho et al., 1997；Gracien et al., 2016c）。表 5.1 展示了选定的脑区在不同的磁场强度下测量所得的典型 T_1 值。

表 5.1　不同静磁场强度下正常脑组织的 T_1 值（以 ms 为单位）

场强	参考文献	白质	灰质	尾状核	壳核	丘脑
0.2 T	Rooney et al.（2007）	361±17	635±54	555±19	524±19	522±44
1.0 T	Rooney et al.（2007）	555±20	1036±19	898±45	815±16	807±47
1.5 T	Steen et al.（1994）	606±21	1170±43	948±32	834±19	774±16
	Henderson et al.（1999）	633±8	1148±24			
	Shah et al.（2001）	600±25	1000±90			
	Deoni（2003）	621±61	1060±133	1112±132	1014±101	780±55
	Rooney et al.（2007）	656±16	1188±69	1083±52	981±13	972±32
	Warntjes et al.（2008）	575±16	1048±61	917±43	832±25	738±39
2.0 T	Deichmann et al.（1999）	682±4	1268±29			
3.0 T	Clare and Jezzard（2001）	860±20		1310±60	1100±30	1060±40
	Preibisch（2009b）	933±15	1380±59	1450±92	1310±39	
	Marques et al.（2010）	810±30	1355±70	1250±70	1130±70	1080±70
	Gras et al.（2016）	911±59	1508±208			
4.0 T	Rooney et al.（2007）	1010±19	1723±93	1509±53	1446±32	1452±87
7.0 T	Rooney et al.（2007）	1220±36	2132±103	1745±64	1700±66	1656±84
	Marques et al.（2010）	1150±60	1920±160	1630±90	1520±90	1430±100
	Polders et al.（2012）	1085±49	1839±79	1638±73	1477±85	1416±18
9.4 T	Pohmann et al.（2016）	1427±52				

注：如果原版本列出了不同分区（例如：左侧壳核和右侧壳核、额叶白质和枕白质）的 T_1 值，则在本表中展示为平均值。数值以"平均值±标准差"的形式给出。

5.3　如何测量 T_1

5.3.1　金标准：反转恢复技术

为便于理解，我们首先考虑以磁共振波谱（magnetic resonance spectroscopy，MRS）技术为例。该技术从单个 RF 激发脉冲（通常为 90°）后获取的信号中得出波谱信息。在这种情况下，通过反转恢复（inversion recovery，IR）技术测量得到的 T_1 值见图 5.2：经过多次测量，每次测量包括自旋反转、随后的延迟 TI、自旋激发以及信号读出。通过改变 TI，对公式 5.3 中给出的 IR 曲线进行采样，从而通过指数数据拟合获得 T_1。问题是必须在每次单独的实验之前达到平衡状态，即每次自旋反转之前都需要完成自旋弛豫。如图 5.1（设 T_1 为 1 s）所示：经过大约 5 个 T_1 周期后得到准确的平衡磁化，它延长了实验之间的等待时间。因此，即使对于相对简单的 MRS 成像，一次完整的 T_1 测量也是耗时的。

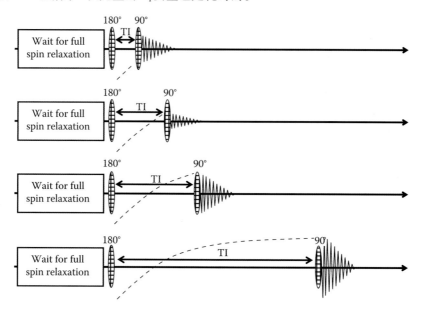

图 5.2　反转恢复（IR）技术作为 T_1 定量的金标准，需要在不同反转时间（inversion times，TI）进行多次反转

恢复测量。每次测量之前，都需要完成自旋弛豫。

这个问题在 MRI 中相当严重，需要对大量具有不同相位编码的回波进行采样才能实现图像重建。基于 IR 的金标准技术测量 T_1，往往采用集成了自旋反转的自旋回波成像（Stikov et al., 2015）。对于平面内分辨率为 2 mm，层面厚度为 5 mm 的单层测量，使用 4 种不同的 TI 值的持续时间通常为 13 min（Stikov et al., 2015）。或者，如图 5.2 所示，波谱实验可以通过用回波平面成像模块代替波谱信号采集转换为成像实验（Preibisch and Deichmann 2009a）。在这种情况下，各向同性分辨率为 3 mm，15 个不同的 TI 值范围为 100 ms 至 5000 ms，每次反转前弛豫延迟为 20 s，这样的单层测量总持续时间大约为 5 min 30 s。这些相对较长的持续时间突出了快速 T_1 定量技术的必要性。

5.3.2　Look-Locker 技术

这项技术最初设计用于 MRS（Look and Locker 1970）。其思路是在单个 T_1 弛豫过程中测量 T_1，如图 5.3 所示：反转磁化矢量之后，发送一系列小顶锥角 α、中等 TR 的激发脉冲。每个脉冲会使磁化矢量倾斜,产生横向磁化,从而形成一个与当前纵向磁化 M_z 值成比例的信号。因此,信号序列以 TR 为时间分辨率对弛豫曲线 $M_z(t)$ 进行采样,由此可以通过指数拟合获得 T_1。

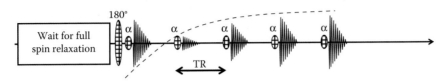

图 5.3　Look-Locker 技术的原理:采样一段完整的 T_1 弛豫曲线,需要发射一系列小顶锥角射频脉冲并测量信号结果。采样弛豫曲线的时间分辨率是重复时间(repetition time,TR)。

问题是激发脉冲使自由弛豫曲线变形。例如,图 5.4 展示了自旋反转后的纵向弛豫过程,假设 $T_1 = 1$ s,$\alpha = 30°$,TR = 250 ms。显然,有效弛豫曲线(黑色)明显偏离了不受干扰情况下的弛豫曲线(红色),并呈现出非指数特点。然而,测量所得的信号幅度直接代表激励之前的 M_z 值(图 5.4 中的圆圈),它们呈现出修改后的指数特点(蓝色):在修改弛豫时间 T_1^* < T_1 后,M_z 接近饱和值 M_0^* < M_0。通过以下公式得出 T_1^* 和 M_0(Kaptein et al.,1976)

$$\exp(-TR/T_1^*) = \cos(\alpha)\exp(-TR/T_1) \tag{5.4a}$$

或

$$T_1^* = [1/T_1 - (1/TR)\cdot\ln(\cos(\alpha))]^{-1} \tag{5.4b}$$

和

$$M_0^* = M_0\frac{1-\exp(-TR/T_1)}{1-\cos(\alpha)\exp(-TR/T_1)} \tag{5.5}$$

因此,采样曲线的指数拟合产生 T_1^*;在 α 已知的前提下,可以通过方程式 5.4b 获得 T_1。

在 MRI 中,自旋反转后获取一系列扰相梯度回波(gradient echo,GE)图像会使用到 Look-Locker 的概念。其思路是,通过 Look-Locker 这种方式,图像幅度以基础图像的空间分辨率对弛豫过程进行采样,从而可以计算 T_1 图。在含 TR 和激发角 α 的一系列激发脉冲,并继之以获取每次激发梯度回波的基础上,采集每张梯度回波图像。因此,应用上述规则,对测量所得的弛豫曲线进行指数拟合,得到每个像素的修正时间常数 T_1^*,并由此根据公式 5.4b 计算得出 T_1。

需要注意的是每个图像的采集时间必须小于 T_1,这样才能以足够的时间分辨率采样弛豫曲线。因此,除非使用了更先进的技术(请参阅下文),否则必须保持较短的 TR,并且限制相位编码(phase encoding,PE)线的数量。

部分反转恢复 T_1 定量(T_1 mapping with partial inversion recovery,TAPIR)序列(Shah et al.,2001)以 Look-Locker 概念为基础,可以产生高空间分辨率和高时间分辨率的多层 T_1 定

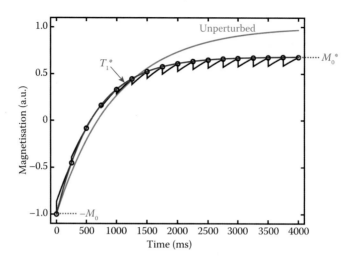

图 5.4　Look-Locker 技术：设 $T_1 = 1$ s，$\alpha = 30°$，TR = 250 ms，自旋反转后的纵向磁化强度（黑色）变化过程。在激发脉冲的时间点（圆圈），测量所得的信号幅度对纵向磁化进行采样，结果显示了修订时间常数 T_1^* 条件下的指数特点（蓝色），以及对饱和值 M_0^* 的接近。红线表示不受干扰情况下的纵向弛豫。

量。采集时间缩短是由于使用了带状 $k-$空间数据收集方案，每个激励脉冲用不同的 PE 采集三个梯度回波。对于 TAPIR 而言，有报道获取一张包含 32 个层面、分辨率为 1 mm、厚度为 2 mm 的 T_1 图，在 20 个时间点采样弛豫曲线，其持续时间为 6 min 44 s（Mollenhoff 2016）。

5.3.3　可变翻转角技术

可变翻转角（variable flip angle，VFA）技术也是基于梯度回波数据集的采集。与 Look-Locker 技术相比，由于使用相对长的 TR 和大量的 PE 线，例如通过采集具有高空间分辨率的三维（3D）数据集，VFA 技术的采集时间比 T_1^* 长得多。因此，在数据采集的主要部分，M_z 对应于稳态值（M_0^*），所以数据是在稳定状态下被采集的。其基本思路是获取具有不同激发角 α 的多个数据集，并计算每个像素的信号依赖性 $S(\alpha)$。例如，图 5.5 显示了 TR = 16.4 ms、有 6 个不同激发角、T_1 约为 1 s 的情况下，一个体模的信号依赖性 $S(\alpha)$。由于该曲线的确切形状由 T_1 决定，因此可以从数据中得到 T_1（Wang et al., 1987；Venkatesan et al., 1998）。

信号由纵向磁化 M_z 在射频激发之前直接给出，并乘以激励角的正弦（图 5.5）。由于在 VFA 数据中，如公式 5.5 所示，M_z 对应于 M_0^*，所以信号幅度符合以下公式：

$$S(\alpha) = S_0 \sin(\alpha) \frac{1 - \exp(-TR/T_1)}{1 - \cos(\alpha) \exp(-TR/T_1)} \tag{5.6}$$

为便于分析，将该方程式改写为：

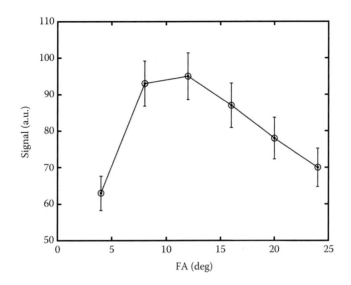

图 5.5　VFA 技术:信号对激发角的依赖性(体模测量结果)。单个数据点用圆圈表示。误差线表示体模间的标准差。为方便观察,数据点由直线连接。

$$S(\alpha)\left[1-\cos(\alpha)\exp(-TR/T_1)\right]/\sin(\alpha)=S_0\left[1-\exp(-TR/T_1)\right] \tag{5.7a}$$

或者

$$S(\alpha)/\sin(\alpha)=\exp(-TR/T_1)S(\alpha)/\tan(\alpha)+S_0\left[1-\exp(-TR/T_1)\right] \tag{5.7b}$$

因此,如果以不同的激发角 α_i 获取了几个数据集,则可以确定一定像素的不同信号幅度 S_i,并计算出 $y_i=S_i/\sin(a_i)$ 和 $x_i=S_i/\tan(a_i)$。根据公式 5.7,绘制 y_i 和 x_i 能展现其与斜率 $m=\exp(-TR/T_1)$ 的线性关系,由此可以得出 T_1(Wang et al.,1987;Venkatesan et al.,1998)。图 5.6 显示了图 5.5 所示的体模数据的线性关系。其与斜率 $m=0.9832$ 存在明显的线性关系,对应选定 TR 的 T_1 约为 970 ms。

VFA 法的优势是速度快:仅基于两组不同激发角的扰相 GE 数据就可以获取一张完整的 T_1 图。此外,可以获得高空间分辨率的数据,尤其是三维数据。至于两点测量,两个最佳激发角可以通过下列方式计算(Helms et al.,2011):已知所选 TR 和近似目标 T_1 值,得出一个参数 τ_E

$$\tau_E=2\cdot\sqrt{\frac{1-\exp(-TR/T_1)}{1+\exp(-TR/T_1)}} \tag{5.8a}$$

最佳激发角 α_1 和 α_2 由以下公式得出[1]:

$$2\cdot\tan(\alpha_i/2)=K_i\cdot\tau_E;其中 K_1=0.4142,K_2=2.4142 \tag{5.8b}$$

1　也可参见 Wood 2015 的书信。

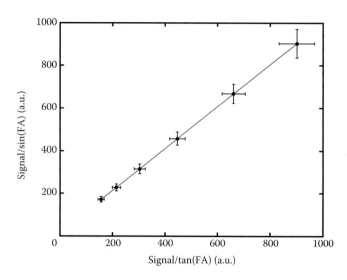

图 5.6　VFA 技术：根据变量翻转角概念进行线性作图（体模测量的结果）。单一数据点以点为标识。误差线表示整个体模的标准偏差。根据公式 5.7b，直线代表线性拟合。编辑提示：虽然线性化有利于快速（非迭代）估计 T_1，但是每个点的不确定性是不同的，在估计时应该适当考虑。

使用 VFA 技术时，根据两组不同激发角的 GE 数据，获取覆盖全脑和各向同性分辨率为 1 mm 的 T_1 图，持续时间约为 10 min（Deoni 2007；Freibisch and Deichmann 2009b）[1]。由于 VFA 需要校正射频发射的非均匀性（见第 5.4.1 节），在设定参数时应考虑 B_1 定量需要额外增加 1 min 的持续时间。

5.4　T_1 测量缺陷

5.4.1　普遍的：B_1 不均匀性

应用 Look-Locker 技术和 VFA 技术都需要掌握激发角的知识以用于评估 T_1。但是，发射线圈射频场 B_1 的幅度通常是不均匀的，因此局部激发角可能与标称值有很大偏差。例如，图 5.7 展示了在 3 T 场强下从健康受试者获得的 B_1 图像[2]的轴向层面（请注意：在本章中，B_1 是在相对单位中获得的，假设值为 1.0 且实际角度与标称值相匹配）。

1　3 T 情况下一种典型序列使用 TR = 16 ms，FA = 4°/25°。

2　B_1 定量图也可参见第 2 章，第 2.1.7 节。

5.4.2　缺陷：反转恢复技术

只有在完全符合下列条件的情况下,才能使用公式 5.3 分析 IR 数据:首先,必须通过180°射频脉冲实现完全自旋反转;其次,必须确保每次测量后有足够长的延迟时间,以便在下次反转之前达到完全自旋弛豫。如果不能确保完全自旋反转,应该以三参数拟合来分析数据。在这种情况下,公式 5.3 中系数 2 并不是固定的,而是在拟合过程中确定的附加自由度。如果两次测量之间的延迟太短,不足以完成完全自旋弛豫(例如:如果必须缩短 TR 以减少实验持续时间),则可以修订公式以用于拟合(Stikov et al., 2015)。

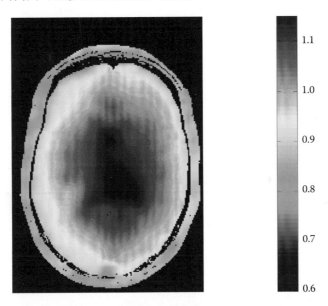

图 5.7　使用弗尔茨等(Volz et al., 2010)描述的方法在 3 T 场强下从健康受试者获得的 B_1 图(各向同性空间分辨率 4 mm,内插 1 mm)的轴向层面。

5.4.3　缺陷：Look-Locker 技术

问题 1:Look-Locker 技术需要明确实际的激发角。但是由于 B_1 的非均匀性可能难以确定激发角。此外,如果使用层面选择性 RF 脉冲的 2D 序列,激发角在不同层面上会出现相应的变化。所幸可以在不知道激发角的情况下分析 Look-Locker 数据。由于 $TR \ll T_1$,$\exp(-TR/T_1)$ 约等于 $1-TR/T_1$。$\exp(-TR/T_1^*)$ 类似。在公式 5.5 中插入公式 5.4a 并使用该近似值,可以得到

$$M_0^* = M_0 \frac{T_1^*}{T_1} \tag{5.9}$$

使用 Look-Locker 技术采样时，弛豫曲线的三参数分析（请参见图 5.4，蓝色曲线）得出起始值（$-M_0$），渐近终值（M_0^*）和时间常数（T_1^*）。由此，可以根据这些值再利用公式 5.9 计算得出 T_1（Deichmann and Haase 1992）。

问题 2：在 Look-Locker 技术中，每张图像的采集时间必须接近或少于 T_1^*，从而确保弛豫曲线的有效时间分辨率。这限制了相位编码线的数量和空间分辨率。TAPIR 序列（Shah et al.，2001）通过多次重复测量来规避此问题，每次覆盖 k-空间的不同部分。此外，每次激发都会对具有不同相位编码的多个梯度回波进行采样。因此，TAPIR 序列可以对弛豫曲线进行更精细地采样。

5.4.4 缺陷：可变翻转角技术

问题 1：如果变量翻转角中未考虑 B_1 的不均匀性，则分析得出表观值 T_{1app} 的公式如下（Helms et al.，2008a；Preibisch and Deichmann 2009a）：

$$T_{1app} = T_1\, B_1^2 \tag{5.10}$$

因此，如果 B_1 与理想值 1.0 的偏差为 5%，那么会产生 10% 的 T_1 误差。所以，变量翻转角需要额外的 B_1 定量、计算每个像素的实际激发角 α 以及在公式 5.7 中使用该角度（Deoni 2007）。快速 B_1 定量的几种方法可参考相关文献（Cunningham et al.，2006；Yarnykh 2007；Helms et al.，2008b；MorreLook-Locker 2008；Volz et al.，2010；Nehke and Bornert 2012）。此外，只要 B_1 投影在空间中平稳变化，就可以从 VFA 数据中直接推导出 B_1 投影：一种被称为 UNICORT（Unified segmentation-based correction of R1 brain maps for RF transmit field inhomogeneities，基于统一分割的 R1 脑图射频发射场不均匀性校正）的方法，把 T_{1app} 图的倒数视为解剖学数据组，该数据组受到以 $1/B_1^2$ 为平滑偏倚的影响（参见公式 5.10），$1/B_1^2$ 可以通过偏置场校正确定（Weiskopf et al.，2011）。也建议用代数法解决该问题（Baudrexel et al.，2016）。

问题 2：要通过 VFA 技术进行正确的 T_1 评估，必须知道确切的局部激发角。如上所述，如果使用具有非选择性激发脉冲的 3D 序列，则需要进行 B_1 定量。但是，如果使用具有层面选择激发脉冲的 2D（多层）序列，必须考虑到对应 RF 激发参数的所有层面的激发角之间存在差异。除了 B_1 校正外，还需要进一步的修正因子（Gras et al.，2013）。

问题 3：VFA 理论假设，采用 GE 成像时，每次回波采集后残留横向磁化会被删除（"损毁"）。但是，受激回波可能会导致实际静态磁化强度与理想值产生相当大的偏差。一种名为 RF 损毁的技术（Zur et al.，1990）使用不同脉冲相位（例如旋转轴）发送的 RF 脉冲，因此，如果恰当选择相位列表，可以使得残余横向磁化成分朝向不同方向并相互抵消。其中，第 n

个射频脉冲的相位应该是：

$$\varphi_n = \Delta\varphi \, \frac{n}{2}(n-1) \tag{5.11}$$

在最早关于 RF 扰相的文献中,建议使用相位增量 $\Delta\varphi$ 为 117°。图 5.8 显示了在 TR = 16.4 ms,$\alpha = 20°$,$T_1 = 1$ s,$T_2 = 70$ ms 的情况下扰相 GE 数据,其实际静态磁化强度对 $\Delta\varphi$ 的依赖性。显然,$\Delta\varphi$ 的大多数值都与公式 5.5 给出的理想值存在很大偏差(如水平线所示)。由于这个关键公式是 VFA 技术的基础,需要对偏差导致的错误 T_1 值进行适当的校正 (Preibisch and Deichmann 2009a)。另一种方法建议每次采集回波后使用强大的破碎梯度,从而让残留的横向磁化成分在扩散效应下更快地衰减(Yarnykh 2010)。

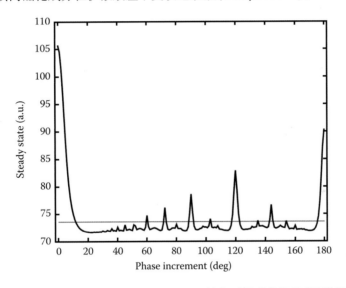

图 5.8　静态磁化强度与在 TR = 16.4 ms,$\alpha = 20°$,$T_1 = 1$ s,$T_2 = 70$ ms 情况下获取的扰相 GE 数据的射频损毁增量无关。水平线显示对应完全损毁状态的值。静态磁化强度的计算基于文献中详细描述的模拟程序(Preibisch and Deichmann 2009a)。

5.5　精确度、可重复性和质量评估

5.5.1　Look-Locker 法的精确度

利用 Look-Locker 技术对弛豫曲线进行采样,其参数设定为:全脑范围内的 8 个时间点,以 1 mm 为平面分辨率,30 个厚度为 4 mm 的连续层面,采集时间为 9 min 38 s;在 1.5 T 的场强下对健康受试者进行重复 6 次测量。测量结果显示白质的标准差为 19 ms,灰质的标准差

为 33 ms,精确度分别为 3.5% 和 3.2%(Deichmann 2005)。

5.5.2 可变翻转角法的精确度

在全脑范围内,以不同激发角、1 mm 各向同性分辨率、10 min 的采集时间获得两组 GE 数据,以这两组数据作为 VFA 方法的基础,可以得到在 3 T 的场强下由于背景噪声引起的白质 T_1 的标准差为 26 mm,灰质 T_1 的标准差为 55 mm(Noth et al., 2015)。这些值可以被看作单个像素 T_1 测量值的精度。

5.5.3 多中心研究中 T_1 值的可重复性

一项研究比较了来源于 5 名健康受试者和 3 个研究中心 3 T MR 系统的 T_1 数据,这些数据使用 VFA 方法采集,结果显示研究中心内部及研究中心之间的 T_1 图有较高的可重复性,变异系数约为 5%(Weiskopf et al., 2013)。有趣的是,从 T_1 图得出的医学数据集在研究中心内和不同研究中心之间的可重复性高于常规 T_1 加权数据集。同时,作者强调了 B_1 定量和后续数据校正必须准确(参见上文),以避免任何硬件偏差,从而规避结果对研究中心的依赖性偏倚。

5.5.4 T_1 定量法与质量评估的比较

一项研究(Stikov et al., 2015)比较了三种 T_1 定量方法(IR、Look-Locker 和 VFA),在体模中所有方法产生的 T_1 值都差不多,但在体内差异很大,其中白质的偏差超过 30%。研究发现,与基于 IR 的技术相比,Look-Locker 技术得出的 T_1 值通常更短而 VFA 技术更长。研究者认为这些具有方法依赖性的偏差是由于 B_1 不均匀性和横向磁化损毁不充分所导致的。因此,建议采用恰当的质量评估程序,对通过特定 T_1 定量方法获得的结果和通过基于 IR 技术的金标准实验所获得的数据进行对比。尤其应该在 T_1 体模和体内条件下都进行质量评估。

5.6 T_1 定量的临床应用

临床上常用的常规 MRI 技术存在混合对比。这意味着,即使常规 T_1 加权数据集的信号强度主要由被检组织的 T_1 值决定,但弛豫时间 T_2 或 T_2^* 和质子密度等其他参数也会影响被测信号。此外,常规的 T_1 加权图像的局部信号强度也取决于各种硬件参数,例如:静磁场 B_0 的不均匀性、发射射频场 B_1 和接收线圈灵敏度。

相比之下,定量 MRI 技术旨在测量实际的组织参数,从而消除任何与其他组织或硬件相关的偏倚。T_1 弛豫为每个体素提供定量值,可以对同一位患者后续的多次扫描进行对比,甚至可以在多中心测试的不同研究中心之间进行比较。T_1 定量可以对除明显的病变之外的组织特性进行定量分析,由此可以检测到常规 MRI 检测不到的弥漫性或微小的病理改变。T_1 定量在不同医学领域极具潜力。例如,由于氧合程度影响血液的 T_1,比较肺部在 100% 氧气通气前后的 T_1 值,可以量化分析血液氧合的变化,因而可能检出肺部病变(Jakob et al., 2001)。

特别是在神经影像学研究中,T_1 弛豫测量法扮演着非常重要的角色,例如:用于区分痴呆的类型(Besson et. al., 1985),检测脑卒中患者的出血性转化(DeWitt et al., 1987),评估人类免疫缺陷病毒感染患者的脑组织异常(Wilkinson et al., 1996),或者检测颞叶癫痫患者的组织变化(Conlan et al., 1988;Cantor-Rivera et al., 2015)。后面章节将做更详细的介绍。

5.6.1　多发性硬化

多发性硬化(Multiple sclerosis,MS)是中枢神经系统的一种慢性炎症性疾病,局灶性病变和全身性炎症及退行性病变过程并存。许多局灶性病变在临床常规 MRI 中很容易发现,但定量 MRI 技术尤其有利于量化宏观病变之外的病理组织变化,允许我们对看似正常的组织进行密切观察并对弥漫性组织损伤进行评估。有研究者描述了在看似正常组织中发现 T_1 值增加的案例,即使在疾病早期也是如此(Griffin et al., 2002;Vrenken et al., 2006;Davies et al., 2007)。重要的是,很多研究揭示了这些组织构成变化与临床状态之间的关系(Parry et al., 2002;Gracien et al., 2016a),凸显了定量 MRI 的临床相关性,特别是在全局性神经退行性变的慢性疾病阶段(Gracien et al., 2016b)。

磁共振波谱研究表明 T_1 延长可能反映了多发性硬化的胶质增生和轴突丢失(Brex et al., 2000)。此外,脱髓鞘和水肿被认为会增加 MS 病变和 MS 患者看似正常脑组织的 T_1 值。常规 MRI 所见的白质病变只是 MS 患者组织病变的冰山一角(Filippi and Rocca 2005)。相应地,将 T_1 的定量 MRI 检查方法纳入临床治疗研究似乎只是时间问题。

5.6.2　运动障碍

帕金森病是一种进行性神经退行性疾病,其潜在的生化机制仍然是目前的研究主题。帕金森病和其他锥体外系疾病的一个重要微结构特征是铁沉积(Dexter et al., 1992)。

研究已利用 T_1 定量探讨帕金森病中与疾病相关的组织病理学。在帕金森病患者脑干中，T_1 的减少在空间分布上比 T_2^* 缩短更为广泛，这体现了 T_1 弛豫在评估除铁沉积之外的组织变化方面的潜力（Baudrexel et al., 2010）。此外，维马扎尔等（Vymazal et al., 1999）报告了额叶皮层中的 T_1 值降低，可能预示铁蛋白水平下降。

同样，在多系统萎缩（一种以帕金森综合征合并大脑性共济失调、锥体束征和重度自主神经功能衰竭为特征的神经退行性疾病）中，患者深部灰质区域的 T_1 缩短。有趣的是，利用 T_1 弛豫时间估计的苍白球铁浓度，与组织化学研究报告值完全一致（Vymazal et al., 1999）。

上述研究表明，T_1 定量有望在临床数据和超声检查数据之外提供更多的信息，有助于运动障碍的诊断和个体患者的随访。

5.6.3　脑肿瘤

在被诊断为患有胶质母细胞瘤的患者中，恶性细胞扩散至整个脑组织，而不是局限于肉眼可见的肿块区域。常规 MRI 对比不能使疾病的全部范围可视化。在一项初步研究中显示，T_1 图的纵向比较能更早地发现肿瘤进展（Lescher et al., 2015）。

此外，定量 MRI 可用于计算合成解剖结构，前提是测量了所有对比相关的物理参数。这些合成解剖结构可以复制传统常规数据的典型对比，甚至可以提供优化的对比。有研究显示，具有纯 T_1 加权的合成解剖结构可以改善组织—背景和肿瘤—背景之间的对比，从而提高脑肿瘤和脑水肿的显示度（Noth et al., 2015）。

参考文献

Baudrexel S, Nürnberger L, Rüb U, Seifried C, Klein JC, Deller T, et al. Quantitative mapping of T_1 and T_2^* discloses nigral and brainstem pathology in early Parkinson's disease. NeuroImage 2010; 51: 512-20.

Baudrexel S, Reitz SC, Hof S, Gracien R-M, Fleischer V, Zimmermann H, et al. Quantitative T_1 and proton density mapping with direct calculation of radiofrequency coil transmit and receive profiles from two-point variable flip angle data. NMR Biomed 2016; 29: 349-60.

Besson JA, Corrigan FM, Foreman EI, Eastwood LM, Smith FW, Ashcroft GW. Nuclear magnetic resonance (NMR). II. Imaging in dementia. Br J Psychiatry 1985; 146: 31-5.

Brex PA, Parker GJ, Leary SM, Molyneux PD, Barker GJ, Davie CA, et al. Lesion heterogeneity in multiple sclerosis: a study of the relations between appearances on T_1 weighted images, T_1 relaxation times, and metabolite concentrations. J Neurol Neurosurg Psychiatry 2000; 68: 627-32.

Cantor-Rivera D, Khan AR, Goubran M, Mirsattari SM, Peters TM. Detection of temporal lobe epilepsy using support vector machines in multi-parametric quantitative MR imaging. Comput Med Imaging Graph 2015; 41: 14-28.

Cho S, Jones D, Reddick WE, Ogg RJ, Steen RG. Establishing norms for age-related changes in proton T_1 of human brain tissue in vivo. Magn Reson Imaging 1997; 15: 1133-43.

Clare S, Jezzard P. Rapid T(1) mapping using multislice echo planar imaging. Magn Reson Med 2001; 45: 630-4.

Conlon P, Trimble M, Rogers D, Callicott C. Magnetic resonance imaging in epilepsy: a controlled study. Epilepsy Res 1988; 2: 37-43.

Cunningham CH, Pauly JM, Nayak KS. Saturated double-angle method for rapid B1+ mapping. Magn Reson Med 2006; 55: 1326-33.

Davies GR, Hadjiprocopis A, Altmann DR, Chard DT, Griffin CM, Rashid W, et al. Normal-appearing grey and white matter T_1 abnormality in early relapsing-remitting multiple sclerosis: a longitudinal study. Multiple Sclerosis 2007; 13: 169-77.

Deichmann R. Fast high-resolution T_1 mapping of the human brain. Magn Reson Med 2005; 54: 20-7.

Deichmann R, Haase A. Quantification of T_1 values by SNAPSHOT-FLASH NMR imaging. J Magn Reson (1969) 1992; 96: 608-12.

Deichmann R, Hahn D, Haase A. Fast T_1 mapping on a whole-body scanner. Magn Reson Med 1999; 42: 206-9.

Deoni SCL. High-resolution T_1 mapping of the brain at 3T with driven equilibrium single pulse observation of T_1 with high-speed incorporation of RF field inhomogeneities (DESPOT1-HIFI). J Magn Reson Imaging: JMRI 2007; 26: 1106-11.

Deoni SCL, Rutt BK, Peters TM. Rapid combined T_1 and T_2 mapping using gradient recalled acquisition in the steady state. Magn Reson Med 2003; 49: 515-26.

DeWitt LD, Kistler JP, Miller DC, Richardson EP, Buonanno FS. NMR-neuropathologic correlation in stroke. Stroke 1987; 18: 342-51.

Dexter DT, Jenner P, Schapira AH, Marsden CD. Alterations in levels of iron, ferritin, and other trace metals in neurodegenerative diseases affecting the basal ganglia. The Royal Kings and Queens Parkinson's Disease Research Group. Ann Neurol 1992; 32 Suppl: S94-100.

Fatouros PP, Marmarou A, Kraft KA, Inao S, Schwarz FP. In vivo brain water determination by T_1 measurements: effect of total water content, hydration fraction, and field strength. Magn Reson Med 1991; 17: 402-13.

Filippi M, Rocca MA. MRI evidence for multiple sclerosis as a diffuse disease of the central nervous system. J Neurol 2005; 252 Suppl 5: v16-24.

Gelman N, Ewing JR, Gorell JM, Spickler EM, Solomon EG. Interregional variation of longitudinal relaxation rates in human brain at 3.0 T: relation to estimated iron and water contents. Magn Reson Med 2001; 45: 71-9.

Gracien R-M, Jurcoane A, Wagner M, Reitz SC, Mayer C, Volz S, et al. Multimodal quantitative MRI assessment of cortical damage in relapsing-remitting multiple sclerosis. J Magn Reson Imaging 2016a; 44: 1600-7.

Gracien R-M, Jurcoane A, Wagner M, Reitz SC, Mayer C, Volz S, et al. The relationship between gray matter quantitative MRI and disability in secondary progressive multiple sclerosis. PLos One 2016b; 11: e0161036.

Gracien R-M, Nürnberger L, Hok P, Hof S-M, Reitz SC, Rüb U, et al. Evaluation of brain ageing. A quantitative longitudinal MRI study over 7 years. Eur Radiol 2016c; 27: 1568-76.

Gras V, Abbas Z, Shah NJ. Spoiled FLASH MRI with slice selective excitation. Signal equation with a correction term. Concepts Magn Reson 2013; 42: 89-100.

Gras V, Farrher E, Grinberg F, Shah NJ. Diffusion-weighted DESS protocol optimization for simultaneous mapping of the mean diffusivity, proton density and relaxation times at 3 Tesla. Magnetic Resonance in Medicine 2016; 78: 130-141.

Griffin CM, Dehmeshki J, Chard DT, Parker, G J M, Barker GJ, Thompson AJ, et al. T_1 histograms of normal-appearing brain tissue are abnormal in early relapsing-remitting multiple sclerosis. Multiple Sclerosis 2002; 8: 211-6.

Helms G, Dathe H, Dechent P. Quantitative FLASH MRI at 3T using a rational approximation of the Ernst equation. Magn Reson Med 2008a; 59: 667-72.

Helms G, Dathe H, Weiskopf N, Dechent P. Identification of signal bias in the variable flip angle method by linear display of the algebraic Ernst equation. Magn Reson Med 2011; 66: 669-77.

Helms G, Finsterbusch J, Weiskopf N, Dechent P. Rapid radiofrequency field mapping in vivo using single-shot STEAM MRI. Magn Reson Med 2008b; 60: 739-43.

Henderson E, McKinnon G, Lee T-Y, Rutt BK. A fast 3D Look-Locker method for volumetric T_1 mapping. Magn Reson Imaging 1999; 17: 1163-71.

Jakob PM, Hillenbrand CM, Wang T, Schultz G, Hahn D, Haase A. Rapid quantitative lung (1)H T(1) mapping. J Magn Reson Imaging: JMRI 2001; 14: 795-9.

Kaptein R, Dijkstra K, Tarr C. A single-scan fourier transform method for measuring spin-lattice relaxation times. J Magn Reson (1969) 1976; 24: 295-300.

Lescher S, Jurcoane A, Veit A, Bahr O, Deichmann R, Hattingen E. Quantitative T_1 and T_2 mapping in recurrent glioblastomas under bevacizumab: earlier detection of tumor progression compared to conventional MRI. Neuroradiology 2015; 57: 11-20.

Look D, Locker D. Time saving in measurement of NMR and EPR relaxation times. Rev Sci Instrum 1970: 250-1.

Lutti A, Dick F, Sereno MI, Weiskopf N. Using high-resolution quantitative mapping of R1 as an index of cortical myelination. NeuroImage 2014; 93 Pt 2: 176-88.

Marques JP, Kober T, Krueger G, van der Zwaag W, van de Moortele PF, Gruetter R. MP2RAGE, a self biasfield corrected sequence for improved segmentation and T_1-mapping at high field. NeuroImage 2010; 49: 1271-81.

Möllenhoff K. Novel methods for the detection of functional brain activity using 17O MRI; 2016. Université de Liège and Maastricht University. Available at https://cris.maastrichtuniversity.nl/portal/files/2731200/c5362.pdf. [Accessed 14 September 2017]

Morrell GR. A phase-sensitive method of flip angle mapping. Magn Reson Med 2008; 60: 889-94.

Nehrke K, Bornert P. DREAM—a novel approach for robust, ultrafast, multislice B(1) mapping. Magn Reson Med 2012; 68: 1517-26.

Nöth U, Hattingen E, Bähr O, Tichy J, Deichmann R. Improved visibility of brain tumors in synthetic MP-RAGE anatomies with pure T_1 weighting. NMR Biomed 2015; 28: 818-30.

Parry A, Clare S, Jenkinson M, Smith S, Palace J, Matthews PM. White matter and lesion T_1 relaxation times increase in parallel and correlate with disability in multiple sclerosis. J Neurol 2002; 249: 1279-86.

Pohmann R, Speck O, Scheffler K. Signal-to-noise ratio and MR tissue parameters in human brain imaging at 3, 7, and 9.4 tesla using current receive coil arrays. Magn Reson Med 2016; 75: 801-9.

Polders DL, Leemans A, Luijten PR, Hoogduin H. Uncertainty estimations for quantitative in vivo MRI T_1 mapping. J Magn Med Reson 2012; 224: 53-60.

Preibisch C, Deichmann R. Influence of RF spoiling on the stability and accuracy of T_1 mapping based on spoiled FLASH with varying flip angles. Magn Reson Med 2009a; 61: 125-35.

Preibisch C, Deichmann R. T_1 mapping using spoiled FLASHEPI hybrid sequences and varying flip angles. Magn Reson Med 2009b; 62: 240-6.

Rooney WD, Johnson G, Li X, Cohen ER, Kim S-G, Ugurbil K, et al. Magnetic field and tissue dependencies of human brain longitudinal 1H2O relaxation in vivo. Magn Reson Med 2007; 57: 308-18.

Shah NJ, Zaitsev M, Steinhoff S, Zilles K. A new method for fast multislice T(1) mapping. NeuroImage 2001; 14: 1175-85.

Steen RG, Gronemeyer SA, Kingsley PB, Reddick WE, Langston JS, Taylor JS. Precise and accurate measurement of proton T_1 in human brain in vivo. Validation and preliminary clinical application. J Magn Reson Imaging 1994; 4: 681-91.

Stikov N, Boudreau M, Levesque IR, Tardif CL, Barral JK, Pike GB. On the accuracy of T_1 mapping: searching for common ground. Magn Reson Med 2015; 73: 514-22.

Venkatesan R, Lin W, Haacke EM. Accurate determination of spin-density and T_1 in the presence of RF-field inhomogeneities and flip-angle miscalibration. Magn Reson Meds 1998; 40: 592-602.

Volz S, Nöth U, Rotarska-Jagiela A, Deichmann R. A fast B1-mapping method for the correction and normalization of magnetization transfer ratio maps at 3 T. NeuroImage 2010; 49: 3015-26.

Vrenken H, Geurts, Jeroen JG, Knol DL, van Dijk, L Noor, Dattola V, Jasperse B, et al. Whole-brain T_1 mapping in multiple sclerosis: global changes of normal-appearing gray and white matter. Radiology 2006; 240: 811-20.

Vymazal J, Righini A, Brooks RA, Canesi M, Mariani C, Leonardi M, et al. T_1 and T_2 in the brain of healthy subjects, patients with Parkinson disease, and patients with multiple system atrophy: relation to iron content. Radiology 1999; 211: 489-95.

Wang HZ, Riederer SJ, Lee JN. Optimizing the precision in T_1 relaxation estimation using limited flip angles. Magn Reson Med 1987; 5: 399-416.

Warntjes JBM, Leinhard OD, West J, Lundberg P. Rapid magnetic resonance quantification on the brain: optimization for clinical usage. Magn Reson Med 2008; 60: 320-9.

Weiskopf N, Lutti A, Helms G, Novak M, Ashburner J, Hutton C. Unified segmentation based correction of R1 brain maps for RF transmit field inhomogeneities (UNICORT). NeuroImage 2011; 54: 2116-24.

Weiskopf N, Suckling J, Williams G, Correia MM, Inkster B, Tait R, et al. Quantitative multi-parameter mapping of R1, PD $*$, MT, and R_2^* at 3T: a multi-center validation. Front Neurosci 2013; 7: 95.

Wilkinson ID, Paley MN, Hall-Craggs MA, Chinn RJ, Chong WK, Sweeney BJ, et al. Cerebral magnetic resonance relaxometry in HIV infection. Magn Reson Imaging 1996; 14: 365-72.

Wood TC. Improved formulas for the two optimum VFA flip-angles. Magn Reson Med 2015; 74: 1-3.

Yarnykh VL. Actual flip-angle imaging in the pulsed steady state: a method for rapid three-dimensional mapping of the transmitted radiofrequency field. Magn Reson Med 2007; 57: 192-200.

Yarnykh VL. Optimal radiofrequency and gradient spoiling for improved accuracy of T_1 and B_1 measurements using fast steady-state techniques. Magn Reson Med 2010; 63: 1610-26.

Zur Y, Wood ML, Neuringer LJ. Spoiling of transverse magnetization in steady-state sequences. Magn Reson Med 1991; 21: 251-63.

6

T_2：横向弛豫时间

尼古拉斯·G.道尔（Nicholas G. Dowell）

布莱顿和苏塞克斯医学院

托拜厄斯·C.伍德（Tobias C. Wood）

伦敦国王学院

目录

6.6 质量保证

参考文献

6.1 背景

6.1.1 横向弛豫的物理学基础

在纵向弛豫一段时间后，相干自旋进动可以通过施加射频脉冲（radiofrequency，RF）来启动，该射频脉冲将净磁化强度翻转到横向平面中。这种净磁化强度不会无限期地持续下去，而是以时间常数 T_2 为参数呈近似指数的方式衰减，见公式 6.1。

$$M_{xy} = M_0 \exp(-t/T_2) \tag{6.1}$$

假设射频脉冲将磁化强度完全偏转到横向平面，M_{xy} 是射频脉冲后 t 时刻的横向磁化强度，M_0 是平衡磁化强度。

衰减由一种叫失相位的过程引起。净磁化强度由单独的自旋核组成（经历相同磁场并具有共同共振频率的原子核集合），这些自旋核在其局部环境中与其他原子核和电子相互作用。它们之间的偶极效应导致磁场微小波动和拉莫尔频率偏移，使得自旋核在横向平面散开，相消干涉，降低了净磁化强度。因为这个过程涉及到其他原子核，所以通常被称为自旋-自旋弛豫。

由于 MR 扫描仪硬件或受试者本身引入了导致失相位的额外因素，实际 MR 信号的衰减比公式 6.1 中所建议的要快。自旋核的共振频率取决于局部磁场，由于磁体的缺陷、化学位移效应、宏观磁化率差异或顺磁性、铁磁性物质等的存在，使得局部磁场不均匀。这会导致失相位加速，所产生的短暂 MR 信号即为 T_2^* 弛豫。它可以被表示为不可逆自旋-自旋弛豫以及附加的因非均匀性所致可逆衰变（参数化为 T_2'）的组合：

$$1/T_2^* = 1/T_2 + 1/T_2' \tag{6.2}$$

公式 6.2 表明 T_2^* 总是比 T_2 短。

6.1.2 横向弛豫的生物学基础

偶极相互作用取决于耦合原子核之间的距离以及它们相对于扫描仪主磁场（B_0）施加

的磁场方向(图 6.1)。偶极相互作用的大小与 $(3\cos^2\theta-1)/r^3$ 成正比,其中 r 是原子核之间的距离,θ 是偶极耦合原子核与 B_0 之间的角度。由于弛豫速率 $R_2(=1/T_2)$ 与偶极相互作用的平方成正比,弛豫效应主要是由分子内临近原子核所驱动的。在原子核自由翻转的情况下,例如脑脊液(cerebrospinal fluid,CSF)中的水,θ 可以取任意值,使得偶极相互作用在 MRI 的时间尺度上平均化。因此这种效应很微弱,T_2 弛豫时间很长,在几秒钟量级的范围内。另一个极端情况是生物环境可能导致分子运动高度受限,如在骨、软骨、韧带和肌腱等固态成分中所观察到的,其 T_2 弛豫时间为几十微秒量级。

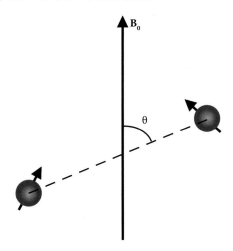

图 6.1　两个随机翻转的磁偶极矩相互接近时,会改变彼此的磁场。这种波动的磁场引起弛豫。这种效应的大小取决于 B_0 和自旋的夹角 θ 以及原子核之间的距离(请参阅正文了解更多细节)。

　　自旋系统的 T_2 决定了 MR 信号的持续时间,从而决定了其在不同序列下的可探测性。大脑拥有几个生物学上常见的组成部分,如脂质和蛋白质,它们被归类为半固体,不能自由翻转,因此明显的偶极耦合将 T_2 降低到亚毫秒范围。这些自旋对于传统的 MR 方法是不可见的,但是对于超短回波(ultrashortecho-time,UTE)或零回波时间方法是可见的(Waldman et al.,2003)。然而,脑实质中大部分水位于细胞内或细胞外间隙,因此主要由相对较长的 T_2($T_2>10$ ms)组成,可以用标准采集方法进行成像。

　　将单个 T_2 值赋给生物组织中的每个体素是对微结构的简化,其可以是具有不同 T_2 值的成分的复杂组合。例如,白质的 T_2 值大约 50 ms,但这并能不反映出细胞膜、髓鞘、蛋白质等组成白质成分的存在。它们都有一个独特的局部磁环境,因此 T_2 可能有不同的量级(Vasilescu et al.,1978;Menon and Allen,1991)。另一个问题是,测量的 T_2 值将由 T_2 和具有特定 T_2 的原子核的比例加权,短 T_2 分量对信号的贡献要小于长 T_2 分量。多成分模型通过将信号建模为不同自旋总体贡献的总和来解决这个问题,下面将进一步讨论。

6.2 定量方法

下面将详细介绍 T_2 定量图（T_2-mapping）的三种定量方法，从最简单最准确但是最慢的自旋回波开始，其次是较快的稳态技术，最后是最新的 T_2 准备（T_2-prep）技术。

6.2.1 自旋回波

自旋回波利用两个 RF 脉冲使失相位效应重新聚焦，这两个 RF 脉冲通过一个演进阶段 TE/2 分开，原理详见图 6.2(a)，自旋核演进详见图 6.3。第一个脉冲的要点是使净磁化强度处于水平面，当重聚脉冲将自旋核绕 B_1 翻转 180°（围绕 RF 脉冲轴），这就翻转了自旋核在第一个演进时间间隔中产生的所有相位。由于 T_2' 累积的相位在两个演进时间间隔中是相同的，因此可以相互抵消，T_2 效应依然保留。结果是在回波中心的激发脉冲之后，在 TE 时间收集的回波只对 T_2 进行加权。

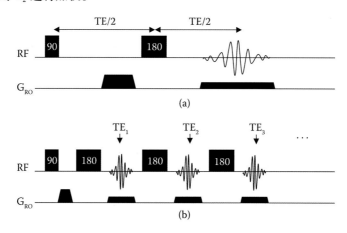

图 6.2 （a）自旋回波的脉冲序列图。（b）卡尔—珀塞耳—迈博姆—吉尔（Carr-Purcell-Meiboom-Gill，CPMG）多次自旋回波的脉冲序列图。为了清晰起见，只显示读出梯度。

根据公式 6.3，假设一个体素内只有一个 T_2，改变回波时间将导致 S 信号的变化。

$$S = S_0 \exp(-\text{TE}/T_2) \tag{6.3}$$

其中 S_0 是质子密度。只要知道回波时间 TE1 和 TE2，T_2 就可以通过 S_1 和 S_2 两个测量值计算出来，S_1 和 S_2 对应的回波时间为 TE1 和 TE2，见公式 6.4。

$$T_2 = \frac{\text{TE2} - \text{TE1}}{\log(S_2) - \log(S_1)} \tag{6.4}$$

通常选择回波时间时会期望 T_2 位于两者之间，但偏向于 TE2（Woermann et al., 1998）。

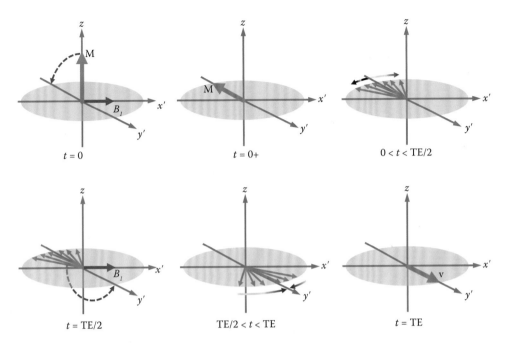

图 6.3　自旋回波实验的矢量图。显示了由 T_2' 影响造成的失相位。在 $t=0$ 时，容积磁化矢量 M 最初沿 z 轴排列。经 90° 射频脉冲磁化后翻转到水平平面。在回波时间的前半段，自旋核呈扇形散开，直到重聚焦脉冲在 $t=TE/2$ 时使其发生相位翻转。在回波时间的后半段，自旋发生相位重聚直至在 $t=TE$ 形成自旋回波。

虽然使用两个回波时间采集的信号可以用于计算单指数衰减的 T_2，但我们在上面讨论过，这不足以描述组织中的真实情况。这种方式收集的数据会受到部分容积的效应，特别是在脑脊液—灰质交界区（Woermann et al.，2001；Pell et al.，2004），而且容易受到噪声的影响（Whittall et al.，1999）。通过对不同回波时间范围内的信号衰减进行采样，可以生成准确度和精确度更高的衰减曲线。然而，对于一个简单的自旋回波，是非常缓慢的，因为需要一个长 TR 来允许 T_1 完全弛豫。这对良好的信噪比而言是必需的，也可以防止部分容积效应因不同 T_1 加权而加剧。在 3T 场强中，脑实质的 TR 大约为 5 s。使用标准脉冲序列时在 1 mm 的各向同性分辨率下进行全脑扫描，每个 TE 需要大约 20 min，这是不现实的。

在增加 TE 时，利用多个 180°重聚脉冲和读出周期来加速自旋回波（图 6.2），称为多回波 T_2（multi-echo T_2，MET₂）法。1954 年由卡尔和珀塞耳（Carr and Purcell，1954）首次提出，该方法对 180°脉冲应用中的小误差非常敏感。后来迈博姆和吉尔（Meiboom and Gill，1958）改进了这种方法，对回波链中的每一个连续的重新聚焦脉冲都增加了 180°的相位增量，称为卡尔—珀塞耳—迈博姆—吉尔（Carr-Purcell-Meiboom-Gill，CPMG）序列。该方法可以收集到更多的回波链（高达 256 个回波），但由于重聚焦脉冲的残余部分效率低下，T_2 测量的精度随着回波数的增加而降低（Majumdar et al.，1986）。因为在重复时间内必须适应多个层面和多个回波，对 T_2 衰减曲线进行更大的采样可能会导致扫描时间增加。单指数方法只需要很少的回波数，范围从 20 ms 到 160 ms。多指数方法需要更多的回波数，通常是 16 或 32 个，只有广泛的回波时间跨度，才能获取短 T_2 和长 T_2 分量。为了适应这种情况，研究人员在决定扫描方案时，必须权衡空间覆盖、扫描时间和准确性。SAR 是另一个限制，由于大量的 180°重聚焦脉冲，对可以获得的回波数量设置了上限。因此，CPMG 序列严重限制了可以获得的层面数量。

MET$_2$ 研究计划的重要考虑因素在框注 6.1 中给出，经典扫描方案见表 6.1。在使用非选择性复合重聚脉冲的情况下，推荐潘—欣克尔曼（Poon-Henkelman）序列（$90°_x$-$180°_y$-$90°_x$），可用于削弱 B_0 和 B_1 场不均匀性的影响（Poon and Henkelman，1992）。B_1 的误差产生激励回波，给 T_2 估计带来严重的误差。层面选择性的损毁梯度应用于重新聚焦脉冲的每一侧，以衰减流动伪影和在扫描层面外的激励回波。

框注 6.1 MET$_2$ 研究

使用脉冲序列，减轻 B_1、B_0 误差和激励回波（举例见 Poon and Henkelman，1992）。

需要高信噪比（对于最短 TE 信号的标准差最小为 1%），必要时使用平均信号。

回波间隔应尽可能短（在体内 <10 ms）。

回波链长度应足够长，以便最后一个回波时间只返回噪声（最长回波 >1 s）。

表 6.1 基于 CPMG 的 T_2 Mapping 多成分定量各序列扫描方案

参考文献	方法	TR（ms）	TE1（ms）	回波数/回波空间（ms）	体素（mm）	矩阵	激励次数	时间（min）
Mackay et al.(1994)	2D	3000	15	32/15	0.86×1.72×5	256×128×1	4	26
Whittall et al.(1997)	2D	3000	10	32/10	0.86×1.72×5	256×128×1	4	26
Mädler andMacKay (2007)	3D GRASE	1200	10	32/10	0.9×1.9×5	256×108×7	1	9[a]
Prasloski et al.(2012b)	3D GRASE	1000	10	32/10	1×1×5	232×192×20	1	15[b]

续表

参考文献	方法	TR （ms）	TE1 （ms）	回波数/ 回波空间 （mm）	体素（mm）	矩阵	激励 次数	时间 （min）
Guo et al. （2013）	2D	3000	10	32/10	0.85×0.85×7.5	256×256×10[c]	1	

注：CPMG, Carr-Purcell-Meiboom-Gill approach, 卡尔—珀塞耳—迈博姆—吉尔。

a 平面回波因子为3。

b 敏感编码（SENSitivity Encoding）因子为2，层面过采样因子为1.3。

c GRAPPA（GeneRalized Autocalibrating Partial Parallel Acquisition，通用自动校准并行采集）因子为2。

使用梯度自旋回波（gradient and spin echo, GRASE）可以增加采集层面的数量，通过在每个自旋回波前后收集三个或更多的梯度回波来加速 k-空间的采集（Does and Gore, 2000）。这导致在 k-空间的中心有纯 T_2 权重，边缘有额外的 T_2^* 权重。3D GRASE 可以在 15 分钟内收集全脑 MET₂ 数据（Prasloski et al., 2012b）。由于原始回波、激励回波和间接回波的复杂组合，数据分析是一个挑战，但亨宁（Hennig, 1988）提出了相位图方法，可以用来解释这些不同回波的相位相干性，并已扩展到用于解释不完整的层面投影（Lebel and Wilman, 2010）。

另一种替代 GRASE 的方法是使用比受激层面宽得多的层面选择性重聚焦脉冲，而不是非选择性脉冲。这保证在进行多层采集时有较好的层面投影，但需要一个大的层间距，以防止干扰相邻层面（Guo et al., 2013）。

如果已经获得了两个以上的回波，那么方程 6.4 就不再适用，此时计算 T_2 最常用的方法是比照信号的对数对 TE 进行最小二乘拟合。然而，这可能导致回波序列末端的噪声放大。一种替代方法是对原始信号值进行非线性拟合。这需要对 T_2 进行初始猜测。如果已获得等间距回波，则行自回归法线性运算；它最初是为计算 T_2^* 而引入的，是一种快速且鲁棒的替代方法（Pei et al., 2015）。单指数法的支持者认为，尽管 T_2 是不准确的，但它也是可重复的且对病理结果敏感。但是，模拟实验已经证明（Whittall et al., 1999），用于表征衰减曲线的点越少，噪声对衰减曲线的影响就越大。按经验性 $\sqrt{N}$ 定律计算，通过获取更多的信息，这种影响会减弱，其中数据 N 为曲线上采样点的个数（Whittall et al., 1999）。

只要衰减曲线有足够的点，在多成分的基础上 MET₂ 数据也可以被分析。以一组离散 T_2 衰减曲线对被测信号进行建模，每个 TE 下的信号参照公式 6.5：

$$\tilde{s}(TE_i) = \sum_{j=1}^{M} s_j e^{-\frac{TE_i}{T_{2_j}}} + \varepsilon_i \tag{6.5}$$

其中 i 是回波数,总的 M 成分通过激励次数 $T_{2,j}$ 和振幅 s_j 计算,噪声由 ε_i 给出。拟合曲线的精确方法取决于 M 的先验选择。

如果只选择了几个(通常是 3 或 4 个)单元,那么就可以使用非线性多参数拟合方程。然而,几乎所有的 MRI 研究都使用劳森和汉森非负值最小平方(non-negative least squares, NNLS)算法,非负值限定为 s_j(Lawson and Hanson,1995)。它允许 M 被设置得足够高,通常使用一个对数间距,对衰变曲线中可能存在的组分数没有实际的限制(图 6.4)。然而,噪声的存在意味着许多可能的 T_2 分布是合理的(Alonso-Ortiz et al., 2015)。用于限制 T_2 分布的方法中,正则化最为简单,最优的解决方案是缩小等式 6.6:

$$\Xi = \chi^2 + \mu \sum_{j=1}^{M} s_j^2 \tag{6.6}$$

其中

$$\chi^2 = \sum_{n=1}^{N} \frac{(S(TE_i) - \widetilde{S}(TE_i))^2}{\sigma_i^2} \tag{6.7}$$

$S(TE_i)$ 是第 i 个回波测得的信号,χ^2 表示模型和测量之间的错配。公式 6.6 中,T_2 分布的能量以常数 μ 为权重。由于高 μ 增加了限制,导致 T_2 分布变宽,其代价是更高的 χ^2;同时,非常低的 μ 导致 T_2 分布变窄。通过对 μ 的选择来限制 χ^2 的最大和最小值(MacKay et al., 2006)。

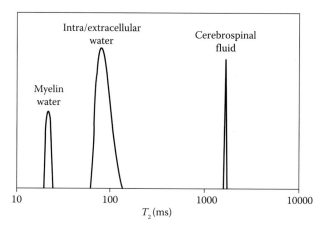

图 6.4　人脑组织 T_2 分布举例,按照 $1.02\chi_{min}^2 \leqslant \chi^2 \leqslant 1.025\chi_{min}^2$ 进行正则化。(转载并改编自 MacKay, A., et al., Magn. Reson. Imaging, 24(4), 515-525, 2006.)

6.2.2　稳态

T_2 驱动平衡单脉冲观察(driven equilibrium single-pulse observation of T2, DESPOT2;Deoni et al., 2003,2005)使用平衡式稳态自由进动(balanced steady-state free precession,bSS-

FP)脉冲序列,组合 T$_2$/T$_1$ 对比,从而使用与 DESPOT1 相同的架构来测量 T$_2$(见第 5 章)。忽略偏共振效应,bSSFP 信号的公式如下:

$$S(\alpha) = \frac{M_0(1 - E_1)\sin(\alpha)}{1 - E_1 E_2 - (E_1 - E_2)\cos(\alpha)} \tag{6.8}$$

S(α)是翻转角度 α 下的信号强度,E$_1$ = exp($-$TR/T$_1$),E$_2$ = exp($-$TR/T$_2$),M$_0$ 是质子密度。这个方程可以重新排列成线性形式:

$$\frac{S(\alpha)}{\sin(\alpha)} = \frac{S(\alpha)}{\tan(\alpha)} \times \frac{E_1 - E_2}{1 - E_1 E_2} + \frac{M_0(1 - E)}{1 - E_1 E_2} \tag{6.9}$$

利用 DESPOT1,依据斜率 m 和 T$_1$,S(α)/sin(α)比上 S(α)/tan(α)可以得出 T$_2$:

$$T_2 = - \frac{TR}{\ln\left(\dfrac{m - E_1}{mE_1 - 1}\right)} \tag{6.10}$$

DESPOT1 和 DESPOT2 都依赖于对 α 的精确认识,由于 B$_1$ 场的不均匀性,可能会出现问题。此外,在高场强下,偏共振效应会产生不可忽视的带状伪影(Zur et al.,1990),但这些问题可以通过获取不同相位增量的多幅图像来缓解(称为相位循环)。下面将进一步讨论这两种影响。

DESPOT2 方法特别引人注目,因为它提供了高的单位时间 SNR 和在临床可接受时间内的全脑覆盖。当按 3∶1 的比例划分 T$_1$ 和 T$_2$ 扫描时间,会使 T$_1$ 和 T$_2$ 的精度最大化(Deoni et al.,2003),但这很难在实践中实现。在 3T 场强下,至少需要有 6 个独立的图像,DESPOT1 的两个梯度回波和 DESPOT2 的四个 bSSFP(两个翻转角度和两个相位增量),再加上各自的 B$_1$ 图。

当采集窗口尽可能多地填充 TR 时,bSSFP 的 SNR 是最有效率的,因此减少 TR 来提高速度意味着增加接收带宽,这反过来增加了读出梯度,最终会诱发周围神经刺激症状。此外,一个最佳的翻转角度通常在 60°以上(Wood,2015)。在 3T 及以上,基于 SAR 的考虑,将对 TR 设置一个限制。典型的 TR 时间为大约 5 ms,并常按 1∶1 分配给 DESPOT1 和 DESPOT2。采集参数举例见表 6.2。

表 6.2 DESPOT 和 mcDESPOT 技术进行 T$_1$ 和 T$_2$ 定量的扫描参数

文献	技术	翻转角	TR (ms)	TE (ms)	体素大小 (mm)	矩阵大小	激励次数	扫描时间 (min)
Deoni (2007)	DESPOT1 (SPGR)	4°,18°	6.2	1.6	1.0×1.0×1.0	220×220×140	2	6.5

续表

文献	技术	翻转角	TR (ms)	TE (ms)	体素大小 (mm)	矩阵大小	激励次数	扫描时间 (min)
Deoni (2007)	DESPOT1 – HIFI (IR–SPGR)	5°	6.2a	1.6	1.0×2.0×2.0	220×110×70	2	2
Deoni (2009)	DESPOT2 – FM (bSSFP)	15°,65°	4.2	2.1	1.0×1.0×1.0	220×220×140	2b	8
Deoni (2011)	mcDESPOT (SPGR)	3°, 4°, 5°, 6°, 7°,9°,13°,18°	5.4	2.4	1.7×1.7×1.7	128×128×98	1	9
Deoni (2011)	mcDESPOT(IR–SPGR)	5°	5.4a	2.4	1.7×1.7×1.7	128×128×98	1	1.5
Deoni (2011)	mcDESPOT (bSSFP)	10°, 13°, 17°, 20°, 23°, 30°, 43°,60°	4.4	2.2	1.7×1.7×1.7	128×128×98	2b	15

注：mcDESPOT＝multicomponent DESPOT，多成分 DESPOT；bSSFP＝平衡稳态自由进动。

　a DESPOT1-HIFI（IR-SPGR）的反转时间为 450 ms。

　b 相位循环增量对应的平均值为 0° 和 180°。

　c 采集矩阵为 0.75 部分傅里叶变换。

　　多组分 DESPOT（multicomponent DESPOT，mcDESPOT）是假设在每个体素中分别存在短 T_2、中 T_2 成分以及潜在的长 T_2 分量（Deoni et al., 2008）。这些被认为与髓鞘水、细胞内/细胞外水分子和脑脊液有关。为了区分这些信号，要求在不同的翻转角度下获得两个以上的容积。八到九个是标准做法，但还没有一个全面评估的最低要求。额外的图像容积意味着在合理的时间内，体素大小减少为 2 mm 左右的各向同性是可行的（见表 6.2）。

　　与 MET_2 相比，另一个参数被用来表征髓磷脂和细胞内/细胞外水的自由交换。交换率与每一格的自旋平均滞留时间成反比。水"池"之间的联系意味着 mcDESPOT 信号不是单独信号的简单相加，而是需要解决一个多达 10 个自由参数的布洛赫—麦康奈尔（Bloch-Mc-Connell）矩阵系统（Deoni et al., 2013）。

　　由于难以与标准的非线性拟合算法相拟合，一些文献对这种模式进行了批判（Lankford and Does,2012；Bouhrara and Spencer,2015；Bouhrara et al., 2015）。使用随机区域收缩（stochastic region contraction,SRC）方法可以克服其中的部分问题（Deoni and Kolind,2014；Hurley and Alexander,2014），添加额外的相位增量似乎可以稳定该拟合（Lankford and Does, 2012；Wood et al., 2016）。SRC 方法并不普遍，有一个免费的网站可供参考（https://github.com/

spinicist/QUIT）。拟合 mcDESPOT 模型有一个小的难点，得到的梯度回波和 bSSFP 数据可能有不同的接收增益和带宽。这意味着两个数据集没有被同等缩放，因此一个平衡磁化的值不可能同时适用于两个数据集。要克服这一点，首先要利用它们各自的平均值对梯度回波和 bSSFP 信号进行归一化处理，这种方法仍然可以得到 T$_2$ 成分的分数（Deoni et al.，2008）。

6.2.3　T$_2$ prep

在 MET$_2$ 和 DESPOT2 中，图像的 T$_2$ 权重与采集序列相关。另一种方法是通过准备模块和获取不同准备设定下的容积，将 T$_2$ 加权从序列图像部分分离。这允许使用高级读出方法，可能不是 T$_2$ 加权的，但通常比传统方法更快。

一个 T$_2$-prep 组块包括一个 90°脉冲，以及至少一个重聚焦脉冲和一个使磁化强度返回到纵轴的−90°脉冲。重聚焦脉冲可以是复合硬脉冲（Oh et al.，2006）或者绝热脉冲（Nguyen et al.，2015）。在准备组块的末尾，纵向磁化的 T$_2$ 加权是一个重聚焦脉冲间距和数量的函数，然后通过快速成像序列（如 2D 螺旋）进行采样（Oh et al.，2006，2007）。

不同的 T$_2$-prep 图像可以拟合到多分量 MET$_2$ 模型中。T$_2$-prep 的一个重要优点是，通过完全关闭 prep 模块，TE 的最小有效值几乎可以减小至 0，从而实现对短 T$_2$ 分量的研究。阮（Nguyen）等报道了有效最小回波时间是 0.5 ms，使用 UTE—类型的方法可以使其进一步减小（Waldman et al.，2003）。

6.3　常见问题

6.3.1　B$_1$ 不均匀性

由于 MR 硬件的限制和介电共振效应的存在（Simmons et al.，1994），要提供完美的 RF 脉冲是非常困难的，而且在一个体素上达到的翻转角度往往与设计的翻转角有很大的不同。所有测量 T$_2$ 的方法都容易受到所施加射频场的不均匀性的影响，但是减轻或校正 B$_1$ 不均匀性的可用方法各不相同。

对发射（通常为体部）线圈产生的射频场和每个接收元件的场做属性的区分很重要，它们应严格地被指代为 B$_1^+$ 和 B$_1^-$（有时文献中均称为 B$_1$）。B$_1^-$ 是一个在整体信号缩放上的乘法因子，虽然经常被忽视，但是如果主体在两次采集之间有明显的移动，那么该简化是无效的。对这个问题的全面讨论以及解决此问题潜在策略，请参阅帕普（Papp et al.，2015）等的论述。

在体素中达到的实际翻转角度是定量 T_2 分析所需的参数。它是 B_1^+ 的产物，仅用于描述发射线圈的属性，以及所用射频脉冲的层面或层块的投影。联合校正因子通常用比率表示，大于或小于 1 分别表示可达到更高或更低的翻转角度。

理想情况下，MET_2 的重聚焦脉冲将引发自旋的完美相位重聚，得到纯 T_2 加权。B_1 的不均匀性会导致部分磁化强度经 T_1 弛豫后转向纵轴，在后续脉冲将其传递回横向平面之前发生；形成的激励回波会损坏原有的回波，导致 T_2 不准确，并且在高场强系统中更会加重这一问题（Pell et al.，2006）。为了保证不包含激励回波，可以舍弃第一回波，利用剩下的回波进行拟合；但它忽略了激励回波对后续回波的贡献，并增加了有效最小 TE（Smith et al.，2001；Maier et al.，2003）。

潘-欣克尔曼（Poon-Henkelman）序列可以在一定程度上缓解 B_1 非均匀性。这种方法的缺点是增加 SAR，并且只能获得单层图像（Poon and Henkelman，1992）。另一种方法是使用扩展相位图（extended phase graph，EPG）算法来追踪激发激励回波的进程（Hennig，1991），并在 T_2 量化过程中适应 B_1 场（Prasloski et al.，2012a）。激励回波主要来源于较差（非矩形）的层面选择配置，这是 2D 多层成像的一个特征。标准 EPG 方法假设的前提是完美的层面投影，但莱贝尔（Lebel）等解决了这一问题，他们给出了一个更为完善的基于 EPG 的模型（Lebel and Wilman，2010）。另外一种更先进的方法是回波调制曲线算法（Ben-Eliezer et al.，2015），它使用布洛赫模拟来解释不同的层面投影、RF 脉冲期间的形状和弛豫，并已被证明比 EPG 更具优势（McPhee and Wilman，2016）。

对于 DESPOT，公认的方法是收集 B_1 图来修正分析中使用的翻转角度。波奇曼和谢弗（Pohmann and Scheffler，2013）的文章中发表了各种各样的序列，并且做了比较。但令人沮丧的是，大多数都不能作为制造商序列（Boudreau et al.，2017）。实际翻转角成像方法已成为了一种标准，某些平台可以提供（Yarnykh，2007）。它需要强大的扰动梯度和较长的 TR，但会延长扫描时间（Nehrke，2009；Yarnykh，2010）。DREAM 是一种最近才出现的在速度、灵活性和准确性之间取得平衡的方法（Nehrke et al.，2014）。即使在高场强的情况下，B_1 场相对于解剖特征也是平滑的（Brink et al.，2014）。因此 B_1 图通常以低分辨率获取，以节省扫描时间。

利用射频场不均匀性的高速掺入进行 T_1 驱动平衡单脉冲观察（driven equilibrium single pulse observation of T_1 with high-speed incorporation of RF field inhomogeneities，DESPOT$_1$-HIFI）采用的是另一种反转恢复扫描（例如 MP-RAGE），可广泛使用，并且能在 T_1 拟合中估

计 B_1 图（Deoni，2007）。操作者应该注意 TE 和 TR 必须与 DESPOT1 序列精确匹配，迪奈欧（Deoni，2007）方程是准确的——布哈拉和思朋斯（Bouhrara and Spencer，2015）给出了准确的版本。若不采集额外的数据，在长 T_1 区域（例如充满脑脊液的脑室）不能产生准确的 T_1 或 B_1 值（Deoni，2007）。因此应该对产生的 B_1 图进行平滑，或者拟合至低阶多项式，利用产生的 B_1 图重新计算 T_1。

6.3.2　B_0 不均匀性

受试者与磁场的相互作用使得磁场随着受试者位置的变化而变化，特别是在磁化率差异较大的区域，例如鼻窦的空气-组织交界面。正因如此 bSSFP 会产生带状伪影，导致信号丢失，DESPOT2 的测值失去意义。频率的位置取决于 TR 和偏共振频率的乘积，在 1.5T 或低于 1.5T 的情况下，通常位于匀场较好的目标组织以外，但是在 3T 或以上高磁场，这些影响将变得显著。

有几个方法可以减轻带状伪影，需要利用不同的相位增量采集额外的图像。向和霍夫（Xiang and Hoff，2014）报道了一个非常有用的椭圆形 bSSFP 信号方程：

$$S = M \frac{1 - a e^{i\theta}}{1 - b \cos \theta} \tag{6.11a}$$

其中 M、a、b、θ 定义如下：

$$M = \frac{M_0(1 - E_1)\sin(\alpha)}{1 - E_1 \cos \alpha - E_2^2(E_1 - \cos(\alpha))} \tag{6.11b}$$

$$a = E_2$$

$$b = \frac{E_2(1 - E_1)(1 + \cos(\alpha))}{1 - E_1 \cos \alpha - E_2^2(E_1 - \cos(\alpha))} \tag{6.11c}$$

$$\theta = 2\pi \Delta f_0 T_R + \theta \tag{6.12}$$

θ 是在一个 TR 中累积的总相位，由偏共振频率 Δf_0（单位 Hz）和扫描仪控制的相位增量角 φ 构成。从公式 6.11 中可以清楚地看出，当 θ=0 会出现低信号，φ=π 意味着 $\Delta f_0 = 1/2T_R$。改变 φ 会使条带发生位移。不同的 φ 能结合和产生无条带图像，从而计算 T_2 值（Jutras et al.，2015；Wood et al.，2015）。从 https://github.com/jdjutras/QMRI 可以获得代码。

相比之下，DESPOT2-FM 法直接拟合 bSSFP 信号方程，得到多相位增量数据，不作为中间步骤计算无条带图像。这意味着与其他方法相比，其应用只需要两个相位增量，但是会给拟合带来困难（Deoni，2009）。

B_0 不均匀性也会影响 MET₂ 的测量，随后回波会累积大量的相位偏移。与回波链末端的噪声地板效应相结合，导致在分析中恢复人为合成的长 T_2 分量。将 MET_2 曲线作为一个复杂的信号进行完全建模将消除这些问题（Bjarnason et al.，2013）。

B_0 不均匀性中一个未被充分研究的效应是 T_2 方法倾向于假设髓鞘水与其他水具有相同的共振频率。来自其他 MR 技术（主要是定量磁敏感成像）以及对 bSSFP 信号属性进行详细研究的证据证实了这种假设过于简单化（Miller et al.，2010）。

6.3.3 磁化传递

在 MET_2 采集期间，层面选择的重聚焦脉冲可能对附近的层面起偏共振饱和脉冲作用。它会引发磁化传递效应（magnetisation transfer，MT），导致自由水成分的信号强度减弱，并可能导致 T_2 测量不准确（Forsén and Hoffman，1963；Maier et al.，2003）。使用 3D 采集或非选择性脉冲单层采集都可以减轻 MT 效应。

对于 DESPOT2 来说，由于使用了短 TR 和高翻转角度，bSSFP 本身就容易受 MT 效应的影响（Henkelman et al.，2001）。缓解这一问题的方法是仔细选择两个翻转角度使 MT 效应相似（Jutras et al.，2015）。MT 对 mcDESPOT 的贡献已得到研究，但需要引入更难拟合的高度复杂模型（Liu et al.，2015）。

6.3.4 水交换

MET_2 mapping 结果的解释通常基于一个假设，即在 T_2 时间尺度上不同组分之间没有水的交换。这个假设以往被认为是合理的，但越来越多的证据表明在髓磷脂变薄的区域水交换不可忽视。髓鞘水室越小，停留时间越短；自旋在不同的 T_2 测量环境之间移动。这导致了对髓磷脂水成分的低估，从而降低了髓磷脂水分数（myelin water fraction，MWF）值。通过对 mcDESPOT 技术（包括水在模型中的交换）和 3D GRASE 方法的比较，证实了 mcDESPOT 的估计值一贯较 MWF 高。然而，这些差异是完全由交换效应，还是由在大的 mcDESPOT 拟合空间中由非唯一解决方案所导致，目前仍存在疑问（Zhang et al.，2015；Bouhrara and Spencer，2016，2017）。

6.3.5 噪声

对于 MET_2 的分析，一个常见的经验法则是最短的回波必须有大于 100 的 SNR 才能避免任何噪声效应，这可能需要信号平均（MacKay et al.，2006）。图像平滑也有提高信噪比的效果（Jones et al.，2003）。在特征相似的区域，一个非局部的均值滤波器可以用来增加信噪比，但是必须谨慎地选择调优参数(Guo et al., 2013)。或者，对一个感兴趣区域内的体素进行平均，但会丢失每个组成部分中相关的噪声信息(Bjarnason et al., 2010)。这阻碍了对不同区域、不同受试者或不同时间的 T_2 及 T_2 衍生测量值的统计比较。正则化通常用于提高 NNLS 拟合的适应能力(Groetsch, 1984；Mackay et al., 1994；Graham et al., 1996)，但数值模拟表明，虽然这种方法降低了 T_2 估计的标准误，但准确性也受到影响(Bjarnason et al., 2010)。

6.4 应用

单组分 T_2 mapping 可简单地用作生物组织变化的定量指标，不需要对 T_2 为何发生改变做进一步的生物学建模。该方法已被报道可用于评估膝关节软骨的组织活力(Colotti et al., 2017)。然而单组分和多组分 T_2 mapping 也可以用于更高级的生物学模型，从而对组织功能和结构进行评估。

6.4.1 代谢和定量 BOLD

大脑氧代谢速率(cerebral metabolic rate of oxygen, CMRO₂)能测量大脑线粒体在能量转换过程中消耗氧气的速度，是脑血流量和氧提取分数的乘积(动脉和静脉血氧饱和度的差异值)。因为神经激活和量化的紧密耦合，研究人员对量化健康或病变组织表现出极大的兴趣。

通过自旋标记下的 T_2 弛豫(T_2 relaxation under spin tagging, TRUST)技术可以获得全脑 CMRO₂ 值(Luand Ge, 2008)。TRUST 采用 T_2-prep 类序列外加标记静脉血的脉冲序列(与动脉自旋标记不同)。通过在标记和对照条件下采集通过矢状窦或颈内静脉的单个层面，可以利用 T_2 的差异推导出静脉氧合，将其与同一静脉中的相位对比速率测量相结合从而获得 CMRO₂(Xu et al., 2009)。

与之相关的一个议题是 BOLD 的定量，它需要计算比例常数 M 来将标准 BOLD 的相对信号变化转换为 CMRO₂(Blockley et al., 2013)。有多种推导 M 的方法，但最近一种不需要给受试者吸入气体，即利用 T_2 和 T_2^* 定量图的差异得到 R2'($= 1/T_2'$)，并假设仅与血管效应有关(Shu et al., 2016；Stone and Blockley, 2017)。

6.4.2 髓磷脂水分数

T_2 定量最成熟的应用是探究中枢神经系统中髓磷脂水分数。图 6.5 展示了髓磷脂是一个高度复杂的结构,由脂质层和蛋白质层组成,其间夹杂着只有几十埃(长度单位)厚的薄水层。这种高度受限的环境减少了水分子的平均运动量,因此将 T_2 缩短至 $10 \sim 20$ ms。

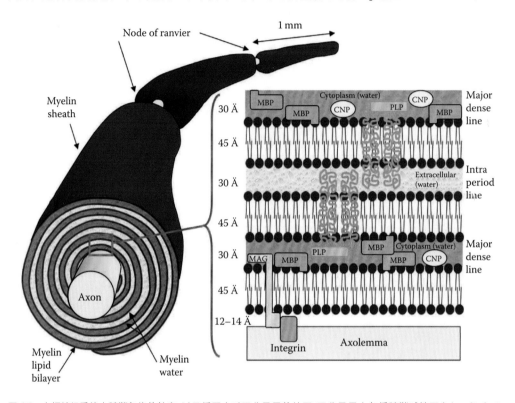

图 6.5 中枢神经系统中髓鞘包绕的轴突,以及插图中对双分子层的特写,双分子层中包括髓鞘碱性蛋白(myelin basic protein,MBP),蛋白脂质蛋白(proteolipid protein,PLP),环核苷酸磷酸二酯酶(cyclic nucleotide phosphodiesterase,CNP)和髓鞘相关糖蛋白(myelin-associated glycoprotein,MAG)。(转载自 Laule, C., et al., Neurotherapeutics, 4, 460-484, 2007.)

麦基等(Mackay et al., 1994)采用 MET_2 方法将 T_2 衰减曲线分为三部分:髓磷脂捕获的水("髓磷脂水",$T_2 = 5 \sim 40$ ms)、轴突内外水的混合($T_2 = 70 \sim 100$ ms)和长 T_2(>1 s,最初归属于脑脊液分数)。但是,对青蛙神经、离体的猫脑和小龙虾神经的研究显示 T_2 衰减曲线由四部分组成(Menon and Allen 1991;Menon et al., 1992)。

髓磷脂水被认为是髓磷脂健康状态的一种间接但可靠的标记物,因为它是髓鞘的重要组成部分。因此,MWF 成为了多发性硬化(Laule et al., 2006)、阿尔茨海默病(Dean et al., 2014, 2017)和精神分裂症(Flynn et al., 2003)研究中的重要指标,近年来也用于研究婴幼儿早期的髓鞘形成(Leppert et al., 2009;Deoni et al., 2011)。

利用 MET_2 数据计算得到的 MWF 已得到了组织学的充分验证(图 6.6)。虽然 mcDESPOT 尚未得到充分验证,但最近通过建立双环己酮草酰二腙小鼠模型证明其可以检测髓磷脂的变化(Wood et al., 2016)。比 MWF 更有用的一个潜在参数是髓磷脂容积分数,即一个体素中髓磷脂所占空间的分数。最近,这两个参数之间的定量图已经被引入临床前期模型(West et al., 2016)。与 mcDESPOT 方法相比,MET₂ 方法的另一个优点是很容易在 T₂ 分布上整合,从而得到体素中总的水含量(Meyers et al., 2016)。

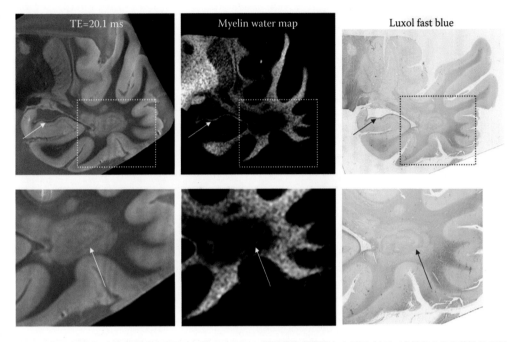

图 6.6　在 7T 场强中,多发性硬化患者颞叶区域 TE＝20.1 ms 的图像和髓磷脂水定量图,以及对应的劳克坚牢蓝染色病理切片。箭头标注部位可见海马槽(上排)和同心圆硬化病变残存髓鞘的模糊环(下排,是上排虚线框内容的放大)。(转载自 Laule,C.,et al., NeuroImage,40(4),1575-1580,2008.)

6.5　准确性和可重复性

自旋回波:金标准

32-自旋回波 CPMG T₂ mapping 技术被认为是 T₂ 测量的金标准(Mackay et al., 1994)。组织学研究表明髓磷脂水成分与髓磷脂浓度密切相关(Laule et al.,2007,2008)。莱韦斯克(Levesque)等研究了 MET₂ MWF 的横向和纵向可重复性(Levesque et al., 2010);迈耶斯(Meyers)等发现扫描-再扫描程序得到的 MWF 图具有强相关性($r＝0.98$)(Meyers et al., 2009)。

与 DESPOT1 和反转-恢复序列之间的差异类似,T₂ 值在 DESPOT2 与 MET₂ 之间也存在差异。朱塔斯(Jutras)等使用这两种方法比较了单组分测量值,得到的结论是:由于不同的 TR 以及 TE 对亚体素分布的不同部位进行采样,两种方法之间可能会存在的一些差异(图 6.7)。

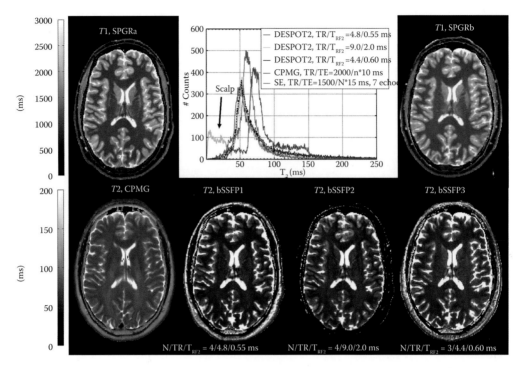

图 6.7　来自 DESPOT1 的轴位 T_1 图（SPGRa 和 SPGRb 的扫描方案），来自 DESPOT2（bSSFP1，bSSFP2 和 bSSFP3 的扫描方案，见表 6.1）和 CPMG（单组分，单指数拟合）的 T_2 图比较，以及志愿者 v2 的 5 个 T_2 直方图。可以观察到，基于自旋回波的 T_2 测量值（WM T_2 约 60 ms）介于 DESPOT2（WM T_2 约 50 ms）和 CPMG（WM T_2 约 70 ms）之间。bSSFP2 的空间光谱 RF 脉冲效应导致了头皮的 T_2 值被低估（箭头）。（转载自 Jutras, J.-D., et al., Magn. Reson. Med., 76(6), 1790-1804, 2015.）

　　mcDESPOT 和 MET_2 测量得到的 MWF 之前存在的差异是显而易见的。基于 3D GRASE 的 MET_2 和 mcDESPOT 之间的比较证实，mcDESPOT 测量的 MWF 较 GRASE 增加了 1.5~4 倍（Zhang et al., 2015）。T_2 时间的划分也是不同的，mcDESPOT 估计细胞内/细胞外水的 T_2 有 1.4~1.6 倍的延长，髓磷脂水分子的 T_2 则短到不切实际（< 6 ms）。基于 DESPOT 得到的 T_2 有良好的变异系数（coefficient of variation，COV；低于 10%），在白质中 MWF 的 COV 较好但灰质较差（高于 10%）；交换参数的 COV 在白质中异常高，约为 30%（De Santis et al., 2014；Wood et al., 2016）。

　　欧（Oh）等对 T_2-prep 方法进行了详细的评价（Oh et al., 2006）。在 1.5T 场强中，白质的 MWF 测量值介于 7%~9%，与使用 32-自旋回波 CPMG 方法所报道的一致。所有的白质区域 COV 都低于 6%。在 3T 场强中，MWF 在同一区域的测量值要高出 9.7%~12.3%，部分感兴趣区的 COV 可高达 10%。

6.6 　质量保证

对于所有 MR 定量参数,为了确保 T$_2$ 测量随着时间改变依然保持可靠,定期的质量保证(quality assurance,QA)测试是必须的。应使用具有接近体内 T$_2$ 值的校准测试对象(体模)。表 6.3 给出了文献中的标准值。同时还应该构造一个稳定且不会随时间衰减的体模。常见的体模材料是掺杂不同量氯化钆或钆-DTPA 的琼脂糖凝胶,以产生一定范围的 T$_2$(和T$_1$)值。为了提高凝胶的稳定性,常用的方法是添加杀菌剂,比如叠氮化钠。琼脂糖凝胶的弛豫值与温度有关,更换掺杂剂可以消除温度对 T$_1$ 值的影响;但是 T$_2$ 则不同,其系数大约为-1.25%/°C(Tofts et al.,1993)。体模应储存在扫描仪室内,以避免测量过程中温度漂移,并且应在扫描前后测量温度。QA 的重复性测量也应该在一组(大约 5 名)正常志愿者体内进行试验,且应常规定期进行。在志愿者中测量的好处是符合真实条件,并且温度受身体控制。虽然不自主运动或生理噪音增加了变异的可能性,但严格选择志愿者可能有助于减少这些缺陷带来的影响。关于一般 QA 策略的细节见第 3 章。

表 6.3 　T$_2$ 正常值

参数	部位	值	文献
GMT$_2$	白质	78 ms	Levesque et al. (2010)
	灰质	70~80 ms	Zhang et al. (2015)
T$_2$	细胞内/外白质	70~90 ms	Zhang et al. (2015)
	髓磷脂水	20~30 ms	Zhang et al. (2015)
	脑脊液	>1000 ms	MacKay et al. (2006)
MET$_2$MWF	灰质	3.6%~4.5%	Oh et al. (2006)
	白质	2%~20%	Levesque et al. (2010)
	额叶白质	9.4%	Levesque et al. (2010)

参考文献

Alonso-Ortiz E, Levesque IR, Pike GB. MRI-based myelin water imaging: a technical review. Magn Reson Med 2015; 73(1): 70-81.

Ben-Eliezer N, Sodickson DK, Block KT. Rapid and accurate T_2 mapping from multi-spin-echo data using Bloch-simulation-based reconstruction. Magn Reson Med 2015；73(2)：809-17.

Bjarnason TA, Laule C, Bluman J, Kozlowski P. Temporal phase correction of multiple echo T_2 magnetic resonance images. J Magn Reson 2013；231：22-31.

Bjarnason TA, McCreary CR, Dunn JF, Mitchell JR. Quantitative T_2 analysis：the effects of noise, regularization, and multivoxel approaches. Magn Reson Med 2010；63(1)：212-17.

Blockley NP, Griffeth VEM, Simon AB, Buxton RB. A review of calibrated blood oxygenation level-dependent (BOLD) methods for the measurement of task-induced changes in brain oxygen metabolism. NMR Biomed 2013；26(8)：987-1003.

Boudreau M, Tardif CL, Stikov N, Sled JG, Lee W, Pike GB. B1mapping for bias-correction in quantitative T_1 imaging of the brain at 3T using standard pulse sequences. J Magn Reson Imaging 2017；46：1673-1682.

Bouhrara M, Reiter DA, Celik H, Fishbein KW, Kijowski R, Spencer RG. Analysis of mc-DESPOT- and CPMG-derived parameter estimates for two-component nonexchanging systems. Magn Reson Med 2015；75(6)：2406-20.

BouhraraM,Spencer RG. Incorporation of nonzero echo times in the SPGR and bSSFP signal models used in mcDESPOT. Magn Reson Med 2015；74(5)：1227-35.

Bouhrara M, Spencer RG. Improved determination of the myelin water fraction in human brain using magnetic resonance imaging through Bayesian analysis of mcDESPOT. NeuroImage 2016；127：456-71.

BouhraraM,Spencer RG. Rapid simultaneous high-resolution mapping of myelin water fraction and relaxation times in human brain using BMC-mcDESPOT. NeuroImage 2017；147：800-11.

BrinkWM,Börnert P, Nehrke K, Webb AG. Ventricular B1+ perturbation at 7T—Real effect or measurement artifact? NMR Biomed 2014；27(6)：617-20.

Carr HY, Purcell EM. Effects of diffusion on free precession in nuclear magnetic resonance experiments. Phys Rev 1954；94(3)：630.

Colotti R, Omoumi P, Bonanno G, Ledoux J-B, van HeeswijkRB. Isotropic three-dimensional T_2 mapping of knee cartilage：development and validation. J Magn Reson Imaging 2017.

Dean DC, Hurley SA, Kecskemeti SR, O'Grady JP, Canda C, Davenport-Sis NJ, et al. Association of amyloid pathology with myelin alteration in preclinical Alzheimer disease. JAMA Neurol 2017；74(1)：41-9.

Dean DC, Jerskey BA, Chen K, Protas H, Thiyyagura P, RoontivaA, et al. Brain differences in infants at differential genetic risk for late-onset Alzheimer disease: a cross-sectional imaging study. JAMA Neurol 2014; 71(1): 11-22.

Deoni SC. High-resolution T$_1$ mapping of the brain at 3T with driven equilibrium single pulse observation of T$_1$ with high-speed incorporation of RF field inhomogeneities (DESPOT1-HIFI). J Magn Reson Imaging 2007; 26(4): 1106-11.

Deoni SC. Transverse relaxation time (T$_2$) mapping in the brain with off-resonance correction using phase-cycled steady-state free precession imaging. J Magn Reson Imaging 2009; 30(2): 411-17.

Deoni SC. Correction of main and transmit magnetic field (B0 and B1) inhomogeneity effects in multicomponent-driven equilibrium single-pulse observation of T$_1$ and T$_2$. Magn Reson Med 2011; 65(4): 1021-35.

Deoni SC, Matthews L, Kolind SH. One component? Two components? Three? The effect of including a nonexchanging "free" water component in multicomponent driven equilibrium single pulse observation of T$_1$ and T$_2$. Magn Reson Med 2013; 70(1): 147-54.

Deoni SC, Mercure E, Blasi A, Gasston D, Thomson A, Johnson M, et al. Mapping infant brain myelination with magnetic resonance imaging. J Neurosci 2011; 31(2): 784-91.

Deoni SC, Peters TM, Rutt BK. High-resolution T$_1$ and T$_2$ mapping of the brain in a clinically acceptable time with DESPOT1 and DESPOT2. Magn Reson Med 2005; 53(1): 237-41.

Deoni SC, Rutt BK, Arun T, Pierpaoli C, Jones DK. Gleaning multicomponent T$_1$ and T$_2$ information from steady-state imaging data. Magn Reson Med 2008; 60(6): 1372-87.

Deoni SC, Rutt BK, Peters TM. Rapid combined T$_1$ and T$_2$ mapping using gradient recalled acquisition in the steady state. Magn Reson Med 2003; 49(3): 515-26.

Deoni SCL, Kolind SH. Investigating the stability of mcDESPOT myelin water fraction values derived using a stochastic region contraction approach. Magn Reson Med 2015; 73(1): 161-169.

Does MD, Gore JC. Rapid acquisition transverse relaxometric imaging. J Magn Reson 2000; 147(1): 116-20.

Flynn S, Lang D, Mackay A, Goghari V, Vavasour I, Whittall K, et al. Abnormalities of myelination in schizophrenia detected in vivo with MRI, and post-mortem with analysis of oligodendrocyte proteins. Mol Psychiatry 2003; 8(9): 811-20.

Forsén S, Hoffman RA. Study of moderately rapid chemical exchange reactions by means of nuclear magnetic double resonance. J Chem Phys 1963; 39(11): 2892-901.

Graham SJ, Stanchev PL, Bronskill MJ. Criteria for analysis of multicomponent tissue T_2 relaxation data. Magn Reson Med 1996; 35(3): 370-8.

Groetsch C. The theory of Tikhonov Regularization for Fredholm Equations. Boston, MA: Pitman Publication; 1984, 104p.

Guo J, Ji Q, Reddick WE. Multi-slice myelin water imaging for practical clinical applications at 3.0 T. Magn Reson Med 2013; 70(3): 813-22.

Henkelman R, Stanisz G, Graham S. Magnetization transfer in MRI: a review. NMR Biomed 2001; 14(2): 57-64.

Hennig J. Multiecho imaging sequences with low refocusing flip angles. J Magn Reson (1969) 1988; 78(3): 397-407.

Hennig J. Echoes—How to generate, recognize, use or avoid them in MR-imaging sequences. Part I: fundamental and not so fundamental properties of spin echoes. Conc Magn Reson A 1991; 3 (3): 125-43.

Hurley SA, Alexander AL. Assessment of mcDESPOT Precision Using Constrained Estimation. ISMRM; Conference Abstract, Proc. Intl. Soc. Mag. Reson. Med. 2014; 22: 3144.

Jones CK, Whittall KP, MacKay AL. Robust myelin water quantification: averaging vs. spatial filtering. Magn Reson Med 2003; 50(1): 206-9.

Jutras J-D, Wachowicz K, De Zanche N. Analytical corrections of banding artifacts in driven equilibrium single pulse observation of T_2(DESPOT2). Magn Reson Med 2015; 76(6): 1790-804.

Lankford CL, Does MD. On the inherent precision of mcDESPOT. Magn Reson Med 2013;69 (1): 127-136.

Laule C, Kozlowski P, Leung E, Li DKB, MacKay AL, Moore GRW. Myelin water imaging of multiple sclerosis at 7T: correlations with histopathology. NeuroImage 2008; 40(4): 1575-80.

Laule C, Leung E, Lis DK, Traboulsee AL, Paty DW, MacKay AL, et al. Myelin water imaging in multiple sclerosis: quantitative correlations with histopathology. Mult Scler 2006; 12(6): 747-53.

Laule C, Vavasour IM, Kolind SH, Li DKB, Traboulsee TL, Moore GRW, et al. Magnetic resonance imaging of myelin. Neurotherapeutics 2007; 4: 460-84.

Lawson CL, Hanson RJ. Solving Least Squares Problems.Philadelphia, PA: SIAM; Philadelphia; Pennsylvania; 1995.

Lebel RM, Wilman AH. Transverse relaxometry with stimulated echo compensation. Magn Reson Med 2010; 64(4): 1005-14.

Leppert IR, Almli CR, McKinstry RC, Mulkern RV, Pierpaoli C, Rivkin MJ, et al. T(2) relaxometry of normal pediatric brain development. J Magn Reson Imaging 2009; 29(2): 258-67.

Levesque IR, Chia CL, Pike GB. Reproducibility of in vivo magnetic resonance imaging-based measurement of myelin water. J Magn Reson Imaging 2010; 32(1): 60-8.

Liu F, Block WF, Kijowski R, Samsonov A. Rapid multicomponent relaxometry in steady state with correction of magnetization transfer effects. Magn Reson Med 2015; 75(4): 1423-33.

Lu H, Ge Y. Quantitative evaluation of oxygenation in venous vessels using T_2-relaxation-under-spin-tagging MRI. Magn Reson Med 2008; 60(2): 357-63.

MacKay A, Laule C, Vavasour I, Bjarnason T, Kolind S, MadlerB. Insights into brain microstructure from the T_2 distribution. Magn Reson Imaging 2006; 24(4): 515-25.

Mackay A, Whittall K, Adler J, Li D, Paty D, Graeb D. In vivo visualization of myelin water in brain by magnetic resonance. Magn Reson Med 1994; 31(6): 673-7.

Mädler B, MacKay A. Towards whole brain myelin imaging. International Society for Magnetic Resonance in Medicine, Berlin, Germany, 2007; 1723.

Maier CF, Tan SG, Hariharan H, Potter HG. T_2 quantitation of articular cartilage at 1.5 T. J Magn Reson Imaging 2003; 17(3): 358-64.

Majumdar S, Orphanoudakis S, Gmitro A, O'Donnell M, GoreJ. Errors in the measurements of T_2 using multiple-echo MRI techniques. II. Effects of static field inhomogeneity. Magn Reson Med 1986; 3(4): 562-74.

McPhee KC, Wilman AH. Transverse relaxation and flip angle mapping: evaluation of simultaneous and independent methods using multiple spin echoes. Magn Reson Med 2016; 77: 2057-65.

Meiboom S, Gill D. Modified spin-echo method for measuring nuclear relaxation times. Rev Sci Instrum 1958; 29(8): 688-91.

Menon R, Allen P. Application of continuous relaxation time distributions to the fitting of data from model systems and excised tissue. Magn Reson Med 1991; 20(2): 214-27.

Menon R, Rusinko M, Allen P. Proton relaxation studies of water compartmentalization in a model neurological system. Magn Reson Med 1992; 28(2): 264-74.

Meyers SM, Kolind SH, Laule C, MacKay AL. Measuring water content using T_2 relaxation at

3T: phantom validations and simulations. Magn Reson Imaging 2016; 34(3): 246-51.

Meyers SM, Laule C, Vavasour IM, Kolind SH, Madler B, TamR, et al. Reproducibility of myelin water fraction analysis: a comparison of region of interest and voxel-based analysis methods. Magn Reson Imaging 2009; 27(8): 1096-103.

Miller KL, Smith SM, Jezzard P. Asymmetries of the balanced SSFP profile. Part II: white matter. Magn Reson Med 2010; 63(2): 396-406.

Nehrke K. On the steady-state properties of actual flip angle imaging (AFI). Magn Reson Med 2009; 61(1): 84-92.

Nehrke K, Versluis MJ, Webb A, Börnert P. Volumetric B1+ mapping of the brain at 7T using DREAM. Magn Reson Med 2014; 71(1): 246-56.

Nguyen TD, Deh K, Monohan E, Pandya S, Spincemaille P, RajA, et al. Feasibility and reproducibility of whole brain myelin water mapping in 4 minutes using fast acquisition with spiral trajectory and adiabatic T2prep (FAST-T2) at 3T. Magn Reson Med 2015; 76(2): 456-65.

Oh J, Han ET, Lee MC, Nelson SJ, Pelletier D. Multislice brain myelin water fractions at 3T in multiple sclerosis. JNeuroimaging 2007; 17(2): 156-63.

Oh J, Han ET, Pelletier D, Nelson SJ. Measurement of in vivo multi-component T_2 relaxation times for brain tissue using multi-slice T_2 prep at 1.5 and 3T. Magn Reson Imaging 2006; 24(1): 33-43.

Papp D, Callaghan MF, Meyer H, Buckley C, Weiskopf N. Correction of inter-scan motion artifacts in quantitative R1 mapping by accounting for receive coil sensitivity effects. Magn Reson Med 2015; 76(5): 1478-85.

Pei M, Nguyen TD, Thimmappa ND, Salustri C, Dong F, Cooper MA, et al. Algorithm for fast monoexponential fitting based on Auto-Regression on Linear Operations (ARLO) of data. Magn Reson Med 2015; 73(2): 843-50.

Pell GS, Briellmann RS, Waites AB, Abbott DF, Jackson GD. Voxel-based relaxometry: a new approach for analysis of T_2 relaxometry changes in epilepsy. NeuroImage 2004; 21(2): 707-13.

Pell GS, Briellmann RS, Waites AB, Abbott DF, Lewis DP, Jackson GD. Optimized clinical T_2 relaxometry with a standard CPMG sequence. J Magn Reson Imaging 2006; 23(2): 248-52.

Pohmann R, Scheffler K. A theoretical and experimental comparison of different techniques for B1 mapping at very high fields. NMR in Biomedicine 2013; 26(3): 265-75.

Poon CS, Henkelman RM. Practical T$_2$ quantitation for clinical applications. J Magn Reson Imaging 1992; 2(5): 541-53.

Prasloski T, Madler B, Xiang QS, MacKay A, Jones C. Applications of stimulated echo correction to multicomponent T$_2$ analysis. Magn Reson Med 2012a; 67(6): 1803-14.

Prasloski T, Rauscher A, MacKay AL, Hodgson M, Vavasour IM, Laule C, et al. Rapid whole cerebrum myelin water imaging using a 3D GRASE sequence. NeuroImage 2012b; 63(1): 533-9.

De Santis S, Drakesmith M, Bells S, Assaf Y, Jones DK. Why diffusion tensor MRI does well only some of the time: variance and covariance of white matter tissue microstructure attributes in the living human brain. NeuroImage 2014; 89: 35-44.

Shu CY, Herman P, Coman D, Sanganahalli BG, Wang H, JuchemC, et al. Brain region and activity-dependent properties of M for calibrated fMRI. NeuroImage 2016; 125: 848-56.

Simmons A, Tofts PS, Barker GJ, Arridge SR. Sources of intensity nonuniformity in spin echo images at 1.5 T. Magn Reson Med 1994; 32(1): 121-8.

Smith HE, Mosher TJ, Dardzinski BJ, Collins BG, Collins CM, Yang QX, et al. Spatial variation in cartilage T$_2$ of the knee. J Magn Reson Imaging 2001; 14(1): 50-5.

Stone AJ, Blockley NP. A streamlined acquisition for mapping baseline brain oxygenation using quantitative \{BOLD\}. NeuroImage 2017; 147: 79-88.

Tofts P, Shuter B, Pope J. Ni-DTPA doped agarose gel—a phantom material for Gd-DTPA enhancement measurements. Magn Reson Imaging 1993; 11(1): 125-33.

Vasilescu V, Katona E, Simplaceanu V, Demco D. Water compartments in the myelinated nerve. III. Pulsed NMR result. Cell Mol Life Sci 1978; 34(11): 1443-4.

Waldman A, Rees JH, Brock CS, Robson MD, Gatehouse PD, Bydder GM. MRI of the brain with ultra-short echo-time pulse sequences. Neuroradiology 2003; 45(12): 887-92.

West KL, Kelm ND, Carson RP, Gochberg DF, Ess KC, Does MD. Myelin volume fraction imaging with MRI. NeuroImage 2016; DOI: 10.1016/j.neuroimage/2016/12/067.

Whittall KP, Mackay AL, Graeb DA, Nugent RA, Li DK, Paty DW. In vivo measurement of T$_2$ distributions and water contents in normal human brain. Magn Reson Med 1997; 37(1): 34-43.

Whittall KP, MacKay AL, Li DK. Are mono-exponential fits to a few echoes sufficient to determine T$_2$ relaxation for in vivo human brain? Magn Reson Med 1999; 41(6): 1255-7.

Woermann FG, Barker GJ, Birnie KD, Meencke HJ, Duncan JS. Regional changes in hippocampal T_2 relaxation and volume：a quantitative magnetic resonance imaging study of hippocampal sclerosis. J Neurol，Neurosurg Psychiatry 1998；65(5)：656-64.

WoermannFG，Steiner H，Barker GJ，Bartlett PA，Elger CE，Duncan JS，et al. A fast FLAIR dual-echo technique for hippocampal T_2 relaxometry：first experiences in patients with temporal lobe epilepsy. J Magn Reson Imaging 2001；13(4)：547-52.

Wood TC. Improved formulas for the two optimum VFA flip-angles. Magn Reson Med 2015；74(1)：1-3.

Wood TC，Simmons C，Hurley SA，Vernon AC，Torres J，Dell´Acqua F，et al. Whole-brain ex-vivo quantitative MRI of the cuprizone mouse model. Peer J 2016；4：e2632.

Wood TC，Wastling SJ，Barker GJ. Removing SSFP Banding Artifacts from DESPOT2 Images Using the Geometric Solution. ISMRM 2015；23：3144.

Xiang Q-S，Hoff MN. Banding artifact removal for bSSFP imaging with an elliptical signal model. Magn Reson Med 2014；71(3)：927-933.

Xu F，Ge Y，Lu H. Noninvasive quantification of whole-brain cerebral metabolic rate of oxygen (CMRO2) by MRI. Magn Reson Med 2009；62(1)：141-8.

Yarnykh VL. Actual flip-angle imaging in the pulsed steady state：a method for rapid three-dimensional mapping of the transmitted radiofrequency field. Magn Reson Med 2007；57(1)：192-200.

Yarnykh VL. Optimal radiofrequency and gradient spoiling for improved accuracy of T_1 and B_1 measurements using fast steady-state techniques. Magn Reson Med 2010；63(6)：1610-26.

Zhang J，Kolind SH，Laule C，MacKay AL. Comparison of myelin water fraction from multie-cho T_2 decay curve and steady-state methods. Magn Reson Med 2015；73(1)：223-32.

Zur Y，Wood M，Neuringer L. Motion-insensitive，steady-state free precession imaging. Magn Reson Med 1990；16(3)：444-59.

7

T_2^*：磁敏感加权成像与定量磁化率成像[1]

萨加尔·布奇(Sagar Buch)和刘赛峰(Saifeng Liu)

MRI 生物医学研究所

陈永胜(Yongsheng Chen)

韦恩州立大学

基亚拉斯·加萨班(Kiarash Ghassaban)和 E. 马克·哈克(E. Mark Haacke)

磁共振创新公司

目录

---

1 由马拉·塞尚尼(Mara Cercignani)编辑；由英国诺丁汉大学理学院彼得·曼斯菲尔德爵士影像中心的理查德·鲍特尔(Richard Bowtell)审核。

7.5　磁敏感性

磁敏感性类型

7.6　磁场扰动、相位及数据处理步骤

相位混叠・背景场去除・磁敏感成像与不存在稳定唯一解的反问题

7.7　技术考虑

回波时间的选择・R_2^* 和相位的不确定性

7.8　QSM 的应用

量化氧摄取分数和大脑活动・非血红素铁或铁蛋白定量・全大脑半球场源的 QSM・QSM 在身体其他部位的应用

7.9　策略性采集的梯度回波

总结

参考文献

7.1 引言

磁共振成像（Magnetic resonance imaging，MRI）是一种非侵入性成像方法，基于相应组织质子密度、T_1 和 T_2 弛豫时间等特性提供软组织对比。对于梯度回波（gradient echo，GRE）成像，通过改变翻转角度和回波时间（echo times，TE）进行短重复时间（repetition time，TR）实验，可以获得多种对比度。然而，与自旋回波序列不同，T_2^* 弛豫时间受局域磁场源不均匀性的影响（Brown et al.，2014）。这些磁场不均匀性的来源，即组织的磁化率特性，也可以用来产生另一种类型的对比。磁敏感加权成像（susceptibilityweighted imaging，SWI）利用 MRI 信号相位成分形式的对比，来改善幅度图上的组织显示（Haacke et al.，2004，2009a；Brown et al.，2014）。SWI 是一种高分辨率、3D、全流量补偿的 GRE 方法，其最初目的是脑静脉血管的可视化。已成功应用于脑卒中、创伤性脑损伤（traumatic brain injury，TBI）、多发性硬化、肿瘤和出血性病变的成像（Haacke et al.，2009b；Park et al.，2009；Wu et al.，2010；Cheng et al.，2013）。目前，SWI 已成为临床标准常规检查的一部分（Akter et al.，2007；Goos et al.，2011；Robinson and Bhuta，2011）。作为 SWI 的扩展，相位的最新应用包括定量磁敏感成像（quantitative susceptibility mapping，QSM），该方法可以产生磁源图像并直接量化组织磁化率变化（de Rochefort et al.，2008；Shmueli et al.，2009；Haacke et al.，2010b，2015）。人们可能会正确地推测，任何适用于 SWI 的应用也将可用于 QSM 处理分析（Eskreis-Winkler et al.，2017）。

7.2 GRE 序列和 T_2^* 弛豫

基于 GRE 的 MRI 被认为是一种常规技术，普遍使用于 2D 和 3D 数据采集的所有医疗应用中（Haacke and Reichenbach 2014）。对于射频（radiofrequency，RF）干扰，短 TR，GRE 序列的 MRI 信号幅度由以下方程给出（Bernstein et al.，2004；Brown et al.，2014）：

$$S(\theta) = \rho_o \sin \theta \cdot \frac{[1 - e^{(-\frac{TR}{T_1})}]}{[1 - \cos \theta \cdot e^{(-\frac{TR}{T_1})}]} \cdot e^{(-\frac{TE}{T_2^*})} \tag{7.1}$$

其中 θ 为翻转角(flip angle,FA),即纵向磁化翻转角度(Brown et al., 2014)。

除了分子间相互作用导致的失相位外,横向磁化的衰减还受到局部外部磁场不均匀性的影响,导致额外磁化的失相位(可逆 R_2' 分量)(Brown et al., 2014)。由于这种额外的相位离散,横向磁化的衰减时间缩短,根据以下公式可以计算出 T_2^*:

$$1/T_2^* = 1/T_2 + 1/T_2' \text{ 或 } R_2^* = R_2 + R_2' \tag{7.2}$$

SWI 脉冲序列基于 GRE 序列;因此,R_2^* 或 T_2^* 效应是 SWI 幅度图像对比度的关键因素(Haacke et al., 2004, 2009b)。除了主磁体通常的宏观磁场变化外,强烈的局部磁场不均匀性,例如由空气—组织交界面或铁沉积引起的不均匀性,也可导致体素上的显著信号失相位。

7.3 SWI 脉冲序列

SWI 是一个使用 3D RF 扰相速度补偿的 GRE 序列(图 7.1)(Haacke and Reichenbach 2014)。

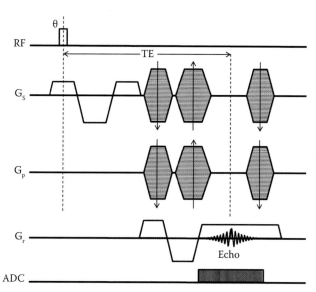

图 7.1　全流量补偿磁敏感加权成像采集 3D 梯度回波脉冲序列图。脉冲序列包括板选择、分区编码、相位编码和读出方向的一阶梯度磁矩归零。ADC=模数转换器。

梯度磁矩归零(gradient moment nulling,GMN)是一种用于修正梯度波形以抑制脉冲序列的运动敏感性的方法(Bernstein et al., 2004)。梯度磁矩根据给定梯度波形和时间的积分计算得出(Bernstein et al., 2004)：

$$m_n = \int [t^n \cdot G(t)] dt \tag{7.3}$$

其中，m_n 为梯度波形 $G(t)$ 的第 n 个梯度磁矩。根据应用的不同，梯度波形的磁矩可以在不同程度和顺序上归零。导致图像中出现伪影的信号变化是由血液和脑脊液的快速和搏动性流动引起的。这些伪影包括由流动引起的失相位、误配准伪影和速度感应相位的信号丢失(Bernstein et al., 2004；Brown et al., 2014；Haacke and Reichenbach, 2014)。在双极梯度 G_x 的情况下，持续时间 2τ，以恒定速度(v)自旋运动的相位积累：

$$\varphi = \gamma G_x v \tau^2 \tag{7.4}$$

匀速运动或流动由一阶梯度磁矩归零补偿，即消除梯度波形的第一磁矩，也称为速度补偿或流量补偿(Brown et al., 2014)。对于速度补偿脉冲序列，速度引起的失相位，留下所需的磁化率感应相位信息(Haacke and Reichenbach, 2014)。然而，背景场梯度和流动加速效应可能会造成流动补偿错误，导致不可靠相位，特别是对于流速较高的动脉更是如此(Wu et al., 2016)。

图 7.1 表示用于 SWI 数据采集的原始脉冲序列。使用低翻转角的射频脉冲来激发厚度为几厘米的层板，然后通过应用频率编码、相位编码和分区编码梯度在 3D 空间中进行空间解析。速度补偿应用于层板选择、分区编码(G_s)、相位编码(G_p)和读出(G_r)方向，以消除斜流伪影(Brown et al., 2014)。在对回波信号采样之后，分区和相位编码方向上的梯度被重新卷绕，而读出梯度保持不变，以使自旋失相位(Brown et al., 2014)。

该序列的数据可用复合向量表示(Brown et al., 2014)。一般来说，存在恒定磁场时，自旋进动的旋转运动产生的信号被去卷积为两个分量：

$$S_{xy}(\vec{r},t) = S_x(\vec{r},t) + iS_y(\vec{r},t) \tag{7.5}$$

其中 S_x 和 S_y 表示信号的真实通道和虚构通道。这个方程可以改写为：

$$S_{xy}(\vec{r},t) = |S_{xy}(0)| \cdot e^{i\varphi(t)} \tag{7.6}$$

其中相位取决于自旋等色线的位置和时间(Brown et al., 2014)。对于右手坐标系：

$$\varphi(\vec{r},t) = -\gamma \Delta B(\vec{r}) t \tag{7.7}$$

其中 γ 是旋磁比，$\Delta B(\vec{r})$ 为主磁场变化量(Haacke and Reichenbach, 2014)。

7.4 T$_2^*$ mapping

T$_2^*$ 弛豫时间与铁含量直接相关(Gelman et al., 1999；Haacke et al., 2010a；Langkammer et al., 2010；Ghadery et al., 2015），因此可用于评估大脑（Haackeet al., 2010a；Langkammer et al., 2010；Ghadery et al., 2015）和肝脏（Hankins et al., 2009；McCarville et al., 2010）中的铁含量。T_2^* 弛豫定量图（mapping）也被用于血氧水平依赖（blood oxygenation level dependent, BOLD）功能成像（Ogawaet al., 1993）和超顺磁性氧化铁的检测与跟踪（Dahnke and Schaeffter, 2005）。对这些衰变率进行定性和定量分析，可以提供关于病理位置和严重程度的有价值信息。T_2 和/或 T_2^* 的精确量化也可能使监测治疗计划成为可能（Chen et al., 1996）。R_2^* mapping 可以由两个或多个回波生成，方法是将幅度拟合到指数衰减曲线。然而，这是一个相当简化的模型，更精细的模型包括部分容积效应和背景场效应（Yablonskiy andHaacke, 1994；Yablonskiy et al., 2013；Haacke and Reichenbach, 2014）。图 7.2 给出了 11 个回波 GRE 序列的 R_2^* mapping 结果示例，TEs 为 7.53～32.63 ms（回波间隔 2.51 ms），B_0 = 3 T，TR = 70 ms，FA = 15，带宽（BW）= 465 Hz/pixel，分辨率 = $(0.7×0.7×1.4)\,mm^3$。总之，在衰老（Cherubini et al., 2009；Peran et al., 2009）和神经系统疾病的研究中（Lehericy et al., 2012），R_2^* 仍然是一种评估基底节区铁负荷的成熟方法。

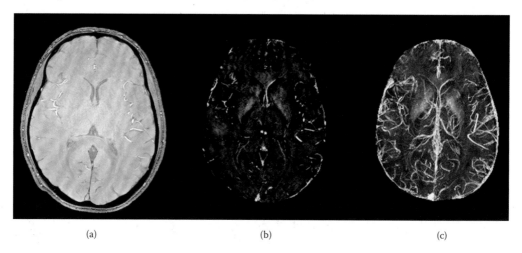

(a)　　　　　　　　　　(b)　　　　　　　　　　(c)

图 7.2　（a）回波时间（TE）= 12.55 ms 和 B_0 = 3 T 时的原始幅度图；（b）使用 TEs：7.53～32.63 ms（间隔 2.51 ms）生成的 R_2^* mapping；（c）R_2^* mapping 最大强度投影（maximum intensity projection, MIP）为超过 16 层或 22.4 mm 的有效层厚。后一幅图像显示了静脉的存在，因为它们的顺磁敏感性增加，这是由脱氧血红蛋白水平增加引起的。大脑边缘显示为一个薄而明亮的区域，因为这些区域的磁场变化很快。

7.5　磁敏感性

人体内存在多种磁场变化源，可能会导致信号失真、信号丢失、图像伪影和 T_2^* 的减少。

这两种来源包括体外物体(外科植入物、铁基纹身和某些化妆品,如眼影)和体内组织之间的内部磁化率差异(Brown et al., 2014)。当体外物体发生畸变伪影时,在相位图中内部磁敏感性差异可提供独特的对比度(Haacke et al., 2009a)。该属性可以提供关于组织的特殊信息,比如区分病变和正常组织,以及量化不同组织之间的磁敏感性差异(Haacke and Reichenbach 2014;Haacke et al., 2015)。

磁敏感性可以定义为物质的一种特性,将物质置于外部均匀磁场中时,可以测量其磁化趋势和改变周围磁场(Brown et al., 2014)。物理磁场(以特斯拉为单位)由以下公式得出:

$$\vec{B} = \mu \vec{H} \tag{7.8}$$

其中 μ 是物质的渗透性常数,$\vec{H}$ 测量单位为安培/米(A/m)(Brown et al., 2014)。物质的内部感应磁场 $\vec{B}$ 是由以下公式得出:

$$\vec{B} = \mu_0(\vec{H} + \vec{M}) \tag{7.9}$$

其中,$\vec{M}$ 是作为物质内部电子自旋内电场贡献的宏观源的感应磁化,自由空间渗透率 μ_0 由 $\mu_0 = 4\pi \times 10^{-7}$ Tm/A 给出,感应磁化($\vec{M}$)可近似为(Brown et al., 2014):

$$\vec{M} = \left[\frac{x \cdot \vec{B}}{\mu_0(1 + x)} \right] \approx (\chi \cdot \vec{B})/\mu_0 (\text{当} \chi \ll 1) \tag{7.10}$$

在这种近似下,磁化引起的磁场变化由以下公式得出(Salomir et al., 2003;Cheng et al., 2009b;Haacke and Reichenbach, 2014):

$$\Delta B_{dz}(\vec{r}) = B_0 \cdot FT^{-1}\left[FT(\chi(\vec{r})) \cdot G(k) \right] \tag{7.11}$$

其中 FT 表示傅里叶变换,FT^{-1} 表示逆傅里叶变换,Green 函数 $G(k)$ 可近似为:

$$G_{reg}^{-1}(k) = \begin{cases} \left(\dfrac{1}{3} - \dfrac{k_z^2}{k^2} \right)^{-1} & \text{当} \left| \dfrac{1}{3} - \dfrac{k_z^2}{k^2} \right| > \delta \\ \text{sign}\left(\dfrac{1}{3} - \dfrac{k_z^2}{k^2} \right) \left(\dfrac{1}{3} - \dfrac{k_z^2}{k^2} \right)^2 \cdot \delta^{-3} & \text{否则} \end{cases} \tag{7.12}$$

为了避免当 $3k_z^2 = k^2$ 时出现零点,将小于阈值(δ)的不可靠的小 k-空间元素替换为逐渐减小的值(Shmueli et al., 2009;Haacke et al., 2010b)。

磁敏感性类型

根据物质对外部磁场的宏观影响,可将其分为逆磁性、顺磁性和铁磁性物质(Brown et al., 2014)。在真空中 χ 的值为零,而 χ 的值为负则表示材料为逆磁性,如果 χ 的值为正则材料为顺磁性(Brown et al., 2014)。在人体组织成像中,顺磁性和逆磁性的术语是相对于水的磁化率而不是真空的磁化率。对于铁磁性材料,χ 的值远大于单位值(Brown et al., 2014),而对于空气的磁化率,组织的磁化率值一般远小于百万分之一(ppm)(Haacke et al.,

2009a；Brown et al.，2014；Haacke and Reichenbach，2014）。

7.6 磁场扰动、相位及数据处理步骤

为了避免图像失真和信号强度的相关变化,理想情况下,主磁场(B_0)在整个样本中应该是均匀的。实际上,存在静磁场变化和局部磁场变化,这可能是由不完美的梯度、涡流、空气-组织界面引起,此外,还可以由组织间的磁化率差异引起（Haacke et al.，2009b；Brown et al.，2014；Haacke and Reichenbach，2014）。相位可以写成均匀场 B_0 和局部场变化之差的函数,$\Delta B(\vec{r})$,在位置 r 处,将方程 7.7 改写为:

$$\varphi(\vec{r}, TE) = -\gamma \cdot (\Delta B(\vec{r})) \cdot TE \tag{7.13}$$

MRI 信号以在 TE 为中心的回波信号的形式获得（Bernstein et al.，2004；Brown et al.，2014）。

除了空间编码梯度产生的相位外,还存在其他不需要的残余或背景相位形式（Haacke et al.，2009b；Brown et al.，2014）。在揭示有用的局部信息之前,还需要理解和处理这些全局相位效应。有效相位行为可以表达为磁场的总和（Cheng et al.，2009b；Haacke et al.，2009b；Brown et al.，2014）:

$$\varphi = -\gamma(\Delta B_{main\,field} + \Delta B_{cs} + \Delta B_{global\,geometry} + \Delta B_{local\,field}) \tag{7.14}$$

其中 ΔB_{cs} 表示由于化学位移效应引起的场变化（Haacke et al.，2009b）。

7.6.1 相位混叠

测量相位时,它只定义在区间 $[-\pi, +\pi]$ 内,而不是磁化的全相位演化。为了估计实际相位,必须酌情加减 2π 的整数倍。相位缠绕可以在空间或时间上呈现,图像中相邻体素或时间点上的相位变化和噪声水平是影响任何方法精度的两个主要因素。空间解缠被细分为路径跟踪解缠法和基于拉普拉斯解缠法（Schofield and Zhu，2003）。基于经过每个后续体素的信息,该算法可以通过大于 π 的相位变化的呈现所引导（Abdul-Rahman et al.，2007；Witoszynskyj et al.，2009）,并通过避开沿着路径的障碍,如奇点/边缘线（Lu et al.，2005）。时间相位解缠需要多个时间点或 TEs 的数据,利用对相位累积的时间依赖性影响,如局部场扰动或血流,提供逐个像素的解缠（Feng et al.，2013）。回波间差异对解缠的有效性起着重要的作用,较短的回波间差异可能导致较强的梯度转换率和 dB/dT 效应,并且由于相位缠绕

的存在,不需要较长的回波间差异。可通过使用多个不等间距回波来克服(Dagher et al.,2014；Robinson et al.,2014)。哈克(Haacke et al.,2015)和罗宾逊(Robinson et al.,2017)进一步研究了相位解缠算法。

7.6.2 背景场去除

场变化可以写成背景场[$\Delta B_{bkg}(\vec{r})$]和局部场[$\Delta B_{loc}(\vec{r})$]的组合：

$$\Delta B(\vec{r}) = \Delta B_{bkg}(\vec{r}) + \Delta B_{loc}(\vec{r}) \tag{7.15}$$

为了消除由于主磁场和全局几何结构的不均匀性引起的磁场变化,可以采用零差高通滤波(homodyne high pass filtering,HPF)等处理技术。零差高通滤波图像, $\rho'(\vec{r})$ 是通过将原始图像 $\rho(\vec{r})$ 复杂分割一个复数图像[$\rho_m(\vec{r})$]得到的,该复数图像是将原始复数图像中的n×n 像素截断成 m×m 像素,并对中心 m×m 个元素之外的元素进行零填充,以获得与原始图像相同的 n×n 维度：

$$\rho'(\vec{r}) = \rho'(\vec{r}) / \rho_m(\vec{r}) \tag{7.16}$$

零差高通滤波图像已成功地用于区分具有不同磁化率的小组织,例如静脉(Haacke and Reichenbach,2014)。然而,除了消除背景场效应之外,大尺寸滤波器反过来会导致大结构的重要信号损失(Haacke et al.,2009b；Haacke and Reichenbach,2014)。尽管零差高通滤波并不是最佳的背景场去除方法,但鉴于目前 SWI 数据集已被大量采集,且零差高通滤波仍然是目前常规使用的方法,因此有必要理解这种滤波过程带来的错位。信号损失的程度取决于 HP 滤波器的半高全宽(full width at half maximum,FWHM)和目标对象的尺寸(Haacke and Reichenbach,2014)。可以真实估计大型物体内部相位的算法包括:(1)相位数据的复杂谐波伪影抑制(sophisticated harmonic artefact reduction for phase data,SHARP),该算法采用了反卷积过程,但丢弃了视野(field-of-view,FOV)的边缘像素(Li and Leigh,2001；Schweser et al.,2011),除了在最近的一篇论文中恢复了边缘像素(见图 7.3c；Topfer et al.,2015)；(2)利用大脑几何结构去除背景场的偶极子场方法(Neelavalli et al.,2009)；(3)类似的方法是使用大脑内部的相位来估计磁化源,避免最终结果依赖于提取的几何图形的准确性(de Rochefort et al.,2010；Liu et al.,2011)；以及(4)一种短 TE 方法,用于正向模拟场,但也基于大脑的几何结构(另见第 7.9.3 节；Buch et al.,2015)。

7.6.3 磁敏感成像与不存在稳定唯一解的反问题

量化局部磁化率的能力使得测量体内钙或铁的含量成为可能,无论是乳腺中的钙

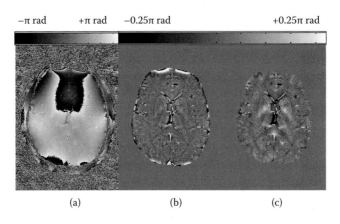

图 7.3 （a）原始未滤波相位图像，成像参数：TE = 17.3 ms, B_0 = 3T, 分辨率为（0.5×0.5×0.5）mm^3；（b）零差高通滤波相位图像，滤波器大小为 64×64 像素；（c）用 SHARP 算法处理的相位图像（半径 = 6 像素，th = 0.05）。图 7.3b 和图 7.3c 中的滤波相位图像由于背景相位的减小而更清楚地显示了基本组织信息。

（Fatemi-Ardekani et al., 2009），还是以非血红素铁（如铁蛋白或含铁血黄素）或血红素铁（脱氧血红蛋白）形式存在的铁（Haacke et al., 2009a; Ropele and Langkammer, 2017）。磁敏感成像是使用 SWI 相位数据生成的，其中反向过程利用给定对象周围的偶极子来重建相位行为的来源，即物体内部的磁化率分布（Haacke et al., 2010b）。

重构磁化率分布的表达式可以通过重新排列公式 7.11 中的项并将场转换为相位导出：

$$\overrightarrow{\chi(r)} = \frac{FT^{-1}[\nu^{-1}(k) \cdot \varphi(k)]}{\gamma \cdot B_0 \cdot TE} \tag{7.17}$$

其中 $\chi(\overrightarrow{r})$ 为重建磁敏感图，$\varphi(k)$ 为相位信息的傅里叶变换（滤波或未滤波），$G^{-1}(k)$ 为格林函数 $G(k)$ 的逆函数。使用方程 7.12 中给出的近似值，利用 δ 在 0.02~0.3 范围内可以限制奇点锥体的噪音放大和由此产生 QSM 数据中的条纹伪影（Shmueli et al., 2009; Haacke et al., 2010b）。然而，它将导致随着 δ 的增大，磁敏感值出现系统性低估。总体而言，δ = 0.1~0.2 是准确估计磁化率值和减少条纹以获得可接受的 QSM 数据的最优值。

然而，计算的 QSM 数据仍然会导致低估磁化率和残余条纹伪影，特别是在具有强磁化率的结构周围，如静脉或苍白球。这些条纹伪影会导致磁化率定量的错误（Tang et al., 2013）。应用几何约束迭代磁敏感加权成像和映射（susceptibility weighted imaging and mapping, SWIM）过程，使用 QSM 方法，其中 k-空间/图像域方法迭代地填充逆滤波器的奇点区域内的相关信息，减少了在原始磁敏感图中发现的外部条纹伪影（Tang et al., 2013）。

计算 QSM 数据的另一种方式是通过相对于主磁场方向的不同朝向以获取多个采集点。这种方法被称为通过多朝向采样计算磁敏感度（calculation of susceptibility through multiple orientation sampling, COSMOS）（Liu et al., 2009）。奇点锥体的朝向与图像域中物体相对于磁场的朝向一致。虽然该方法将提供卷积核奇点区域下定义的缺失或不可靠的 k–空间元素，但由于数据采集时间的延长，其临床应用受到限制。

7.7 技术考虑

现代 MRI 扫描仪常规配备一些版本的 2D/3D GRE 序列，因为它是一种常用的快速和稳健的成像技术，具有较低的比吸收率（specific absorption rate，SAR）。在 3T 时，取决于分辨率和视野的不同，脑部扫描需要大约 5~10 分钟。SWI 和 QSM 方法的一个关键要求是保存复杂的图像（包括幅度图和相位图），而不仅仅是幅度图。SWI 序列可以通过修改 TE、FA 和 TR 来针对感兴趣的组织和病理进行优化（参见表 7.1）。

表 7.1　使用单朝向、单 TE 扫描获得最佳 QSM 结果的脑成像协议的参数

场强	参数	微出血	静脉	基底节	皮层运动区
1.5 T	分辨率（mm³）	0.7×0.7×2	0.7×0.7×2	0.7×0.7×2	0.7×0.7×2
	TE（ms）	15	30	40	50
	TR（ms）	20	40	50	60
	FA（°）	20	20	20	20
	BW（Hz/pxl）	120	120	120	120
3 T	分辨率（mm³）	0.7×0.7×2	0.7×0.7×2	0.7×0.7×2	0.7×0.7×2
	TE（ms）	7.5	15	20	25
	TR（ms）	20	20	25	35
	FA（°）	20	20	25	35
	BW（Hz/pxl）	200	200	200	200
7 T	分辨率（mm³）	0.3×0.3×1	0.3×0.3×1	0.3×0.3×1	0.3×0.3×1
	TE（ms）	3	6.5	8.5	12
	TR（ms）	15	15	15	20
	FA（°）	10	10	10	10
	BW（Hz/pxl）	240	240	240	240

注：每个结构具有不同的磁化率特性，根据其振幅，对 TE 进行修改以获得最佳效果。更多详情请参阅相关文献（From Haacke, E.M., et al., Magn. Reson. Imaging, 33, 1-25, 2015.）。QSM = 定量磁敏感成像；TE = 回波时间；TR = 重复时间；FA = 翻转角；BW = 带宽。

7.7.1 回波时间的选择

根据公式 7.13，相位信号与时间成正比。因此，为了获得更强的相位响应，理想情况下应选择较高的 TE。通常相位成像的重点是通过获取长 TE（约 20 ms）的数据来研究静脉（Haacke et al.，2010b；Tang et al.，2013）和铁沉积（Liu et al.，2011；Schweser et al.，2011）。然而，这种长 TE 方法会导致宏观和微观（亚像素尺寸）混叠。对于 SWI，通常在 3T 时使用 TE = 20 ms 或更高，这提供了足够的对比度来显示静脉血管系统。对于 QSM 而言，局部相位保持成为一个重要因素，并且高频局部缠绕阻碍了完全解缠静脉内部和周围像素的能力。利用无限长圆柱体的解析模型（Brown et al.，2014），我们可以估计 TE 代表局域相位缠绕的开始。例如，对于 $B_0 = 3T$ [假设静脉血氧饱和度（Y_v）为 70%，血细胞比容为 44%，全氧血和去氧血的差值（$\Delta \chi_{do} \approx 3.39$ ppm，SI 单位制）]，在 TE = 26 ms 时，与主磁场平行的静脉的相位接近 π，将只在静脉内部形成相位缠绕（Reichenbach et al.，2000；Haacke and Reichenbach，2014）。对于垂直于主磁场的静脉，在 TE = 26 ms 时，该静脉边缘的相位高达 $3\pi/2$，即使在 3T 时短达 18 ms 时，也会产生少量像素的相位缠绕。实际上，MRI 信号是基于所选图像分辨率的限制进行离散的，在存在部分容积效应的情况下，相位会被整合到一个体素上，从而导致 T_2^* 相关信号丢失。因此，较小的静脉在相位图中会比真实的静脉更粗（达到体素大小），并且相位图像对真实相位的估计不准（Cheng et al.，2007；Schweser et al.，2010）。这种表观大小的增加导致了对磁敏感度的低估。然而，磁化率与物体体积（磁矩）的乘积将不受影响（Cheng et al.，2009a，2015）。因此，较低的 TEs 更适合磁敏感性较强的结构，如空气-骨-组织界面（Buch et al.，2015）。布奇（Buch et al.，2017a）等报道了微出血的检测和定量分析。

7.7.2 R_2^* 和相位的不确定性

相位图像估算 R_2' 中的不确定性的误差估计表明（Haacke et al.，2015），相位图估计的不确定性大约占八分之一（ 即 $\sigma_{\Delta R_2', \phi} : \sigma_{\Delta R_2', mag} = \dfrac{3\lambda}{2\pi} : 1$，其中 $\lambda \approx 0.26$ 为静脉血体积分数）。然而，这些估计将取决于局部场效应的程度，而局部场效应又取决但不限于 TE 的选择。在较高 TEs 时，由于源分布紧密，体素间的快速相位集成会导致信号丢失，但可能不表现为体磁场效应。对于极少量的铁，例如铁标记的干细胞，R_2^* 成像将是首选。

与 R_2^* mapping 相比，QSM 优势之一来自 QSM 的磁化率值与感应产生磁敏感效应的物质浓度呈线性关系，如一种基于铁纳米颗粒的造影剂。此外，抗磁效应导致与铁类似的信号丢失，使得无法分辨 R_2^* 增加的来源，而 QSM 通过磁敏感的信号提供了所需的辨别能力。由于钙是逆磁性的，因此相对于周围组织，它的值为负值，这表明来源是钙，而不是铁（Langkammer et al.，2012）。由于可重复性，QSM 和 R_2^* 联合系统可能有助于描述和验证铁作为神经系统疾病的生物标志物（Guan et al.，2017；Santin et al.，2017）。

7.8　QSM 的应用

7.8.1　量化氧摄取分数和大脑活动

对脑血流动力学成像是诊断和理解脑血管疾病的关键，如脑卒中、蛛网膜下腔出血、血管性痴呆和轻度 TBI。脑功能的两个关键成分是氧提取分数（oxygen extraction fraction，OEF）和脑氧代谢率（cerebral metabolic rate of oxygen，CMRO₂）。MRI 的难题之一，是测量局部氧饱和度的能力。

我们可以利用静脉中的局部磁化率来监测血红素铁（脱氧血红蛋白），从而预测血氧饱和度（Haacke et al.，2010b）。静脉血容量敏感性（ΔX_v）可以写成：

$$\Delta X_v = \Delta X_{do} \cdot Hct \cdot (1 - Y_v) \tag{7.18}$$

其中 Hct 代表血液中的红细胞压积水平。

该方法提供了一种利用 QSM 数据定量测量静脉血氧饱和度的方法。作为 QSM 数据潜力的一个例子，我们可以测量在 3T 高空间分辨率血管活性剂药物摄入前后 Y_v 的变化（图 7.4）（Buch et al.，2017a）。利用 QSM 数据可以测量脑血管储备的变化，最近的一项研究表明，在摄入咖啡因和乙酰唑胺后，测得主要静脉内 Y_v 的变化分别为 $\Delta Y_{Caffeine} \approx -9\%$ 和 $\Delta Y_{Acet} \approx 10\%$（Buch et al.，2017b）。此外，咖啡因和乙酰唑胺的氧提取分数变化与脑血流的相对变化相对应。具体来说，在存在咖啡因和乙酰唑胺的情况下，用动脉自旋标记法测定的脑血流量的相对变化分别为−30.3%和+31.5%，这表明对于健康受试者来说，脑氧代谢率在正常和激发的大脑状态之间保持稳定。

为了计算绝对静脉血氧饱和度水平，我们假设了红细胞压积、动脉血氧饱和度和 ΔX_{do} 项等几个因素。正常红细胞压积男性为 40.7%～50.3%，女性为 36.1%～44.1%。估计氧提取分数值的变化则不需要知道红细胞压积。

7.8.2　非血红素铁或铁蛋白定量

铁在组织内的含量明显高于其他金属离子，如铜、锰、钴，这使得铁成为脑内顺磁性物质

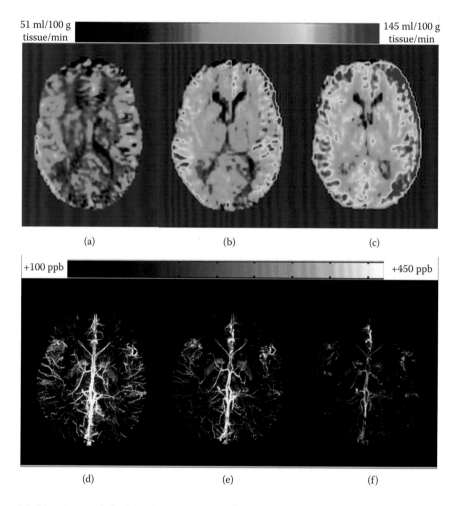

图 7.4　脑血流（CBF）图：(a)咖啡因摄入后；(b)正常状态；(c)乙酰唑胺摄入后。CBF 图的单位是 mL／(100 g 组织·min)。MIPs 由在 32 张层面或 16 mm 层面选择方向上生成，磁敏感图(d~f)的 MIPs 分别代表咖啡因激发、正常状态和乙酰唑胺激发的大脑状态。

的主要来源（Beard et al., 1993）。铁以铁蛋白和铁血黄素的形式储存，研究表明，铁在深部灰质核和皮质区的储存量随年龄增长而增加（Hallgren and Sourander 1958；Hebbrecht et al., 1999）。从出生到 20 岁，铁含量迅速增加，此后铁含量缓慢增加（Li et al., 2014；Persson et al., 2015）。最近，通过使用电感耦合等离子体质谱、X 射线荧光和 Perl's 铁染色等替代铁测定方法的尸检研究，证实了 QSM 对脑组织中铁含量的量化（Langkammer et al., 2012；Zheng et al., 2013；Sun et al., 2015）。

　　为了研究铁沉积与年龄的关系，在深部灰质核团和黑质中测量区域平均磁化率值与全脑平均值（Haacke et al., 2010a；Liu et al., 2016）。这涉及一个低铁（区域Ⅰ）和高铁（区域Ⅱ）含量的分隔区域模型，其中铁含量的显著变化与年龄存在函数关系。研究者利用全区域线性回归分析，以 95% 以上区间值为阈值从 QSM 数据中提取区域Ⅱ。图 7.5 显示了右侧大脑半球不同结构内部平均磁化率的变化,分别以年龄作为函数仅使用区域Ⅱ进行分析。在这项研究中,采用 SWI 序列扫描 174 例正常人,在 1.5 T 时,成像参数为:TE = 40 ms,TR = 53 ms,FA = 20°,BW = 112 Hz/pixel,体素分辨率为(0.6×0.75×3) mm^3。在高铁区域分析中,除丘脑外,所有结构的平均磁敏感性均表现为随年龄增长呈线性增加。尽管全大脑半球和区域结果都显示壳核、尾状核和红核铁随年龄的增加而增加,但在区域分析中斜率明显更大(Liu et al., 2016)。

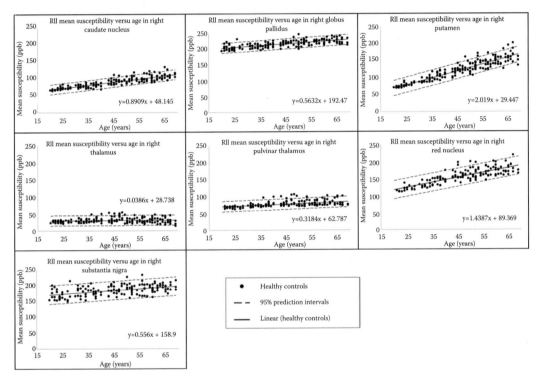

图 7.5　从区域Ⅱ分析深部灰质核结构磁敏感性随年龄的变化关系。这项研究所引用的值直接从敏感度图中测量,以避免参考文献选择造成的误差。(经许可转载自 Liu, M., et al.；Assessing global and regional iron content in deep gray matter as a function of age using susceptibility mapping. J. Magn. Reson. Imaging. 2016. 44. 59-71.)

7.8.3　全大脑半球场源的 QSM

一般来说,QSM 的研究重点是大脑内部的结构,如深部灰质(Gray matter,GM)核、中脑和静脉(Shmueli et al., 2009；Wharton and Bowtell, 2010)。相比之下,鼻窦和颅骨的磁敏感性相对较强(Neelavalli et al., 2009)。这就产生了主要的非局部相位行为,混淆了大脑局部组织的相关相位信息(Haacke et al., 2010a)。通常,相位处理方案涉及使用精密的方法,尽可能减少与空气-组织这些区域的高磁敏感性效应相关的伪影(Neelavalli et al., 2009；Liu et al., 2011；Schweser et al., 2011)。

T_2^* 较短的组织，如骨骼或牙齿，由于大脑边缘的严重混叠，使用短 TEs 是不可行的。此外，对于没有质子或 T_2^* 非常短的区域，将没有可识别的信号。为了克服这一局限性，使用了一种短 TE 迭代相位替换方法，该方法将逆计算与正向建模方法相结合，通过保留脑外组织的相位信息，对鼻窦、牙齿、骨骼进行成像（Buch et al.，2015），如图 7.6 所示。

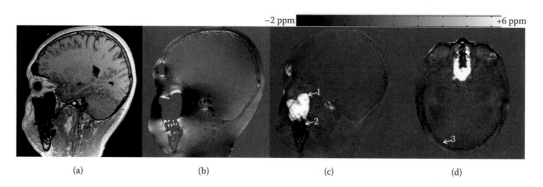

图 7.6　（a）原始幅度，（b）在 TE＝2.5 ms 和 B_0＝3T 时的相位图，（c，d）矢状面和横断面的磁敏感图，分别显示鼻窦和牙齿的强顺磁性和逆磁的空间差异。结构由白色箭头标志：1＝上颌窦，2＝牙齿，3＝枕骨颅骨。

7.8.4　QSM 在身体其他部位的应用

虽然 QSM 的大部分应用都是针对头部的成像，但脑外磁敏感成像也是一个热点研究领域。QSM 方法同样适用于其他组织类型；然而，由于一些问题，如相关结构周围存在脂肪、空气—组织界面引起的快速信号衰减、心脏和呼吸运动等，该方法并不容易推广至其他部位。最近的研究表明，QSM 数据可以作为一个可靠和直接的生物标志物，如测量肝脏等器官的铁含量（Sharma et al.，2015），描述前列腺癌患者（Straub et al.，2017）以及肾脏特征（Xie et al.，2013）、乳腺组织（Wang and Liu 2015）和软骨（Nissi et al.，2015）等的钙化。

7.9　策略性采集的梯度回波

研究所示，磁共振血管造影（magnetic resonance angiography，MRA）和静脉造影（magnetic resonance venography，MRV）以及 T_1、质子密度、T_2 和 T_2^* 对比成像对脑卒中、TBI、脑微出血和许多其他神经系统的脑部疾病成像至关重要（Brown et al.，2014；Haacke et al.，2015）。在这里，我们介绍一种名为策略性采集的梯度回波成像（STAGE）。在 3T 机器上通过几分钟的三次扫描可以提供以下信息：T_1 加权数据（T_1 weighted data，T_1W）、质子密度加权数据、T_1 mapping（T_1MAP）、质子密度 mapping（proton density mapping，PD MAP）、R_2^* mapping（R_2^*

MAP）、SWI、真实 SWI（true SWI，tSWI）、QSM、磁共振动静脉图 MRAV 和 MRA（图 7.7）。

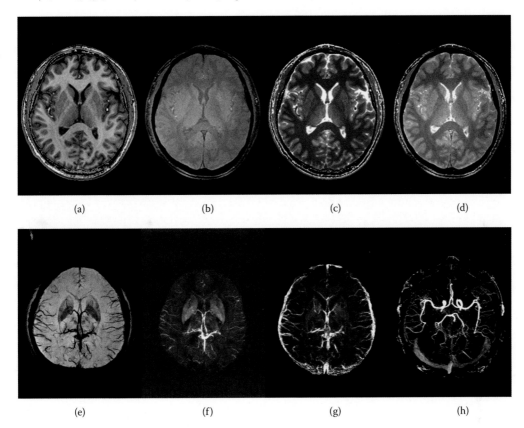

(a)　　　　　　(b)　　　　　　(c)　　　　　　(d)

(e)　　　　　　(f)　　　　　　(g)　　　　　　(h)

图 7.7　一名健康志愿者在 3T 时的 STAGE 示例。（a）STAGET_1W,（b）质子密度加权数据,（c）T_1 mapping（T_1 MAP）,（d）质子密度 mapping（PD MAP）,（e）磁敏感加权成像（SWI）的最小强度投影（MIP）,（f）定量磁敏感成像 MIP,（g）R_2^* mapping 的 MIP,（h）磁共振动脉造影（MRA）和静脉造影（MRV）的 MIP。图 7.7e 到 g 中的图像有效层厚为 16 mm。图 7.7 h 的有效层厚度为 64 mm。2 次双回波 SWI 扫描在 5 分钟内获得,3T MRAV 在 4 分钟内获得,分辨率为（0.67×1.33×2）mm³,全脑总共 64 层。

使用 STAGE,通过 3 次 SWI 扫描获得 7 个不同 TEs 和 FAs 的回波。有两种不同 FAs 为 6°和 24°的全流动补偿双回波 SWI 扫描,分别对灰质和白质（white matter, WM）对比度较好的 T_1W 图像、T_1 MAP 和 PD MAP 进行优化,对 MRAV 和 MRA 进行 12° FA 的交叉扫描。两次 SWI 扫描得到的短回波可以使用可变 FA 方法进行 T_1 和 PD 成像（Venkatesan et al.,1998）。同时,通过使用 T_1 成像的射频场校正,来自两次 SWI 扫描的所有四个回波都可以用来生成具有增强 GM/WM 对比度和所有方向保持均匀性的 T_1W 图像。SWI 图像可以从所有回波中获得,但实际上,这里所示的 SWI、tSWI 和 QSM 是使用 6°的长回波来获得的。使用所有回波可以提高 QSM 图像的信噪比,但由于上述原因,较长的回波也可能会降低磁敏感度（Feng et al., 2013）。

交替扫描包括 2 个 2.5 ms 和 12.5 ms 的流动补偿 TEs 和 1 个 12.5 ms 的流动失相位回波。流动相位重聚—失相位 TEs 具有相同的成像条件，但对流动自旋的梯度准备不同。因此，减影得到的 MRAV 图像只从静止组织零信号上突出了流动自旋（血管）（Ye et al., 2013）。我们还可以利用 TE12.5 ms 的流动相位重聚得到的 QSM，从 MRAV 图像中抑制静脉得到 MRA 图像。对于 R_2^* MAP，我们可以在每次扫描中拟合两个 TE，并对三个 R_2^* MAP 进行平均，以提高最终 R_2^* MAP 的信噪比。因此，STAGE 不仅为研究大脑提供常规图像，而且提供了定量信息。

总结

GRE 成像以 SWI、QSM、MRAV 和 R_2^* 的形式提供了一系列对比度，帮助临床医生量化组织特性，并提供更好的诊断信息。目前，QSM 的离线处理可用于研究，而 QSM 与扫描仪联网将为磁敏感成像的更多临床应用打开大门。

参考文献

Abdul-Rahman HS, Gdeisat MA, Burton DR, Lalor MJ, Lilley F, Moore CJ. Fast and robust three-dimensionalbest path phase unwrapping algorithm. Appl Opt 2007; 46: 6623-35.

Akter M, Hirai T, Hiai Y, Kitajima M, Komi M, Murakami R et al. Detection of Hemorrhagic Hypointense Foci in the brain on susceptibility-weighted imaging: clinical andphantom studies. Acad Radiol 2007; 14: 1011-9.

Beard JL, Connor JR, Jones BC. Iron in the brain.Nutr Rev 1993; 51: 157-70.

Bernstein MA, King KF, Zhou XJ. Handbook of MRI Pulse Sequences. Burlington, MA: Elsevier Academic Press; 2004.

Brown RW, Cheng Y-CN, Haacke EM, Thompson MR, Venkatesan R. Magnetic Resonance Imaging: physicalPrinciples and Sequence Design. 2nd ed. New York: Wiley; 2014.

Buch S, Cheng Y-CN, Hu J, Liu S, Beaver J, Rajagovindan R, et al. Determination of detection sensitivity for cerebral microbleeds using susceptibility-weighted imaging. NMRBiomed 2017; 30(4). doi: 10.1002/nbm.3551.

Buch S, Liu S, Ye Y, Cheng Y-CN, Neelavalli J, Haacke EM.Susceptibility mapping of air, bone, and calcium in the head. Magn Reson Med 2015; 73: 2185-94.

Buch S，Ye Y，Haacke EM. Quantifying the changes in oxygen extraction fraction and cerebral activity caused by caffeine and acetazolamide. J Cereb Blood Flow Metab 2017；37（3）；825-836.

Chen Q，Andersen AH，Zhang Z，Ovadia A，Gash DM，AvisonMJ. Mapping drug-induced changes in cerebral R_2^* by Multiple Gradient Recalled Echo functional MRI. Magn Reason Imaging 1996；14：469-76.

Cheng A-L，Batool S，McCreary CR，Lauzon ML，FrayneR，Goyal M，et al. Susceptibility-weighted imaging is more reliable than T_2^*-weighted gradient-recalled echo MRI for detecting microbleeds. Stroke 2013；44：2782-6.

Cheng Y-CN，Hsieh C-Y，Neelavalli J，Haacke EM. Quantifying effective magnetic moments of narrow cylindrical objects in MRI. Phys Med Biol 2009a；54：7025-44.

Cheng Y-CN，Hsieh C-Y，Neelavalli J，Liu Q，Dawood MS，Haacke EM. A complex sum method of quantifying susceptibilities in cylindrical objects：the first step toward quantitative diagnosis of small objects in MRI. Magn Reson Imaging 2007；25：1171-80.

Cheng Y-CN，Hsieh C-Y，Tackett R，Kokeny P，Regmi RK，Lawes G. Magnetic moment quantifications of small spherical objects in MRI. Magn Reson Imaging 2015；33：829-39.

Cheng Y-CN，Neelavalli J，Haacke EM. Limitations of calculating field distributions and magnetic susceptibilities in MRI using a Fourier based method. Phys Med Biol 2009b；54：1169-89.

Cherubini A，Peran P，Caltagirone C，Sabatini U，Spalletta G. Aging of subcortical nuclei：microstructural，mineralization and atrophy modifications measured in vivo usingMRI. NeuroImage 2009；48：29-36.

Dagher J，Reese T，Bilgin A. High-resolution，large dynamic range field map estimation. Magn Reson Med 2014；71：105-17. Dahnke H，Schaeffter T. Limits of detection of SPIO at 3.0T using T_2^* relaxometry. Magn Reson Med 2005；53：1202-6.

Dahnke H，Schaeffter T. Limits of detection of SPIO at 3.0T using T_2^* relaxometry. Magn Reson Med 2005；53：1202-6.

de Rochefort L，Brown R，Prince MR，Wang Y. Quantitative MR susceptibility mapping using piece-wise constant regularized inversion of the magnetic field. Magn Reson Med2008；60：1003-9.

de Rochefort L，Liu T，Kressler B，Liu J，Spincemaille P，Lebon V，et al. Quantitative susceptibility map reconstruction from MR phase data using Bayesian regularization：validationand application to brain imaging. Magn. Reson Med 2010；63：194-206.

Eskreis-Winkler S, Zhang Y, Zhang J, Liu Z, Dimov A, Gupta A, et al. The clinical utility of QSM: disease diagnosis, medical management, and surgical planning. NMR Biomed2017; 30 (4). doi: 10.1002/nbm.3668.

Fatemi-Ardekani A, Boylan C, Noseworthy MD. Identification of breast calcification using magnetic resonance imaging.Med Phys 2009; 36: 5429-36.

Feng W, Neelavalli J, Haacke EM. Catalytic multiecho phase unwrapping scheme (CAMPUS) in multiecho gradient echo imaging: removing phase wraps on a voxel-by-voxel basis. Magn Reson Med 2013; 70: 117-26.

Gelman N, Gorell JM, Barker PB, Savage RM, Spickler EM, Windham JP, et al. MR imaging of human brain at 3.0T: preliminary report on transverse relaxation rates and relation to estimated iron content. Radiology 1999; 210:759-67.

Ghadery C, Pirpamer L, Hofer E, Langkammer C, Petrovic K, Loitfelder M, et al. R2 * mapping for brain iron: associations with cognition in normal aging. Neurobiol Aging 2015; 36: 925-32.

Goos JDC, Flier WM van der, Knol DL, Pouwels PJ, Scheltens P, Barkhof F, et al. Clinical relevance of improved microbleed detection by susceptibility-weighted magnetic resonance imaging. Stroke 2011; 42: 1894-900.

Guan X, Xuan M, Gu Q, Huang P, Liu C, Wang N, et al. Regionally progressive accumulation of iron in Parkinson's disease as measured by quantitative susceptibility mapping.NMRBiomed 2017; 30(4). doi: 10.1002/nbm.3489.

Haacke EM, Liu S, Buch S, Zheng W, Wu D, Ye Y. Quantitative susceptibility mapping: current status and future directions.Magn Reson Imaging 2015; 33: 1-25.

Haacke EM, Makki M, Ge Y, Maheshwari M, Sehgal V, Hu J, et al. Characterizing iron deposition in multiple sclerosis lesions using susceptibility weighted imaging. J Magn Reson Imaging 2009a; 29: 537-44.

Haacke EM, Miao Y, Liu M, Habib CA, Katkuri Y, Liu T, et al.Correlation of putative iron content as represented by changes in R_2^* and phase with age in deep gray matter of healthy adults. J Magn Reson Imaging 2010a; 32:561-76.

Haacke EM, Mittal S, Wu Z, Neelavalli J, Cheng Y-CN.Susceptibility-weighted imaging: technical aspects and clinical applications, part 1. Am J Neuroradiol 2009b; 30:19-30.

Haacke EM, Reichenbach JR. Susceptibility Weighted Imaging in MRI: Basic Concepts and

Clinical Applications. Hoboken, NJ: Wiley; 2014.

Haacke EM, Tang J, Neelavalli J, Cheng YCN. Susceptibility mapping as a means to visualize veins and quantify oxygen saturation. J Magn Reson Imaging 2010b; 32: 663-76.

Haacke EM, Xu Y, Cheng Y-CN, Reichenbach JR. Susceptibility weighted imaging (SWI). Magn Reson Med 2004; 52:612-8.

Hallgren B, Sourander P. The effect of age on the non-haemin iron in the human brain. J Neurochem 1958; 3: 41-51.

Hankins JS, McCarville MB, Loeffler RB, SmeltzerMP, Onciu M, Hoffer FA, et al. R$_2^*$ magnetic resonance imaging of the liver in patients with iron overload. Blood 2009;113: 4853-55.

Hebbrecht G, Maenhaut W, Reuck JD. Brain trace elements and aging. Nucl Instrum Meth Phys Res Sect B Beam Interact Mater Atmos 1999; 150: 208-13.

Langkammer C, Krebs N, Goessler W, Scheurer E, Ebner F, Yen K, et al. Quantitative MR imaging of brain iron: a postmortem validation study. Radiology 2010; 257: 455-62.

Langkammer C, Schweser F, Krebs N, Deistung A, Goessler W, Scheurer E, et al. Quantitative susceptibility mapping(QSM) as a means to measure brain iron? A post mortem validation study. NeuroImage 2012; 62: 1593-99.

Lehericy S, Sharman MA, Dos Santos CL, Paquin R, Gallea C. Magnetic resonance imaging of the substantia nigra in Parkinson's disease. Mov Disord 2012; 27: 822-30.

Li L, Leigh JS. High-precision mapping of the magnetic field utilizing the harmonic function mean value property. JMagn Reson 2001; 148: 442-8.

Li W, Wu B, Batrachenko A, Bancroft-Wu V, Morey RA, Shashi V, et al. Differential developmental trajectories of magnetic susceptibility in human brain gray and white matter over the lifespan. Hum Brain Mapp 2014; 35: 2698-713.

Liu M, Liu S, Ghassaban K, Zheng W, Dicicco D, Miao Y, et al. Assessing global and regional iron content in deep gray matter as a function of age using susceptibility mapping. J Magn Reson Imaging 2016; 44: 59-71.

Liu T, Khalidov I, de Rochefort L, Spincemaille P, Liu J, Tsiouris AJ, et al. A novel background field removal method for MRI using projection onto dipole fields (PDF). NMR Biomed 2011; 24: 1129-36.

Liu T, Spincemaille P, de Rochefort L, Kressler B, Wang Y. Calculation of susceptibility through multiple orientation sampling (COSMOS): a method for conditioning the inverse problem from measured magnetic field map to susceptibility source image in MRI. Magn Reson Med 2009；61：196-204.

Lu Y, Wang X, He G. Phase unwrapping based on branch cut placing and reliability ordering.Opt Eng 2005；44：055601-055601-9.

McCarville MB, Hillenbrand CM, Loeffler RB, SmeltzerMP,Song R, Li CS, et al. Comparison of whole liver and small region-of-interest measurements of MRI liver R_2^* in children with iron overload. Pediatr Radiol 2010；40：1360-7.

Neelavalli J, Cheng Y-CN, Jiang J, Haacke EM. Removing background phase variations in susceptibility-weighted imaging using a fast, forward-field calculation. J Magn Reason Imaging 2009；29：937-48.

Nissi MJ, Toth F, Wang L, Carlson CS, Ellermann JM. Improved visualization of cartilage canals using quantitative susceptibility mapping. PLoS One 2015；10：e0132167.

Ogawa S, Menon RS, Tank DW, Kim SG, MerkleH,Ellermann JM, et al. Functional brain mapping by blood oxygenation level-dependent contrast magnetic resonance imaging. A comparison of signal characteristics with a biophysical model. Biophys J 1993；64：803-12.

Park J-H, Park S-W, Kang S-H, Nam T-K, Min B-K, Hwang S-N.Detection of traumatic cerebral microbleeds by susceptibilityweighted image of MRI. J Kor Neurosurg Soc 2009；46：365-9.

Péran P, Cherubini A, Luccichenti G, Hagberg G, Démonet JF,Rascol O, et al. Volume and iron content in basal ganglia and thalamus. Hum Brain Mapp 2009；30：2667-75.

Persson N, Wu J, Zhang Q, Liu T, Shen J, Bao R, et al. Age and sex related differences in subcortical brain iron concentrations among healthy adults.NeuroImage 2015；122：385-98.

Reichenbach JR, Barth M,Haacke EM, Klarhofer M, Kaiser WA,Moser E. High-resolution MR venography at 3.0 Tesla.J Comput Assist Tomogr 2000；24：949-57.

Robinson RJ,Bhuta S. Susceptibility-weighted imaging of the brain：current utility and potential applications.J. Neuroimaging. 2011；21：e189-204.

Robinson S,Schodl H, Trattnig S. A method for unwrapping highly wrapped multi-echo phase images at very high field：UMPIRE. Magn Reson Med 2014；72：80-92.

Robinson SD, Bredies K,Khabipova D, Dymerska B, Marques JP,Schweser F. An illustrated comparison of processing methods for MR phase imaging and QSM：combining array coil signals and phase unwrapping. NMR Biomed 2017；30(4).doi：10.1002/nbm.3601.

Ropele S, Langkammer C. Iron quantification with susceptibility.NMR Biomed 2017；30(4). doi：10.1002/nbm.3534.

Salomir R, de Senneville BD, Moonen CT. A fast calculation method for magnetic field inhomogeneity due to an arbitrary distribution of bulk susceptibility. Concepts Magn Reson Part B Magn Reson Eng 2003；19B：26-34.

Santin MD, Didier M, Valabregue R, Yahia Cherif L, Garcia-Lorenzo D, Loureiro de Sousa P, et al. Reproducibility of R$_2^*$ and quantitative susceptibility mapping (QSM) reconstruction methods in the basal ganglia of healthy subjects. NMR Biomed 2017；30(4). doi：10.1002/nbm.3491.

Schofield MA, Zhu Y. Fast phase unwrapping algorithm for interferometric applications.Opt Lett 2003；28：1194-6.

Schweser F, Deistung A, Lehr BW, Reichenbach JR.Differentiation between diamagnetic and paramagnetic cerebral lesions based on magnetic susceptibility mapping. Med Phys 2010；37：5165-78.

Schweser F, Deistung A, Lehr BW, Reichenbach JR. Quantitative imaging of intrinsic magnetic tissue properties using MRI signal phase：an approach to in vivo brain iron metabolism? NeuroImage 2011；54：2789-807.

Sharma SD, Hernando D,Horng DE, Reeder SB. Quantitative susceptibility mapping in the abdomen as an imaging biomarker of hepatic iron overload. Magn Reson Med 2015；74：673-83.

Shmueli K, de Zwart JA, van Gelderen P, Li T-Q, Dodd SJ, Duyn JH.Magnetic susceptibility mapping of brain tissue in vivo using MRI phase data. Magn Reson Med 2009；62：1510-22.

Straub S,Laun FB, Emmerich J, Jobke B, Hauswald H,Katayama S, et al. Potential of quantitative susceptibility mapping for detection of prostatic calcifications. J Magn Reson Imaging 2017；45：889-98.

Sun H, Walsh AJ, Lebel RM, Blevins G, Catz I, Lu JQ, et al.Validation of quantitative susceptibility mapping with Perls' iron staining for subcortical gray matter.NeuroImage 2015；105：486-92.

Tang J, Liu S,Neelavalli J, Cheng YCN, Buch S, Haacke EM.Improving susceptibility mapping using a threshold-based K-space/image domain iterative reconstruction approach.Magn Reson Med 2013；69：1396-1407.

Topfer R, Schweser F, Deistung A, Reichenbach JR, Wilman AH.SHARP edges：recovering cortical phase contrast through harmonic extension. Magn Reson Med 2015；73：851-6.

Venkatesan R，Lin W，Haacke EM. Accurate determination of spin-density and T_1 in the presence of RF-field inhomogeneities and flip-angle miscalibration. Magn Reson Med1998；40：592-602.

Wang Y，Liu T. Quantitative susceptibility mapping（QSM）：decoding MRI data for a tissue magnetic biomarker. Magn Reson Med 2015；73：82-101.

Wharton S，Bowtell R. Whole-brain susceptibility mapping at high field：a comparison of multiple- and single-orientation methods. NeuroImage 2010；53：515-25.

Witoszynskyj S，Rauscher A，Reichenbach JR，Barth M. Phase unwrapping of MR images using Phi UN—a fast and robust region growing algorithm. Med Image Anal 2009；13：257-68.

Wu D，Liu S，Buch S，Ye Y，Dai Y，Haacke EM. A fully flowcompensated multiecho susceptibility-weighted imaging sequence：the effects of acceleration and background field on flow compensation. Magn Reson Med 2016；76：478-89.

Wu Z，Li S，Lei J，An D，Haacke EM. Evaluation of traumatic subarachnoid hemorrhage using susceptibility-weighted imaging. Am J Neuroradiol 2010；31：1302-10.

Xie L，Sparks MA，Li W，Qi Y，Liu C，Coffman TM，et al.Quantitative susceptibility mapping of kidney inflammation and fibrosis in type 1 angiotensin receptor-deficient mice. NMR Biomed 2013；26：1853-63.

Yablonskiy DA，Haacke EM. Theory of NMR signal behavior in magnetically inhomogeneous tissues：the static dephasing regime. Magn Reson Med 1994；32：749-63.

Yablonskiy DA，Sukstanskii AL，Luo J，Wang X. Voxel spread function method for correction of magnetic field inhomogeneity effects in quantitative gradient-echo-based MRI.Magn Reson Med 2013；70：1283-92.

Ye Y，Hu J，Wu D，Haacke EM. Noncontrast-enhanced magnetic resonance angiography and venography imaging with enhanced angiography. J. Magn Reson Imaging 2013；38：1539-48.

Zheng W，Nichol H，Liu S，Cheng Y-CN，Haacke EM. Measuring iron in the brain using quantitative susceptibility mapping and X-ray fluorescence imaging. NeuroImage 2013；78：68-74.

8

D:水的扩散（DTI）[1]

弗朗西斯科·格鲁苏(Francesco Grussu)

伦敦大学学院

克劳迪娅 A.M.甘迪尼(Claudia A.M. Gandini)

惠勒-金肖特(Wheeler-Kingshott)

伦敦大学学院和帕维亚大学

1　由马拉·塞尚尼(Mara Cercignani)编辑,由克里斯琴·博利厄(Christian Beaulieu),皮特·S.艾伦(Peter S. Allen)审核。加拿大阿尔伯塔大学生物医学工程系,磁共振研究中心。

8.3　脑组织扩散变化的生物学起源

8.4　扩散的量化

总评和仪器要求・规范性、可重复性和多中心研究・结束语

参考文献

8.1 引言

每种液体都有其特有的固有自扩散常数 D，它反映了分子在微环境中的流动性（Crank，1998）。质子核磁共振（nuclear magnetic resonance，NMR 或 MRI）可以在几毫秒到几秒的时间尺度内，对 10^{-9} 到 10^{-4} 米之间的水分子的动态位移敏感。由于这些位移与生物组织内的细胞维度具有相同的数量级，NMR/MRI 的扩散测量可以提供组织结构和器官的特有信息，这些信息与细胞内和细胞外空间的大小、方向和弯曲度有关。此外，水在体内的扩散受到不同组织、不同部位间细胞运输的微动力以及非渗透性膜存在的影响。因此，测量值 D 可以反映所研究系统的不同特性。即使在脑疾病的早期阶段，脑的结构也会明显受到病理状态的影响，研究证明对体内水扩散系数的测量在正常和病理性大脑中都是非常有用的。

虽然斯太斯卡尔（Stejskal）和坦纳（Tanner）在 1965 年就已经提出了对体内水的扩散测量（Stejskal and Tanner，1965），但直到 20 世纪 90 年代才正式应用于临床（Wesbey et al.，1984；Le Bihan et al.，1986；Warach et al.，1992）。在过去的二十年里，磁共振扩散测量得以大规模应用于临床，硬件发展起到了至关重要的作用，尤其是场强梯度的强度和性能的发展。从临床角度来看，由于对水分子扩散敏感的图像在缺血性脑卒中有较高的灵敏度和特异性，因此引起了神经影像学界的关注（Moseley et al.，1990a；Warach et al.，1992）。扩散加权（diffusion weighted，DW）成像现在已成为许多其他颅内疾病的诊断和研究工具，包括脱髓鞘疾病（Filippi et al.，2001）、肿瘤（Dzik-Jurasz et al.，2002）、颅内感染（Tsuchiya et al.，2003）和神经退行性疾病（Hanyu et al.，1999）。虽然理论上扩散的量化相对简单，但由于脑组织结构的复杂性，其结果仍受到脉冲序列和采集参数的影响，特别对于连续的或者多中心研究，缜密规划（以及质量保证）至关重要（见框注 8.1）。

> 框注 8.1　关于表观扩散系数（apparent diffusion coefficient，ADC）和扩散张量成像
> 　　　　　（diffusion tensor imaging，DTI）的要点
>
> ·颅内水分子的扩散行为由 ADC 表征。
>
> ·测量颅内水分子的 ADC 可以洞察水扩散的限制（生物屏障）。
>
> ·ADC 图是定量的，比常规扩散加权图像更具体。
>
> ·ADC 取决于受试者相对于扩散方向的位置。
>
> ·DTI 提供了描述扩散剖面特性的旋转不变性指标（扩散量、扩散各向异性）。
>
> ·DTI 指标是敏感的成像标记，但其特异性有限。

关于 MRI 测量分子扩散理论和应用的进一步理解，可参见见勒·比昂（Le Bihan，2003），琼斯（Jones，2010），约翰森－伯格（Johansen-Berg）和贝伦斯（Behrens，2013）；琼斯（Jones，2013），巴斯蒂安（Bastiani）和罗布鲁克（Roebroeck，2015），勒·比昂（Le Bihan）和厄玛（Iima，2015）的相关文献。

8.2　扩散现象的物理原理

8.2.1　扩散与自扩散

扩散一词是指物质的一般传输，即凭借分子或离子通过正常的热骚动以随机的方式混合。扩散在 NMR 中很重要，因为在包括以分子自旋为特征的生物组织样品中，它们由于布朗运动而在空间移动[1]。下面是基于克兰克（Crank，1998）对扩散过程进行的详细描述。

样本中的每个分子都独立于其他分子发挥作用。分子之间的碰撞会引起每个分子的随机位移，没有优先的方向，而是沿着"随机游走"的路径。给定一个时间间隔，我们就可以计算扩散距离的统计量，即分子平衡集合的平均扩散距离，也就是所谓的均方根位移，但不能得到在这段时间里某个特定的分子向什么方向移动，或者移动了多远。

尽管扩散运动是一个随机的过程，但也有一个潜在的驱动机制。当描述两种不同液体

1　布朗运动是悬浮在液体中的微观粒子的随机运动，最早于 1827 年由苏格兰植物学家罗伯特·布朗（Robert Brown）观测到。

或气体混合时,通常用物质浓度梯度来描述扩散。然而,在生物组织中,浓度不是驱动力,而是在水的热骚动作用下水内部的运动,这称为自扩散。下面两节将描述这两种不同情况下的分子扩散。

8.2.2　Fick's 定律和扩散张量——示踪剂在介质中的扩散

1855 年,菲克(Fick)发现了扩散和热传导之间的相似性,并将已知的热传导方程应用于定量描述扩散过程。他假定示踪剂在某一特定方向的流速与其浓度梯度成正比。假设 F 是扩散物质或示踪剂通过所研究样品每部分单位面积的传递速率(即通量),C 是扩散物质的浓度,x 是垂直于截面测量的空间坐标(图 8.1),则可得出菲克第一扩散定律,该定律指出扩散过程将使示踪剂从高浓度区驱动到低浓度区:

$$F(x,t) = -D\frac{\partial C(x,t)}{\partial x} \tag{8.1}$$

负号是因为考虑到扩散方向与浓度梯度的方向是相反的,D 是比例项,称为扩散系数或扩散率。D 的量纲为长度^2·时间$^{-1}$,其国际单位制 [1] 为 $m^2 \cdot s^{-1}$,另外也可以看到 D 以 $cm^2 \cdot s^{-1}$,$mm^2 \cdot s^{-1}$ 或者 $\mu m^2 \cdot ms^{-1}$ 来表示。

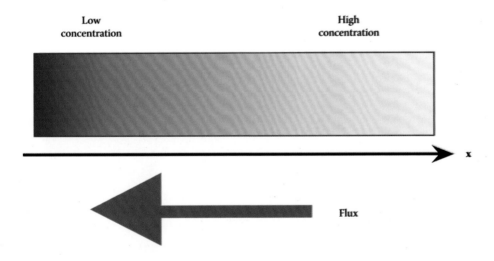

图 8.1　x 方向表示浓度梯度。扩散流(或通量)由右(高浓度)向左流动(低浓度)。

由方程 8.1 可以推导出菲克第二扩散定律 [2],即在质量平衡中引入通量项 $F(x,t)$。具

1　例如,平行于白质纤维测量的扩散系数 D 约为 $2\ \mu m^2 \cdot ms^{-1}$。

2　与他的第二定律相区别,第二定律是关于心输出量的。

3　可以可以由无化学/核反应时示踪剂的守恒方程 $\left(\dfrac{\partial C(x,t)}{\partial t} = -\dfrac{\partial F(x,t)}{\partial x}\right)$ 推导出来,引入到方程 8.1 中的 $F(x,t)$。示踪剂守恒定律表明,示踪剂浓度的局部增加速率等于示踪剂流量随距离减小的速率。

体而言,对于恒定的 D 值和一维扩散,可以用浓度 $C(x,t)$ 的时间和空间偏导数来描述扩散过程:

$$\frac{\partial C(x,t)}{\partial t} = D \frac{\partial^2 C(x,t)}{\partial x^2} \tag{8.2}$$

对方程 8.2 的初始浓度 $C(x,0)=\delta(x)$（即位于 $x=0$ 时扩散粒子的初始点源）进行积分,并在无扩散受限的情况下得到基本解:

$$C(x,t) = \frac{1}{\sqrt{4\pi Dt}} e^{-\frac{x^2}{4Dt}} \tag{8.3}$$

由 8.3 式可知,在任意时刻 t,扩散粒子的空间分布为高斯分布,且宽度随 t 的增大而增大（图 8.2）。

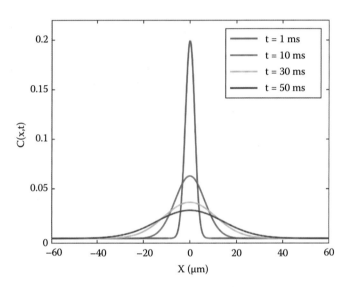

图 8.2　说明了一维扩散方程的基本解是关于空间位置 x 和不同扩散时间 t 的函数。该图显示了示踪剂浓度从 $t=0$ 且 $x=0$ 开始时的变化情况。曲线显示示踪分子随着时间的增加逐渐向远离初始位置而扩散,并且在 $x=0$ 附近的浓度随时间的增加而降低。在 $t\rightarrow\infty$ 的情况下,示踪剂的浓度是均匀的。此图采用固有扩散系数 $D=2\ \mu m^2 \cdot ms^{-1}$。

在各向同性扩散的情况下,扩散运动没有优先方向时,方程 8.2 可以推广到三维空间:

$$\frac{\partial C(x,y,z,t)}{\partial t} = D\left(\frac{\partial^2 C(x,y,z,t)}{\partial x^2} + \frac{\partial^2 C(x,y,z,t)}{\partial y^2} + \frac{\partial^2 C(x,y,z,t)}{\partial z^2}\right) = D\,\nabla^2 C(x,y,z,t) \tag{8.4}$$

当 D 值不再独立于所考虑的方向时,情况变得更加复杂。在这种情况下,我们将讨论各向异性介质在不同方向上具有不同的扩散特性。扩散特性的方向依赖性可以简单地用秩为 2 的张量来描述,即用 3×3 矩阵来表示,被称为扩散张量（DT）$\boldsymbol{D}$。DT 由 9 个元素来描述:

$$\boldsymbol{D} = \begin{bmatrix} D_{xx} & D_{xy} & D_{xz} \\ D_{yx} & D_{yy} & D_{yz} \\ D_{zx} & D_{zy} & D_{zz} \end{bmatrix} \tag{8.5}$$

D_{xx}, D_{yy} 和 D_{zz} 为沿参考系主轴的扩散常数，非对角线项 D_{ij} 表示沿 i 的浓度梯度对沿 j 的扩散流动的影响，其中 $i, j = x, y, z$。假设 DT 的元素是常数，则可以将菲克第二扩散定律推广到各向异性扩散：

$$\frac{\partial C(x, t)}{\partial t} = \sum_{i,j} D_{ij} \frac{\partial^2 C(x, t)}{\partial i \partial j} \tag{8.6}$$

式中 D_{ij} 是方程 8.5 中 DT 的元素。特别是对于不带电荷的分子，例如水，其张量 D 是对称的，即 $D_{ij} = D_{ji}$；因此，它完全由六个元素来定义：D_{xx}、D_{yy}、D_{zz}、D_{xy}、D_{xz} 和 D_{yz}。三维空间（3×1 矢量）沿任意方向 $n = \begin{bmatrix} n_x & n_y & n_z \end{bmatrix}^T$ 上的扩散系数 $d(n)$，可通过 D 计算向量 n 与（Dn）之间的乘积 $d(n) = n(Dn)$ 得到。

8.2.3 随机游走描述——均匀液体中的自扩散

菲克第一扩散定律（方程 8.1）将粒子通量与粒子浓度梯度联系起来。在自扩散的情况下，我们使用一个函数来描述在特定时间以及特定位置发现粒子的概率（扩散传播者），而不是单独使用浓度来描述这一过程。假设人们希望跟踪最初位于位置 r' 的分子位移，并估计在时间 t 于另一位置 r'' 找到它的几率。扩散传播者 $P(r'' \mid r', t)$ 描述了该事件的概率。在自由自扩散的情况下，这个概率与分子的起始位置无关，可以应用于总体中的所有分子；因此，定义一个相对动态位移的矢量 $R = r'' - r'$，并用 $P(R|t)$ 来描述这一过程。与菲克第二扩散定律（方程式 8.2 至 8.4）类似，自扩散机制可用以下公式描述：

$$\frac{\partial P(R, t)}{\partial t} = D \nabla^2 P(R, t) \tag{8.7}$$

在这种情况下，D 表示自扩散系数或常数。

对于三维各向同性自由自扩散的一般情况，方程 8.7 的解再次采用高斯函数（方程 8.3 的三维等价物）的形式，并且均方动态位移 $<R^2>$ 可以根据 D 计算为：

$$\langle R^2 \rangle = \int_0^\infty R^2 P(R, t) dR = 6Dt \tag{8.8}$$

其中 R 是分子在时间 t 内行进的净矢量距离，假设 t 相比两次碰撞之间的时间长，那么 R = ‖ R ‖。

自扩散过程也可以通过任意液体粒子的随机游走来模拟（Callaghan, 1995），包括等长 ξ 的 n 个随机位移，其固定的间隔时间 τ，在时间 $t = n\tau$ 内进行。在每一个位移之后都有碰撞，然后为下一个位移产生一个新的随机方向。考虑到这个过程的随机性，可以确定均方位移 $\langle R^2 \rangle$ 作为 ξ 的函数：

$$\langle R^2 \rangle = n\xi^2 = \frac{t}{\tau}\xi^2 \tag{8.9}$$

它与方程8.8的形式相同，即 $\langle R^2 \rangle$ 随时间成比例增加（平方位移是可相加的）。因此，由随机游走引起的扩散系数可以用爱因斯坦方程（Einstein，1905）来描述：

$$D = \frac{\xi^2}{6\tau} \tag{8.10}$$

在大脑的扩散磁共振实验中，根据使用的磁共振序列不同，可以探测到大约10毫秒到100毫秒之间变化的扩散时间 t。这相当于均方根距离从几微米到几十微米不等，假设神经组织的扩散系数约为 $2~\mu m^2 \cdot ms^{-1}$。由此可见，扩散磁共振成像是一种强有力的神经组织微结构探针：诸如轴突和细胞室等微结构的特征尺寸与扩散引起的水的位移距离相似；因此，水可以用作内源性探针。

本章的其余部分将集中于脑的 MRI 扩散测量，即组织中水分子的自扩散系数的测量，为了简单起见，我们从下一节开始去掉前缀"自"，只使用"扩散"一词。

8.2.4 扩散如何影响 MRI 信号？

MRI 图像中的信号起源于磁场中核自旋的现象。为了理解扩散如何影响这一信号，我们将讨论液体样品（其中不存在运动受限）中水分子自旋的简单情况，借此可以运用到组织中的水质子。

为简单起见，我们假设一个自旋回波（spin echo，SE）序列（图8.3），但分子扩散的效应对其他 MRI 序列都是相似的。在 SE 的情况下，在 $t = 0$ 处施加 $90°$ 射频（radiofrequency，RF）脉冲以激励样品，并在 $t = TE/2$ 时刻施加 $180°$ 射频脉冲以重聚焦磁化。这种重聚焦脉冲反转了自旋的相位，并导致了因磁场不均匀性而产生的相位累加的抵消，并且精确地在 $t = TE$ 处形成 SE（见第6章关于 T_2 的内容）。这种回波形成依赖于以下事实，即自旋不会积累相位分布，而这种相位分布会破坏它们的相干性（由于场的不均匀性或故意施加的场梯度），因为 $180°$ 脉冲之前发生的相位演变（失相位）在 $180°$ 脉冲之后正好反转（重相位）。这可能是因为自旋在整个序列（激发、演化、回波形成）中经历了相同的磁场。但是，如果磁场梯度（即空间变化的磁场 $g = \left[\frac{\partial B_z}{\partial x} \frac{\partial B_z}{\partial y} \frac{\partial B_z}{\partial z}\right]^T = \nabla B_z$，通常称为扩散编码或扩散敏感梯度）在重聚焦脉冲的任一侧转动，则自旋的重聚焦仅是局部的，由于随机游走，每个自旋在 $180°$ 脉冲之前和之后（即在失相位和重相位期间）经历不同的位置（即不同的磁场）。因此，在横向磁化演化中有一个额外的衰减（损耗）项。由此产生的相位分布是不相干的,这意味着它不能被 SE 序列中的 180°脉冲反转,从而导致 $t=TE$ 时的信号幅度降低（图 8.3）。

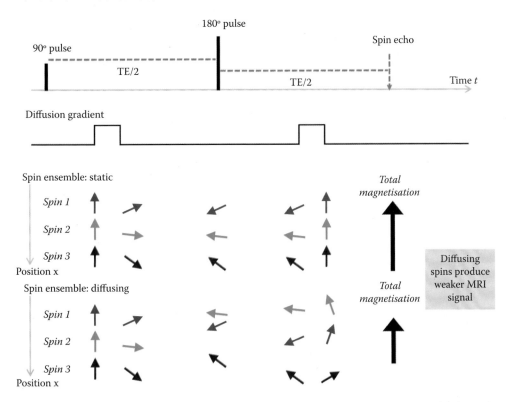

图 8.3　扩散加权梯度对总体自旋回波序列影响的图解。图中显示了两组自旋:一个是静态自旋,一个是扩散自旋（为了简单起见,每个集合由三个自旋组成,分别以红色、绿色和蓝色表示）。当扩散梯度的两个波瓣都出现时,静态自旋处于相同的位置。因此,由第一个波瓣（空间依赖）引起的失相位被第二个波瓣完全逆转,意味着除了 T_2 自旋相位差外,其他自旋之间没有相位差。另一方面,与第一波瓣相比,第二波瓣出现时,扩散自旋位于不同的位置。因为磁场在空间上依赖于梯度的存在,它们受到不同磁场的影响。所以,第一个波瓣引起的相位累积并没有被第二个波瓣抵消,自旋总体中剩余相位累积分布。这导致横向磁化分量的整体衰减,进而导致自旋回波 MRI 信号的整体衰减。注意,在生成此图形时,忽略了梯度脉冲产生的扩散。

当用 $\varphi(TE)$ 表示在 $t=TE$ 时一般自旋的相位累积,MRI 信号强度是整个自旋总体的平均值:

$$S(TE) = S_0 \left| \left\langle e^{j\varphi(TE)} \right\rangle \right| \tag{8.11}$$

其中 j 是虚数单位（即 $j^2=-1$）,S_0 是当没有开启扩散编码梯度时获得的 SE 序列信号,并且 $<\cdot>$ 表示自旋总体的平均值。SE 序列每个自旋的相位累积 $\varphi(TE)$ 取决于其随机游动 $\mathbf{r}(t)$ 以及扩散编码梯度 $\mathbf{g}(t)$ 的时间模式,它遵循从由拉莫尔（角）频率对回波时间 TE 的时间积分得到的关系（Hall and Alexander, 2009）:

$$\varphi(TE) = -\gamma \int_0^{TE/2} \mathbf{g}(t) \cdot \mathbf{r}(t)\,dt + \gamma \int_{TE/2}^{TE} \mathbf{g}(t) \cdot \mathbf{r}(t)\,dt \tag{8.12}$$

在 8.12 中，γ 是质子旋磁比，两个积分项符号的不同解释了在 $t = TE/2$ 时由重聚焦脉冲引起的相位符号的变化。

8.2.5 扩散加权序列

在扩散条件下，相位差 φ 的自旋随着随机游动 $\mathbf{r}(t)$ 的不同而不同，使得总体相干性降低，即与非 DW 信号 S_0 相比，测量到的 DW 信号降低。需要注意的是，这样的信号减少不仅取决于随机游动 $\mathbf{r}(t)$ 本身，还取决于外加磁场梯度 $\mathbf{g}(t)$，它可以直接设计来控制扩散加权量。

用来描述扩散加权大小的一个常用指标是 b-因子或 b-值（b 以 $\mathrm{s m^{-2}}$ 为单位测量），它可以由梯度一阶矩 $\mathbf{k}(t) = \gamma \int_0^t \mathbf{g}(t') dt'$ 表示为：

$$b = \int_0^{TE} \mathbf{k}(t') \cdot \mathbf{k}(t') dt' \tag{8.13}$$

用·表明点积。虽然理论上 $\mathbf{g}(t)$ 可以表示任何波形，但实际受到硬件规格的限制（例如梯度放大器的电子设备；梯度线圈的加热），或者由于过度的梯度转换速率（即 $\frac{d}{dt} \| \mathbf{g}(t) \|$，以 $Tm^{-1} \cdot s^{-1}$ 为单位测量）会导致不良的外周神经刺激（Setsompop et al., 2013）。

如图 8.3 和 8.4 所示，目前最常见的基于 SE 的 DW 序列是脉冲梯度自旋回波（pulsed gradient spin echo, PGSE）方法（Stejskal and Tanner, 1965），也称为脉冲场梯度或单扩散编码方法（Shemesh et al., 2016）。在 PGSE 实验期间，扩散编码梯度 g 被线性极化，并在重聚焦脉冲的两侧产生脉冲。脉冲梯度的幅度 G、持续时间 δ 和分离度 Δ，它们一起被称为斯泰斯卡尔—坦纳（Stejskal-Tanner）参数。扩散时间 t_d 是自旋探测局部微结构的时间窗口，其计算公式如下：

$$t_d = \Delta - \delta/3 \tag{8.14}$$

而对于可忽略的背景梯度，扩散加权的强度（即 b-因子）为

$$b = \gamma^2 G^2 \delta^2 (\Delta - \delta/3) \tag{8.15}$$

关于 PGSE 实验，需要注意以下几点。

• 如果扩散系数是使得脉冲梯度时发生的均方根位移远小于用 PGSE 实验探测的物理距离，那么以此假设，只有发生在两个梯度波瓣之间的扩散才有助于信号幅度的降低，并且它在确定回波幅度时的权重与扩散在该间隔内发生的时间无关。

• 如图 8.4 所示，扩散梯度近似于矩形。而实际上，梯度波瓣通常是梯形的，考虑到这

一点,公式 8.15 做了相应修改。此外,成像梯度的存在有助于实际有效梯度(Mattiello et al.,
1994),这一点将在第 8.4.1.9 节中进一步讨论。

　　● PGSE 形式不仅可以应用于 SE,而且还可以应用于其他序列,例如激发回波采集模式
(stimulated echo acquisition mode,STEAM)(Frahm et al., 1985; Merboldt et al., 1985)。当扩
散时间较长时,STEAM 特别有用(De Santis et al., 2016)。

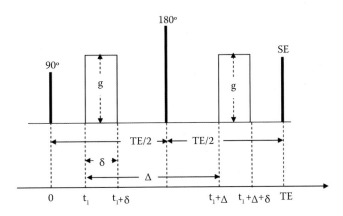

图 8.4　Stejskal-Tanner 脉冲梯度自旋回波序列。在一个 SE 序列中,在 180°重聚焦脉冲的任意一侧引入一个脉冲梯度 **g**。
自旋回波的幅度由 **g** 的幅度、持续时间和时间安排决定。扩散时间(t_d=Δ-δ/3)由脉冲间隔延迟(Δ)和脉冲持续时间(δ)
决定。

8.2.6　Bloch-Torrey 方程

　　描述 NMR/MRI 的现象学布洛赫(Bloch)方程可以扩展到包含特定过程对横向磁化的
影响。托里(Torrey)提出将该方程扩展为包含扩散机制的方程,因此被命名为 Bloch-Torrey
(布洛赫-托里)方程(Torrey, 1956)。通过方程 8.7 的类推,在描述 90°脉冲后的横向磁化
(M_{xy})时间演化时,可以增加一个扩散项:

$$\frac{\partial M_{xy}(\mathbf{r},t)}{\partial t} = -j\gamma(B_0 + \mathbf{g}(t)\cdot\mathbf{r})M_{xy}(\mathbf{r},t) - \frac{M_{xy}(\mathbf{r},t)}{T_2} + \nabla\cdot(\mathbf{D}(\mathbf{r})\nabla M_{xy}(\mathbf{r},t)) \quad (8.16)$$

　　其中,$\mathbf{g}(t)$ 是施加的时变磁场梯度,$\mathbf{r}$ 是自旋位置。在方程 8.16 的右侧,第一项表示总
磁场(B_0+$\mathbf{g}(t)$·$\mathbf{r}$)中的章动,第二项表示 T_2 衰减引起的变化率,第三项表示由于扩散过程
引起的横向磁化的变化率,如第 8.2.2 节中所述,$\mathbf{D}(\mathbf{r})$ 在一般的情况下是空间变量 DT。

　　1　b 的完整表达式为 $b = \gamma^2 G^2\left(\delta^2\left(\Delta - \frac{\delta}{3}\right) + \frac{\varepsilon^3}{30} - \frac{\delta\varepsilon^2}{6}\right)$,其中 δ 是从斜坡上升开始到斜坡下降开始测量
的。Δ 是两个扩散梯度上两个相同位置之间的时间,例如,从第一个梯度瓣的上升开始到第二个梯度瓣的上升开
始。ε 是扩散梯度上升和下降斜坡的持续时间,并假设是相等的。

8.2.7 扩散加权信号衰减

作为时间函数的磁化 M_{xy} 行为可以通过求解方程 8.16 得到（有关解析和数值解，见 Stejskal and Tanner，1965；Kenkre et al.，1997；Barzykin，1998；Beltrachini et al.，2015）。我们可以把该项分离开，并研究扩散机制对磁化演化的影响。在沿单一方向磁场梯度的情况下，以及在自由（即无受限）、恒定各向同性（$\mathbf{D}=DI$）扩散的简单情况下，M_{xy} 具有以下形式：

$$M_{xy}(r,t) = M_{xy}(r,0)\, e^{-j(\omega_d t + k(t)\cdot r)}\, e^{-\frac{t}{T_2}} e^{-bD} \tag{8.17}$$

其中，$M_{xy}(\mathbf{r},0)$ 是横向磁化的初始空间分布，$\mathbf{k}(t)$ 是梯度一阶矩：$\mathbf{k}(t) = \gamma \int_0^t \mathbf{g}(t')\,dt'$，$b$ 是方程 8.13 中引入的 b-因子。

如果在 MR 脉冲序列期间施加的梯度是均衡的，使得梯度回波与自旋回波同时形成，则 $\mathbf{k}(\text{TE})=0$，并且信号由下式给出：

$$S(TE,b) = S_0(TE)\, e^{-bD} \tag{8.18}$$

式中 $S_0(TE) = Ae^{-\frac{TE}{T_2}}$，通过一个空间变异、仪器依赖的因子，A 与 $\int M_{xy}(\mathbf{r},0)\,d^3\mathbf{r}$ 的大小成正比。

从方程 8.18 可以清楚地看出，扩散对横向磁化的影响是在正常 T_2 衰变的基础上增加了一个额外的衰变项（即 $e^{-\frac{TE}{T_2}}$）。在自由各向同性扩散下，该项等于 e^{-bD}，其中 b 只取决于梯度脉冲幅度和时序。$S(TE,b)$ 表示来自每个体素的信号，它取决于底层组织的固有扩散系数 D 和横向弛豫时间 T_2。另一方面，回波时间 TE、扩散敏感因子 b 是用户可以改变的参数，以便获得期望的信号衰减，从而获得期望的图像对比度。有趣的是，只要具有非高斯扩散特征的高阶项可以忽略不计，方程 8.18 便可以直接由方程 8.11 中自旋总体平均数的累积量展开得到（即扩散敏感因子 b 的一系列幂）（详细信息见第 10 章，Jones，2010）。

在实际应用中，方程 8.18 可以推广到图像体素内存在不同固有扩散系数的水池混合物的情况（Clark and Le Bihan，2000）。考虑 N 个不同池的情况，假设池在 MRI 实验的时间尺度内交换的水量可以忽略不计，则总信号可以写成各池指数信号衰减的线性组合，其形式为：

$$S(TE,b) = S_0(TE) \sum_{n=1}^{N} v_n e^{-bD_n} \tag{8.19}$$

方程中 $S_0(TE) = Ae^{-\frac{TE}{T_2}}$，$D_n$ 和 V_n 分别表示第 n 个水池的扩散系数和体积分数（以 $\sum_{n=1}^{N} v_n = 1$ 为准）。例如，可以使用方程 8.19 中的模型来描述神经组织和脑脊液（cerebrospinal fluid，CSF）之间部分容积区域的信号衰减。重要的是，当分子在受限环境中扩散时，单个水池也会产生多指数信号行为。

最后，扩散系数 D 用概率密度函数 $P（D）$ 描述为连续分布的情况下，可以将方程 8.18 可以进一步推广为：

$$S（TE,b） = S_0（TE）\int_0^\infty P（D）e^{-bD}dD \tag{8.20}$$

这意味着在变化的 b 处测量的信号是扩散系数分布 $P（D）$ 的拉普拉斯变换（Dhital et al., 2016），这一概念被用于扩散基谱成像等方法中（Wang et al., 2015）。

8.2.8　从 MRI 测量中估计扩散系数

我们的目标是测量组织的扩散性，而不是简单地在信号振幅中引入扩散加权。在这种情况下，需要获得多个 DW 图像，以便在逐个体素的基础上对信号进行分析，提供定量参数图。

8.2.8.1　从 MRI 测量中估计单个扩散系数

要对方程 8.18 所示的扩散系数进行估计，至少需要采集两次不同的扩散加权。与实际问题无关，方程 8.18 表明，在改变 b 的同时在固定 TE 处测量信号，能够估计扩散特性（例如扩散系数 D）。当具有两个或两个以上不同 b 值的测量可用时，方程 8.18 可通过使用最小二乘拟合等方法得到，从而能够估计 S_0 和 D。在最简单的情况下，S_0 和 D 可以直接从两个不同 b 值测量值中估计（"两点估计"）。假设在固定 TE 的情况下，$\tilde{S}（TE,b_1）$ 和 $\tilde{S}（TE,b_2）$ 是两个不同的扩散敏感因子即 $b_1 \neq b_2$（其中一个因子通常被设置为零）时的测量信号，则两个测量信号之间的比可以写成：

$$\frac{\tilde{S}（TE,b_1）}{\tilde{S}（TE,b_2）} = \frac{Ae^{-\frac{TE}{T_2}}e^{-b_1 D}}{Ae^{-\frac{TE}{T_2}}e^{-b_2 D}} = e^{-（b_1 - b_2）D} \tag{8.21}$$

D 值估计为：

$$D = \frac{1}{b_1 - b_2}\log\left(\frac{\tilde{S}（TE,b_2）}{\tilde{S}（TE,b_1）}\right) \tag{8.22}$$

虽然两点估计只用两幅图像就可以估计 D 值，但使用更多图像来估计的 D 值可以减少测量误差，这在扫描时间允许的情况下是一个有价值的选择。

在 M 个不同的 b-因子和固定的 TE 情况下得到的从一组 M 个测量值 $\tilde{S} = \{\tilde{S}_m（b_m） \mid m = 1,\cdots,M\}$ 中，可以估计出扩散特性，例如扩散系数 D，通过信号衰减模型（方程 8.18）与获得的数据进行拟合而得到。一般来说，这样的拟合可以是线性的，也可以是非线性的。在前一种情况下，方程 8.18 取信号的对数进行线性化，从而得到线性方程组：

$$
\begin{bmatrix} \log \widetilde{S}_1 \\ \log \widetilde{S}_2 \\ \cdots \\ \log \widetilde{S}_M \end{bmatrix} = \begin{bmatrix} 1 & -b_1 \\ 1 & -b_2 \\ \cdots & \cdots \\ 1 & -b_M \end{bmatrix} \begin{bmatrix} \log S_0 \\ D \end{bmatrix} \quad\quad (8.23)
$$

$$
\downarrow \quad\quad\quad \downarrow \quad\quad\quad \downarrow
$$

$$
\widetilde{m} \quad = \quad Q \quad\quad x
$$

在未知数 $\log S_0$ 和 D（其中 $S_0 = Ae^{-\frac{TE}{T_2}}$）中，其最小二乘解为：

$$
x = (Q^T Q)^{-1} Q^T \widetilde{m} \quad\quad (8.24)
$$

虽然线性拟合速度快且易于实现，但它改变了噪声的同方差特性，导致拟合的未知参数值可能存在误差。使用加权线性拟合或非线性拟合可以缓解这个问题，但是应该注意，非线性拟合可能会导致高度非线性模型的不稳定、非单一解，以及不适定模型反演（Jelescu et al.，2016）。下面举一个例子：在加性高斯噪声的假设下，由 M 个不同 b 值下得到的 M 个测量值 $\widetilde{S}$，估计方程 8.18 的参数（D, S_0）的简单非线性拟合过程：

$$
\widetilde{S}(D, S_0; b) = S_0 e^{-bD} + \eta \quad\quad (8.25)
$$

其中 $S_0(TE) = Ae^{-\frac{TE}{T_2}}$，$\eta$ 是描述噪声的随机项，使 $\eta \sim N(0, \sigma^2)$（即噪声的均值为零，方差等于 σ^2）。方程 8.25 包含了 $\widetilde{S} \sim N(S_0 e^{-bD}, \sigma^2)$。这意味着 $S_0 e^{-bD}$ 是测量信号在扩散敏感因子 b 处的期望值，而测量信号的方差等于噪声的方差。需要注意的是，在一些具有高扩散加权或低信噪比（signal-to-noise ratio，SNR）的应用中，如果采用多个线圈进行接收，通常需要考虑不同的噪声分布，如莱斯分布（Gudbjartsson and Patz，1995）或非中心卡方分布（Koay and Basser，2006；Sotiropoulos et al.，2013）。在这些情况下，$\widetilde{S}$ 将设置为莱斯分布或者非中心卡方分布，而不是高斯分布。

参数 D 和 S_0 可以估计最大后验概率 $P(D, S_0 \mid \widetilde{S})$ 的模型参数得到的信号。在之前没有关于参数 D 和 S_0 的任何先验信息情况下，通过贝叶斯定理，这等同于测量给定信号衰减模型 $P(\widetilde{S} \mid D, S_0)$ 的最大可能性，用 $L(\widetilde{S} \mid D, S_0))$ 表示。代数计算得出下面的对数表达式 $\log L(\widetilde{S} \mid D, S_0)$：

$$
\log L(\widetilde{S} \mid D, S_0) = -\frac{M}{2} \log(2\pi\sigma^2) - \frac{1}{2\sigma^2} \sum_{m=1}^{M} (\widetilde{S}_m - S_0 e^{-b_m D})^2 \quad\quad (8.26)
$$

通过方程 8.26，可对未知参数(D, S_0)进行数值估计[1]：

$$(D^*, S_0^*) = \text{argmin}_{(D, S_0)}(-\log L(\tilde{S} \mid D, S_0)) \tag{8.27}$$

方程 8.27 的解可以采用梯度下降算法，并且采用 $S_0 > 0$ 以及 $0 < D < 3\ \mu m^2 \cdot ms^{-1}$ 等限制条件，后者是因为考虑到自由水在 37 ℃（体温）下的扩散系数约为 $3\ \mu m^2 \cdot ms^{-1}$。

8.2.8.2　从 MRI 测量中估计多重扩散系数

上一节所示的方法可以推广到方程 8.19 所描述的 DW 信号模型的参数。参数 $(v_1, D_1, \cdots, S_0)$ 可以通过 $-\log L(\tilde{S} \mid v_1, D_1, \cdots, S_0)$ 的最小值在各个 b 处获得的一组测量值 $\tilde{S}$ 来估计。其中 $\log L(\tilde{S} \mid v_1, D_1, \cdots, S_0)$ 是概率的对数，对于高斯噪声模型，它表示为：

$$\log L(\tilde{S} \mid v_1, D_1, \cdots, S_0) = -\frac{M}{2}\log(2\pi\sigma^2) - \frac{1}{2\sigma^2}\sum_{m=1}^{M}(\tilde{S}_m - S_0\sum_{n=1}^{N}v_n e^{-b_n D_n})^2$$

$$\tag{8.28}$$

如方程 8.20 所示，通过拉普拉斯逆变换可以从测量值 $\tilde{S}$ 中估计出扩散系数 $P(D)$ 的连续分布。这可以在实际中使用正则非负最小二乘算法等方法来实现（Dhital et al.，2016）。

8.2.9　扩散加权成像

如前所述，大多数 MRI 序列可以通过加权使图像对特定的方向扩散敏感（由施加扩散梯度的方向决定）。这导致样品在该方向自扩散系数较高的区域表现为信号降低。

图 8.5 比较了沿不同方向扩散加权获取的脑横断位 SE 回波平面成像（echo planar imaging，EPI）（Stehling et al.，1991）图像。脑室等扩散率较高的区域，DW 图像中表现为低信号。每个方向上具有相似扩散特性的区域称为各向同性，它们在 DW 图像上具有相同的信号特征，而与扩散梯度的方向无关。另一方面，在组织结构倾向于水沿着特定方向运动的区域，在不同方向上具有不同的扩散系数。在这些情况下，信号衰减反映了在扩散梯度方向上的扩散特性。这些区域被称为各向异性。具体而言，如图 8.5 所示，箭头所指为各向同性（脑室）和各向异性（如胼胝体和皮质脊髓束）区域。

扩散加权成像（diffusion-weighted imaging，DWI）提供了 MRI 中不同对比度的方法，有助于临床图像的视觉判读。DW MRI 图像的检查仅是一种定性检查，对采集参数的选择和患者在扫描仪中的定位非常敏感。此外，如前所述 MRI 信号强度还取决于组织的 T_2 值。大脑病灶区的 T_2 值增加，从而导致 DW 图像信号强度增加，通常获得的回波时间为 $60 \sim 80$ ms。

---

[1]　注意，虽然方程 8.26 包含一项线性组合，但作为未知扩散系数 D 的函数，它是非线性的，证明"非线性拟合"一词是正确的。

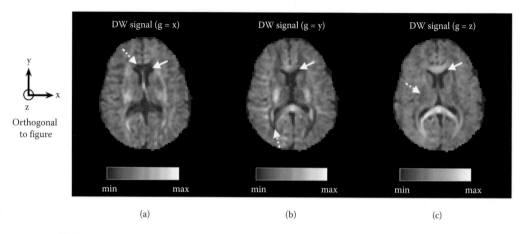

图 8.5　脑横轴位扩散加权图像示例。图像在 3.0 T 下获得，采用心脏门控 SE 回波平面成像（EPI）序列（分辨率：2.5 mm 各向同性，b 值：700 s·mm⁻²）。分别沿（a）x 轴、（b）y 轴、（c）z 轴（如图所示）的梯度方向得到 3 幅图像。实线箭头显示了脑室中各向同性信号衰减的区域。虚线箭头显示了相对于每幅图像沿特定梯度方向高信号衰减的区域（如图 8.5a 中胼胝体方向或图 8.5c 中皮质脊髓束方向）。

这种由 T_2 变化引起的信号增加可能被误解为扩散率的降低，或者掩盖真实扩散率的增加（比如在陈旧性腔隙性脑梗死中显示的 T_2 穿透效应；Geijer et al., 2001）。

8.2.10　DWI 定量分析：ADC 图

如 8.2.8 节所示，在保持所有其他成像参数不变的情况下，可以从两幅或多幅 DW 图像中测量扩散系数。由于活体组织的各向异性，测得的扩散系数值很大程度上取决于扩散权重的选择，即扩散梯度强度 δ 和时间 Δ（最终取决于扩散敏感因子），以及扩散方向。因此，对于活体组织等复杂系统，更适合讨论表观扩散系数（ADC）。

根据一组 DW 测量值和相应的扩散敏感因子，可以按照方程 8.22、8.24 或 8.27 所示的方法逐个估计体素的扩散系数。通过沿着同一体素内组织中扩散梯度方向测量，在每个体素中产生的平均扩散系数，将产生一个 ADC 图。请注意，计算出的 ADC 图是定量的，并且与 DW 图像的对比度是相反的。特别是水分子沿扩散敏感方向的高迁移率区域在 DW 图像上呈现低信号，而在 ADC 图上呈现高信号，如果 DW 图像和 ADC 图不能明显区分则会导致混淆（对比图 8.5 和图 8.6）。

8.2.11　扩散张量成像

对于各向异性介质，示踪剂的扩散特性可以用秩为 2 的张量（即 DT）来描述（见 8.2.2 节）。基于 DT 的扩散方程（8.6）进行积分，得到类似于方程 8.3 的基本解，使得示踪剂的 3D 空间分布符合高斯分布，协方差矩阵与 DT 成正比。假设类似的高斯分布足以描述水分子在

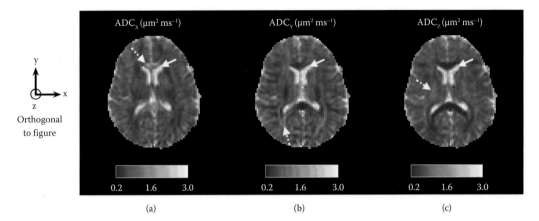

图8.6 与图8.5为同一横轴位头颅 MRI 的表观扩散系数图。由图8.5得到的 ADC 图，其施加的扩散梯度沿（a）x 轴、（b）y 轴、（c）z 轴方向施加扩散梯度（如图所示）。箭头放置与图8.5相同。实心箭头显示脑室内各向同性扩散的区域。在每个 ADC 图中，虚线箭头显示沿梯度方向的高神经组织扩散区域（如沿 x 方向的梯度为胼胝体，沿 z 方向的梯度为皮质脊髓束）。注意 ADC 是一种定量测量，每个体素的值都以扩散系数为单位。ADC 值在皮层（各向同性）为 1 $\mu m^2 \cdot ms^{-1}$，脑室（各向同性）为 3 $\mu m^2 \cdot ms^{-1}$，而在平行于轴突的白质中为 2 $\mu m^2 \cdot ms^{-1}$，垂直于轴突的为 0.4 $\mu m^2 \cdot ms^{-1}$。

活体神经组织中的扩散，那么测量的 DW MRI 信号可以写成 DT 的函数（Basser et al., 1994b），从而将方程8.18推广到各向异性：

$$S(TE, b_{ij}) = S_0(TE) e^{-\sum_{i,j} b_{ij} D_{ij}} \tag{8.29}$$

其中 $S_0(TE) = Ae^{-\frac{TE}{T_i}}$

在方程8.29中，b_{ij} 等于：

$$b_{ij} = \gamma^2 G_i G_j \delta^2 (\Delta - \delta/3) \tag{8.30}$$

其中 i 和 j 分别表示 x、y 和 z，G_i 和 G_j 表示沿 i 轴和 j 轴的梯度振幅。

在复杂的生物系统中，只要 b 值足够低，使得扩散过程符合高斯分布，那么 DT 方程以外的假设是合理的。但是接下来，我们将在第9章详细讨论用 DT 表征神经组织的微结构的适用性，并提出了替代的数学形式。使用 DT 而不是沿单一方向测量 ADC 的主要优点在于，从 DT 中可以容易地获得样品的某些基本扩散特性，而不受组织在测量朝向上的影响，因此不受被试者在扫描仪磁体和梯度线圈内朝向的影响（即旋转或方向不变）。

在 DW 图像的每个体素中，可以估计扫描仪参考框架中 DT 的六个独立成分，这个扫描仪参考框架取决于所选择的采样方向 x, y 和 z。可将扩散张量 **D** 转化为另一个张量，即 **D′** = $\mathrm{diag}(\lambda_1, \lambda_2, \lambda_3)$，其非对角元素等于零，对角元素反映样本的固有属性，而与坐标系无关：

$$D = \begin{bmatrix} D_{xx} & D_{xy} & D_{xz} \\ D_{xy} & D_{yy} & D_{yz} \\ D_{xz} & D_{yz} & D_{zz} \end{bmatrix} = \begin{bmatrix} \varepsilon_1 & \varepsilon_2 & \varepsilon_3 \end{bmatrix} \begin{bmatrix} \lambda_1 & 0 & 0 \\ 0 & \lambda_2 & 0 \\ 0 & 0 & \lambda_3 \end{bmatrix} \begin{bmatrix} \varepsilon_1 & \varepsilon_2 & \varepsilon_3 \end{bmatrix}^{\mathrm{T}} \tag{8.31}$$

其中，ε_1、ε_2 和 ε_3 是 **D** 的三个本征向量，用 3×1 列向量描述。它们是扫描仪参考系中的一元正交（标准正交）向量，表示分子位移是沿三个不相干且唯一的方向，而 λ_1、λ_2 和 λ_3 对应的 ADC 值，称为 DT 的 **D** 本征值。

对于每个 DT，本征向量和本征值的组合都是唯一的，它反映了所研究样本的扩散特性。一般对本征向量按其本征值（$\lambda_1 \geq \lambda_2 \geq \lambda_3 \geq 0$）的递减来排序，使得 ε_1 代表扩散率的主方向（如图 8.5 和 8.6 中，胼胝体中心的体素以 ε_1 为特征与 x 轴平行）。DT 可以被视作一个椭球体，它的轴指向 ε_1、ε_2 和 ε_3，长度等于 λ_1、λ_2 和 λ_3（图 8.7）。

根据三个特征值之间的关系，DT 可以大致分为三种类型，如图 8.7 所示。

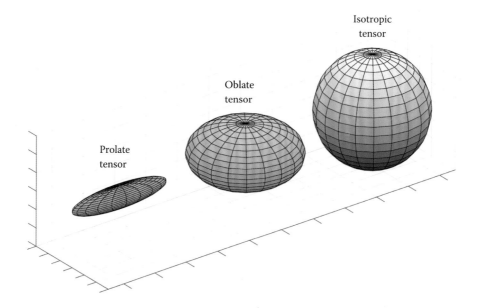

图 8.7　以椭球体示意扩散张量为例。图中显示了 3 个张量：扁长的张量（$\lambda_1 = 15, \lambda_2 = \lambda_3 = 3$），扁圆的（稍平）张量（$\lambda_1 = \lambda_2 = 15, \lambda_3 = 8$）和各向同性张量（$\lambda_1 = \lambda_2 = \lambda_3 = 15$）。为方便说明，本节的本征值用任意单位表示。

- $\lambda_1 > \lambda_2 \approx \lambda_3$ 时扩散张量是扁长的。如果 $\lambda_2 = \lambda_3$，则扁长张量是圆柱状对称的，可以称为"齐柏林飞艇"（$\lambda_2 = \lambda_3 \neq 0$）或"棍子"（$\lambda_2 = \lambda_3 = 0$）（Panagiotaki et al.，2012）。虽然神经组织体素的整体扩散过程不能用棍状张量来描述，但在 DTI 扩展得更复杂的多室模型中，棍状模型通常用于描述来自单个轴突的 DW 信号（Zhang et al.，2012；Kaden et al.，2016）。

- $\lambda_1 \approx \lambda_2 > \lambda_3$ 时扩散张量是扁圆的，并且其椭圆面是平面形状。

- $\lambda_1 = \lambda_2 = \lambda_3$ 时 DT 是各向同性的，它的椭圆是一个球体。各向同性张量可以称为"球"（Panagiotaki et al.，2012）。

在一组 DW 图像中可以计算出的 ADC 值，在给定相同的扩散加权和方向下，可以以一定的准确度和精确度重新测量 ADC 值。然而，每个 ADC 值取决于受试者相对于磁场梯度的朝向，这将干扰个体之间和两次 MR 扫描测试的比较。如测量胼胝体 ADC 时，如果志愿者头部略微偏向一侧或向另一侧倾斜,会给出略有不同的结果,因为梯度方向可能与纤维方向平行,也可能与纤维方向不平行。如果 DT 沿对角线移动并被采集,ε_1 将始终沿纤维的轴向方向,而 λ_1 将是沿 ε_1 的扩散系数,即体素的最大扩散(无论其方向如何)。因此,DT 定义了旋转不变参数,从而为横断面和纵向研究中的比较提供了可能。

8.2.12 扩散张量的标量不变量

从体素的角度看扩散张量,可产生三个 ADC 图(每个本征值分别为 λ_1、λ_2、λ_3)[1]。虽然可以单独比较和分析每一个本征值,但大多数研究是将已生成的本征值图中所包含的信息进行综合分析。

8.2.12.1 量化扩散率的标量不变量

许多不变量可以量化单个体素的平均扩散系数或者沿特定方向的扩散速率,本书仅列出最常用的几种。图 8.8 展示了由 3.0T 磁共振得到的健康个体脑成像图。

· 平均扩散系数(mean diffusivity,MD)为该体素扩散系数的平均值。取 DT 本征值的平均值是最可靠的估计方法,它通常被称为体素的 MD:

$$MD = \frac{\lambda_1 + \lambda_2 + \lambda_3}{3} = \frac{tr(\mathbf{D})}{3} \tag{8.32}$$

$tr(\mathbf{D})$ 为扩散张量的轨迹[2](具体见下)。

· 平均 ADC(<ADC>)就是沿 x、y、z 三个正交轴获得的 ADC 值的平均值。

$$< ADC > = \frac{ADC_x + ADC_y + ADC_z}{3} \tag{8.33}$$

当成像梯度的影响较小时,平均 ADC 又可以被称为平均扩散系数:

$$<ADC> \approx MD \tag{8.34}$$

由于轨迹是旋转不变量,所以在方程 8.33 中正交轴 x、y、z 的方向选择是随机的。对于 $tr(\mathbf{D})$,在数学上可以等同于三个本征值的简单相加,而不是平均扩散系数值。根据方程 8.32可知 $tr(\mathbf{D}) = 3MD$。

· 轴向扩散系数(axial diffusicity,AD),是沿扩散张量主方向的扩散系数,它等于扩散张量的最大本征值 λ_1,即

$$AD = \lambda_1 \tag{8.35}$$

在胼胝体等连接大脑白质的区域,AD 是一个量化沿纤维束不受限制的扩散速率的指

1　值得注意的是,张量中包含了方向信息(即本征向量)。

2　矩阵的轨迹是指对角线上元素的总和,它等同于矩阵本征值之和,并且是旋转不变量。

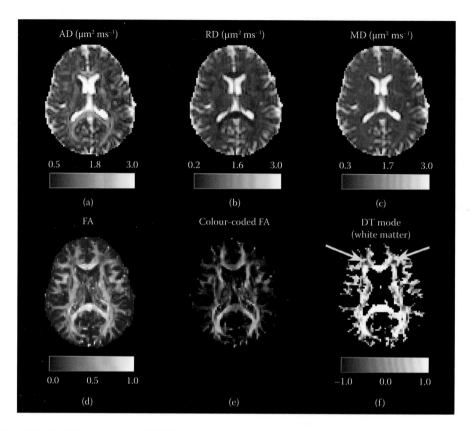

图 8.8　由扩散张量（diffusion tensor，DT）得到的标量不变量，与图 8.6 所示的 MRI 横断面为同一层面（不变量在 2.5 mm 各向同性分辨率的 3.0 T 磁共振中得到）。（a）轴向扩散系数；（b）径向扩散系数；（c）平均扩散系数；（d）各向异性分数（fractional anisotropy，FA）；（e）FA 伪彩图（扩散张量的主本征向量在左右方向为红色，前后方向为绿色，上下方向为蓝色）；（f）扩散张量模态图（该模式仅显示白质，白色箭头所示较暗部位，是由于交叉纤维的存在使得平面中扩散张量的值较低）。

标。有报道称它是神经轴突损伤的标志（Budde et al.，2008）。

　　·径向扩散系数（radial diffusivity，RD），反映了穿过主方向的扩散速率，既往报道称其对脱髓鞘等敏感（Song et al.，2005）。它可由垂直于主方向的本征向量与其对应 DT 的平均本征值计算得出，如下：

$$RD = \frac{\lambda_2 + \lambda_3}{2} \tag{8.36}$$

　　尤其需要注意的是，在报告 AD 和 RD 变化时，由于它们都是 MR 信号基于 DT 特性的纯数学表达，所以并不能反映解剖结构。例如在病理情况下，当有严重的脱髓鞘病变或存在轴突丢失时，扩散张量的主本征向量 ε_1 会与原本纤维束的方向不一致。被试者之间比较 AD 和 RD，相当于比较不同方向上应用梯度的 ADC 值，因此它们反映不同的生物基质（Wheeler-Kingshott and Cercignani，2009；Wheeler-Kingshott et al.，2012）。

8.2.12.2　标量不变量对形态的量化

还有一些标量不变量可提供关于扩散张量形态的信息（Ennis and Kindlmann，2006），常见的有各向异性分数（fractional anisotropy，FA）和扩散张量的模态，如图8.9所示。

·各向异性分数（fractional anisotropy，FA）是一种标准化的、无量纲的指标，用来测量 DT 的各向异性性质（Basser and Pierpaoli，1996），它表示扩散过程中方向依赖性程度。低 FA 值意味着沿各个方向的扩散相似（即 λ_1、λ_2 和 λ_3 相似），而较高的 FA 值则意味着存在明显的方向依赖性，此时扩散优先沿一个主导方向上发生（如 λ_1 明显大于 λ_2 和 λ_3）。由于白质比灰质有更高的 FA 值，使得灰白质具有更强的对比度和视觉冲击力（图8.8）。彩色编码图展示了由 FA 值显示的潜在主导方向（图8.8e），图中蓝色表示扩散的主导方向为上下方向，红色为左右方向，绿色为前后方向。

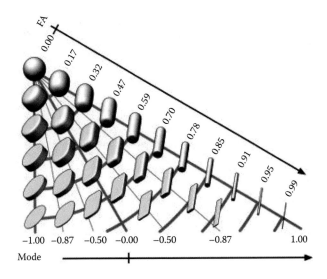

图 8.9　扩散张量的形状随 FA 和张量模态的变化而变化。（经许可转载自 Ennis，D.B.，and Kindlmann，G.，Magn. Reson. Med.，55（1），136-146，2006.）

在数学上，FA 值与本征值方差的平方根除以本征值平方和的平方根呈正比，下面给出了各向异性扩散在 DT"幅度"所占的比例（分数）：

$$FA = \sqrt{\frac{3}{2}} \frac{\sqrt{(\lambda_1-MD)^2+(\lambda_2-MD)^2+(\lambda_3-MD)^2}}{\sqrt{\lambda_1^2+\lambda_2^2+\lambda_3^2}} \tag{8.37}$$

FA 常被用作评价神经组织完整性的指标。

·DT 的模态［mode（**D**）］可以测量扩散张量的平面程度（Tricoche et al.，2008），并且可以用于探测交叉纤维存在的区域（Lundell et al.，2011；Grussu et al.，2015）（如图8.8 f）。mode（**D**）的范围在［-1；1］之间，当值接近-1 时，张量是扁的（平面），当值接近 1 时，张量是长的。在数学上，mode（**D**）与 λ_1、λ_2 和 λ_3 的偏度呈正比，并且可以直接用偏张量（**D**$_{dev}$）推导

出来（Tricoche et al.，2008），如下：

$$\text{mode}(\mathbf{D}) = \sqrt{2}\,\text{skewness}(\lambda_1, \lambda_2, \lambda_3) = 3\sqrt{6}\,\det\left(\frac{\mathbf{D}_{\text{dev}}}{\|\mathbf{D}_{\text{dev}}\|}\right) \tag{8.38}$$

上述偏张量 $\mathbf{D}_{\text{dev}} = \mathbf{D} - \dfrac{\text{tr}(\mathbf{D})}{3}\mathbf{I}$，而运算符 $\det(\cdot)$ 和 $\|\cdot\|$ 分别表示矩阵的行列式决定和范式（对于一般矩阵，$\|A\| = \sqrt{\text{tr}(\mathbf{AA}^{\text{T}})}$）。值得注意的是，模态并不能用于各向同性张量的定义。

8.2.13　微观扩散张量

由 DT 得到的方向不变的指标（见 8.2.14 节）已被广泛用于研究健康人群和患病人群中灰质和白质的特性。但由 DT 衍生的指标缺乏特异性，如图 8.10 和图 8.11 所示，FA 值对纤维方向存在依赖性。事实上，扩散张量的指标如 FA，对于白质而言，不同方向分布排列的纤维可产生不同的 FA 值；同样，相同的 FA 值也可以表示不同方向白质纤维和不同密度的神经元的组合。

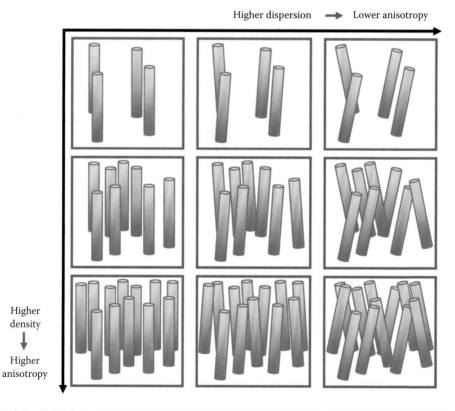

图 8.10　各向异性结构密度的增加和方向离散程度的增加对 DT 各向异性的相反影响。图中圆柱体代表了白质纤维中的轴突，其本质上是各向异性的。如图所示，随着圆柱体密度的增加，DT 各向异性增加，而随着圆柱体方向离散程度的增加，DT 各向异性降低。由此可见，DT 各向异性的变化可以独立地由底层微观区域上密度的变化引起，也可以由构型的变化引起。

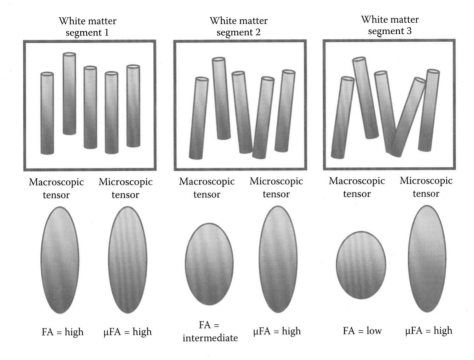

图 8.11　方向离散度对扩散张量的影响及其与微观 DT 的关系。上方是三个白质片段,以圆柱体的集合模拟轴突;从左
到右,圆柱体方向的一致性降低,即方向离散度增加。下方展示了相应的宏观和微观 DT,以及它们的 FA 值(微观扩散
张量的 FA 值表示为 μFA)。宏观 DT 描述了这一段的整体扩散特性,而微观扩散张量描述了单个轴突及其周围环境的
扩散特性。当所有圆柱体完全平行时,两个张量是相同的;然而当方向离散度增大时,宏观张量的各向异性降低,但微观
张量不会随圆柱体的分布方向而变化。请注意,微观各向异性的概念是相当前沿的,仅是几个小组的研究焦点。

　　最近有研究表明,使用先进的扩散编码梯度设计(Jespersen et al.,2013;Lasič et al.,
2014;Szczepankiewicz et al.,2015),或使用常规 PGSE(Kaden et al.,2015),可以获得不被白
质纤维分布方向所影响的扩散张量指标。具体而言,在使用常规 PGSE 时,DW 信号的球面
均值(即 DW 信号在 3D 空间中所有可能单位向量上的积分)与分布方向无关。这种方法被
称为球面平均技术(Kaden et al.,2015),可以估算单个轴突属性的标量不变量,也可称之为
"微观"。如图 8.11,用不同方向分布排列的同一组圆柱形轴突元件组成表示不同白质纤维
片段,以及相应的 FA 值和 μFA 值(微观 FA 值)。该图显示,随着轴突的方向可变性(也称
轴突离散度,Zhang et al.,2012)增加,FA 值降低,但 μFA 值不变。FA 值随着方向分散性的
增加而下降,可以解释为方向分散性的增加使得可能平行于一个轴突的方向范围增加(沿轴
突的扩散相对自由);相比之下,μFA 值反映的是单个轴突片段的属性,无论其空间方向如
何分布。

8.2.14　从 MRI 测量中估计扩散张量

与第 8.2.8 节所述类似,DT 的指标可以在一组扩散加权图像中从每个 MRI 体素中估算出来。具体而言,DT 的六个独立元素可以通过体素来评估,并通过线性或非线性拟合(方程 8.29)将张量模型拟合到一组 M 个测量值 $\widetilde{\mathbf{S}}$ 中。

在线性拟合的情况下,通过对方程 8.29 两边取对数,可以得到由 DT 的元素表示的未知线性方程组:

$$\log S(TE, b_{ij}) = \log S_0(TE) - \sum_{i,j} b_{ij} D_{i,j} \tag{8.39}$$

其中 $\sum_{i,j} b_{ij} D_{i,j}$ 可以展开为:

$$\sum_{i,j} b_{ij} D_{i,j} = b_{xx}D_{xx} + b_{yy}D_{yy} + b_{zz}D_{zz} + (b_{xy} + b_{yx})D_{xy} + (b_{xz} + b_{zx})D_x + (b_{yz} + b_{zy})D_{yz} = \mathbf{b} : \mathbf{D}$$
$$\tag{8.40}$$

在上式中,: 表示乘积矩阵(及元素积);$\mathbf{b}$ 表示 3×3 的 b-矩阵,定义为:

$$\mathbf{b} = \left[b_{ij} \right]_{j=x,y,z}^{i=x,y,z} \tag{8.41}$$

使得 b_{ij} 符合方程 8.30 中的表达。

使用线性回归或加权线性回归工具,方程 8.39 可以用最小二乘法拟合到一组 M 个测量值 $\widetilde{\mathbf{S}} = \{\widetilde{S}_m(\mathbf{b}_m) \mid m = 1, \cdots, M\}$,其中,加权线性回归对线性化过程中的方差齐性更稳健。例如,巴瑟(Basser)等(Basser et al., 1994a)使用多元线性回归方法从非 DW 图像上使用沿非共线方向的 6 个或更多 DW 参数来估算 DT。另外,也可以采用非线性拟合。类似于我们前面列举的标量扩散系数 D 的估计,在加性高斯噪声的假设下,测量信号 $\widetilde{\mathbf{S}}$ 可以用扩散张量模型来预测:

$$\widetilde{S}(\mathbf{D}, S_0; b_{ij}) = S_0 e^{-\mathbf{b}:\mathbf{D}} + \eta \tag{8.42}$$

如 8.2.8 节所述,$S_0(TE) = Ae^{-\frac{TE}{T_2}}$ 和 $\eta \sim N(0, \sigma^2)$ 是与噪声相关的随机指标(即噪声均值为 0,方差为 σ^2)。根据方程 8.42,可以得出 $\widetilde{S} \sim N(S_0 e^{-\mathbf{b}:\mathbf{D}}, \sigma^2)$。扩散张量 D 的未知参数和未知的非扩散加权信号 S_0 都可以用来估计最大后验概率 $P(\mathbf{D}, S_0 \mid \widetilde{\mathbf{S}})$。当 D 的参数和 S_0 的先验信息未知时,通过贝叶斯定理,可使用基于扩散张量模型的测量值的最大似然值 $L(\widetilde{S} \mid D, S_0)$,或者在实践中也可使用 $-\log \mathbf{L}(\widetilde{\mathbf{S}} \mid \mathbf{D}, S_0)$ 的最小值,其中 $\log \mathbf{L}(\widetilde{\mathbf{S}} \mid \mathbf{D}, S_0)$ 为

$$\log L(\widetilde{S} \mid \mathbf{D}, S_0) = -\frac{M}{2} \log(2\pi\sigma^2) - \frac{1}{2\sigma^2} \sum_{m=1}^{M} (\widetilde{S}_m - S_0 e^{-\mathbf{b_m}:\mathbf{D}})^2 \tag{8.43}$$

最后，我们认为当成像梯度的影响可以忽略时，方程 8.40 中的阿达玛（Hadamard）乘积实际上可为

$$\mathbf{b} : \mathbf{D} = b\,\hat{\mathbf{g}} \cdot (\mathbf{D}\,\hat{\mathbf{g}}) \tag{8.44}$$

其中 b 为扩散敏感因子；$\hat{\mathbf{g}}$ 为 3×1 单位向量，用来描述扩散编码梯度 $\mathbf{g}$ 的方向；· 表示点积。

8.2.15　其他扩散加权方法

PGSE 是目前对水分子扩散较为敏感的标准技术，并且 PGSE 序列在大多数临床扫描仪上均可使用。尽管如此，其他的扩散编码方法也有文献报道，且其中一些已经成为热点研究，具体参见第 9 章。

在振荡梯度自旋回波（oscillating gradient spin echo，OGSE）中，采用的是振荡梯度波形而不是脉冲梯度波形。OGSE 序列可以探测到非常短的扩散时间，同时实现足够的扩散加权来检测信号的变化（Schachter et al., 2000）。该方法已应用于许多场景，例如人体健康大脑（Baron and Beaulieu, 2014）以及脑肿瘤动物模型（Reynaud et al., 2016）中扩散加权信号的时间依赖性研究。

在 mPFG（多重脉冲场梯度）中，多个扩散方向应用于一个或多个重聚焦脉冲的 SE 序列。通常采用两种不同的扩散编码梯度，因此 mPFG 序列被称为双重扩散编码（Shemesh et al., 2016）。这些类型的序列能够量化沿多个方向扩散而导致的自旋位移的相关性（Jespersen and Buhl, 2011），可用来估计水扩散受限、细胞内空间的具体几何特征（Szczepankiewicz et al., 2015）。此外，还可以用来解释细胞内水受限和细胞间水受限对 DW 信号的相反影响（Nilsson et al., 2013；Lampinen et al., 2017），可用于膜通透性的指标研究。

最后，还有基于 q-空间轨迹成像的创新方法（Westin et al., 2016），其扩散编码梯度不受线性极化限制。这种方法允许在一次采集中沿多个方向进行扩散敏化，有助于获得各向同性扩散权重，并根据扩散张量及其矩的分布来表征水的扩散。

8.3　脑组织扩散变化的生物学起源

由 MRI 测量出的生物组织中水的 ADC 值，包含了样本在单个体素体积（即 3 T 上的毫米数量级）上的平均扩散属性。水扩散是一种微观效应，在不同的组织类型和不同的分子环境中，其数值可能有很大的差别。另外值得注意的是，水的扩散十分依赖于温度（Mills,

1973）。温度的升高增加了扩散粒子的热骚动，导致扩散率增加。扩散系数与温度的关系可以用阿伦尼乌斯方程来描述（Dhital et al.，2016）。

在非生物样本中，各向异性可能是样本的固有特性，它取决于分子结构（例如，在某些特定结构的液晶中，沿某个方向比其他方向更为容易；Callaghan，1995）。在这种情况下，样本在任何特定方向上的扩散特性都可以独立于扩散时间来进行测量（方程 8.18 适用于任何扩散时间）。均方位移、$\langle R^2 \rangle$ 和扩散时间三者的关系，可以表明扩散梯度对应点之间的时间（$t_d = \Delta - \delta/3$）是线性的（见方程 8.8，其中 $t = t_d$）。在这种情况下，扩散被认为是各向异性和不受限制的。

然而在生物组织中，情况更为复杂，除了分子结构之外，还有其他因素影响测量的扩散系数。微结构环境复杂且难以建模，如细胞膜等因素会对分子运动造成部分阻碍，形成的腔室使分子可由于渗透作用选择性透过，或由于边界而使扩散受限。因此，测量到的扩散特性是各向异性的（即沿不同方向的扩散特性是不同的；Moseley et al.，1990b），取决于扩散时间（图 8.12），相较于平均时间 τ_c，扩散时间为分子与边界的两次成功碰撞之间的时间。如果 $t_d \ll \tau_c$，那么大多数分子的行为就好像没有边界存在一样，分子运动不受限制，此时扩散系

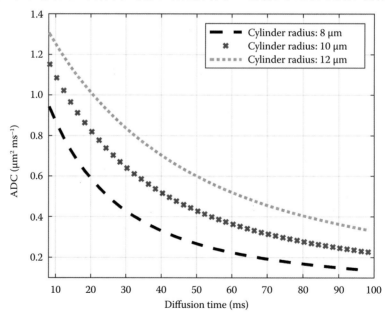

图 8.12　ADC 值受限的影响因素示例图。该图显示了非渗透性圆柱体水池的 ADC 值，方向为垂直于圆柱体轴线（即沿着自旋运动受限的方向）。该图是通过计算机模拟获得的，设置参数为 $\delta = 5$ ms，b 值高达 3000 s·mm^{-2}，采用固有自旋扩散率 2 μm^2·ms^{-1}。该图显示了由于圆柱体壁的存在限制了扩散过程，ADC 值随着扩散时间的延长而逐渐降低。同时，ADC 值随着半径的增加而增加，因为半径的增加，可导致自旋粒子更不容易在随机运动中遇到障碍。由于轴突的半径为 0.3～5 μm，为了观察脑白质轴突内 ADC 值的这种依赖性，需要采用更短的扩散时间。

数为 D_{free}。如果 t_d 近似于 τ_c，那么任何特定的分子都有可能在扩散成像过程中遇到边界，故其在时间点 t_d 的空间位置将会受到影响，进而反过来影响均方位移 $\langle R^2 \rangle$，使其不再随扩散时间而线性增加。在扩散时间较长的情况下，$t_d \gg \tau_c$，表明在完全受限的区域，得到新的有效扩散系数 D_{eff}，此时的扩散可以说是各向异性和受限的。在中间这种情况下，忽略非线性的影响，ADC 值仍可以被计算，但是此时 D 将不同于 D_{free} 或 D_{eff}。

当所有分子取平均值，在保持梯度振幅不变的情况下，通过改变 t_d 来改变扩散敏感因子，那么 $\langle R^2 \rangle$ 对 t_d 的依赖性就可以反映在信号衰减图上。随时间 t_d 的增加，样本的内在结构在分子运动受限过程中起主导作用时，自由扩散和扩散受限之间的过渡是平滑的（Novikov et al.，2014）。由于这种对扩散时间 t_d 的依赖性，任何估计的"表观"扩散系数都取决于所选择的测量参数（即梯度时间安排）。

综上所述，任何影响分子环境的因素，都会引起分子运动能力的变化（如组织结构或特性，比如黏度或弯曲度等性质的变化[1]；Latour et al.，1995）或组织腔室的改变，都很可能对 DT 的测量值产生影响。病理过程如炎症、水肿、细胞肿胀、细胞坏死、膜损伤、脱髓鞘、细胞生长、轴突丢失、胶质细胞增生或轴突重组都可能表现在 DT 成像的指标上，但是由于以上这些过程都会对扩散测量产生影响，使得用指标解释临床结果变得十分困难。

8.4　扩散的量化

8.4.1　总评和仪器要求

8.4.1.1　运动伪影

DW 技术对捕捉微观运动很敏感，特别容易出现由宏观头部运动或脑动脉搏动引起的运动伪影。可通过头动校正技术（如导航仪回波采集；De Crespigny et al.，1995）或通过实现快速采集方法来部分克服，快速采集方法能够在 80 ms 左右的时间内通过单次激发而获取整个图像，例如 EPI（Stehling et al.，1991）。然而，所有这些超快速序列都有缺点，例如采集图像的信噪比较低、射频功率沉积较高、读取采集时间较长和伪影增加（由于对磁化率变化或其他机制导致的磁敏感性增加）而导致的图像模糊。对导航 DW-SE 或单次激发 DW-EPI

---

[1]　材料学研究表明，扩散系数 D_{eff} 的受限反映了连接相邻孔隙空间的扩散通道的弯曲度，如拉图尔（Latour）等人所示。弯曲度 T 定义为 D 从其不受限的扩散系数中减少的程度：$D_{eff} = D_{free}/T$ 由于弯曲度与介质的孔隙度有关，D_{eff} 通过间隙的体积分数反映样本的宏观结构。

（或任何其他快速方法）的选择，取决于研究目的和可用的扫描时间。

不同扩散加权图像上的刚性运动可以通过软件工具包提供的后处理技术进行校正。但在共配准之后，需要旋转梯度方向来补偿估计的刚性转换的旋转分量，否则，可能会影响扩散特性的估计。

8.4.1.2　梯度和涡流

快速成像技术，如通常用于 DW-MRI 的 EPI 序列，对扫描仪的硬件提出了更高要求，它需要快速切换高振幅梯度，以便在相较于 T_2^* 较短的时间内覆盖 k-空间的大部分区域。除了这些要求，扩散序列还涉及需要在更长时间内应用的高振幅梯度（通常需要 15~30 ms，相较而言，典型的 EPI 读出梯度的持续时间只有 1 ms）。这些扩散编码梯度必须具有快速的上升时间，以尽量减少不必要的 T_2 衰减，并且必须具有精确、可重复和稳定的振幅。但是，共振梯度技术不适用于产生扩散编码所需的分离良好的单个梯度脉冲。

精确的梯度校准是定量扩散测量的必要条件。基于图像的测量，通常用于初始扫描仪校准和持续的质量保证，通常在图像内精确到 1 个像素（即梯度振幅设置的精度为 0.5%~1%）。虽然这对于大多数成像方案来说已经足够，但扩散敏感因子计算中的平方梯度项使得定量扩散测量对小梯度误差极为敏感，因此需要额外的校准，特别是在超高场和临床前场景中（O'Callaghan et al.，2014）。已知模型，各向同性扩散系数（Tofts et al.，2000；Gatidis et al.，2014）或冰水体模（Malyarenko et al.，2013）都可用于此校准，需要记住的是温度可强烈影响扩散率（Mills，1973），并且在实验期间温度的变化可能会混淆结果。此外，质量保证程序是必不可少的（特别是在纵向或多中心研究中），以确保在不同时间或不同地点测量结果之间的可比性。

在 DW 实验中，另一个与梯度有关的问题是涡流的影响。靠近梯度线圈的任何导电元件（特别是在磁体低温箱及其各种隔热装置中）的梯度切换过程中，磁场的快速变化引起的电流回路会产生与施加磁场相反的磁场（楞次定律）。虽然短时涡流（时间常数为几微秒）通常可以通过硬件或软件梯度预补偿得到很好地弥补，但长时涡流（时间常数为数十或数百微秒）可对扩散加权图像产生显著影响。首先，来自第一个 DW 梯度的涡流会使第二个 DW 梯度产生畸变，即使在没有扩散的情况下，也会导致不完全的信号重相。其次，第二个 DW 梯度的涡流会导致在整个 EPI 读出期间产生一个随时间变化的背景梯度。由于 DW 梯度相对于读码和相位编码方向及其随时间的变化率，会产生一些特征图像失真，最显著的是图像的拉伸或剪切（Le Bihan et al.，2006；Nunes et al.，2011；Graham et al.，2016）。如果涡流的时间常数等于重复时间，涡流则会在后续的 TR 周期中对图像产生影响，并独立于后续图像 DWs。现已开发出了图像联合配准技术，可成功减少 DW-EPI 图像中的失真伪影（Andersson et al., 2016；Andersson and Sotiropoulos，2016；and Graham et al., 2016）。此外，还可以应用梯度预调解（Papadakis et al., 2000；Spees et al., 2011）或进一步改进采集方法，例如使用两次重聚焦的 SE 序列（Reese et al., 2003；Clayden et al., 2016）。

8.4.1.3 磁敏感伪影

所有 EPI 扫描的另一个问题是由于局部磁化率的差异会产生磁场不均匀性，这将导致磁场梯度的几何畸变、信号衰减或者在组织—空气、组织—骨界面附近堆积（Le Bihan et al., 2006）。磁敏感效应随场强增大而增大，因此，使用更强磁体如 7 T 扫描仪，其未知的梯度所引起的误差将更大。已经提出了若干办法来克服这一问题。在图像采集方面，可使用并行成像技术，如 SENSE（Pruessmann et al., 1999）或 GRAPPA（Griswold et al., 2002）；另外，读出的优化（Weiskopf et al., 2007）或匀场（Gu et al., 2002）也有助于减轻失真、信号衰减以及信号堆积。从图像处理的观点来讲，可通过多种方式计算主磁场图中采样磁场的局部不均匀性，对图像进行非线性未变形（Jezzard and Balaban，1995；Zeng and Constable，2002），如从不同 TE 的梯度回波采集，多参考扫描（Wan et al., 1997），或以不同轨迹对 k-空间进行两次采样。其中，最后一种方法又叫明暗畸变校正，可产生两幅相同的图像，但畸变的方向相反 [1]。在缺乏场图或明暗畸变校正采集的情况下，可以使用多模态配准来纠正失真（Glodeck et al., 2016）。

8.4.1.4 信噪比

信噪比在定量测量中十分重要，因此对于 DW 测量也是如此。如果使用幅度图像（与复杂数据不同），噪声将遵循莱斯分布（Gudbjartsson and Patz，1995）或更复杂的分布，如非中心卡方分布（Sotiropoulos et al., 2013）。在高信噪比的条件下，噪声近似高斯分布。而低信噪比时，这样的噪声特性可能导致可测信号强度减小，甚至在纯噪声区域（Eichner et al., 2015）导致 ADC 和 DT 计算误差，除非计算时适当考虑噪声的影响（Wheeler-Kingshott et al., 2002；Koay and Basser，2006；Kaden et al., 2015）。另一个对于 DW 测量很重要的问题是由于噪声产生的张量本征值的排序偏差。在低信号噪声水平下，可能导致各向异性测量的不准确和不精确（Pierpaoli and Basser，1996）。最后，降噪技术（Manjón et al., 2013；Becker et al., 2014；Veraart et al., 2016）将有助于缓解 DWI-EPI 低信噪比带来的问题。

8.4.1.5 采集策略

采集是扩散 MRI 实验的重要部分。

与传统的多次激发 SE 序列相比，采集通常采用快速单次激发 EPI 序列读出，这可以在

1　明暗畸变校正是指在两个后续采集中，沿相位编码方向在相反方向上填充 k-空间的事实。在实践中，为了实现这一点，相位编码的步骤是使用一个反极性的相位编码梯度点。

不到一秒的时间内获取 MRI 信息(Stehling et al., 1991)，并获得运动的鲁棒性。虽然最常见的 EPI 读出是基于笛卡尔采样，但其他方法如螺旋采样(Wilm et al., 2017)也有优点(如有限的失真)，但它们通常依赖额外的硬件(如现场摄像机；Dietrich et al., 2016)或需要额外的数据来弥补系统缺陷造成的固有伪影。单次激发序列如 EPI，如果使用最新的相控线圈技术并结合最先进的加速策略，如同时多层(simultaneous multislice, SMS)成像(Setsompop et al., 2013)，即多频段(multiband, MB)成像，则可以获得更好的图像。SMS 可以使给定层面的 TR 显著变小，从而降低总扫描时间。如今，只需 3 个及以上的 MB 因子就可以在 10 分钟以内获得丰富、多壳的高分辨率 DW-MRI 数据集，这接近于在真实临床场景中所能运用的极限。

一般来说，在临床(研究或诊断)中获取 DW 图像的方案是以特定问题为导向，并受到总扫描时间的限制。基于 DW 成像最简单的定量实验就是 ADC 定量图(mappping)。ADC mappping 在缺血性脑卒中等应用中非常有用，并且只需要两个测量值(如一个扩散加权和一个非扩散加权)来沿着特定方向定量。虽然这种类型的 ADC mappping 可以用于检查，但它不太适用于受试者之间的定量比较，因为受试者头部与实验室参考坐标系之间的配准差异会干扰 ADC 值。然而，如果 DW 测量值较多(至少 3 个)，则可以沿着三个正交方向定量 ADC，并将其结合得到平均 ADC(<ADC>)，这是一个旋转不变量，可以认为是 MD 的估计值。有了更丰富的采集策略，就可以计算出完整的 DT 值，从而评估旋转不变量，如 8.2.14 节中所列。在采用最新硬件和采集技术的现代系统中，信噪比水平都比过去高，可以在几分钟内获得精确的 DT 值，通过获取几十个呈几何分布在球体上的 DW 测量值，最后对应一个扩散敏感因子。然而，当需要更高级的扩散技术时，可能需要在多个 b 值上的 DW 方向(见第 9 章)。运用 MB 加速的单次激发 EPI 序列可以在 1.5 mm(各向同性)的分辨率下进行扩散加权成像，使得在临床可行的时间内即使是小的结构也能获得清晰的解剖细节。

虽然不可能制定一个适合所有情况的采集方案，但建议在每项研究开始之前，进行适当的重复实验和信噪比测量，以确保 DT 参数的稳定性和对生物变异的敏感性。在每个特定的情况下，分辨率的选择取决于信噪比水平(随着 TE 的增加，目标 b 值越高，信噪比就越低)。一般来说，当取得一个合适水平的信噪比时(即在 b=0 时信噪比约等于 20，信噪比定义为信号与噪声标准差之比)，此时所有扫描时间都将用于增加扩散加权的角分辨率，而不是平均信号。

8.4.1.6 脑脊液：搏动伪影和心脏门控

与所使用的脉冲序列无关，由脑脊液运动与心脏跳动引起的大脑搏动，会造成 DW 扫描中的信号缺失和图像伪影。严重程度取决于与心脏周期相对应的数据采集时间，尤其表现在脑干、脑室周围区域（Greitz et al.，1992）和脊髓（Cohen‐Adad and Wheeler‐Kingshott，2014）。假如使用固定的重复时间使数据收集独立于心率,那么一部分图像将在收缩期（心室收缩）采集,此时搏动效应将会更大（Summers et al.，2006）。为了减少这种影响,可以使用心脏触发（也称为"门控"）,这样就可以在心电图的"平坦"部分（心脏舒张期）获取数据。但是,由于层面的采集存在延迟,所以降低了序列的时间效率（图8.13）,这意味着在一个TR周期内收集更少的层面。TR值（通常表示为心电图上一个或多个连续R波之间的间隔,即RR间隔,故 $TR = N_{RR}T_{RR}$；见图8.13）随受试者的不同而变化,特别是当心脏周期不规律时,TR也可能在不同的扩散梯度和平均值之间变化。除非使用非常大的 N_{RR}（至少≥8,更多的 N_{RR} 可充分采集高分辨率的覆盖全脑层面,以保证可以采集脑脊液和病变组织完整的弛豫时间,其中病变组织表现为更长的 T_1 弛豫时间）,否则将导致不同b值或梯度方向产生不同的 T_1 加权。

我们需要了解心脏门控在扫描仪或者序列上是如何工作的,它可以触发每个QRS波,或者第 n 个QRS波,其中QRS由心电图中的Q波、R波和S波组成。通常情况下,心脏门控可以由任意QRS波触发（见图8.13）,我们通过计算平均TRR间隔,使得门控发生在 $n<$TRR$>$（$<$TRR$>$代表平均心跳）上,以便在重复采集相同层面时保持相同的延迟。相反,保证触发每个QRS波,以确保数据采集与心脏周期同步,即使在心跳变化很大的情况下。

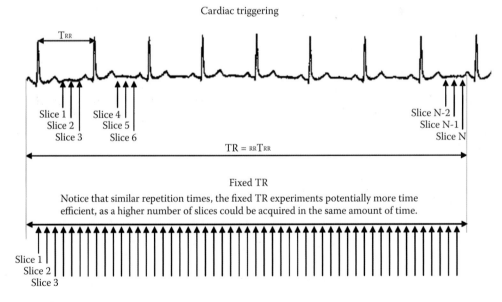

图8.13　由心脏触发的TR和固定TR可以采集的最大层数之间的比较。固定TR效率更高,但搏动伪影很大。注:图中的编号指的是采集的时间顺序（Slice 2=第二次采集,但不一定是第二个层面）。

此外,当使用心脏门控时,TR的变化可能会导致预先抑制脑脊液的反转恢复序列变得困难,其中反转恢复序列可以降低由于脑脊液扩散系数太高所引起的皮质和心室附近ADC

测量的混杂效应（见图 8.14）。当然，如果用相同的 TR，可以达到脑脊液抑制的效果（Kwong et al., 1991; Falconer and Narayana, 1997; Li et al., 2012）。但是，信噪比的下降（除非使用很长的 TR）和可能的伪影使得我们一般不会采取这种办法。最后，另一个与心脏门控相关的潜在问题是，它可能并不总是与主要供应商提供的 DW 序列兼容。

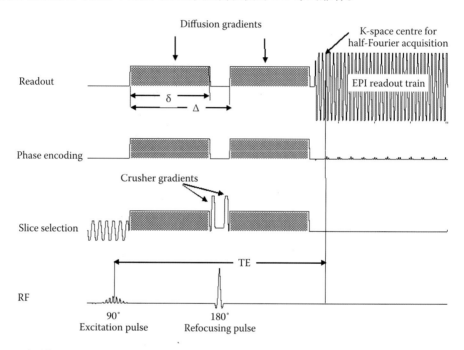

图 8.14　典型的 SE DW-EPI 脉冲序列。该序列在概念上与图 8.4 所示的理论脉冲序列相同；这里增加了真实的射频脉冲和梯度波形，因为它们可以在空间中对信息进行编码并获得图像。图中显示了扩散梯度（阴影部分）和主要序列参数。虽然这里显示的扩散梯度是沿着所有三个方向施加的，但在采集过程中，它们实际上是根据扩散方案确定的幅度和方向施加的。注意，90° 激发脉冲是一种用于脂质抑制的"频谱-空间"脉冲。

8.4.1.7　灌注和扩散

当存在灌注效应时[1]，如在灰质组织中，在较低的扩散敏感因子下，信号衰减可以通过伪扩散系数来描述，该系数大约比组织中水的扩散系数大 10 倍（Le Bihan et al., 1986; Le Bihan, 1990）。这种伪扩散系数可以用体素内不相干运动模型来解释（Le Bihan et al., 1986），表明在低 b 值（$b \sim 100 \ \mathrm{s \cdot mm^{-2}}$）下，DW 图像具有反映扩散和灌注特性结合的对比度。考虑到水在毛细管床内快速运动，故可以增加扩散成像中的扩散敏感因子来减少灌注对信号衰减的影响（Henkelman et al., 1994）。如果用不为零的最小 b 值来计算扩散系数，则可以降低各向同性的灌注效应。

---

[1]　毛细血管网中的血液微循环。

8.4.1.8　DW 信号采样——最佳 b 值

信号衰减曲线 $S(TE,b)$ 可以通过多种方式进行采样。既往研究表明,对于单个"表观"扩散分量,就单位时间的信噪比而言,两点估计是最优的(Jones et al., 1999)。两点采集也可以优化特定组织的扩散敏感因子。无或最低扩散加权图像与高加权图像之间的最佳 b 值的差异取决于是单个 ADC 测量,还是全 DT 测量。若不考虑 T_2 弛豫效应,为使方差最小,这个差值最接近于 $b_{max}-b_{min}=1.0/D$(Jones et al., 1999)。在实际应用中,通常使用约 $1000\ s\cdot mm^{-2}$ 的 b 值来估计大脑中的 DT。

8.4.1.9　扩散敏感因子的计算

对于 PGSE 序列来说,扩散敏感因子的计算可以简单地基于这样的假设:扩散梯度具有很高振幅的矩形脉冲,以至于其他成像梯度都不会影响扩散加权。特别是当采集序列取得很好的平衡,且成像梯度对扩散梯度有最小的相互作用时,这种假设是有效的。然而,为了更精确地计算扩散参数(Le Bihan, 1994),最好在扩散敏感因子计算中包括所有梯度(Mattiello et al., 1994;Clark et al., 1999)。

8.4.1.10　软件

到目前为止,有许多软件工具包可以免费提供用以分析 DW 的 MRI 数据,并获得 ADC 和 DTI 图。简单来说,我们提到的工具包为图像预处理(包括常规去噪,减轻受试者运动,涡流和偏共振效应引起的畸变),定量分析(例如 ADC 和 DT 拟合),DW-MRI 与解剖扫描的共配准等提供了方法。软件工具包还可以提供群组分析的渠道,通过比较两组或两组以上的对照组和患者,以检测疾病对大脑不同区域的影响。

8.4.2　规范性、可重复性和多中心研究

一些研究调查了在不同场强下获得可靠 DT 指标的可重复性,并提供了人脑中 DT 指标的规范值。表 8.1 至表 8.3 分别总结了最近研究提供的 DT 的标准值(Brander et al., 2010;Polders et al., 2011;Kumar et al., 2012;Cancelliere et al., 2013;Keller et al., 2013);可重复性数据(Cercignani et al., 2003;Ciccarelli et al., 2003;Müller et al., 2006;Bonekamp et al., 2007;Farrell et al., 2007;Jansen et al., 2007;Landman et al., 2007;Bisdas et al., 2008;Vollmar et al., 2010;Lepomäki et al., 2012;Papinutto et al., 2013;Veenith et al., 2013;Liu et al., 2014;Duan et al., 2015;Grech-Sollars et al., 2015;Kamagata et al., 2015;Miao et al., 2015;Palacios et al., 2017);包括 DW 图像采集和 DTI 分析的多中心研究举例(Galanaud et al., 2012;Mohammadi et al., 2012;Nir et al., 2015;Müller et al., 2016;Zhang et al., 2016;Mayo et al., 2017)。具体而言,使用固定 MRI 扫描仪,DT 指标能够在生长过程及部分

神经系统疾病中实现大脑微观结构的可重复性特征描述（指标的变异系数在10%或以下；类内相关性在0.80或以上）。然而，即使对于一组固定的采集参数（即b值、分辨率、扩散编码协议），即使是在扫描完全相同的个体时，也有可能在不同扫描仪上获得相同大脑区域的不同DTI度量值。为此，建议在多中心研究中，使用移动体模来评估系统内部差异。

表8.1　DTI指标标准值的研究一览表

文献	扫描仪	年龄	脑区	度量标准
		范围		均值（标准差）
Brander et al. (2010)	西门子 Avanto 1.5 T	19~61 岁	基底脑桥（右）	FA = 0.64（0.08）
			基底脑桥（左）	FA = 0.66（0.08）
			放射冠（右）	FA = 0.52（0.04）
			放射冠（左）	FA = 0.55（0.04）
			胼胝体（膝部）	FA = 0.85（0.04）
			胼胝体（压部）	FA = 0.87（0.05）
	西门子 Trio 3 T	19~61 岁	基底脑桥（右）	FA = 0.67（0.08）
			基底脑桥（左）	FA = 0.67（0.04）
			放射冠（右）	FA = 0.48（0.04）
			放射冠（左）	FA = 0.52（0.05）
			胼胝体（膝部）	FA = 0.84（0.03）
			胼胝体（压部）	FA = 0.86（0.05）
Cancelliere et al. (2013)	GE Signa Horizon LX 1.5 T			近似范围（来自回归图表）
		0 个月	胼胝体（膝部）	FA:（0.35；0.55）；MD:（1.30；1.70）
		12 个月		FA:（0.60；0.77）；MD:（0.90；1.30）
		24 个月		FA:（0.63；0.79）；MD:（0.80；1.20）
		50 个月		FA:（0.65；0.80）；MD:（0.75；1.10）
		100 个月		FA:（0.65；0.80）；MD:（0.75；1.10）
Keller et al. (2013)		均值（标准差）		均值（95%置信区间）
	西门子 Avanto 1.5 T	43.8（18）岁	基底节	FA:0.17（0.07；0.27）
			灰质	FA:0.33（0.18；0.48）
			胼胝体（膝部）	FA:0.81（0.69；0.94）
			胼胝体（压部）	FA:0.90（0.81；0.99）

续表

文献	扫描仪	年龄	脑区	度量标准
		均值（标准差）		均值（标准差）
Kumar et al. (2013)	西门子 Magnetom Tim-Trio 3 T	18.5（4.6）岁	小脑深部核	AD:1.00（0.07）；RD:0.62（0.04）
			小脑上脚（右）	AD:1.42（0.07）；RD:0.36（0.04）
			小脑上脚（左）	AD:1.43（0.06）；RD:0.34（0.06）
			丘脑前核（右）	AD:1.05（0.06）；RD:0.61（0.06）
			丘脑前核（左）	AD:1.06（0.06）；RD:0.61（0.06）
			枕叶白质（右）	AD:1.25（0.09）；RD:0.57（0.05）
			枕叶白质（左）	AD:1.17（0.17）；RD:0.57（0.04）
			额叶灰质（右）	AD:1.17（0.05）；RD:0.67（0.06）
			额叶灰质（左）	AD:1.17（0.06）；RD:0.67（0.06）
			胼胝体后部	AD:1.74（0.15）；RD:0.35（0.16）
		均值（范围）		近似值,95%置信区间
Polders et al. (2011)	飞利浦 Achieva 1.5 T	27.6（20~54）岁	胼胝体	FA:（0.64；0.69）
			皮质脊髓束	FA:（0.60；0.65）
			扣带束	FA:（0.53；0.58）
	飞利浦 Achieva 3 T	27.6（20~54）岁	胼胝体	FA:（0.61；0.69）
			皮质脊髓束	FA:（0.62；0.65）
			扣带束	FA:（0.45；0.55）
	飞利浦 Achieva 7 T	27.6（20~54）岁	胼胝体	FA:（0.59；0.68）
			皮质脊髓束	FA:（0.54；0.63）
			扣带束	FA:（0.48；0.58）

注:DTI=扩散张量成像;FA=各向异性分数;MD=平均扩散系数;AD=轴向扩散系数;RD=径向扩散系数;SD=标准差;R=右;L=左。AD、RD、MD 的单位为 $\mu m^2 \cdot ms^{-1}$。注意,感兴趣区(ROI)各值的分析十分依赖于 ROI 的大小和位置,以及操作人员的稳定性以防止手动勾画的误差。

表 8.2   DTI 指标可重复性的研究一览表

文献	可重复性指数	实验类型
Bisdas et al. （2008）	ICC 和 Bland-Altmann 得分	扫描—再扫描;1 个扫描仪
Bonekamp et al. （2007）	CV	扫描—再扫描;1 个扫描仪

续表

文献	可重复性指数	实验类型
Cercignani et al.（2003）	CV	方案的比较；2 个扫描仪（2 个厂商）
Ciccarelli et al.（2003）	CV	单次扫描；1 个扫描仪
Duan et al.（2015）	ICC	扫描—再扫描；1 个扫描仪
Farrell et al.（2007）	精确度和准确度	单个被试重复扫描；1 个扫描仪
Grech-Sollars et al.（2015）	CV	移动的头和体模；8 个扫描仪（2 个厂商）
Jansen et al.（2007）	CV	扫描—再扫描；1 个扫描仪
Kamagata et al.（2015）	CV	测试—再测试；2 个扫描仪（同一型号）
Landman et al.（2007）	精确度和准确度	单个被试重复扫描；1 个扫描仪
Lepomäki et al.（2012）	ICC 和 Bland-Altmann 得分	单次扫描；1 个扫描仪
Liu et al.（2014）	ICC，CV	测试—再测试与方案比较；1 个扫描仪
Miao et al.（2015）	角方差，t 检验统计量，CV	方案比较；1 个扫描仪
Müller et al.（2006）	ICC，CV	单次扫描；1 个扫描仪
Palacios et al.（2017）	CV	移动的头和体模；13 个扫描仪（3 个厂商）
Papinutto et al.（2013）	绝对差	扫描—再扫描；1 个扫描仪
Veenith et al.（2013）	CV	扫描—再扫描；1 个扫描仪
Vollmar et al.（2010）	ICC，CV	移动的头和体模，扫描—再扫描；2 个扫描仪（同一型号）

注：ICC＝类内相关系数；CV＝变异系数。

表 8.3　近期使用 DTI 指标作为结果衡量指标的多中心研究列表

文献	中心数	受试人数	内容	DTI 相关指标
Galanaud et al.（2012）	10	204	创伤性脑损伤	FA，AD，RD，MD
Mayo et al.（2017）	59	67	阿尔茨海默病	FA，MD
Mohammadi et al.（2012）	3	1	多中心研究的图像处理设计	FA，MD
Müller et al.（2016）	8	442	肌萎缩型脊髓侧索硬化症	FA
Nir et al.（2015）	59	200	阿尔茨海默病	FA，MD
Zhang et al.（2016）	8	1180	精神分裂症，自闭症，注意力缺陷多动障碍	基于 DTI 的连通性映射

8.4.3 结束语

本章介绍了脑扩散磁共振所依赖的分子基础。此外，还介绍了一种热门的扩散成像方法 DTI，以及几个与现代 MRI 系统 DW 数据采集有关的实用要点。虽然 DTI 为神经系统疾病提供了微观结构变化的有用的度量指标，但一些补充方法拓展了对生物组织细胞结构的更深入理解，它们使用水作为微观结构的非侵入探针，争取开发更具有敏感性和特异性的诊断和预测工具。这些补充方法的详细讨论，请参阅第 9 章。

致谢

感谢加雷恩·J.巴克（Gareth J. Barker）、斯特凡·C.A.斯滕斯（Stefan C.A. Steens）和马克·A.范·布肯（Mark A. van Buchem）对本章前一版本的贡献。同时，感谢托本·施耐伯（Torben Schneider）有价值的讨论。

参考文献

Andersson JL, Graham MS, Zsoldos E, Sotiropoulos SN. Incorporating outlier detection and replacement into a non-parametric framework for movement and distortion correction of diffusion MR images. NeuroImage 2016；141：556-72.

Andersson JL, Skare S, Ashburner J. How to correct susceptibility distortions in spin-echo echo-planar images：application to diffusion tensor imaging. NeuroImage 2003；20(2)：870-88.

Andersson JL, Sotiropoulos SN. An integrated approach to correction for off-resonance effects and subject movement in diffusion MR imaging. NeuroImage 2016；125：1063-78.

Baron CA, Beaulieu C. Oscillating gradient spin-echo（OGSE）diffusion tensor imaging of the human brain. Magn Reson Med 2014；72(3)：726-36.

Barzykin AV. Exact solution of the Torrey-Bloch equation for a spin echo in restricted geometries. Phys Rev B 1998；58(21)：14171.

Basser PJ, Mattiello J, LeBihan D. Estimation of the effective selfdiffusion tensor from the NMR spin echo. J Magn Reson, Series B 1994a；103(3)：247-54.

Basser PJ, Mattiello J, LeBihan D. MR diffusion tensor spectroscopy and imaging. Biophys J

1994b；66（1）：259.

Basser PJ, Pierpaoli C. Microstructural and physiological features of tissues elucidated by quantitative-diffusion-tensor MRI. J Magn Reson, Series B 1996；111（2）：209-19.

Bastiani M, Roebroeck A. Unraveling the multiscale structural organization and connectivity of the human brain：the role of diffusion MRI. Front Neuroanat 2015；9：77.

Becker S, Tabelow K, Mohammadi S, Weiskopf N, Polzehl J. Adaptive smoothing of multi-shell diffusion weighted magnetic resonance data by msPOAS. NeuroImage 2014；95：90-105.

Beltrachini L, Taylor ZA, Frangi AF. A parametric finite element solution of the generalised Bloch-Torrey equation for arbitrary domains. J Magn Reson 2015；259：126-34.

Bisdas S, Bohning D, Bešenski N, Nicholas J, Rumboldt Z. Reproducibility, interrater agreement, and age-related changes of fractional anisotropy measures at 3T in healthy subjects：effect of the applied b-value. Am J Neuroradiol 2008；29（6）：1128-33.

Bonekamp D, Nagae LM, Degaonkar M, Matson M, Abdalla WM, Barker PB, et al. Diffusion tensor imaging in children and adolescents：reproducibility, hemispheric, and age-related differences. NeuroImage 2007；34（2）：733-42.

Brander A, Kataja A, Saastamoinen A, Ryymin P, Huhtala H, Öhman J, et al. Diffusion tensor imaging of the brain in a healthy adult population：normative values and measurement reproducibility at 3 T and 1.5 T. Acta Radiologica 2010；51（7）：800-7.

Budde MD, Kim JH, Liang HF, Russell JH, Cross AH, Song SK. Axonal injury detected by in vivo diffusion tensor imaging correlates with neurological disability in a mouse model of multiple sclerosis. NMR Biomed 2008；21（6）：589-97.

Callaghan PT. Principles of nuclear magnetic resonance microscopy. Oxford University Press, Oxford；1995.

Cancelliere A, Mangano F, Air E, Jones B, Altaye M, Rajagopal A, et al. DTI values in key white matter tracts from infancy through adolescence. Am J Neuroradiol 2013；34（7）：1443-9.

Cercignani M, Bammer R, Sormani MP, Fazekas F, Filippi M. Intersequence and inter-imaging unit variability of diffusion tensor MR imaging histogram-derived metrics of the brain in healthy volunteers. Am J Neuroradiol 2003；24（4）：638-43.

Ciccarelli O, Parker G, Toosy A, Wheeler-Kingshott C, Barker G, Boulby P, et al. From diffusion tractography to quantitative white matter tract measures：a reproducibility study. NeuroImage 2003；18（2）：348-59.

Clark C, Barker G, Tofts P. An in vivo evaluation of the effects of local magnetic susceptibility-induced gradients on water diffusion measurements in human brain. J Magn Reson 1999; 141 (1): 52-61.

Clark CA, Le Bihan D. Water diffusion compartmentation and anisotropy at highb values in the human brain. Magn Reson Med 2000; 44(6): 852-9.

Clayden JD, Nagy Z, Weiskopf N, Alexander DC, Clark CA. Microstructural parameter estimation in vivo using diffusion MRI and structured prior information. Magn Reson Med 2016; 75 (4): 1787-96.

Cohen-Adad J, Wheeler-Kingshott C. Quantitative MRI of the spinal cord. Academic Press, Elsevier; Amsterdam, Netherlands; 2014.

Crank J. The mathematics of diffusion: Oxford University Press, Oxford; 1998.

De Crespigny AJ, Marks MP, Enzmann DR, Moseley ME. Navigated diffusion imaging of normal and ischemic human brain. Magn Reson Med 1995; 33(5): 720-8.

De Santis S, Jones DK, Roebroeck A. Including diffusion time dependence in the extra-axonal space improves in vivo estimates of axonal diameter and density in human white matter. NeuroImage 2016; 130: 91-103.

Dhital B, Labadie C, Stallmach F, Möller HE, Turner R. Temperature dependence of water diffusion pools in brain white matter. NeuroImage 2016; 127: 135-43.

Dietrich BE, Brunner DO, Wilm BJ, Barmet C, Gross S, Kasper L, et al. A field camera for MR sequence monitoring and system analysis. Magn Reson Med 2016; 75(4): 1831-40.

Duan F, Zhao T, He Y, Shu N. Test-retest reliability of diffusion measures in cerebral white matter: a multiband diffusion MRI study. J Magn Reson Imaging 2015; 42(4): 1106-16.

Dzik-Jurasz A, Domenig C, George M, Wolber J, Padhani A, Brown G, et al. Diffusion MRI for prediction of response of rectal cancer to chemoradiation. Lancet 2002; 360(9329): 307-8.

Eichner C, Cauley SF, Cohen-Adad J, Möller HE, Turner R, Setsompop K, et al. Real diffusion-weighted MRI enabling true signal averaging and increased diffusion contrast. NeuroImage 2015; 122: 373-84.

Einstein A. Über die von der molekularkinetischen Theorie der Wärme geforderte Bewegung von in ruhenden Flüssigkeiten suspendierten Teilchen. Annalen der Physik 1905; 322 (8): 549-60.

Ennis DB, Kindlmann G. Orthogonal tensor invariants and the analysis of diffusion tensor magnetic resonance images. Magn Reson Med 2006；55(1)：136-46.

Falconer JC，Narayana PA. Cerebrospinal fluid-suppressed high-resolution diffusion imaging of human brain. Magn Reson Med 1997；37(1)：119-23.

Farrell JA，Landman BA，Jones CK，Smith SA，Prince JL，van Zijl P，et al. Effects of signal-to-noise ratio on the accuracy and reproducibility of diffusion tensor imaging-derived fractional anisotropy，mean diffusivity，and principal eigenvector measurements at 1.5 T. J Magn Reson Imaging 2007；26(3)：756-67.

Filippi M，Cercignani M，Inglese M，Horsfield M，Comi G. Diffusion tensor magnetic resonance imaging in multiple sclerosis. Neurology 2001；56(3)：304-11.

Frahm J，Merboldt K，Hänicke W，Haase A. Stimulated echo imaging. J Magn Resonan (1969) 1985；64(1)：81-93.

Galanaud D，Perlbarg V，Gupta R，Stevens RD，Sanchez P，Tollard E，et al. Assessment of white matter injury and outcome in severe brain trauma：a prospective multicenter cohort. J Am Soc Anesthesiol 2012；117(6)：1300-10.

Gatidis S，Schmidt H，Martirosian P，Schwenzer NF. Development of an MRI phantom for diffusion-weighted imaging with independent adjustment of apparent diffusion coefficient values and T2 relaxation times. Magn Reson Med 2014；72(2)：459-63.

Geijer B，Sundgren P，Lindgren A，Brockstedt S，Ståhlberg F，Holtås S. The value of b required to avoid T2 shine-through from old lacunar infarcts in diffusion-weighted imaging. Neuroradiology 2001；43(7)：511-7.

Glodeck D，Hesser J，Zheng L. Distortion correction of EPI data using multimodal nonrigid registration with an anisotropic regularization. Magn Resonan Imaging 2016；34(2)：127-36.

Graham MS，Drobnjak I，Zhang H. Realistic simulation of artefacts in diffusion MRI for validating post-processing correction techniques. NeuroImage 2016；125：1079-94.

Grech-Sollars M，Hales PW，Miyazaki K，Raschke F，Rodriguez D，Wilson M，et al. Multicentre reproducibility of diffusion MRI parameters for clinical sequences inthe brain. NMR Biomed 2015；28(4)：468-85.

Greitz D，Wirestam R，Franck A，Nordell B，Thomsen C，Ståhlberg F. Pulsatile brain movement and associated hydrodynamics studied by magnetic resonance phase imaging. Neuroradiology 1992；34(5)：370-80.

Griswold MA，Jakob PM，Heidemann RM，Nittka M，Jellus V，Wang J，et al. Generalized autocalibrating partially parallel acquisitions（GRAPPA）. Magn Reson Med 2002；47（6）：1202-10.

Grussu F, Schneider T, Zhang H, Alexander DC, Wheeler-Kingshott CA. Neurite orientation dispersion and density imaging of the healthy cervical spinal cord in vivo. NeuroImage 2015；111：590-601.

Gu H, Feng H, Zhan W, Xu S, Silbersweig DA, Stern E, et al. Singleshot interleaved z-shim EPI with optimized compensation for signal losses due to susceptibility-induced field inhomo-geneity at 3 T. NeuroImage 2002；17（3）：1358-64.

Gudbjartsson H, Patz S. The Rician distribution of noisy MRI data. Magn Reson Med 1995；34（6）：910-14. Hall MG, Alexander DC. Convergence and parameter choice for Monte-Carlo sim-ulations of diffusion MRI. IEEE Trans Med Imaging 2009；28（9）：1354-64.

Hanyu H, Asano T, Sakurai H, Imon Y, Iwamoto T, Takasaki M, et al. Diffusion-weighted and magnetization transfer imaging of the corpus callosum in Alzheimer's disease. J Neurol Sci 1999；167（1）：37-44.

Henkelman RM, Neil JJ, Xiang QS. A quantitative interpretation of IVIM measurements of vascular perfusion in the rat brain. Magn Reson Med 1994；32（4）：464-9.

Jansen JF, Kooi ME, Kessels AG, Nicolay K, Backes WH. Reproducibility of quantitative cerebral T2 relaxometry, diffusion tensor imaging, and 1H magnetic resonance spectroscopy at 3.0 Tesla. Investig Radiol 2007；42（6）：327-37.

Jelescu IO, Veraart J, Fieremans E, Novikov DS. Degeneracy in model parameter estimation for multi-compartmental diffusion in neuronal tissue. NMR Biomed 2016；29（1）：33-47.

Jespersen SN, Buhl N. The displacement correlation tensor：microstructure, ensemble anisot-ropy and curving fibers. J Magn Reson 2011；208（1）：34-43.

Jespersen SN, Lundell H, Sønderby CK, Dyrby TB. Orientationally invariant metrics of ap-parent compartment eccentricity from double pulsed field gradient diffusion experiments. NMR Bi-omed 2013；26（12）：1647-62.

Jezzard P, Balaban RS. Correction for geometric distortion in echo planar images from B0 field variations. Magn Reson Med 1995；34（1）：65-73.

Johansen-Berg H, Behrens TE. Diffusion MRI：from quantitative measurement to in vivo neu-roanatomy：Academic Press, Elsevier；Amsterdam, Netherlands；2013.

Jones D, Horsfield M, Simmons A. Optimal strategies for measuring diffusion in anisotropic systems by magnetic resonance imaging. Magn Reson Med 1999；42(3)：515-25.

Jones DK. Diffusion MRI：theory，methods and applications：Oxford University Press，Oxford；2010.

Jones DK，Knösche TR，Turner R. White matter integrity，fiber count，and other fallacies：the do's and don'ts of diffusion MRI. NeuroImage 2013；73：239-54.

Kaden E，Kelm ND，Carson RP，Does MD，Alexander DC. Multicompartment microscopic diffusion imaging. NeuroImage 2016；139：346-59.

Kaden E，Kruggel F，Alexander DC. Quantitative mapping of the per-axon diffusion coefficients in brain white matter. Magn Reson Med 2016；75(4)：1752-63.

Kamagata K，Shimoji K，Nishikori A，Tsuruta K，Yoshida M，Kamiya K，et al. Intersite reliability of diffusion tensor imaging on two 3 T scanners. Magn Reson Med Sci 2015；14(3)：227-33.

Keller J，Rulseh AM，Komárek A，Latnerová I，Rusina R，Brožová H，et al. New non-linear color look-up table for visualization of brain fractional anisotropy based on normative measurements—principals and first clinical use. PLoS One 2013；8(8)：e71431.

Kenkre V，Fukushima E，Sheltraw D. Simple solutions of the Torrey-Bloch equations in the NMR study of molecular diffusion. J Magn Reson 1997；128(1)：62-9.

Koay CG，Basser PJ. Analytically exact correction scheme for signal extractionfrom noisy magnitude MR signals. J Magn Reson 2006；179(2)：317-22.

Kumar R，Nguyen HD，Macey PM，Woo MA，Harper RM. Regional brain axial and radial diffusivity changes during development. J Neurosci Res 2012；90(2)：346-55.

Kwong K，McKinstry R，Chien D，Crawley A，Pearlman J，Rosen B. CSF-suppressed quantitative single-shot diffusion imaging. Magn Reson Med 1991；21(1)：157-63.

Lampinen B，Szczepankiewicz F，Westen D，Englund E，C Sundgren P，Lätt J，et al. Optimal experimental design for filter exchange imaging：apparent exchange rate measurements in the healthy brain and in intracranial tumors. Magn Reson Med 2017；77(3)：1104-14.

Landman BA，Farrell JA，Jones CK，Smith SA，Prince JL，Mori S. Effects of diffusion weighting schemes on the reproducibility of DTI-derived fractional anisotropy，mean diffusivity，and principal eigenvector measurements at 1.5 T. NeuroImage 2007；36(4)：1123-38.

LasičS，Szczepankiewicz F，Eriksson S，Nilsson M，Topgaard D. Microanisotropy imaging：quantification of microscopic diffusion anisotropy and orientational order parameter by diffusion MRI with magic-angle spinning of the q-vector. Front Phys 2014；2：11.

Latour L, Kleinberg RL, Mitra PP, Sotak CH. Pore-size distributions and tortuosity in heterogeneous porous media. J Magn Reson, Series A 1995；112(1)：83-91.

Le Bihan D. Magnetic resonance imaging of perfusion. Magn Reson Med 1990；14(2)：283-92.

Le Bihan D. Diffusion, perfusion and functional magnetic resonance imaging. Journal des Maladies Vasculaires 1994；20(3)：203-14.

Le Bihan D. Looking into the functional architecture of the brain with diffusion MRI. Nat Rev Neurosci 2003；4(6)：469-80.

Le Bihan D, Breton E, Lallemand D, Grenier P, Cabanis E, LavalJeantet M. MR imaging of intravoxel incoherent motions：application to diffusion and perfusion inneurologic disorders. Radiology 1986；161(2)：401-7.

Le Bihan D, Iima M. Diffusion magnetic resonance imaging：what water tells us about biological tissues. PLoS Biol 2015；13(7).

Le Bihan D, Poupon C, Amadon A, Lethimonnier F. Artifacts and pitfalls in diffusion MRI. J Magn Reson Imaging 2006；24(3)：478-88.

Leemans A, Jones DK. The B-matrix must be rotated when correcting for subject motion in DTI data. Magn Reson Med 2009；61(6)：1336-49.

Lepomäki VK, Paavilainen TP, Hurme SA, Komu ME, Parkkola RK, Group PS. Fractional anisotropy and mean diffusivity parameters of the brain white matter tracts in preterm infants：reproducibility of region-of-interest measurements. Pediatr Radiol 2012；42(2)：175-82.

Li L, Miller KL, Jezzard P. DANTE-prepared pulse trains：a novel approach to motion-sensitized and motion-suppressed quantitative magnetic resonance imaging. Magn Reson Med 2012；68(5)：1423-38.

Liu X, Yang Y, Sun J, Yu G, Xu J, Niu C, et al. Reproducibility of diffusion tensor imaging in normal subjects：an evaluation of different gradient sampling schemes and registration algorithm. Neuroradiology 2014；56(6)：497-510.

Lundell H, Nielsen JB, Ptito M, Dyrby TB. Distribution of collateral fibers in the monkey cervical spinal cord detected with diffusion-weighted magnetic resonance imaging. NeuroImage 2011；56(3)：923-9.

Malyarenko D, Galbán CJ, Londy FJ, Meyer CR, Johnson TD, Rehemtulla A, et al. Multi-system repeatability and reproducibility of apparent diffusion coefficient measurement using an ice-water phantom. J Magn Reson Imaging 2013；37(5)：1238-46.

Manjón JV, Coupé P, Concha L, Buades A, Collins DL, Robles M. Diffusion weighted image denoising using overcomplete local PCA. PLoS One 2013；8(9)：e73021.

Mattiello J, Basser PJ, LeBihan D. Analytical expressions for the b matrix in NMR diffusion imaging and spectroscopy. J Magn Reson, 1994；108(2)：131-41.

Mayo CD, Mazerolle EL, Ritchie L, Fisk JD, Gawryluk JR, Initiative AsDN.Longitudinal changes in microstructural white matter metrics in Alzheimer's disease. NeuroImage：Clin 2017；13：330-8.

Merboldt K-D, Hanicke W, Frahm J. Self-diffusion NMR imaging using stimulated echoes. J Magn Reson 1985；64(3)：479-86.

Miao HC, Wu MT, Kao E-f, Chiu YH, Chou MC. Comparisons of reproducibility and mean values of diffusion tensor imaging-derived indices between unipolar and bipolar diffusion pulse sequences. J Neuroimaging 2015；25(6)：892-9.

Mills R. Self-diffusion in normal and heavy water in the range 1-45°. J Phys Chem 1973；77(5)：685-8.

Mohammadi S, Nagy Z, Möller HE, Symms MR, Carmichael DW, Josephs O, et al. The effect of local perturbation fields on human DTI：characterisation, measurement and correction. NeuroImage 2012；60(1)：562-70.

Moseley M, Cohen Y, Mintorovitch J, Chileuitt L, Shimizu H, Kucharczyk J, et al. Early detection of regional cerebral ischemia in cats：comparison of diffusion and T2-weighted MRI and spectroscopy. Magn Reson Med 1990a；14(2)：330-46.

Moseley ME, Cohen Y, Kucharczyk J, Mintorovitch J, Asgari H, Wendland M, et al. Diffusion-weighted MR imaging of anisotropic water diffusion in cat central nervous system. Radiology 1990b；176(2)：439-45.

Müller H-P, Turner MR, Grosskreutz J, Abrahams S, Bede P, Govind V, et al. A large-scale multicentre cerebral diffusion tensor imaging study in amyotrophic lateral sclerosis. J Neurol Neurosurg Psychiatry 2016；87(6)：570-9.

Müller M, Mazanek M, Weibrich C, Dellani P, Stoeter P, Fellgiebel A. Distribution characteristics, reproducibility, and precision of region of interest-based hippocampal diffusion tensor imaging measures. Am J Neuroradiol 2006；27(2)：440-6.

Nilsson M, Lätt J, van Westen D, Brockstedt S, LasičS, Ståhlberg F, et al. Noninvasive mapping of water diffusional exchange in the human brain using filter-exchange imaging. Magn Reson Med 2013；69（6）：1572-80.

Nir TM, Jahanshad N, Toga AW, Bernstein MA, Jack CR, Weiner MW, et al. Connectivity network measures predict volumetric atrophy in mild cognitiveimpairment. Neurobiol Aging 2015；36：S113-S20.

Novikov DS, Jensen JH, Helpern JA, Fieremans E. Revealing mesoscopic structural universality with diffusion. Proc Natl Acad Sci 2014；111（14）：5088-93.

Nunes RG, Drobnjak I, Clare S, Jezzard P, Jenkinson M. Performance of single spin-echo and doubly refocused diffusion-weighted sequences in the presence of eddy current fields with multiple components. Magn Reson Imag. 2011；29（5）：659-67.

O'Callaghan J, Wells J, Richardson S, Holmes H, Yu Y, Walker-Samuel S, et al. Is your system calibrated? MRI gradient system calibration for pre-clinical, high-resolution imaging. PLoS One 2014；9（5）：e96568.

Palacios E, Martin A, Boss M, Ezekiel F, Chang Y, Yuh E, et al. Toward precision and reproducibility of diffusion tensor imaging：a multicenter diffusion phantom and traveling volunteer study. Am J Neuroradiol 2017；38（3）：537-45.

Panagiotaki E, Schneider T, Siow B, Hall MG, Lythgoe MF, Alexander DC. Compartment models of the diffusion MR signal in brain white matter：a taxonomy and comparison. NeuroImage 2012；59（3）：2241-54.

Papadakis NG, Martin KM, Pickard JD, Hall LD, Carpenter TA, Huang CLH. Gradient pre-emphasis calibration in diffusion-weighted echo-planar imaging. Magn Reson Med 2000；44（4）：616-24.

Papinutto ND, Maule F, Jovicich J. Reproducibility and biases in high field brain diffusion MRI：an evaluation of acquisition and analysis variables. Magn Reson Imaging 2013；31（6）：827-39.

Pierpaoli C, Basser PJ. Toward a quantitative assessment of diffusion anisotropy. Magn Reson Med 1996；36（6）：893-906.

Polders DL, Leemans A, Hendrikse J, Donahue MJ, Luijten PR, Hoogduin JM. Signal to noise ratio and uncertainty in diffusion tensor imaging at 1.5, 3.0, and 7.0 Tesla. J Magn Reson Imaging 2011；33（6）：1456-63.

Pruessmann KP, Weiger M, Scheidegger MB, Boesiger P. SENSE：sensitivity encoding for fast MRI. Magn Reson Med 1999；42（5）：952-62.

Reese T, Heid O, Weisskoff R, Wedeen V. Reduction of eddy-current-induced distortion in diffusion MRI using a twice-refocused spin echo. Magn Reson Med 2003；49（1）：177-82.

Reynaud O, Winters KV, Hoang DM, Wadghiri YZ, Novikov DS, Kim SG. Surface-to-volume ratio mapping of tumor microstructure using oscillating gradient diffusion weighted imaging. Magn Reson Med 2016；76（1）：237-47.

Schachter M, Does M, Anderson A, Gore J. Measurements of restricted diffusion using an oscillating gradient spin-echo sequence. J Magn Reson 2000；147（2）：232-7.

Setsompop K, Kimmlingen R, Eberlein E, Witzel T, Cohen-Adad J, McNab JA, et al. Pushing the limits of in vivo diffusion MRI for the Human Connectome Project. NeuroImage 2013；80：220-33.

Shemesh N, Jespersen SN, Alexander DC, Cohen Y, Drobnjak I, Dyrby TB, et al. Conventions and nomenclature for double diffusion encoding NMR and MRI. Magn Reson Med 2016；75（1）：82-7.

Song S-K, Yoshino J, Le TQ, Lin S-J, Sun S-W, Cross AH, et al. Demyelination increases radial diffusivity in corpus callosum of mouse brain. NeuroImage 2005；26（1）：132-40.

Sotiropoulos S, Moeller S, Jbabdi S, Xu J, Andersson J, Auerbach E, et al. Effects of image reconstruction on fiber orientation mapping from multichannel diffusion MRI：reducing the noise floor using SENSE. Magn Reson Med 2013；70（6）：1682-9.

Spees WM, Buhl N, Sun P, Ackerman JJ, Neil JJ, Garbow JR. Quantification and compensation of eddy-current-induced magnetic-field gradients. J Magn Reson 2011；212（1）：116-23.

Stehling MK, Turner R, Mansfield P. Echo-planar imaging：magnetic resonance imaging in a fraction of a second. Science 1991；254（5028）：43-50.

Stejskal EO, Tanner JE. Spin diffusion measurements：spin echoes in the presence of a time-dependent field gradient. J Chem Phys 1965；42（1）：288-92.

Summers P, Staempfli P, Jaermann T, Kwiecinski S, Kollias S. A preliminary study of the effects of trigger timing on diffusion tensor imaging of the human spinal cord. Am J Neuroradiol 2006；27（9）：1952-61.

Szczepankiewicz F, LasičS, van Westen D, Sundgren PC, Englund E, WestinC-F, et al. Quantification of microscopic diffusion anisotropy disentangles effects of orientation dispersion from microstructure：applications in healthy volunteers and in brain tumors. NeuroImage 2015；104：

241-52.

Tofts PS, Lloyd D, Clark CA, Barker GJ, Parker GJ, McConville P, Baldock C, Pope JM et al. Test liquids for quantitative MRI measurements of self-diffusion coefficient in vivo. Magn Reson Med 2000; 43(3): 368-74.

Torrey HC. Bloch equations with diffusion terms. Phys Rev 1956; 104(3): 563.

Tricoche X, Kindlmann G, Westin C-F. Invariant crease lines for topological and structural analysis of tensor fields. IEEE Trans Vis Comp Graph 2008; 14(6): 1627-34.

Tsuchiya K, Osawa A, Katase S, Fujikawa A, Hachiya J, Aoki S. Diffusion-weighted MRI of subdural and epidural empyemas. Neuroradiology 2003; 45(4): 220-3.

Veenith TV, Carter E, Grossac J, Newcombe VF, Outtrim JG, Lupson V, et al. Inter subject variability and reproducibility of diffusion tensor imaging within and between different imaging sessions. PLoS One 2013; 8(6): e65941.

Veraart J, Novikov DS, Christiaens D, Ades-Aron B, Sijbers J, Fieremans E. Denoising of diffusion MRI using random matrix theory. NeuroImage 2016; 142: 394-406.

Vollmar C, O'Muircheartaigh J, Barker GJ, Symms MR, Thompson P, Kumari V, et al. Identical, but not the same: intra-site and inter-site reproducibility of fractional anisotropy measures on two 3.0 T scanners. NeuroImage 2010; 51(4): 1384-94.

Wan X, Gullberg GT, Parker DL, Zeng GL. Reduction of geometric and intensity distortions in echo-planar imaging using a multireference scan. Magn Reson Med 1997; 37(6): 932-42.

Wang Y, Sun P, Wang Q, Trinkaus K, Schmidt RE, Naismith RT, et al. Differentiation and quantification of inflammation, demyelination and axon injury or loss in multiple sclerosis. Brain 2015; 138(5): 1223-38.

Warach S, Chien D, Li W, Ronthal M, Edelman R. Fast magnetic resonance diffusion-weighted imaging of acute human stroke. Neurology 1992; 42(9): 1717-23.

Weiskopf N, Hutton C, Josephs O, Turner R, Deichmann R. Optimized EPI for fMRI studies of the orbitofrontal cortex: compensation of susceptibility-induced gradients in the readout direction. Magn Reson Mater Phys Biol Med 2007; 20(1): 39-49.

Wesbey GE, Moseley ME, Ehman RL. Translational molecular self-Diffusion in magnetic resonance imaging: II. Measurement of the self-Diffusion coefficient. Invest Radiol 1984; 19(6): 491-8.

Westin C-F, Knutsson H, Pasternak O, Szczepankiewicz F, Özarslan E, van Westen D, et al. Q-space trajectory imaging for multidimensional diffusion MRI of the human brain. NeuroImage 2016；135：345-62.

Wheeler-Kingshott CAM，Ciccarelli O，Schneider T，Alexander DC，Cercignani M. A new approach to structural integrity assessment based on axial and radial diffusivities. Func Neurol 2012；27(2)：85.

Wheeler-Kingshott CA，Cercignani M. About "axial" and "radial" diffusivities. Magn Reson Med 2009；61(5)：1255-60.

Wheeler-Kingshott CA，Parker GJ，Symms MR，Hickman SJ，Tofts PS，Miller DH，et al. ADC mapping of the human optic nerve：increased resolution，coverage，and reliability with CSF-suppressed ZOOM-EPI. Magn Reson Med 2002；47(1)：24-31.

Wilm BJ，Barmet C，Gross S，Kasper L，Vannesjo SJ，Haeberlin M，et al. Single-shot spiral imaging enabled by an expanded encoding model：demonstration in diffusion MRI. Magn Reson Med 2017；77(1)：83-91.

Zeng H，Constable RT. Image distortion correction in EPI：comparison of field mapping with point spread function mapping. Magn Reson Med 2002；48(1)：137-46.

Zhang H，Schneider T，Wheeler-Kingshott CA，Alexander DC. NODDI：practical in vivo neurite orientation dispersion and density imaging of the human brain. NeuroImage 2012；61(4)：1000-16.

Zhang J，Cheng W，Liu Z，Zhang K，Lei X，Yao Y，et al. Neural，electrophysiological and anatomical basis of brainnetwork variability and its characteristic changes in mental disorders. Brain 2016；139(8)：2307-21.

9

扩散模型的研究进展 [1]

奥里亚布拉塔·高希 [2]（Aurobrata Ghosh），

安德拉达·亚努什 [2]（Andrada Ianus）和丹尼尔·C.亚历山大（Daniel C.Alexander）

伦敦大学学院

1　由马拉·塞尚尼（Mara Cercignani）编辑；诺姆·谢麦什（Noam Shemesh）审查，葡萄牙里斯本，尚帕利莫德未知中心，尚帕利莫德神经科学项目。

2　同等贡献作者，按首字母顺序列出。

9.6　结论

参考文献

9.1　引言

扩散磁共振成像（diffusion MRI, dMRI）可在几十毫秒内探测水分子的离散度。在生物组织中，细胞膜的几何结构和组织结构决定了其扩散模式。因此，测量的信号对微米级的组织结构很敏感，比 MRI 的典型分辨率低几个数量级。dMRI 研究和应用的一个关键目标是提取信息并获得能够在宏观上洞察微观组织特性的图像。

扩散张量成像（diffusion tensor imaging, DTI）（Basser et al., 1994a, 1994b）确立了 dMRI 在活体和无创性洞察微观结构方面的潜力。DTI 指数，如各向异性分数、平均扩散率等（见第 8 章），提供了一些定量观察组织细微结构变化的能力，如病理和衰老（Abe et al., 2002, Head et al., 2004）。此外，纤维示踪成像（基于大脑主要扩散方向重建脑白质通路）也自然而然地从 DTI 中脱颖而出，成为当今人类脑连接映射图谱的基石（Mori et al., 1999；Basser et al., 2000）。

尽管如此，DTI 的高斯扩散假设存在两种主要的局限：

1.它不能解释在多种多样的生物组织中观察到的 b 值（单指数信号衰减）与对数线性信号之间的差异；例如克拉克和勒比昂（Clark, Le Bihan, 2000）观察到大脑白质和灰质中的双指数信号衰减。

2.DTI 只能检测单个纤维方向，不足以描述包含纤维方向分布的复杂各向异性组织结构（Wiegell et al., 2000；Alexander et al., 2002；Frank, 2002；Tuch et al., 2002），这种结构经常出现在大脑白质以及肌肉或心脏组织中（Peyrat et al., 2007）。

然而，这两个局限都不是限制 dMRI 的根本。信号变化的观察实际上比 DTI 所假设的更为复杂，促使了多种替代模型的发展，以重现更敏感和特异的组织微观特征。文献大致可分为以下几类：(1)信号建模方法，其目标是在含有少量参数的数学函数中捕捉信号变化，从而映射出对微结构特征敏感的 dMRI 信号的特性；(2)生物物理模拟方法，其目标是将信号变化与组织的微观结构特性直接联系起来，从而映射对组织内在特性的估计。这两种方法都将每个图像体素中的模型与一组 dMRI 测量值相匹配，这些测量值通过改变采集参数（梯度方向、扩散加权等)获得,具有不同的对比度。

在本章中,我们将回顾每一类别中的各种模型。旨在从简单性与现实性、为支持每种技术而获得的测量数据的数量和质量方面解释每种技术的优缺点,并强调每种技术支持的关键应用程序。前两节分别介绍了最常见的信号和生物物理建模方法;然后将介绍几个用于分析 dMRI 数据的相关软件包;最后将讨论关于该主题的现状和新兴研究,以突出对下一代工具的展望。

9.2 信号模型

信号建模方法力求捕捉扩散信号的一般形式,通常采用函数基。优点包括:一种通用的表示但并不特定于某种特定的组织,以及通常导致有效线性估计的基本公式。模型参数与特定的微观结构特征没有直接关系,但通常结合起来反映离散模式的特征,用户随后可以将其与特定应用中与微观结构特性联系起来。

本节首先介绍 q-空间形式理论,它支持恢复比 DTI 更具广泛性的离散模式,从而克服了它的局限性。然后回顾了在实践中应用这种形式体系的信号建模方法。给出泛用的扩散传递分子的估算,它恢复了一般的离散模式,但以高采集要求为代价。回顾一些旨在从相对经济实用的采集中恢复扩散传播角度轮廓的方法。接下来介绍扩散峰度成像和球面反褶积。阿斯曼尔(Assemlal,2011)以及高希和德瑞切(Ghosh,Deriche,2015)对这些方法进行了详细阐述。

图 9.1 和图 9.2 总结了使用高级信号模型优于 DTI 的优点。图 9.1 比较了从 DTI 导出的典型标量映射和从高阶模型导出的标量映射,这些高阶模型显示了由于避免了 DTI 中的单指数信号假设而产生的额外对比。图 9.2 比较了代表扩散张量的 DTI 椭球与更复杂模型的角度图,该模型能够检测体素内的纤维交叉结构,从而克服 DTI 的单峰限制。

9.2.1 q-空间形式

q-空间形式(Stejskal,1965;Callaghan,1991;Fieremans et al.,2011)通过傅里叶变换,将每个体素中的信号从脉冲梯度自旋回波序列(pulsed gradient spin echo,PGSE)到平均扩散传播[即位移向量 r 在扩散时间 Δ 上的扩散概率密度函数(probability density function,PDF,P)]联系起来:

$$E(q,\Delta) = \int P(r,\Delta)\exp(-2\pi iq \cdot r)\,dr \tag{9.1}$$

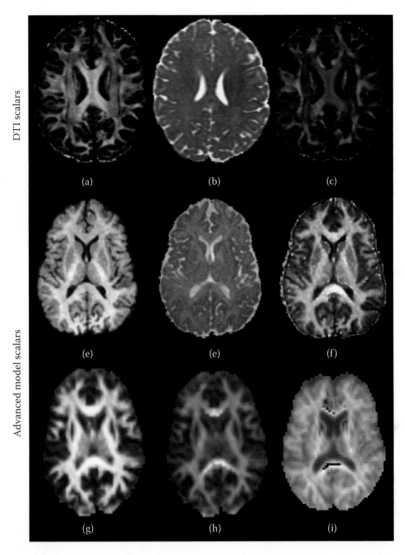

图 9.1　由扩散张量成像（DTI）和高级信号模型扩散频谱成像（DSI）、平均表观传播 MRI（mean apparent propagator MRI，MAP-MRI）和扩散峰度成像（diffusion kurtosis imaging，DKI）导出的标量参数。（a）分数各向异性，（b）平均扩散率，（c）方向编码彩色图，（d）零位移概率 $P0 = P(r=0, \Delta)$，（e）均方位移（mean-squared displacement，MSD），（f）DTI 信号模型与 b> 2000 s·mm^{-2} 测量值之间的均方根残差提供了非高斯性的度量，（g）传播各向异性，（h）MAP-MRI 的非高斯性，（i）DKI 的平均峰度提供了非高斯性的度量。（经许可，图 9.1 d~f 转载自 NeuroImage，36，Wu，Y.-C.，and Alexander，A.L.，Hybrid diffusion imaging，617-629；图 9.1 g~h 转载自 NeuroImage，127，Avram，A.V.，et al.，Clinical feasibility of using mean apparent propagator（MAP）MRI to characterise brain tissue microstructure，422-434；图 9.1 i 转载自 Tabesh，A.，et al.，Estimation of tensors and tensor-derived measures in diffusional kurtosis imaging. Magn. Reson. Med. 2011. 65. 823-836.）

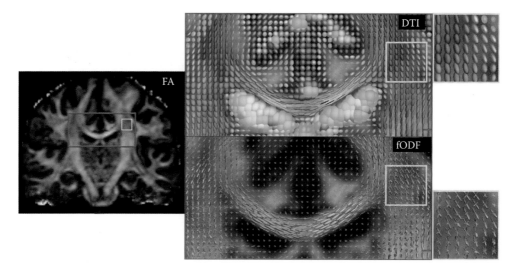

图 9.2 冠状面上 DTI 椭球体与约束球面反褶积纤维方向分布函数(fibre orientation distribution function,fODF)角图的比较。先红色后黄色的放大图逐渐显示出包含交叉纤维区域的更多细节。DTI 无法分离不同的纤维群，而纤维方向分布函数可以检测。使用 MR trix3 生成。(转载自 Tournier, J.D., et al., NeuroImage, 35, 1459~1472, 2007.)

式中 $q = \gamma \delta Gg/2\pi$，其中 γ 为氢原子的旋磁比，δ 为 G 量级和 g 方向的扩散梯度脉冲长度；其中 $E(q,\Delta) = S(q,\Delta)/S(0)$ 为归一化后的 dMRI 信号，$S(q,\Delta)$ 为扩散加权信号，$S(0)$ 为未扩散加权信号。该方程假设前提是 δ 相对于 Δ 是可以忽略不计的，在实际中很难满足，但即便如此，信号的傅里叶逆变换仍然保留了有用的 P 结构。目前的惯例(Shemesh et al., 2015)将 PGSE 定义为单扩散编码(single diffusion encoding,SDE)，本章其余部分使用后一术语。

q-空间形式是一个强大的伞形框架，许多方法通过估计传播或其特定特征来推断组织的微观结构特性。德格拉夫(de Graaf, 2001)、莫里和范齐尔(Mori, Van Zijl, 1995)和唐(Tang, 2004)提出了有助于验证动物模型和体内临床病理学中 q-空间形式的早期研究。q-空间形式也预测了来自反映其内部结构的理想化孔隙信号中的衍射效应(Topgaard, 2013)。

DTI 被认为是 q-空间形式的一个特例，其中扩散传播是一个零均值三变量高斯函数(Stejskal, 1965;Basser et al., 1994b)；不能忽略 δ 的影响直接建模。然而，泛用的 q-空间形式对扩散传播没有这样的限制，因此它可以恢复更详细的细节，从而揭示底层组织几何结构中隐藏的复杂性。

9.2.2 扩散波谱成像

扩散波谱成像(diffusion spectrum imaging,DSI)的目的是通过计算信号的傅里叶逆变换来恢复扩散传递分子（Wedeen et al., 2000, 2005, 2008）。这就要求对三维 q-空间进行广泛采样。在实际应用中，q-空间球体内的笛卡尔网格上获得超过 500 个扩散加权图像（diffusion weighted images, DWIs），b 值的最大值可高达 17000 s·mm^{-2}（Wedeen et al., 2005）。吴和亚力山大（Wu, Alexander, 2007）提出了一种更短的协议，采用混合多球壳编码，总共需要大约半小时的时间来获取 100 个 DWIs。信号被预乘到 Hann 窗口，以确保在高 q 值下平滑衰减。然后通过离散傅里叶变换对扩散传播进行数值计算。

DSI 的一个重要应用是纤维束示踪成像，与 DTI 不同，扩散传播的角度轮廓可以是多模态的，因此可以分离体素内部交叉的纤维。这种角度结构是通过整合径向信息来突出显示，被称为扩散方向分布函数（diffusion orientation distribution function, dODF）：

$$\psi(u, \Delta) = \int_{\mathbb{R}^+} P(ru, \Delta) r^2 dr, \text{其中} \parallel u \parallel = 1 \tag{9.2}$$

扩散方向分布函数定义在单位球面上，粒子在每个单位向量 u 方向运动的概率密度函数（Wedeen et al., 2000, 2005, 2008）。传播的径向轮廓也有潜在的应用。通过导出的标量参数，如零位移概率[也称为返回原点概率 $P0 = P(r = 0, \Delta)$]、均方位移、各向异性、非高斯性等，可以提供有关组织几何结构的信息（见图 9.1a~f）。

DSI 克服了 DTI 的主要局限性。DSI 扩散方向分布函数能够识别多个扩散方向，从而反映体素内部的纤维交叉。对大脑连通性的研究——人类神经连接体（Hagmann, 2005），极大地受益于这种能力。然而，这是以非常长的采集时间和极高的 b 值为代价实现的，使得 DSI 很难应用于临床。

DSI 的典型采集（见表 9.1）包括在立方体晶格上的 515 个 DWIs，其 b 值非常高（17000 s·mm^{-2}）。相比之下，DTI 通常在中等 b 值（1000 s·mm^{-2}）下使用 30~60 个 DWIs。

表 9.1　常用信号模型的典型采集方案

方法	总采集次数	b 值（s·mm^{-2}）	采集方式/球壳
DSI（Wedeen et al., 2005）	515	≤17000	立方点阵
QBI（Descoteaux et al., 2007）	60~90	3000	全单球壳
CSA-QBI（Aganj et al., 2010）	76	4800	全单球壳
PASMRI/MESD（Alexander, 2005）	54	1200	全单球壳
DOT（Ozarslan et al., 2006）	81	1500	全单球壳
DPI（Descoteaux et al., 2010）	256	1000,2000,4000,6000	64,64,64,64

续表

方法	总采集次数	b 值（s · mm^{-2}）	采集方式/球壳
BFOR（Hosseinbor et al.，2012）	102	375,1500,3375,6000,9375	3,12,12,24,50[HYDI（Wu and Alexander，2007）]
SPFI（Assemlal et al.，2009）	64	1000,3000	32,32
MAP-MRI/SHORE 3D（Avram et al.，2016）	98	1000,2000,3000,4000,5000,6000	4,7,11,17,23,31
DKI（Jensen and Helpern，2010）	60	1000,2000	30,30
CSD（Tournier et al.，2007）	60	3000	全单球壳
MSMT-CSD（Jeurissen et al.，2014）	98	1000,2000,3000	17,31,50 + T$_1$扫描

注：需要注意的是，这些方法除了需要扩散加权图像外，还需要非扩散加权或 b0 图像，本表不包括这些图像。DSI = 扩散波谱成像；QBI = q-空间球面成像；CSA-QBI = 固定立体角 QBI；PASMRI = 持续性角度结构 MRI；MESD = 最大熵球面反卷积；DOT = 扩散方向变换；DPI = 扩散传播成像；BFOR = 贝塞尔-傅里叶方向重构；SPFI = 球面极傅里叶成像；MAP-MRI = 平均表观传播 MRI；SHORE-3D = 基于简谐振子的重建和估计——3D；DKI = 扩散峰度成像；CSD = 约束性球面去卷积；MSMT-CSD = 多壳、多组织约束球面反褶积。

9.2.3 扩散传播角度

有几种方法旨在从均匀分布在 q-空间球体（或球壳）上的中等数量的采集点直接恢复扩散传播的角。他们试图在保留 DSI 多模态角度特性的同时，克服对 DSI 获取要求的限制。这些方法从临床可行的数据支持交叉纤维束示踪成像（Descoteaux et al.，2009）。

q 空间球面成像：q 空间球面成像（q-ball imaging，QBI）（Tuch et al.，2003；Tuch，2004）通过 Funk Radon 变换（FRT）将单壳高角分辨扩散成像（high angular resolution diffusion imaging，HARDI）数据映射到改进的扩散方向分布函数上。由此得到的 QBI-dODF 的具体形式为 $\tilde{\Psi}(u,\Delta) = \int_{\mathbb{R}} P(ru,\Delta)dr$，与公式 9.2 中的 DSI-dODF 相比，该函数的宽度依赖于 HARDI 球壳半径的零阶贝塞尔函数，使它变得难以区分。这意味着较高的 b 值提高了 QBI-dODF 分辨不同峰值的能力。在最初的 q 空间球面成像中，在半径为 b = 4000 s · mm^{-2}的 HARDI 球壳上使用了 252 个各向同性采集（Tuch，2004）。数据插值采用球面径向基函数，Funk Radon 变换采用数值方法。将得到的 QBI-dODF 进行数值标准化，然后通过最小-最大标准化重新缩放,以实现可视化。

解析函数基表示法(例如球函数)的使用改善了 q 空间球面成像(Anderson,2005;Hess et al.,2006;Descoteaux et al.,2007)。首先,只需要适中数量的球函数系数来表示信号,这些系数可以线性估计,意味着较小的采集要求。其次,从信号系数可以解析计算 Funk Radon 变换。最后,信号和扩散方向分布函数在球面上都有连续平滑的表示。

此外,在固定立体角 q 空间球面成像(constant solid angle QBI,CSA-QBI)下,可以通过对径向(即 q 的函数)信号衰减进行假设,也可以从球函数表示中计算出正确加权和归一化的 DSI-dODF(公式 9.1)(Tristan-Vega et al.,2009;Aganj et al.,2010)。这进一步提高了 q 空间球面成像在窄角度交叉中识别单个纤维束的能力。

持续性角度结构 MRI(persistent angular structure MRI,PASMRI)的目的是采集扩散传播的角度,该角度往往在很大范围内持续存在(Jansons and Alexander,2004;Alexander,2005)。与 q 空间球面成像类似,持续性角度结构 MRI 旨在保留 DSI-dODF 采集多个峰值的灵活性,同时降低采集需求,并已用于多纤维纤维束示踪成像(Seunarine et al.,2007)。持续性角度结构 MRI 假设数据是在单个 HARDI 球壳上获取的。因此,通过假定传播的角度和径向结构独立,并遵循最大熵原理,可以得到理想传播的角度,其具体形式为:

$$\tilde{P}(\mathbf{u},\Delta) = \exp(\lambda_0 + \sum_{n=1}^{N} \lambda_j \cos(\rho q_j \cdot \mathbf{u})) \tag{9.3}$$

其中 ρ 是轮廓的半径。$\tilde{P}$ 由 λ_j 参数编码,通过数值优化从信号中估计。

扩散方向变换:其他常见的单球壳 HARDI 方法包括扩散方向变换(diffusion orientation transform,DOT)(Ozarslan et al.,2006),它试图重建扩散传播的等半径轮廓。DOT 不是传播(扩散方向分布函数)的径向积分;而是固定半径 r 的这类传播的角度。DOT 也在其计算中使用球函数表示,但估计的是单指数表观扩散系数(apparent diffusion coefficient,ADC),而不是信号本身。然而,DOT 可以扩展到多球壳数据和更一般的多指数信号衰减。

q 空间球面成像、持续性角度结构 MRI 和 DOT 克服了 DSI 的采集限制,仍能近似于传播的多模态角度。它们在单个 HARDI 外球壳上需要的采集次数要少得多,而且不需要临床扫描仪所无法达到的极端 b 值。因此,这三者都可以从临床数据估算获得(Alexander,2005;Descoteaux et al.,2007)。q 空间球面成像和 DOT 是线性的,因此计算起来很快。持续性角度结构 MRI 在检测纤维方向方面更为精确和稳定,但缺乏直观的物理解释,而且估算速度要慢几个数量级(Alexander,2005)。它可以通过一般的线性函数基表示来加速,但会失去其灵敏度和鲁棒性(Alexander,2005)。然而,这三种方法都是估计扩散过程的特性,而不是潜在的组织几何结构;因此,他们不能直接推断纤维的方向。最后,q 空间球面成像、持续性角度结构 MRI 和 DOT 像其他许多只恢复扩散传播角度的方法一样,丢失了 DSI 中可用的径向信息,而这些信息可能对推测微观结构标量参数有潜在的帮助。

q 空间球面成像的典型采集(见表 9.1)包括在单个 b 值上以 3000~4000 s·mm^{-2} 测量 60~90 次。对于持续性角度结构 MRI,典型采集是以 1200 s·mm^{-2} 在单个 b 值上进行约 60 次采集,对于 DOT,典型采集是以 1500 s·mm^{-2} 在单个 b 值上进行约 80 次采集。

9.2.4 解析扩散传播

这些方法旨在从散布在多个 HARDI 球壳上以适度数量的采集中恢复整个传播。因此, 它们克服了 DSI 的采集限制,不仅可以恢复其角度(如 ODFs),还可以恢复其径向内容信息。 因此,与 DSI 一样,它们不仅可以检测纤维交叉,还可以通过标量参数提供组织微观结构信息。图 9.1 d~h 显示了从平均表观传播 MRI(下文讨论的一种方法)和 DSI 导出的标量图。

为了使傅里叶变换的计算具有解析性和直观性,已有许多不同的方法使用基对来表示信号和传播。它们在坐标表示上也有所不同,一些使用笛卡尔坐标系,而另一些使用球面坐标系。总的来说,这种分析表示方法使得从战略上放置于多球壳 HARDI 采集的低至 100~200 个 DWIs 来估算传播是可行的,从而提供了临床适用性(Fick et al.,2016)。

例如,在广义 DTI(Liu et al., 2003, 2004)中,作者用多项式或高阶张量基的笛卡尔表示信号,用厄米(Hermite)张量表示传播,并用克-夏利尔(Gram Charlier)级数近似来解析估计传播。基于简单谐振荡子的重建与估计(simple harmonic oscillator-based reconstruction and estimation,SHORE-3D)(ozarslan et al., 2013)、扩散传播成像(Descoteaux et al., 2010)、贝塞尔傅里叶方向重建(bessel Fourier orientation reconstruction,BFOR)(Hosseinbor et al., 2012)和球面极傅里叶成像(spherical polar Fourier imaging,SPFI; Assemlal et al., 2009; Cheng et al., 2010)都使用球面坐标系和球面傅里叶变换,但它们的函数基表示不同。MAP-MRI(Ozarslan et al., 2013)使用笛卡尔傅里叶变换和该变换的特征函数来表示信号和传播。

分析扩散传递分子方法使得从适量的、可实现的多球壳临床数据中估计扩散传播成为可能(Avram et al., 2016; Fick et al., 2016)。此外,这些方法都具有解析表示的优点,并且在计算上都是可行的。然而,由于所选基函数的形状更适合于表示 dMRI 数据,因此所需的基函数更少或需要估计的参数更少,一些方法的性能要优于其他方法。

典型的采集(见表 9.1)包括多个 b 值。SHORE-3D 和 MAP-MRI 可以通过在 6 个 b 值(1000、2000、3000、4000、5000、6000 s·mm^{-2})上进行 100 次采集获得。DPI 的实践者已提出对 4 个 b 值(1000、2000、4000、6000 s·mm^{-2})进行 256 次采集。贝塞尔傅里叶方向重建是根据 DSI 的交替混合采集估算获得的,大约有 100 次采集(Wu and Alexander, 2007),而 SPFI 是根据两个 b 值(1000、3000 s·mm^{-2})上的 64 次采集估计的。

9.2.5 扩散峰度成像

扩散峰度成像(diffusion kurtosis imaging,DKI)(Jensen et al.,2005)估计传播的四阶累积量作为潜在的组织微结构敏感指标,而 DTI 只估计传播的二阶累积量(协方差)。高阶累积量量化了与高斯性的偏差,DKI 只考虑二阶和四阶累积量,即扩散张量和峰度张量。因此,偏离高斯性的偏差被峰度张量捕获。通过扩展 DTI 信号模型,DKI 具有更多的标量参数,包括平均峰度(见图 9.1i)、径向峰度和轴向峰度。存在许多用于估算 DKI 张量的估算技术(Tabesh et al.,2011;Veraart et al.,2011;Ghosh et al.,2013)。最近的研究尝试从专业及快速的采集方案中直接估计 DKI 标量参数,如平均峰度(Hansen et al.,2013)。

DKI 在临床上是可行的,并得到了广泛的应用,因为它是一种可以评估 DTI 所提供特征之外特征的简单方法。应用包括卒中、创伤性脑损伤以及与年龄和疾病相关的神经变性(Steven et al.,2013)。然而,DKI 也使用通用信号模型,没有任何直接的生物物理解释;因此,DKI 标量参数缺乏特异性。此外,DKI 公式没有明确地采用任何约束来确保张量与未知扩散传播的累积扩散一致。估计的参数只取决于采集方案,与传播没有明确的关系。因此,它们不一定是真实的累积量,而且对 b 值的精确选择非常敏感。

典型采集见表 9.1,体内应用通常使用至少分布在两个非零 b 值层上的大约 60 个 DWI,最大 $b = 3000 \text{ s} \cdot \text{mm}^{-2}$(Jensen and Helpern,2010)。

9.2.6 球面去卷积与纤维方向分布函数

球面去卷积法力求恢复纤维方向分布函数(fODF)。与扩散方向分布函数不同,纤维方向分布函数是组织中扩散过程的一种固有特性,表明了纤维取向。

该方法假定每个体素中的信号是纤维方向分布函数与来自单个纤维群信号(核或响应函数)的卷积。因此,球面去卷积的工作原理是用核对信号进行反卷积来估计纤维方向分布函数(Tournier et al.,2004;Alexander,2005;Anderson,2005;Dell Acqua et al.,2007;Kaden et al.,2007;Ramirez-Manzanares et al.,2007)。有趣的是,持续性角度结构 MRI 的数学公式相当于球面去卷积。这一观察结果导出了最大熵球面反褶积(maximum entropy spherical deconvolution,MESD;Alexander,2005),该方法使用持续性角度结构 MRI 的非负表示来估计纤维方向分布函数。简和维穆里(Jian,Vemuri,2007)给出了一个压缩感知框架来加速这些方法。

其中最常用的一种去卷积方法是约束球面去卷积(constrained spherical deconvolution,CSD;Tournier et al.,2004,2007,2012),它被广泛应用于纤维束成像。约束球面去卷积评估包括两个步骤。首先，根据 dMRI 数据估计核，在方向对齐后，假定这些信号来自单个纤维群，取各向异性信号最大的体素上的平均值。然后，每个体素中的信号与这个核进行反卷积以产生纤维方向分布函数。估计是（几乎）线性的，因此很快。约束球面去卷积代表球函数基的纤维方向分布函数，并有利于使用正则化估算更多的球谐系数（Tournier et al.，2007）。图 9.2 比较了约束球面去卷积纤维方向分布函数与 DTI 椭球体在脑冠状切片上的角度图。在缩放的黄色框中，约束球面去卷积相对于 DTI 的优势被突出显示，其中亚体素纤维交叉结构由约束球面去卷积提取，而扩散张量仅表示平均主导方向。

约束球面去卷积扩展应用于具有多组织核的多球壳 HARDI 数据（多球壳、多组织约束球面反褶积，MSMT-CSD）区分灰质、白质和脑脊液（cerebrospinal fluid，CSF）（Jeurissen et al.，2014）。限制波谱成像（restriction spectrum imaging，RSI）也探索了使用一系列组织核的类似思路（White et al.，2013），其关键区别在于核的设计。限制波谱成像采用一系列基于扩散张量的核，预先选择扩散系数来反映不同的扩散环境，如受限扩散和受阻扩散。

球形反卷积方法在纤维束成像和连通性分析中很流行，因为它们可以从广泛使用且需要适中的采集时间的单球壳 HARDI 方案中估计多个纤维方向。与 q 空间球面成像和 MAP-MRI 相比，球面反卷积方法通常能够更好地解决较窄的纤维交叉，这意味着更高的灵敏度和角度分辨率，例如约束球面去卷积（Ning et al.，2015）。然而，该方法特异性较低，并且在存在信号噪声的情况下往往会产生伪峰。例如，约束球面去卷积使用一种启发式算法来消除这些假峰。纤维方向分布函数的峰值直观上也比扩散传播的峰值或其角度特征更容易与纤维方向联系起来。因此，最大熵球面反卷积的输出比 PAS 更容易解释。但是最大熵球面反卷积的计算要求非常高，可以与持续性角度结构 MRI 算法相当（Alexander，2005），而比线性方法高得多。另一方面，约束球面去卷积效率更高，测试效果更好（Jeurissen et al.，2013）。所有这些方法对大脑中的所有体素使用相同的核，这在生物物理上可能并不准确。卡登（Kaden，2016）提出了一种替代的方法来改善这种限制，在每个体素中分别估计核。最后，目前为止所提出的球面去卷积技术并没有涉及更复杂的构型，如扇形、弯曲、波动等。目前还不清楚它们是否能准确地反映纤维方向分布函数的真实结构以及在这种情况下产生的假峰。

未来的研究需要识别这种错误，并制定出更好地适应这种结构的方法。最大熵球面反卷积的典型采集（见表 9.1）包括在 1200 $s \cdot mm^{-2}$ 的单个 b 值上进行约 60 次采集。约束球面去卷积也从单一 b 值的约 60 次采集中估计，但 b 值要高得多，为 3000 $s \cdot mm^{-2}$。最后，多壳、多组织约束球面反褶积可以从 3 个 b 值（1000，2000，3000 $s \cdot mm^{-2}$）上的约 100 次测量中估计出来，另外还需要 T_1 加权结构采集。

9.3　多室及生物物理模型

多室及生物物理模型方法旨在将不同的组织微观特性与 dMRI 信号联系起来。因此，将模型与实测数据拟合，可以得到反映组织特征的参数，如细胞内体积分数、细胞大小、形状、纤维方向等。

本节从最简单的多室张量模型开始，旨在分离出来自不同组织类型的信号贡献。然后介绍估计轴突直径和不同腔室体积分数的建模技术，并讨论分辨率极限，即对于给定采集可以检测到的最小直径。最后回顾近期明确解释纤维扩散的各种模型，讨论模型选择方法，以寻找最好地解释测量信号的多室模型。

9.3.1　多室张量模型

多室张量模型旨在分别对来自两个或多个水池的信号贡献进行建模，以区分慢扩散和快扩散（如细胞内、细胞外、组织脑脊液）和/或多个纤维群。因此，它们可以克服 DTI 的主要局限性，从而更好地表示被测信号（Clark et al., 2000）。多张量模型假设信号贡献来自多个缓慢或没有交换的水池（Clark and Le Bihan, 2000；Tuch et al., 2002）：

$$S(g_i) = S_0 \sum_n f_n \exp(-b_i \, \widehat{g}_i^T D_n \, \widehat{g}_i) \,, \text{其中} \sum_n f_n = 1 \tag{9.4}$$

式中 f_n 和 D_n 为表征房室 n 的体积分数和扩散张量，$\widehat{g}_i$ 为对应 b 值 b_i 的第 i 次测量的梯度。文献已报道了各种多张量技术来表征不同应用的扩散信号。一般来说，这种模式至少需要一个双球壳采集（Scherrer and Warfield, 2010）。

双指数模型：最简单的例子是双指数模型，即两个各向同性张量，它们被提出用来区分大脑中的慢扩散和快扩散（Niendorf et al., 1996；Clark and Le Bihan, 2000）基于在几个 b 值处获得的数据。但对于慢扩散和快扩散的解释并不明确，因为单室受限扩散也可以用双指数函数很好地描述（Milne and Conradi, 2009），所以我们不能直接将这两种扩散系数分配到细胞内和细胞外空间。同样的模型也被用作体素内不相干运动（intravoxel incoherent motion，IVIM）模型（Le Bihan et al., 1988），在低 b 值（b<200 s·mm^{-2}）影响 dMRI 的条件下，该模型将血流通过毛细血管产生的快速扩散成分与细胞水产生的慢扩散成分分离开来。

双张量和多张量：双张量模型允许在一个或两个分量扩散张量中存在各向异性。这样的模型可以用来研究缓慢和快速扩散的各向异性（Clark et al., 2000），也可以用来区分 HARDI 采集的不同纤维群的贡献（Tuch et al., 2002），可以用于改进纤维束成像（Parker and

Alexander，2003）。根据张量的数量，这样的模型可以有大量的参数来估计（例如，一个完整的双张量模型有 13 个自由参数）；因此，文献中提出了一些模型约束来降低复杂性并稳定拟合。例如，DTs 的特征值可以被预先设定为文献值（Tuch et al.，2002），或者可以假设扩散张量是均匀对称的圆柱（Alexander and Barker，2005）。当使用两纤维和三纤维模型时，限制纤维方向在空间上的一致性也可以提高张量参数估计的稳定性（Pasternak et al.，2005，2008；Malcolm et al.，2011）和纤维示踪成像结果。将其中一个张量约束为各向同性的双张量模型也可以用来消除脑脊液部分体积的影响，消除自由水的信号贡献（Pasternak et al.，2009）。费曼（Fieremans，2011）提出了一种理想化的白质双张量室模型，该模型为具有平行纤维结构体素中的 DKI 参数提供了生物物理解释，可用于计算白质束的完整性（white matter tract integrity，WMTI）指标（Fieremans et al.，2013）。

球和棒：双张量或多张量模型的一个特例，球和棒（Behrens et al.，2003）旨在将纤维方向的影响从体积扩散中分离出来。棒室模拟轴突内扩散，假设仅有沿纤维方向的流动，即零径向扩散率 $D_\perp = 0$。球室将轴突外扩散模型模拟为各向同性张量。公式 9.4 中的体积分数参数 f_n 提供了纤维密度和纤维方向的杆状方位的估计值。贝伦斯（Behrens，2007）将该模型扩展到多个棒，并提出了一种自动关联判定算法，以检测在一个体素中存在的不同纤维方向的数量。

与 DTI 相比，多张量模型在区分不同水池的信号贡献和估算其体积分数方面具有一定优势，尽管各房室的张量模型不一定能够估算特定的微观结构特征。另一个重要的应用是区分不同方位的纤维种群。多张量模型估算了大量的参数；因此提出了各种限制条件，这些条件对实际应用很重要。尤其是拟合完整的多张量模型需要多个 b 值和仔细的参数估计。简化避免了这样的要求。例如，球杆模型是双张量模型的一种特殊情况，由于其简单性和微观结构相关性而备受青睐，并且只需要单球壳 HARDI 数据。白质束完整性模型采用典型的 DKI 采集方式，两个球壳（b=1000 和 2000 s·mm^{-2}），每个梯度方向 30 个。

双指数模型的典型采集（见表 9.2）包括沿一个或多个方向的多个 b 值采集的测量值（例如，克拉克和利·比昂使用沿三个主要方向 0 到 3800 s·mm^2 之间线性间隔的 45 个 b 值；Clark，Le Bihan，2000）。为了研究慢扩散张量和快扩散张量的各向异性，克拉克（Clark，2000）使用了三个 b 值高达 3500 s·mm^2 和 12 个方向的采集。塔奇（Tuch，2002 年）在使用双张量模型绘制交叉纤维时，使用 b=1077 s·mm^{-2} 和 126 个方向的单球壳采集，而帕斯特纳克（Pasternak，2008 年）使用 b=1000 s·mm^{-2} 和只有 33 个方向的更简单的采集方案。球棒技术采用了类似的采集方式，b=1000 s·mm^{-2} 和 60 个方向（Behrens et al.，2003，2007）。

表 9.2　使用多室及生物物理模型的常用技术的典型采集方案

方法	总采集次数	b 值（s·mm^{-2}）	采集方式/球壳
多室张量模型			
Bi-exponential（Clark and Le Bihan，2000）	135	≤3800	线性间隔的 b 值,三个方向
Bi-tensor（快和慢）（Clark et al.，2000）	36	~1000,2000,3500	12,12,12
Bi-tensor（交叉纤维）（Tuch et al.，2002；Pasternak et al.，2008）	126（Tuch et al.，2002）:33（Pasternak et al.，2008）	~1000	全单球壳
Ball and stick（Behrens et al.，2003，2007）	60	1000	全单球壳
WMTI（Fieremans et al.，2011）	60	1000,2000	30,30
张量分布			
TDF（Leow et al.，2009）	96	~1200	全单球壳
DIAMOND（Scherrer et al.，2016）	65	1000 及≤3000	单球壳立方点阵
DBSI（Wang et al.，2014）	99	≤3000	立方点阵
限制扩散模型			
Stanisz' model（Stanisz et al.，1997）	400	≤40000*	4 次扩散,50 个梯度,‖和⊥向纤维方向
CHARMED（Assaf and Basser，2005）	16845	≤10000	10 个 b 值 6,6,12,12,16,16,20,20,30,30 的方向
Optimised protocol（De Santis et al.，2014）		≤8750	8 个 b 值 6,3,4,5,6,6,7,8 的方向
AxCaliber（Assaf et al.，2008）	80	—	5 次扩散,16 个梯度,从 0 到 300 mT·m,⊥向纤维方向
ActiveAx（Alexander et al.，2010）（+ dispersion）（Zhang and Alexander，2010）	360	530,700,2720,2780	90

续表

方法	总采集次数	b 值（s·mm^{-2}）	采集方式/球壳
纤维分散显式建模			
交叉和 Bingham 分散（Kaden et al.，2007）	60	1000	全单球壳
NDM（Jespersen et al.，2006，2009）	144	≤15000 *	16 个 b 值，各有 9 个不同方向
NODDI（Zhang et al.，2012）	90	711,2855	30,60
SMT（Kaden et al.，2015）	151	1000,2500	76,75
多室 SMT（Kaden et al.，2016）	270	1000,2000,3000	90

注：除扩散加权图像外，这些方法还需要非扩散加权或 b0 图像，本表不包括这些图像。WMTI = 白质束完整性；TDF = 张量分布函数；DIAMOND = 扩散室成像中三维各向异性微结构环境的分布；DBSI = 扩散基于波谱成像；CHARMED = 复合材料阻碍和限制的扩散模型；NDM = 神经轴突密度模型；NODDI = 神经元定向扩散与密度成像；SMT = 球面平均技术。

*在室温下进行的离体实验，为了获得相似的信号衰减，需要更高的 b 值。

9.3.2 张量分布

各种技术旨在使用分布而不是张量的有限混合来描述扩散信号：

$$S(g_i) = S_0 \int_{D \in \mathbb{D}} P(D) \exp(-b_i \, g_i^T D_n \, g_i) dD，其中 \int_{D \in \mathbb{D}} P(D) dD = 1 \tag{9.5}$$

其中 $P(D)$ 是概率函数，D 表示扩散张量的空间。这种方法不像上面介绍的大多数多张量技术需要预先明确房室的数量。

P 的一个可能选择是惠夏（Wishart）分布，它是扩散张量空间伽马分布的推广，并被简（Jian，2007）采用。惠夏（Wishart）分布提供了一个共轭先验，因此由拉普拉斯变换连接的信号和分布具有封闭形式，使计算易于处理。简（Jian，2007）提出的方法假设不同纤维具有相同的扩散张量。莱奥（Leow，2009）克服了这一限制，他们使用张量分布函数来考虑不同的各向异性，即沿不同方向的不同张量特征值。通过只考虑柱对称张量以降低计算复杂度。最近，谢尔（Scherrer，2016）提出了 DIAMOND（扩散房室成像中三维各向异性微结构环境的分布），这是一种旨在通过模拟沿各主方向的张量分布来捕获每个房室异质性的技术。王（Wang，2014）提出了一种扩散波谱成像（diffusion basis spectrum imaging，DBSI）技术，用于分离柱对称各向异性张量和各向同性张量分布的贡献。

各种研究建议使用扩散张量的分布来表示测量的信号。通过允许方向和/或扩散系数的分布，此类技术可以表示更复杂的纤维构象，例如分散、弯曲或扇形纤维，以及不能由更简单的多传感器模型表示的室内异质性。尽管这些方法呈现出一般的形式主义，但为了降低问题的复杂性，已经对扩散张量的形状、纤维方向和/或纤维房室的数量进行了各种假设和限制。

典型采集（见表 9.2）：虽然只有估计方向分布的方法可应用于单球壳数据（例如利昂的研究中，具有 96 个方向的 $b = 1159$ s·mm^{-2}；Leow et al., 2009），但其他方法需要更复杂的采集方案。DIAMOND 技术（Scherrer et al., 2016）旨在捕获房室内异质性，通过采集 HARDI $b = 1000$ s·mm^{-2} 的外球壳和 30 个方向合并基于恒定回波时间（TE）的 30 个梯度的 b 值（$1000 \sim 3000$ s·mm^{-2}）进行评估，这样使 TE 最小化，从而使信噪比（signal-to-noise ratio, SNR）最大化。扩散波谱成像（Wang et al., 2014）已应用于一个在 3D 的 q-空间网格上放置 99 个扩散测量值（最大 b 值为 3000 s·mm^{-2}, Wang et al., 2014）的数据集。

9.3.3　限制扩散模型

尽管上述多张量模型旨在描述多房室的信号，但它们并未捕获到诸如限制扩散等的影响，这些影响对某些方向的位移施加了硬性限制效应（Milne and Conradi, 2009）。其他技术构建了更具体的组织成分几何模型，并将它们与扩散 MRI 信号联系起来。

早期模型：斯坦尼斯（Stanisz, 1997）提出了第一个描述神经组织中扩散信号的生物学模型。研究调查了牛视神经，并使用三个房室来表示组织：椭圆形（轴突）、球体（胶质细胞）和房室间交换受阻的扩散（细胞外间隙），如图 9.3 a~c。佩莱德（Peled, 1999）提出了另一种理解房室划分的方法，将蛙坐骨神经的横向松弛成分的扩散测量相互关联。对于 T$_2$ 谱中的每个主峰，作者给出了不同 b 值和不同扩散时间下的扩散衰减曲线。虽然短 T$_2$（~78 ms）峰的衰减曲线对衰减时间的依赖性不明显，但是长 T$_2$（~300 ms）峰的衰减曲线表现出了较强的时间依赖性。因此，作者提出用柱内限制扩散模型解释实验数据，并用半径分布反映组织学测量。拟合这种模型需要高质量的数据，并进行多种不同的测量，作者使用了梯度超过 1 T·m^{-1} 的小口径系统的波谱数据。对于体内实验来说，需要更简单的模型来描述组织的关键特征。

复合材料阻碍和限制的扩散模型（composite hindered and restricted model of diffusion, CHARMED）、轴突直径测量法（AxCaliber）和 ActiveAx：阿萨夫（Assaf）的研究（Assaf et al., 2004；Assaf and Basser, 2005）基于轴突内受限扩散的多房室模型基础，使临床采集成为可

能。复合材料阻碍和限制的扩散模型旨在估计由扩散张量描述的受阻碍的房室参数，以及假设已知轴突直径分布的一个或两个纤维群的体积分数和方向。轴突直径值和垂直于纤维的细胞内扩散系数固定在脊髓轴突的典型值。对于活体大脑成像，该技术使用了丰富的多壳多重方向数据集来估计纤维方向、平行于纤维的细胞内扩散系数、细胞外扩散系数以及相应的体积分数。

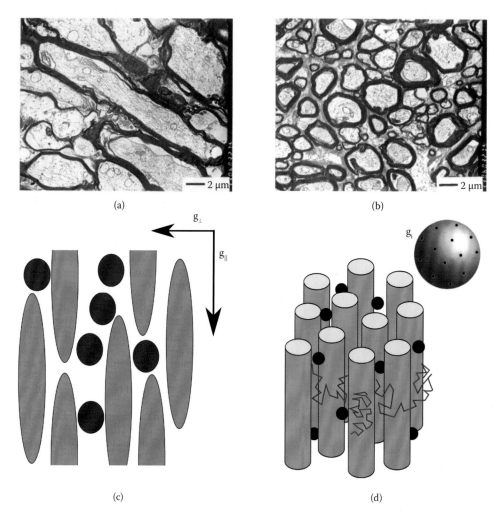

图9.3　轴突直径测量法(AxCaliber)和 ActiveAx 使用的具有平行圆柱体的白质模型示意图。牛视神经在(a)平行和(b)垂直于由眼眶和视交叉定义的轴方向的电子显微图像。(c)三房室白质模型示意图。(经许可转载自 Stanisz, G.J., et al., An analytical model of restricted diffusion in bovine optic nerve. Magn. Reson. Med., 1997, 37, 103-111.)

　　轴突直径测量法(AxCaliber)(Assaf et al., 2008)也使用了复合材料阻碍和限制的扩散模型(CHARMED)，但是它在假设纤维方向已知的基础上，通过梯度强度和扩散时间的多种组合，从垂直于纤维的测量值来估计轴突直径的分布。基于先前阿沃伊蒂斯(Aboitiz, 1992)等的组织学研究，假设轴突直径遵循伽玛分布。该技术已进一步用于在生物体内估计大鼠胼胝体轴突直径分布(Barazany et al., 2009)。然而,在假定纤维方向已知的情况下,该方法仍需要许多垂直于神经的测量。

ActiveAx(Alexander, 2008)的目标是使用定向不变的采集协议在整个大脑中绘制轴突直径和密度估计值。具体地说,优化后的协议只需要四个 HARDI b 值,b 最高值接近 3000 s·mm²。ActiveAx 结合了斯坦尼斯(Stanisz)模型和轴突直径测量法模型的特点,得到了一个最简单的模型—白质扩散最小模型(minimal model of white matter diffusion, MMWMD),包括轴突直径和密度的参数,与测量信号完全吻合。在连贯的白质纤维区域,轴突内空间以单个轴突直径表示,细胞外间隙用轴对称张量表示,胶质细胞房室简化为完全受限的扩散,如图 9.3d 所示。在该模型中,平行于轴突的细胞内扩散系数和细胞外扩散系数是固定且相等的。因此,至少在模拟中,ActiveAx 框架估计的轴突直径指数与不同房室的平均体积加权直径、纤维方向和体积分数具有良好的相关性。之后的一项研究(Alexander et al., 2010)探讨了在体内以及猴脑离体情况下估计胼胝体轴突直径指数和体积分数的可行性,并显示当梯度强度从标准临床值(~60 mT·m⁻¹)增加到专业值(约 300 mT·m⁻¹)时,测量结果得到显著改善。

旨在评估轴突直径等房室大小指标的技术需要丰富的多重球壳采集,包括高 b 值(在活体成像中 b ≥ 3000 s·mm² 时,限制效应占主导)和多种扩散时间。据文献(Assaf et al., 2008;Alexander et al., 2010;Dyrby et al., 2012;Horowitz et al., 2015;Sepherband et al., 2016)报道,与组织学结果相比,大多数基于扩散的轴突直径估计值被高估。这可能是由多种因素造成的,包括交换、方向分散、纤维搏动、细胞外模型的过度简化和有限的梯度强度。这种影响在梯度强度和信噪比有限的临床研究(Assaf et al., 2008;Alexander et al., 2010;Dyrby et al., 2012;Horowitz et al., 2015)中尤为明显。因此,霍洛维茨(Horowitz, 2015)等提出的旨在将轴突直径测量法估计的胼胝体表观轴突直径(apparent axon diameter, AAD)与根据脑电图测量的大脑半球间传递时间估计的轴突传导速度(axonal conduction velocity, ACV)相关联,但该研究遭到了组织学研究小组的质疑(Innocenti et al., 2015)。

因诺琴蒂(Innocenti, 2015)等的评论指出,与先前报道的数值相比,ActiveAx 模型报告的轴突传导速度值较小,这可能是由任务设计造成的。然而,轴突直径测量法的表观轴突直径值被高估,则反映了基于表观轴突直径估计的扩散值偏向于较大的值。这些发现提出了一个问题:我们可以用扩散实验测量的最小的尺寸是多少,即轴突直径分辨率。

为了更好地理解这一问题,德罗布尼亚克(Drobnjak, 2015)等分析了在广泛的序列参数及实际可达到的 SNR 下,被测量信号对圆柱体半径的敏感性。结果表明,对于小于 60 mT·m⁻¹ 的梯度强度,无法识别小于 6 μm 的轴突直径,而当逐渐达到 300 mT·m⁻¹ 的梯度强度，可以在连接体扫描仪（McNab et al.，2013）上识别，此时分辨率限制降为 2~3 μm。由于大脑中的大多数轴突小于 3 μm（Aboitiz et al.，1992），dMRI 技术似乎对分布于尾部的较大直径值更加敏感，尽管这些轴突也比较小的轴突贡献更多信号。有关大小限制和填装顺序的信息也包含在细胞外信号中（Burcaw et al.，2015）。考虑这些因素也会影响轴突直径的估计（De Santis et al.，2016），因此，当这些参数与组织学特征（如轴突直径分布）相关时，需要谨慎地解释这些估计参数。

典型采集（见表 9.2）：斯坦尼斯（Stanisz）的早期建模方法已应用于采集获得高质量数据，在 0 到 1.4 T·m⁻¹ 之间有 4 个扩散时间和 50 个梯度台阶（0~1.4 T·m⁻¹），产生的 b 值高达 40000 s·mm⁻²，可用于体外采集。阿萨夫和巴瑟（Assaf，Basser，2005）提出了最初的复合材料阻碍和限制的扩散模型采集方案，由 10 个 b 值高达 10000 s·mm⁻² 的球壳组成，梯度方向数量从 6 个低 b 值增加至 30 个高 b 值。德桑蒂斯（De Santis，2014）等提出了一种优化的复合材料阻碍和限制的扩散模型采集方案，仅在 8 个球壳体上进行 45 次测量（b 高达 8750 s·mm⁻²）。阿沙夫（Assaf，2008）等的轴突直径测量法（AxCaliber）成像实验采用 5 种不同扩散时间和 16 种梯度增量（0~300 mT·m⁻¹），仅有垂直于脊髓中纤维的唯一方向。ActiveAx 的采集包括 4 个 HARDI 值，每个值有 90 个方向，临床应用时 b 值高达 3000 s·mm⁻²，临床应用前设置的 b 值高达 13000 s·mm⁻²。

9.3.4 纤维分散显式模型

文献中提出的各种技术旨在明确地模拟定向扩散，包括纤维弯曲、扇形或搏动的影响，这些影响在整个大脑中广泛存在（Burgel et al.，2006），甚至在相干的白质纤维区域，如图 9.4a 所示。因此，这样的参数模型估计了不能从一般张量分布估计的定向扩散指数。此外，他们的目标是克服之前讨论的假设平行圆柱限制模型的局限性。

为了将纤维交叉和扩散结合起来，卡登（Kaden）等提出了一种球形反卷积方法，将纤维定向密度参数化为宾汉分布的有限混合（Kaden et al.，2007），这类似于定向数据的高斯分布。该技术采用多房室模型：细胞外间隙各向同性扩散，细胞内间隙各向异性扩散（圆柱对称扩散张量）。该模型最多允许两种纤维群在其主方向上表现出分散性，并确定扩散系数值。因此，从数据中仅能估计到体积分数和方向信息。

杰斯珀森（Jespersen，2006）等提出了一个模型，旨在估计白质和灰质中神经突（轴突和树突）的体积分数和分布。该技术使用了一个具有各向同性张量的双房室模型来描述细胞外扩散，以及描述轴突和树突内扩散的圆柱对称各向异性张量分布。方向分布用球谐函数表示；因此，该模型估计了除了张量扩散值和体积分数外的相应系数。杰斯珀森（Jespersen，

2009)等还扩展了该模型,以将细胞外间隙的各向异性包括在内,并将神经内模型约束为"棒状",以稳定拟合过程。

张和亚历山大(Zhang, Alexander, 2010)扩展了 ActiveAx 提出的圆柱体限制模型,目的是在存在分散的情况下恢复轴突直径指数。为此,他们使用了一个参数化的沃森(Watson)分布,这是一个圆柱对称性方向分布,并从活体人体数据中获得的 4 个 HARDI 球壳估计轴突直径指数和方向离散度。

在之后工作中,张(Zhang, 2012)等开发了神经突定向扩散和密度成像(neurite orientation dispersion and density imaging, NODDI),这是一种多房室模型,旨在通过临床可行的采集方案来估计神经突内体积分数和定向分散,如图 9.4 b 和 c 所示。NODDI 模拟了三个房室的信号构成:由沃森分布的棒状表示的神经突内信号、以柱对称张量为模型的神经突外信号和以自由各向同性扩散为特征的脑脊液。由于其数据采集的简单性和临床可行性,NODDI 已用于许多不同研究以描述健康和病理性脑组织特征(Eaton-Rosen et al., 2014; Kunz et al., 2014; Timmers et al., 2014; Winston et al., 2014)。

宾厄姆(Bingham)分布也被用于最近的工作中。宾厄姆分布允许各向异性扩散,并可描述纤维构象,例如扇形。索蒂罗波罗斯(Sotiropoulos, 2012)等提出了球和球拍模型,该模型扩展了球和棒模型的神经突内房室,以解释纤维扩散。然而,塔里克(Tariq, 2016)等通过用宾厄姆模型替换原始 NODDI 中的沃森扩散模型,从而扩展了 NODDI 模型以纳入各向异性定向扩散,它提供了一个超出原始 NODDI 的额外参数图(方向扩散各向异性)。

球面平均技术(spherical mean technique, SMT; Kaden et al., 2015)考虑了不同的角度,该技术剔除了方向分布的影响,以估计每个轴突平行和径向扩散值。SMT 假设给定体素中信号可以由具有相同特征值的柱对称张量分布来描述,这些张量仅在方向上不同。因此,在不同的 b 值下,扩散值可以根据在各向同性的梯度方向计算出信号的平均值来计算,并且需要具有至少 2 个 HARDI 球壳采集协议(Kaden et al., 2015)。

卡登(Kaden, 2016)等提出了一种不同的无需假设固定扩散率和方向分布参数的技术,来估计神经突内的体积分数和方向分布。这种方法使用球面平均技术公式,并假设来自每个纤维束的信号由双房室模型描述,其中细胞外部分具有各向异性张量,细胞内部分具有棒状张量(Kaden et al., 2016)。这种建模方法可以在球面反卷积中实现空间变异的反卷积核,从而对结果产生影响。

上述模型的目的是提供一个测量纤维在组织中的分散性,以及其他微观结构参数,如神经纤维内体积分数或轴突直径指数。估计不同房室体积分数的方法需要至少具有两个不同球壳的采集协议,以确保稳定拟合。为了使估计的参数对噪声具有更高鲁棒性,并提高拟合

Histology and structure tensor analysis

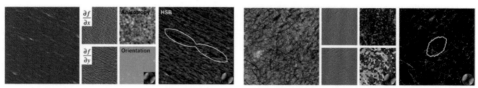

Highly anisotropic region, corpus callosum   Isotropic region, cortical grey matter

Diffusion model including dispersion, e.g. NODDI

(a)

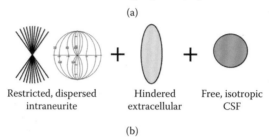

Restricted, dispersed   Hindered   Free, isotropic
intraneurite   extracellular   CSF

(b)

In - vivo parameter maps from NODDI model

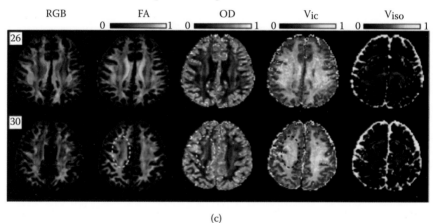

(c)

图9.4　（a）胼胝体高度各向异性白质区域和皮质灰质各向同性区域的神经组织和结构张量分析的组织学染色（经许可改编自 Budde，M.D.，and Annese，J.，Front. Integr. Neurosci.，7，3，2013.）。（b）包含定向扩散的多房室模型的示意图，如 NODDI。（c）在弯曲和扇形纤维区域，来自 NODDI 模型的活体参数图显示了与 DTI 分数各向异性的互补对比。（经许可转载自 NeuroImage，61，Zhang，H.，et al.，NODDI：practical in vivo neurite orientation dispersion and density imaging of the human brain，1000-1016.）

的稳定性，通常施加各种建模约束，例如，使用柱对称分布，用棒表示神经突内房室或使用先验信息固定各种参数。最近的一项研究调查了 NODDI 中固定扩散值的影响，结果表明，使用不接近真实数据的值会使估计参数产生偏差（Jelescu et al.，2015）。因此，对获得的定量图需要谨慎解读。

　　到目前为止介绍的技术是获得组织各种特征的多房室模型的具体案例。通常，可以通过组合代表组织中主要水池的不同房室（例如轴突内和轴突外间隙、脑脊液、胶质细胞）来形成各种各样的组织模型。根据贝叶斯信息准则(该准则考虑了拟合优度和参数数量)对模型进行排序,结果表明,在大鼠离体胼胝体(Panagiotaki et al.,2012)和人类胼胝体(Ferizi et al.,2014)中,沿纤维方向受限的三房室模型解释数据的效果最好。最近一项包括纤维扩散的研究(Ferizi et al.,2015)表明,这些模型优于具有相干纤维的最佳模型。

典型采集(见表9.2):由卡登(Kaden,2007)等提出的技术,模拟了在主要方向上最多两种纤维群的扩散,已用于由单个 HARDI 球壳(b=1000 s·mm^{-2} 和 60 个梯度方向)组成的数据集。在存在扩散的情况下估计轴突直径(Zhang and Alexander,2010)需要更丰富的数据采集,并已应用于原始 ActiveAx 研究中使用的 4 个 HARDI 球壳数据(Alexander et al.,2010)。杰斯珀森(Jespersen,2006、2009)等的论文中所提及的神经突密度模型已用于丰富的体外采集,包括 16 个 b 值(0～15000 s·mm^{-2}),每个球壳有 9 个不同的方向。NODDI 的采集(Zhang et al.,2012)是针对临床研究的,包括 2 个 HARDI 球壳,其推荐 b 值分别为 700 和 2800 s·mm^{-2},梯度方向分别为 30 和 60。类似的双球壳采集可用于 Bingham NODDI(Tariq et al.,2016)以及球面平均技术。相似地,多房室球面平均技术已用于由 3 个 HARDI 球壳组成的采集中,b 值分别为 1000、2000 和 3000 s·mm^{-2},每个球壳的梯度方向为 90(Kaden et al.,2016),但理论上也适用于 NODDI 采集。

9.4 软件包

在这里,我们提供了用于高级 dMRI 建模的常用软件包的部分列表,以及已实现的重要模型列表。这些都可以从互联网上下载和使用。在可能的情况下,我们还总结了作者对软件的描述。

FSL[FMRIB(牛津脑功能 MRI 中心)软件库](Jenkinson et al.,2012):FSL 是一个功能、结构和扩散 MRI 脑成像数据的综合分析工具库。FDT(FMRIB 的扩散工具箱)是 FSL 的一部分,包括用于数据预处理、局部扩散建模和示踪成像的工具。TBSS(基于区域空间统计)旨在提高多学科扩散成像研究分析的敏感性、客观性和可解释性,而"eddy"是校正涡流和运动扩散数据的工具,"topup"是估计和校正磁敏感引起的畸变的工具。

模型:球和棒(Behrens et al.,2007)、QBI-dODF(Tuch,2004)、球谐 QBI-dODF(Descoteaux et al.,2007)、CSA-QBI(Aganj et al.,2010)。

Camino(Cook et al.,2006):Camino 是一个用于 dMRI 处理的开源软件工具包。该工具包实现了标准技术,如扩散张量拟合、映射分数的各向异性和平均扩散、确定性和概率性示踪成像。它还包含更专业和前沿的技术，如蒙特卡罗扩散模拟、多纤维和 HARDI 重建技术、多纤维 PICo、房室模型以及轴突密度和直径的估计。

模型：多传感器（Alexander and Barker，2005）、ActiveAx（Alexander，2008）、多房室组织模型（Panagiotaki et al.，2012；Ferizi et al.，2014、2015）、球谐 QBI-dODF（Descoteaux et al.，2007）、持续性角度结构 MRI（Jansons and Alexander，2004）和最大熵球面反卷积（Alexander，2005）。

MRtrix3（Tournier et al.，2007）：MRtrix3 提供了一套工具，用于执行各种类型的扩散 MRI 分析，从各种形式的示踪成像到下一代组级分析。它的设计考虑到了一致性、性能和稳定性，并在开源许可下免费提供。它由该领域的专家团队开发和维护，旨在培养一个由来自不同背景用户组成的活跃社区。

模型：约束性球面去卷积（CSD）（Tournier et al.，2007），多壳、多组织约束球面反褶积（MSMT-CSD）（Jeurissen et al.，2014），DKI。

DIPY（Garyfallidis et al.，2014）：DIPY 是一个用于计算神经解剖学的免费开源软件项目，主要侧重于 dMRI 分析。它实现了用于 MRI 数据的去噪，配准，重建，跟踪，聚类，可视化和统计分析的各种算法。

模型：约束性球面去卷积（CSD）（Tournier et al.，2007）、SHORE-3D（Ozarslan et al.，2013）、DKI（Jensen et al.，2005）、CSA QBI-dODF（Aganj et al.，2010）、DSI（Wedeen et al.，2008）。

DSI Studio：DSI Studio 是一个开源的扩散 MRI 分析工具，用于绘制大脑连接图，并将发现的结果与神经心理障碍相关联。它是几种方法的集合，包括 DTI、q 空间球面成像、DSI、广义 q 采样成像、q 空间微分重建、扩散 MRI 连接测量和广义确定性纤维示踪。

模型：球谐 QBI-dODF（Descoteaux et al.，2007），DSI（Wedeen et al.，2008）。

扩散峰度估计（Tabesh et al.，2011）：扩散峰度估计（diffusion kurtosis estimator，DKE）是一种用于后处理 DKI 数据集的软件工具，包括一套命令行程序和图形用户界面。DKE 生成一组峰度（轴向、平均、径向、KFA、MKT）参数映射，其中包含从 DKI 协议获取的给定 DWI 集。在处理过程中，还使用 DKI 或扩散张量成像信号模型计算扩散系数（轴向、平均、径向）和分数各向异性图。

模型：DKI（Jensen et al.，2005）。

NODDI MATLAB®工具箱（Zhang et al.，2012）：NODDI MATLAB 工具箱提供了从不同扩散 MRI 数据估计 NODDI 参数的 MATLAB 工具。NODDI 是一种多房室模型，旨在从临床可行的采集数据中估计神经突内体积分数和定向扩散。

模型:NODDI(Zhang et al.,2012)。

球面平均技术工具箱(Kaden et al.,2015):球面平均技术工具箱提供了从不同扩散 MRI 数据估算球面平均技术参数的工具。其目的是绘制微观特征,这些特征不受大脑中普遍存在的纤维交叉和定向扩散的影响。这项技术仅需要一个具有两个(或更多)b 值的扩散序列即可在任何标准 MRI 扫描仪上实现。到目前为止,球面平均技术有两种形式,即微观张量模型和简单的多房室模型。

模型:球面平均技术(扩散张量)(Kaden et al.,2015),球面平均技术(多房室微观扩散模型)(Kaden et al.,2016)。

MISST(Ianus et al.,2016a):微结构成像序列模拟软件(microstructure imaging sequence simulation software,MISST)是一种实用的扩散 MRI 模拟器,用于开发、测试和优化用于微结构成像的新型 MR 脉冲序列。MISST 基于矩阵方法,可针对多种广义脉冲序列和组织模型模拟扩散信号。

模型:多房室组织模型(Panagiotaki et al.,2012)和 MR 脉冲序列(Ianus et al.,2016a)。

9.5　现状和前景

我们介绍了一系列先进的 dMRI 模型,这些模型比 DTI 描绘了更多的基础组织细节。如上所述,所有这些技术都有一定的局限性,但它们的未来发展仍是研究领域的热点。在本节中,我们将从采集序列、扩散建模和参数估计、硬件趋势以及多模式采集的扩展方面讨论主要挑战和研究方向。

9.5.1　超越单一扩散编码

大多数的定量 dMRI 技术都是基于标准的 SDE 采集,这些采集在临床和临床前扫描仪上已广泛使用。然而,与 SDE 序列相比,可以提供更多对比度的其他扩散编码梯度引起人们越来越多的关注。

振荡梯度:图 9.5 所示的振荡扩散编码(oscillating diffusion encoding,ODE)序列(Gross and Kosfeld,1969)用振荡梯度波形(如正弦、余弦、平方或梯形波形)代替标准 SDE 序列中的脉冲梯度。通过增加振荡频率,与 SDE 序列相比,ODE 序列能够在更短的时间内度量扩散过程。

ODE 序列的一个应用是"时间扩散波谱",它需要类余弦样梯度波形,并测量扩散谱

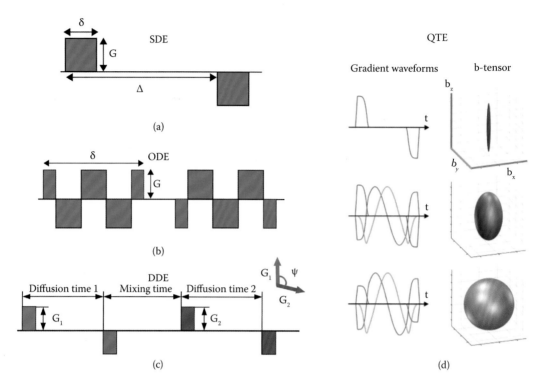

图 9.5　（a）单扩散编码（SDE），（b）平方梯度波形振荡扩散编码（ODE），（c）双扩散编码（DDE）和（d）q–空间轨迹成像（QTI）采集的示意图。（经许可转载自 NeuroImage，135，Westin，C.F.，et al.，Q–space trajectory imaging for multidimensional diffusion MRI of the human brain，345-362.）

D（ω），即扩散张量的频率依赖性（Callaghan and Stepisnik，1995；Does et al.，2003；Aggarwal et al.，2012；Baron and Beaulieu，2013；Portnoy et al.，2013；Van et al.，2013）。测量的 ADC 或张量参数随频率的变化直接反映了扩散受限的存在，无需任何建模假设。

　　还可以从扩散谱 D（ω）中定量估计限制大小，它与孔径有明确的依赖关系（Stepisnik，1993；Portnoy et al.，2013；Xu et al.，2014）；但是，这需要由类余弦样梯度波形组成的采集。另一种估计微结构参数的方法是使用类似复合材料阻碍和限制的扩散模型或白质扩散最小模型的模型适应 ODE 序列，并将获得的 ODE 数据用多房室模型拟合（Xu et al.，2009；Ianus et al.，2012；Siow et al.，2013）。最近的研究（Drobnjak et al.，2015）比较了 SDE 和 ODE 序列对轴突直径的灵敏性，表明低频振荡梯度提高了纤维扩散和/或未知梯度方向情况下的灵敏性，而更高频率梯度能更好地估计固有扩散系数值（Jiang et al.，2016）。

　　在一次测量中具有不同方向的梯度——我们能得到什么？上面讨论的 dMRI 技术在一次测量中使用了一组具有固定梯度方向的扩散序列。尽管这些序列已被用于估计各种微结构参数，但在没有任何关于基质类型信息的情况下，它们无法区分更复杂组织构象特征的微观各向异性和孔径的分布（Topgaard and Soderman，2002；Ianus et al.，2016b）。使用梯度方向在梯度脉冲内变化的序列可以克服这一限制。

一种方法是采用双扩散编码（double diffusion encoding，DDE）序列（Mitra，1995；Cheng and Cory，1999；Shemesh et al.，2010），即使在孔形状和大小分布的非均质基质中，也能提供对孔隙各向异性的敏感性。如图9.5c所示，双扩散编码序列结合了两对独立的扩散梯度，可以探测非共线方向下不同方向分子位移的相关性。人们提出了各种方法来估计宏观各向同性基底中的微观各向异性（μA）（Cheng and Cory，1999；Shemesh et al.，2010；Shemesh and Cohen，2011），而最近的研究已引入了旋转不变的采集方法，从而可以得到在宏观各向异性组织（如白质）中μA的一致性估计（Lawrenz et al.，2009；Jespersen et al.，2013）。劳伦兹（Lawrenz）等使用临床扫描仪上的双扩散编码（DDE）序列来研究人脑的微观各向异性（Lawrenz and Finsterbusch，2015），并显示出与年龄相关的差异（Lawrenz et al.，2016）。将DDE与振荡波形相结合可以进一步提高对μA的敏感性（Ianus et al.，2016c）。此技术提供了一种微观各向异性的测量方法，这种方法不受纤维方向分布的影响，也不需要假设球面平均技术中使用的相同微域，它可能会使具有孔径分布的区域和/或受到部分容积影响的估计参数产生偏差。

最近提出的另一种量化μA的方法是将提供各向同性和线性编码的测量值在几个不同扩散权重下进行组合（Lasic et al.，2014）。这些概念已在q-空间轨迹成像方法（q-space trajectory imaging，QTI）（Westin et al.，2016）中得到推广，该方法采用复杂的采集方案（如图9.5d所示）将尺寸变化与基质结构的形状和方向变化分离开来。该技术已成功应用于研究白质和肿瘤微观结构（Szczepankiewicz et al.，2014，2016），并在MRI和组织学来源的组织参数（如细胞离心率和密度）之间产生良好的相关性。

所有这些可供选择的脉冲序列为未来的dMRI技术提供的优势体现在以下两个方面：（1）通过洞察组织特征为模型提供信息，旨在利用更简单和更容易获得的数据进行估计，例如，提供关于细胞内和细胞外扩散范围的良好先验信息；（2）随着这些序列更广泛地应用于临床扫描仪，通过告知支持未来成像技术模型。然而，目前只有SDE序列被广泛应用于临床和研究扫描仪上。

9.5.2　建模注意事项

dMRI研究中的一项重要工作是开发更好的建模方法和数据分析工具。一些目标是获得更真实的组织特征，提高计算速度和实时参数估计的拟合稳定性，以便进行实时参数估计或使用更少的数据点。

大多数旨在估计轴突直径的生物物理建模技术，假设细胞内间隙为不可渗透的平行圆柱体，细胞外间隙为高斯扩散。这是一种过度简单的建模，轴突波动（Nilsson et al.，2012）、膜通透性（Nilsson et al.，2013；Nedjati-Gilani，2014，488）、其他细胞类型、髓鞘厚度等因素都将影响测量信号。然而，将所有这些特征都包括在内会使模型难以处理。最近，一些研究专注于改进细胞外间隙的扩散模型，这些模型可以用解析表达式来表征。因此，当使用 SDE 或 ODE 序列（Novikov et al.，2014；Xu et al.，2014；Burcaw et al.，2015；De Santis et al.，2016；Jiang et al.，2016）在不同的扩散时间获得测量值时，考虑时间依赖性扩散率可以更准确地表征细胞外间隙。对于通过 SDE 序列获得的人体白质体内测量值，当扩散时间大于 100 ms 时，细胞外扩散的时间依赖性更为明显（De Santis et al.，2016）。对于 ODE 序列，布尔考（Burcaw）等利用离体脑数据，结果显示在低频率下，$D(\omega)$ 表现出对 ω 的线性依赖，这是细胞外间隙无序扩散的特征，而不是对 ω 抛物线的依赖（细胞内扩散的特征；Burcaw et al.，2015）。因此，考虑到细胞外间隙的时间依赖性扩散率可以改进 ODE 和 SDE 测量的分析，并产生更准确的房室大小和体积分数参数估计值。

数值模型和机器学习：由于 dMRI 的数学模型旨在捕获越来越多的效应，因此它们变得越来越复杂，且数学上的可处理性也越来越差。提高此类模型准确性和可操作性的一种可能方法是避开解析表达式，因为解析表达式无法捕获所有相关参数的影响，例如，膜渗透性。这可以通过使用数值技术模拟扩散信号来实现，例如蒙特卡洛（Monte Carlo）模拟、扩散方程的数值解等（Nilsson et al.，2010）。然后，使用各种技术（例如基于词典的方法以及机器学习的回归技术）可以将获得的信号与不同组织配置的模拟值联系起来（NedjatiGilani et al.，2014）。基于词典的方法也结合了凸优化，包括使用恰当的词典和稀疏正则化加速众多球面反卷积方法（Jian and Vemuri，2007），以及通过凸优化加速的微观结构成像（accelerated microstructure imaging via convex optimisation，AMICO）框架（Daducci et al.，2014），它使用类似的方法来加速 ActiveAx 和 NODDI，并可以扩展到其他多房室模型中。此外，赛弗邦德（Sepherband，2016）等还提出了另一种基于词典的轴突直径估计方法。

磁共振波谱：MRS 可以测量存在于细胞内间隙的各种代谢物的扩散，它提供了不同细胞室的特异性。相比之下，水基扩散 MRI 技术，例如本章所讨论的技术，所有细胞房室与细胞外间隙的水都存在混淆。开发一个综合模型来解释组织特征和测量信号之间的联系是水基扩散 MRI 的一项挑战性任务。在 MRS 中，可以选择代谢产物来靶向特定的细胞类型，例如神经元的 N-乙酰天冬氨酸和谷氨酸，神经胶质细胞的肌醇和胆碱。MRS 的计算模型可以更准确地估计不同细胞类型的结构特征，如过程长度、复杂性和纤维直径（Palombo et al.，2016、2017；Ligneul et al.，2017）。因此，MRS 不仅可以复原有趣的微观结构特征，而且有助于完善水基扩散 MRI 模型。

9.5.3 实验设计

实验设计包括推导出最佳可能的采集协议,以最小化参数估计误差,同时考虑采集时间的可行性。例如,DTI 估计可以通过在球体上展开梯度方向得到改善(Jones et al.,1999)。卡鲁耶(Caruyer,2013)等在论文中将该想法推广到多重球壳 HARDI 数据,现在该数据是人类连接组计划(human connectome project's,HCP)dMRI 采集协议的一部分(Van Essen et al.,2012)。卡鲁耶和德瑞切(Caruyer,Deriche,2012)提出的基于通用信号模型的实验设计,旨在优化 SPFI 基础上无模型表示的多重壳 HARDI 采集。波特(Poot,2010)等考虑了 DKI 的实验设计。此外,杰森和赫尔彭(Jensen,Helpern,2010)提出了一种不是最优但采集时间较短的 DKI 采集方案,通过减少总采集时间证明了临床可行性的重要性。亚历山大(Alexander,2008)的目标是优化 SDE 序列参数,以拟合给定的生物物理模型,该方法在缩短采集时间方面非常有效,尽管它需要有关模型参数的先验信息,而这些信息通常是从大量的初步数据集中获得的。该方法的扩展应用于优化白质模型的广义扩散序列(Drobnjak et al.,2010;Drobnjak and Alexander,2011),而其他研究则使用来相似的方法用于不同的模型,如双张量(Farrher et al.,2016),IVIM(Lemke et al.,2010)或肿瘤细胞检测中的血管、细胞外和限制性扩散(vascular,extracellular and restricted diffusion for cytometry in tumors,VERDICT)MRI(Panagiotaki et al.,2015)。

9.5.4 硬件趋势

近年来,人们不断努力推动扫描仪硬件的发展,包括增强磁场强度和用于扩散加权的磁梯度。典型的临床扫描仪的磁场强度为 1.5 T,最近的为 3 T,梯度强度为 $40\sim60$ mT·m^{-1}。dMRI 的一个重要发展是 HCP 的连接体扫描仪(Van Essen et al.,2012),这是一种 3 T 扫描仪,其梯度强度高达 300 mT·m^{-1},几乎超过临床扫描仪一个数量级。梯度强度的急剧增加会缩短给定 b 值的回波时间,提高信噪比,以及降低可测量孔径的下限,这对于不同的生物物理建模方法尤为重要。此外,人类连接组计划数据是公开的,旨在为研究人员提供高质量的 dMRI 数据,用于比较、测试和开发新的 dMRI 建模方法。

DW-MRI 也受益于更高的场强,即 7.0 T 代替 3.0 T,从而提供更多的信号和更高的空间分辨率。尽管在 7.0 T 时 T_2 值较短,不利于扩散对比,但最近的研究表明,结合 3.0 T 和 7.0 T 数据对补充 7.0 T 更高的分辨率和 3.0 T 时更高的扩散加权有潜在益处(Heidemann et al.,2010;Vu et al.,2015)。

9.5.5　多模式采集和建模

将 dMRI 测量值与其他 MR 对比或成像方式的补充信息相结合,有可能提供使用任何一种单独成像模式都无法发现的组织微观结构的额外属性。与发育、认知和疾病密切相关的髓鞘 g 比率估计值(Stikov et al., 2015)是最近获得重视的一个例子。它涉及缺乏髓鞘含量信息但对组织微观结构敏感的 dMRI 数据,包括 T_1/T_2 加权数据(Dean et al., 2016)、髓鞘水成像数据(Melbourne et al., 2014)和定量磁化传递数据(Stikov et al., 2015)。结合这些 MRI 模式,可以估计轴突大小和髓鞘厚度之间的关系,或纤维的内径(仅来自 dMRI 的轴突)与外径(来自髓鞘含量的轴突和髓鞘)的比值。类似地,扩散和磁敏感成像,或扩散和弛豫的组合,可能提供两种模式都不能单独揭示的组织类型质检的差异。

9.6　**结论**

本章介绍了各种 dMRI 技术,旨在克服 DTI 的主要局限性,以改进对角度和扩散径向的估计。这些方法分为两大类:一类是信号模型,其目的是捕获扩散信号并将其表示为基函数;另一类是生物物理模型,其目的是描述各种微观组织特征对测量信号的影响。与 DTI 相比,这些技术在角度分辨率以及不同 b 值的数量方面都使用了更丰富的采集,从而可以对底层组织特征进行更准确的估计。此外,本章还讨论了扩散采集、建模、硬件发展和多模态成像方面的现状及未来趋势。

参考文献

Abe O, Aoki S, Hayashi N, Yamada H, Kunimatsu A, Mori H, et al. Normal aging in the central nervous system: quantitative MR diffusion-tensor analysis. Neurobiology of Aging 2002; 23: 433-41.

Aboitiz F, et al. Fiber composition of the human corpus callosum. Brain Res 1992; 598: 143-53.

Aganj I, Lenglet C, Sapiro G, Yacoub E, Ugurbil K, HarelN. Reconstruction of the orientation distribution function in ingle- and multiple-shell q-ball imaging within constant solid angle. Aggarwal M, et al. Probing mouse brain microstructure using oscillating gradient diffusion MRI. Magn Reson Med 2012; 67: 98-109.

Alexander DC. Maximum Entropy Spherical Deconvolution for Diffusion MRI. In: Christensen GE and Sonka M, editors. Information Processing in Medical Imaging: 19th International Conference, IPMI 2005, Glenwood Springs, CO, USA, July 10-15, 2005. Proceedings. Berlin, Heidelberg: Springer Berlin Heidelberg, 2005, pp. 76-87.

Alexander DC. A general framework for experiment design in diffusion MRI and its application in measuring direct tissue-microstructure features. Magn Reson Med 2008; 60:439-48.

Alexander DC, Barker GJ. Optimal imaging parameters for fiberorientation estimation in diffusion MRI. NeuroImage 2005; 27: 57-67.

Alexander DC, Barker GJ, Arridge SR. Detection and modeling of non-Gaussian apparent diffusion coefficient profiles in human brain data. Magn Reson Med 2005; 48: 331-40.

Alexander DC, et al. Orientationally invariant indices of axon diameter and density from diffusion MRI. NeuroImage 2010; 52: 1374-89.

Anderson AW. Measurement of fiber orientation distributions using high angular resolution diffusion imaging. Magn Reson Med 2005; 54: 1194-206.

Assaf Y, Basser PJ. Composite hindered and restricted model of diffusion (CHARMED) MR imaging of the human brain. NeuroImage 2005; 27: 48-58.

Assaf Y, et al. New modeling and experimental framework to characterizehindered and restricted water diffusion in brain white matter. Magn Reson Med 2004; 52: 965-78.

Assaf Y, et al. AxCaliber: a method for measuring axon diameter distribution from diffusion MRI. Magn Reson Med 2008; 59: 1347-54.

Assemlal H-E, Tschumperle D, Brun L. Efficient and robust computation of PDF features from diffusion MRsignal.Med Image Anal 2009; 13: 715-729.

Assemlal H-E, et al. Recent advances in diffusion MRI modeling: angular and radial reconstruction. Med Image Anal 2011; 15: 369-96.

Avram AV, et al. Clinical feasibility of using mean apparent propagator (MAP) MRI to characterize brain tissue microstructure. NeuroImage 2016; 127: 422-34.

Barazany D, Basser PJ, Assaf Y. In vivo measurement of axon diameter distribution in the corpus callosum of rat brain. Brain 2009; 132: 1210-20.

Baron CA, Beaulieu C. Oscillating gradient spin-echo (OGSE) diffusion tensor imaging of the human brain. Magn Reson Med. 2013；72：726-36.

Basser PJ, Mattiello J, Lebihan D, Estimation of the effective selfdiffusion tensor from the NMR Spin Echo. J Magn Reson B 1994a；103：247-54.

Basser PJ, Mattiello J, LeBihan D. MR diffusion tensor spectroscopy and imaging. Biophys J 1994b；66：259-67.

Basser PJ, et al. In vivo fiber tractography using DT-MRI data. Magn Reson Med 2000；44：625-32.

Behrens TE, et al. Characterization and propagation of uncertainty in diffusion-weighted MR imaging. Magn Reson Med 2003；50：1077-88.

Behrens TE, et al. Probabilistic diffusion tractography with multiple fibre orientations：what can we gain? NeuroImage 2007；34：144-55.

Budde MD, Annese J. Quantification of anisotropy and fibre orientation in human brain histological sections. Front Integr Neurosci 2013；7：3.

Burcaw L, Fieremans E, Novikov DS. Mesoscopic structure of neuronal tracts from time-dependent diffusion. NeuroImage 2015；114：18-37.

Burgel U, et al. White matter fiber tracts of the human brain：three-dimensional mapping at microscopic resolution, topography and intersubject variability.NeuroImage 2006；29：1092-1105.

Callaghan PT. Principles of nuclear magnetic resonancel. Oxford：Oxford University Press.

Callaghan PT, Stepisnik J. Frequency domain analysis of spin motion using modulated-gradient NMR. J Magn Reson A 1995；117：118-22.

Caruyer E, Deriche R. A computational framework for experimental design in diffusion MRI. CDMRI - MICCAI Workshop on Computational Diffusion MRI. Nice, France.

Caruyer E, et al. Design of multishell sampling schemes with uniform coverage in diffusion MRI. Magn Reson Med 2013；69：1534-40.

Cheng Y, Cory D. Multiple scattering by NMR. J Am Chem Soc 1999；121：7935-96.

Cheng J, et al. Model-free and analytical EAP reconstruction via spherical polar Fourier diffusion MRI. In：Medical image computing and computer-assisted intervention - MICCAI. Vol. 6361 - Part I, N. Nassir, P.W.P. Josien, A.V. Max, eds. Beijing, China：Springer；2010, pp. 590-7.

Clark CA, Hedehus M, Moseley ME. In vivo mapping of the fast and slow diffusion tensors in human brain. Magn Reson Med 2000；47：623-8.

Clark CA, Le Bihan D. Water diffusion compartmentation and anisotropy at high b values in the human brain. Magn Reson Med 2000; 44: 852-9.

Cook PA, et al. Camino: diffusion MRI reconstruction and processing. 14th Scientific Meeting of the International Society for Magnetic Resonance in Medicine, Seattle, WA, p. 2759.

Daducci A, et al. Accelerated microstructure imaging via convex optimization (AMICO) from diffusion MRI data. NeuroImage 2014; 105: 32-44.

de Graaf RA, Braun KPJ, Nicolay K, Single-shot diffusion trace 1H NMR spectroscopy. Magn Reson Med 2001; 45: 741-8.

De Santis S, Jones DK, Roebroek A. Including diffusion time dependence in the extra-axonal space improves in vivo estimates of axonal diameter and density in human white matter. NeuroImage 2016; 130: 91-103.

De Santis S, et al. Improved precision in CHARMED assessment of white matter through sampling scheme optimization and model parsimony testing. Magn Reson Med 2014; 71: 661-71.

Dean DC, et al. Mapping an index of the myelin g-ratio in infants using magnetic resonance imaging. NeuroImage 2016; 132: 225-37.

Dell'Acqua F, et al. A model-based deconvolution approach to solve fiber crossing in diffusion-weighted MR imaging. IEEE Trans Biomed Eng 2007; 54: 462-72.

Descoteaux M, et al. Regularized, fast, and robust analytical Q-ball imaging. Magn Reson Med 2007; 58: 497-510.

Descoteaux M, et al. Deterministic and probabilistic tractography based on complex fibre orientation distributions. IEEE Trans Med Imaging 2009; 28: 269-86.

Descoteaux M, et al. Multiple q-shell diffusion propagator imaging. Med Image Anal 2010; 15: 603-21.

Does MD, Parsons EC, Gore JC. Oscillating gradient measurements of water diffusion in normal and globally ischemic rat brain. Magn Reson Med 2003; 49: 206-15.

Drobnjak I, Alexander DC. Optimising time-varying gradient orientation for microstructure sensitivity in diffusionweighted MR. J Magn Reson 2011; 212: 344-354.

Drobnjak I, Siow B, Alexander DC. Optimizing gradient waveforms for microstructure sensitivity in diffusion-weighted MR. J Magn Reson 2010; 206: 41-51.

Drobnjak I, et al. PGSE, OGSE, and sensitivity to axon diameter in diffusion MRI: insight from a simulation study. Magn Reson Med 2015; 75: 688-700.

Dyrby TB, Saard LV, Hall MG, Ptito M, Alexander DC. ontrast and stability of the axon diameter index frommicrostructure imaging with diffusion MRI. Magn Reson Med 2013；70：711-21.

Eaton-Rosen Z, et al. Measurement of white matter maturation n the preterm brain using NOD-DI. ISMRM, Milan, 2014, p. 3512.

Farrher E, et al. A new framework for the optimisation of multishell diffusion weighting MRI settings using aparameterized Cramer-Rao lower-bound. ISMRM, Singapore, 2016.

Ferizi U, et al. A ranking of diffusion MRI compartment models with in vivo human brain data. Magn Reson Med 2014；72：1785-92.

Ferizi U, et al. White matter compartment models for in vivo diffusion MRI at 300mT/m. NeuroImage 2015；118：468-83.

Fick RHJ, et al. MAPL：tissue microstructure estimation using Laplacian-regularized MAP-MRI and its application to HCP data. NeuroImage 2016；134：365-85.

Fieremans E, Jensen JH, Helpern JA. White matter characterization with diffusional kurtosis imaging. NeuroImage 2011a；58：177-88.

Fieremans E, et al. Novel white matter tract integrity metrics sensitive to Alzheimer Disease progression. Am J Neuroradiol 2013；34：2105-12.

Frank LR. Characterization of anisotropy in high angular resolution diffusion-weighted MRI. Magn Reson Med 2002；47：1083-99.

Garyfallidis E, Brett M, Amirbekian B, Rokem A, van der Walt S, Descoteaux M, et al. Dipy, a library for the analysis of diffusion MRI data. Frontiers in Neuroinformatics 2014；8：8.

Ghosh A, Deriche R. A survey of current trends in diffusion MRI for structural brain connectivity. J Neural Eng 2015；13：011001.

Ghosh A, Milne T, Deriche R. Constrained diffusion kurtosis imaging using ternary quartics & MLE. Magn Reson Med 2013；71：1581-91.

Gross B, Kosfeld R. Anwendung der spin-echo-methode der messungder selbstdiffusion. Messtechnik 1969；77：171-7. Hagmann P. From diffusion MRI to brain connectomics：EPFL, PhD thesis, 2005.

Hansen B, et al. Experimentally and computationally fast method for estimation of a mean kurtosis. Magn Reson Med 2013；69：1754-60.

Head D, et al. Differential vulnerability of anterior white matter in nondemented aging with minimal acceleration in dementia of the Alzheimer type：evidence from diffusion tensor imaging. Cereb Cortex 2004；14：410-23.

Heidemann RM, et al. Diffusion imaging in humans at 7 T using readout-segmented EPI and GRAPPA. Magn Reson Med 2010; 64: 9-14.

Hess CP, et al. Q-ball reconstruction of multimodal fiber orientations using the spherical harmonic basis. Magn Reson Med 2006; 56: 104-17.

Horowitz A, et al. In vivo correlation between axon diameter and conduction velocity in the human brain. Brain Struct Funct 2015; 220: 1777-88.

Hosseinbor AP, et al. Bessel Fourier Orientation Reconstruction (BFOR): an analytical diffusion propagator reconstruction for hybrid diffusion imaging and computation of q-space indices. NeuroImage 2012; 64: 650-70.

Ianuş A, Alexander DC, Drobnjak I. Microstructure Imaging Sequence Simulation Toolbox. In: Tsaftaris SA, Gooya A, Frangi AF and Prince JL (Eds.). Simulation and Synthesis in Medical Imaging: First International Workshop, SASHIMI 2016, Held in Conjunction with MICCAI 2016, Athens, Greece, October 21, 2016, Proceedings. Cham: Springer International Publishing, 2016a, 34-44.

Ianus A, Drobnjak I, Alexander DC. Model-based estimation of microscopic anisotropy using diffusion MRI: a simulation study. NMR Biomed 2016b; 29; 627-85.

Ianus A, et al. Gaussian phase distribution approximations for oscillating gradient spin echo diffusion MRI. J Magn Reson 2012; 227: 25-34.

Ianuş A, Shemesh N, Alexander DC, Drobnjak I. Double oscillating diffusion encoding and sensitivity to microscopic anisotropy. Magn Reson Med 2017; 78: 550-564.

Innocenti GM, Caminiti R, Aboitiz F. Comments on the paper by Horowitz et al. (2014). Brain Struct Funct 2015; 220: 1789-90.

Jansons KM, Alexander DC. Persistent angular structure: new insights from diffusion MRI data. Dummy version. Inf Process Med Imaging 2004; 18: 672-83.

Jelescu IO, et al. Degeneracy in model parameter estimation for multi-compartmental diffusion in neuronal tissue. NMR Biomed 2015; 29: 33-47.

Jenkinson M, et al. FSL. NeuroImage 2012; 62: 782-90.

Jensen JH, Helpern JA. MRI quantification of non-Gaussian water diffusion by kurtosis analysis. NMR Biomed 2010; 23: 698-710.

Jensen JH, et al. Diffusional kurtosis imaging: the quantification of non-gaussian water diffusion by means of magnetic resonance imaging. Magn Reson Med 2005; 53: 1432-40.

Jespersen SN, et al. Modeling dendrite density from magnetic resonance diffusion measurements. NeuroImage 2006; 34: 1473-86.

Jespersen SN, et al. Neurite density from magnetic resonance diffusion measurements at ultrahigh field: comparison with light microscopy and electron microscopy. euroImage 2009; 49: 205-16.

Jespersen SNHL, et al. Rotationally invariant double pulsed field gradient diffusion imaging. Proceedings of the International Society for Magnetic Resonance in Medicine, Salt Lake City, UT, p. 256.

Jeurissen B, et al. Investigating the prevalence of complex fiber configurations in white matter tissue with diffusion magnetic resonance imaging. Hum Brain Mapp 2013; 34:2747-66.

Jeurissen B, et al. Multi-tissue constrained spherical deconvolution for improved analysis of multi-shell diffusion MRI data. NeuroImage 2014; 103: 411-26.

Jian B, Vemuri. A unified computational framework for deconvolution to reconstruct multiple fibers from diffusion weighted MRI. IEEE Trans Med Imaging 2007; 26: 1464-71.

Jian B, et al. A novel tensor distribution model for the diffusionweighted MR signal. NeuroImage 2007; 37: 164-76.

Jiang X, et al. Quantification of cell size using temporal diffusion spectroscopy. Magn Reson Med 2016; 75: 1076-85.

Jones DK, Horsfield MA, Simmons A. Optimal strategies for measuring diffusion in anisotropic systems by magnetic resonance imaging. Magn Reson Med 1999; 42: 515-25.

Kaden E, Knosche TR, Anwander A. Parametric spherical deconvolution: inferring anatomical connectivity using diffusion MR imaging. NeuroImage 2007; 37: 474-88.

Kaden E, Kruggel F, Alexander DC. Quantitative mapping of the per-axon diffusion coefficients in brain white matter. Magn Reson Med 2015; 75: 1752-63.

Kaden E, et al. Multi-compartment microscopic diffusion imaging. NeuroImage 2016; 139: 346-59.

Kunz N, et al. Assessing white matter microstructure of the newborn with multi-shell diffusion MRI and biophysical compartment models. NeuroImage 2014; 96: 288-99.

Lasič S, Szczepankiewicz F, Eriksson S, Nilsson M, Topgaard D. icroanisotropy imaging: quantification of microscopic iffusion anisotropy and orientational order parameter by diffusion MRI with magic-angle spinning of the q-vector. rontiers in Physics 2014; 2.

Lawrenz M, Brassen S, Finsterbusch J. Microscopic diffusion nisotropy in the human brain: age-related changes. euroImage 2016; 141: 313-25.

Lawrenz M, Finsterbusch J. Mapping measures of microscopic iffusion anisotropy in human brain white matter in vivo ith double-wave-vector diffusion weighted imaging. agn Reson Med 2015; 73: 773-83.

Lawrenz M, Koch MA, Finsterbusch J. A tensor model and measures f microscopic anisotropy for double-wave-vector iffusion-weighting experiments with long mixing times. Magn Reson 2009; 202: 43-56.

Le Bihan D, Breton E, Lallemand D, Aubin ML, Vignaud J, Laval- eantet M. Separation of diffusion and perfusion in intravoxel ncoherent motion MR imaging. Radiology 1988; 497-505.

Lemke A, et al. Towards an optimal distribution of b-values for VIM imaging. ISMRM, Stockholm. eow AD, et al. The tensor distribution function. Magn Reson Med 2009; 61: 205-14.

Ligneul C, Palombo M, Valette J. Metabolite diffusion up to very igh b in the mouse brain in vivo: revisiting the potential orrelation between relaxation and diffusion properties. agn Reson Imaging 2017; 77: 1390-8.

Liu C, Bammer R, Moseley ME. Generalized diffusion tensor imaging (GDTI): a method for characterizing and imaging diffusion anisotropy caused by non-Gaussian diffusion. Israel J Chem 2003; 43: 145-54.

Liu C, et al. Characterizing non-Gaussian diffusion by using generalized diffusion tensors. Magn Reson Med 2004; 51: 924-37.

Malcolm JG, Shenton ME, Rathi Y. Filtered multi-tensor tractography. IEEE Trans Med Imaging 2011; 29: 1664-75.

McNab JA, et al. The human connectome project and beyond: initial applications of 300 mT/m gradients. NeuroImage 2013; 80: 234-45.

Melbourne A, et al. Multi-modal measurement of the myelin-toaxon diameter g-ratio in preterm-born neonates and adult controls. Med Image Comput Comput Assist Interv 2014; 17: 268-75.

Milne ML, Conradi MS. Multi-exponential signal decay from diffusion in a single compartment. J Magn Reson 2009; 197: 87-90.

Mitra PP. Multiple wave-vector extensions of the NMR pulsed field-gradient spin-echo diffusion measurement. Phys Rev B 1995; 51: 15074-8.

Mori S, Van Zijl PC. Diffusion weighting by the trace of the diffusion tensor within a single scan. Magn Reson Med 1995; 33: 41-52.

Mori S, et al. Three-dimensional tracking of axonal projections in the brain by magnetic resonance imaging. Ann Neurol 1999; 45: 265-9.

Nedjati-Gilani GL, et al. Machine learning based compartment models with permeability for white matter microstructure imaging. Med Image Comput Comput Assist Interv 2014; 17: 257-64.

Niendorf T, et al. Biexponential diffusion attenuation in various states of brain tissue: implications for diffusion-weighted imaging. Magn Reson Med 1996; 36: 847-57.

Nilsson M, et al. Evaluating the accuracy and precision of a twocompartment Karger model using Monte Carlo simulations. J Magn Reson 2010; 206: 59-67.

Nilsson M, et al. The importance of axonal undulation in diffusion MR measurements: a Monte Carlo simulation study. NMR in Biomed 2012; 25: 795-805.

Nilsson M, et al. The role of tissue microstructure and water exchange in biophysical modelling of diffusion in white matter. MAGMA 2013; 26: 345-70.

Ning L, et al. Sparse reconstruction challenge for diffusion MRI: validation on a physical phantom to determine which acquisition scheme and analysis method to use? Med Image Anal 2015; 26: 316-31.

Novikov DS, Jensen JH, Helpern JA, Fieremans E. Revealing mesoscopic structural universality with diffusion. Proceedings of the National Academy of Sciences 2014; 111: 5088-93.

Ozarslan E, et al. Resolution of complex tissue microarchitecture using the diffusion orientation transform (DOT). NeuroImage 2006; 31: 1086-103.

Ozarslan E, et al. Mean apparent propagator (MAP) MRI: a novel diffusion imaging method for mapping tissue microstructure. NeuroImage 2013; 78: 16-32.

Palombo M, et al. New paradigm to assess brain cell morphology by diffusion-weighted MR spectroscopy in vivo. PNAS 2016; 113: 6671-6.

Palombo M, Ligneul C, Valette J. Modeling diffusion of intracellular metabolites in the mouse brain up to very high diffusion-weighting: diffusion in long fibers (almost) accounts for non-mono-exponential attenuation. Magn Reson Imaging 2017; 77: 343-50.

Panagiotaki E, et al. Compartment models of the diffusion MR signal in brain white matter: a taxonomy and comparison. NeuroImage 2012; 59: 2241-54.

Panagiotaki E, et al. Optimised VERDICT MRI protocol for prostate cancer characterisation.

ISMRM, Toronto, 2015.

Parker GJM, Alexander DC. Probabilistic Monte Carlo Based Mapping of Cerebral Connections Utilising Whole-Brain Crossing Fibre Information. In: Taylor C and Noble JA, eds. Information Processing in Medical Imaging: 18th International Conference, IPMI 2003, Ambleside, UK, July 20-25, 2003. Proceedings. Berlin, Heidelberg: Springer Berlin Heidelberg, 2003: 684-695.

Pasternak O, Sochen N, Assaf Y. PDE based estimation and regularization of multiple diffusion tensor fields. In: Visualization and Image Processing of Tensor Fields. J. Weickert, H. Hagen, eds. Springer; 2006.

Pasternak O, et al. Variational multiple-tensor fitting of fiberambiguous diffusion-weighted magnetic resonance imaging voxels. Magn Reson Imaging 2008; 26: 1133-44.

Pasternak O, et al. Free water elimination and mapping from diffusion MRI. Magn Reson Med 2009; 62: 717-30.

Peled S, et al. Water diffusion, T(2), and compartmentation in frog sciatic nerve. Magn Reson Med 1999; 42: 911-18.

Peyrat JM, et al. A computational framework for the statistical analysis of cardiac diffusion tensors: application to a small database of canine hearts. IEEE Trans Med Imaging 2007; 26: 1500-14.

Poot DH, et al. Optimal experimental design for diffusion kurtosis imaging. IEEE Trans Med Imaging 2010; 29: 819-29.

Portnoy S, et al. Oscillating and pulsed gradient diffusion magnetic resonance microscopy over an extended b-value range: implications for the characterization of tissue microstructure. Magn Reson Med 2013; 69: 1131-45.

Ramirez-Manzanares A, et al. Diffusion basis functions decomposition for estimating white matter intravoxel fiber geometry. IEEE Trans Med Imaging 2007; 26: 1091-102.

Scherrer B, et al. Characterizing brain tissue by assessment of the distribution of anisotropic microstructural environments in diffusion-compartment imaging (DIAMOND). Magn Reson Med 2016; 76: 963-77.

Scherrer B, Warfield SK. Why multiple B-values are required for multi-tensor models. In: Evaluation with a Constrained Log-Euclidean Model2010: 1389-392. doi: 10.1109/ISBI. 2010. 5490257.

Sepehrband F, et al. Towards higher sensitivity and stability of axon diameter estimation with diffusion-weighted MRI. NMR Biomed 2016; 29: 293-308.

Seunarine KK, et al. Exploiting peak anisotropy for tracking through complex structures. 2007 IEEE 11th International Conference on Computer Vision, Rio de Janeiro, Brazil, pp. 1-8.

Shemesh N, Ozarslan E, Adiri T, Basser PJ, Cohen Y. Noninvasive bipolar double-pulsed-field-gradient NMR reveals signatures for pore size and shape in polydisperse, randomly oriented, inhomogeneous porous media. The Journal of Chemical Physics 2010; 2010b; 133: 044705.

Shemesh N, Cohen Y. Microscopic and compartment shape anisotropies in gray and white matter revealed by angular bipolar double-PFG MR. Magn Reson Med 2011; 65: 1216-27.

Shemesh N, et al. Conventions and nomenclature for double diffusion encoding NMR and MRI. Magn Reson Med 2015; 75: 82-7.

Siow B, et al. Axon radius estimation with oscillating gradient spin echo (OGSE) diffusion MRI. Diffus Fundament 2013; 18: 1-6.

Sotiropoulos SN, Behrens TEJ, Jbabdi S, Ball and rackets: inferring fiber fanning from diffusion-weighted MRI. NeuroImage 2012; 60: 1412-25.

Stanisz GJ, et al. An analytical model of restricted diffusion in bovine optic nerve. Magn Reson Med 1997; 37: 103-11.

Stejskal EO. Use of spin echoes in a pulsed magnetic-field gradient to study anisotropic, restricted diffusion and flow. J Chem Phys 1965; 43: 3597-603.

Stepisnik J. Time-dependent self-diffusion by NMR spin echo. Phys B 1993; 183: 343-50.

Steven AJ, Zhuo J, Melhem ER. Diffusion Kurtosis imaging: an emerging technique for evaluating the microstructural environment of the brain. Am J Roentgenol 2013; 202: W26-33.

Stikov N, et al. In vivo histology of the myelin g-ratio with magnetic resonance imaging. NeuroImage 2015; 118: 397-405.

Szczepankiewicz F, Lasic S, van Westen D, Sundgren PC, Englund E, Westin CF, et al. Quantification of microscopic diffusion anisotropy disentangles effects of orientation dispersion from microstructure: applications in healthy volunteers and in brain tumors. Neuroimage 2015; 104: 241-52.

Szczepankiewicz F, van Westen D, Englund E, Westin CF, Stahlberg F, Latt J, et al. The link between diffusion MRI and tumor heterogeneity: Mapping cell eccentricity and density by diffusional variance decomposition (DIVIDE). Neuroimage 2016; 142: 522-32.

Tabesh A, et al. Estimation of tensors and tensor-derived measures in diffusional kurtosis imaging. Magn Reson Med 2011；65：823-36.

Tang XP，Sigmund EE，Song YQ. Simultaneous measurement of diffusion along multiple directions. J Am Chem Soc 2004；126：16336-7.

Tariq M，et al. Bingham-NODDI：mapping anisotropic orientation dispersion of neurites using diffusion MRI. NeuroImage 2016；133：207-23.

Timmers I，Zhang H，Bastiani M，Jansma BM，Roebroeck A，Rubio- Gozalbo ME. White matter microstructure pathology in classic galactosemia revealed by neurite orientation dispersion and density imaging. J Inherit Metab Dis 2015；38：295-304.

Topgaard D. Isotropic diffusion weighting in PGSE NMR：numerical optimization of the q-MAS PGSE sequence Microporous Mesoporous Mater 2013；178：60-3.

Topgaard D，Soderman O. Self-diffusion in two- and threedimensional powders of anisotropic domains：an NMR study of the diffusion of water in cellulose and starch. J Phys Chem 2002；106：11887-92.

Tournier JD，et al. Direct estimation of the fiber orientation density function from diffusion-weighted MRI data using spherical deconvolution. NeuroImage 2004；23：1176-85.

Tournier JD，Calamante F，Connelly A. Robust determination of the fibre orientation distribution in diffusion MRI：nonnegativity constrained super-resolved spherical deconvolution. NeuroImage 2007；35：1459-72.

Tournier JD，Calamante F，Connelly A. MRtrix：diffusion tractography in crossing fiber regions. Int J Imaging Syst Technol 2012；22：53-66.

Tristan-Vega A，Westin CF，Aja-Fernandez S. Estimation of fiber orientation probability density functions in high angular resolution diffusion imaging. NeuroImage 2009；47：638-50.

Tuch DS. Q-ball imaging. Magn Reson Med 2004；52：1358-72. Tuch DS，et al. High angular resolution diffusion imaging reveals intravoxel white matter fiber eterogeneity. Magn Reson Med 2002；48：577-82.

Tuch DS，et al. Diffusion MRI of complex neural architecture. Neuron 2003；40：885-95.

Van AT，Holdsworth SJ，Bammer R. In vivo investigation of restricted diffusion in the human brain with optimized oscillating diffusion gradient encoding. Magn Reson Med 2013；71：83-94.

Van Essen DC，et al. The human Connectome Project：a data acquisition perspective. Neuro-Image 2012；62：2222-31.

Veraart J，Van Hecke W，Sijbers J. Constrained maximum likelihood estimation of the diffusion kurtosis tensor using a Rician noise model. Magn Reson Med 2011；66：678-86.

Vu AT, et al.High resolution whole brain diffusion imaging at 7 T for the Human Connectome Project. NeuroImage 2015；122：318-31.

Wang X, et al. Diffusion basis spectrum imaging detects and distinguishes coexisting subclinical inflammation, demyelination and axonal injury in experimental autoimmune encephalomyelitis mice. NMR Biomed 2014；27：843-52.

Wedeen VJ, et al. Mapping fiber orientation spectra in cerebral white matter with Fourier-transform diffusion MRI. Proc Int Soc Magn Reson Med 2000；8：82.

Wedeen VJ, et al. Mapping complex tissue architecture with diffusion spectrum magnetic resonance imaging. Magn Reson Med 2005；54：1377-86.

Wedeen VJ, et al. Diffusion spectrum magnetic resonance imaging（DSI）tractography of crossing fibers. NeuroImage 2008；41：1267-77.

Westin CF, et al. Q-space trajectory imaging for multidimensional diffusion MRI of the human brain. NeuroImage 2016；135：345-62.

White NS, et al. Probing tissue microstructure with restriction spectrum imaging：histological and theoretical validation. Hum Brain Mapp 2013；34：327-46.

Wiegell MR, Larsson HB, Wedeen VJ. Fiber crossing in human brain depicted with diffusion tensor MR imaging.Radiology 2000；217：897-903.

WinstonGP, et al. Advanced diffusion imaging sequences could aid assessing patients with focal cortical dysplasia and epilepsy. Epilepsy Res 2014；108：336-9.

Wu Y-C, Alexander AL. Hybrid diffusion imaging. NeuroImage 2007；36：617-29.

Xu J, Does MD, Gore JC. Quantitative characterization of tissue microstructure with temporal diffusion spectroscopy. J Magn Reson 2009；200：189-97.

Xu J, et al. Mapping mean axon diameter and axonal volume fraction by MRI using temporal diffusion spectroscopy. NeuroImage 2014；103C：10-19.

Zhang H, Alexander DC. Axon diameter mapping in the presence of orientation dispersion with diffusion MRI. Med Image Comput Comput Assist Interv 2010；13：640-7.

Zhang H, et al. NODDI：practical in vivo neurite orientation dispersion and density imaging of the human brain. NeuroImage 2012；61：1000-16.

10

MT：磁化传递[1]

马可·巴蒂斯顿（Marco Battiston）

伦敦大学学院

玛拉·切尔西尼亚尼（Mara Cercignani）

萨塞克斯大学

1　由加拿大多伦多大学医学生物物理学系约翰·斯莱德(John Sled)审核。

10.7　测量 MT（P）

连续波照射 · 共振二项式脉冲 · 偏振脉冲照射 · 稳态无进动 · 选择性反转恢复

10.8　定量 MT 成像（P，T）

大分子池的吸收线形 · Henkelman 模型的体内实施 · 最小近似磁化传递模型 · 选择性反转恢复信号的 MT 建模 · 稳态自由进动信号的 MT 模型

10.9　MT 参数的解释和验证（T，V）

10.10　"快捷实用"：少于 5 个测量值的 MT 髓鞘代谢物（P）

简化模型 · 磁化传递饱和

10.11　误差来源及可能改变 MT 参数测量的因素（V）

10.12　可重复性、体模和质量保证（V）

10.13　非均匀 MT（T）

均匀与非均匀 NMR 谱线增宽 · ihMT 信号和 ihMT 比率的定义 · 体模选择（护发素、双层凝胶体系） · ihMT 的采集 · ihMT 的应用 · 干扰因素

10.14　结论

参考文献

10.1 介绍

1989 年，沃尔夫（Wolff）和巴拉邦（Balaban）首次在体内演示了磁化传递（magnetisation transfer，MT）（Wolff and Balaban，1989），并将其作为 T_1、T_2 和 T_2^* 的 MR 对比源。MT 效应是基于不同分子环境的自旋群之间发生的磁化交换。MT 成像已被广泛应用于改善磁共振血管造影中对静态组织的抑制，以及在常规磁共振成像中使用钆对比剂时提高病灶的可见度（Edelman et al.，1992；Finelli et al.，1994）。在这些临床应用中，MT 用于提高 MRI 图像的对比度，这些图像专用于定性分析和放射学解释。除了这些应用之外，MT 作为一种定量技术，已被证明在表征组织微观结构方面具有强大作用，特别是在大脑中。

10.2 如何浏览本章

MT 是一个复杂的课题，不可能提供一个简单的方法来实现数据采集和分析。在尝试使用每个不同的模型之前，理解它们背后的理论十分重要。因此，本章对 MT 背后的理论概念进行了全面概述。因此，为了简化导航，我们在标题后使用了标签，如下表所示。

表 10.1 标签及意义

标签	意义
B	基本概念/历史观点
T	原理
P	实用性：这将提供对实际实施的见解
V	验证、重复性、模型等

请注意：某些部分可能会有多个标签。在撰写本章时，没有用于分析 MT 数据的既定软件包，尽管已有开源软件包（Cabana et al.，2015），但是大多数研究人员仍使用某种形式的定制处理工具。框注 10.1 给出了设置 MT 方案的快速方法。

框注 10.1　如何设置定量 MT 方案

1. 选择合适的模型。模型取决于您的科学假设和扫描时间限制。

2. 检查扫描仪上是否有相应的脉冲序列。产生 MT 效应的偏共振脉冲通常可以在所有扫描仪上使用。然而,选择改变其振幅和偏移频率可能需要一些序列编辑。同样,平衡稳态自由进动序列通常可用,但不能改变射频脉冲的持续时间。

3. 检查您选择的模型/采集方案是否需要任何额外的采集(例如 T_1mapping, B_1-mapping, B_0-mapping)。

4. 设置处理管道。设置处理管道通常需要一些图像配准,其他额外成像(B_1, T_1 等)以及模型拟合(通常是非线性的)。目前只有一个定量 MT 工具包可用(Cabana et al., 2015),可在 Matlab 中实现。或者,您可以使用自己的软件或联系最初描述模型的作者。

5. 完整性检查。从一个区域中提取原始数据可能是有用的,并对其进行绘图,以验证它们是否符合 MT 加权实验的预期分布。

6. 以体素方式重复模型拟合以获得参数图。

10.3　什么是 MT?(B)

核磁波谱学中关于不同化合物的原子核可以磁耦合的概念已经被应用多年。原子核通过交换环境,或者通过扩散或分子旋转使彼此足够接近从而通过偶极—偶极相互作用来交换磁能。1963 年,福森(Forsen)和霍夫曼(Hoffman)研究了一个由两组自旋浴组成的系统,每个自旋浴与同组的自旋浴处于良好的平衡状态,而另一组自旋浴的耦合相对较弱。结果展示了如何通过施加大量连续波(continuous wave, CW)能量使一个峰值饱和与改变另一个峰值的大小。当纵向磁化增长来源于 T_1 和另一个(第二)环境中具有饱和自旋的耦合时,修正的布洛赫(Bloch)方程被用来解决上述问题。他们研究了这种系统的瞬态行为,描述了各种饱和方案后的恢复时间。同时也测量了在一个特定的双组分化学系统中质子的交换时间(即质子从一个组交换到另一个组的速率的倒数),为 1~4 秒,并指出该时间与磁场强度无关。

1978 年,艾德斯(Edzes)和萨德尔斯基(Samulsky)将这一概念扩展到研究具有相同共振频率的质子。对胶原蛋白和肌肉的研究表明,自由水质子和受限制的大分子质子之间的交叉弛豫显著地改变了水的 T_1,引起水信号的减弱。这一现象可以解释为水中的氢原子核(质子)是可移动的,而大分子中的氢原子则移动受限,并且这些氢原子的信号会迅速衰减,无法通过核磁共振扫描观察到。然而,可移动的质子在不断运动,并与大分子质子有规律地接触,这使得水分子中的一个质子与大分子中的一个质子有可能在水与大分子表面短暂结合时发生交换。

磁化传递是 MT 成像的基础,既可以通过氢原子的直接化学交换,也可以通过自旋—自旋相互作用。由于两种质子之间的共振线宽度不同,可能会产生耦合系统的相互作用:移动的质子可以自由扩散和旋转,从而平均偶极—偶极相互作用,导致它们的共振频率变化很小,从而产生非常窄的共振线。而大分子质子具有较宽的共振线(图 10.1),因此对偏共振照射十分敏感。如果施加足够的偏共振功率,那么大分子自旋就会变成“饱和”状态,即向上自旋和向下自旋的数量是相等的,净磁化矢量为零。如果某些饱和磁化强度通过上述交换过程传递给液体(移动)质子,它们可能会部分饱和,因此可观察到液体质子的信号强度降低,从而产生所谓的 MT 对比。

10.4　MT 成像的临床和神经科学意义（B）

MT 能够间接探测蛋白质和脂质等大分子,这些大分子在 MRI 上通常是“看不见”的。这对于大脑十分重要,因为髓鞘是一种脂质—蛋白质结构(其干重大约是 70%~80%的脂质和 20%~30%的蛋白质;Laule et al.,2007),它包裹着中枢神经系统(central nervous system,CNS)和周围神经系统的大部分轴突。在中枢神经系统中,髓鞘主要存在于白质(white matter,WM)中,但也有少量存在于灰质(grey matter,GM)中。髓鞘的主要作用是充当绝缘体,从而提高动作电位的传递速度,确保有效的信号沿着轴突传递。髓鞘的变薄或破坏可导致神经元传导性降低而出现神经功能障碍。髓鞘损伤通常发生在脱髓鞘疾病(例如多发性硬化症),但它也继发于神经元或神经轴突损伤退行性过程。此外,最近的证据表明,髓鞘的形成部分受到神经元活动的调节(Scholz et al., 2009;Wang and Young, 2014),因此,髓鞘的变化可由生理和认知活动调节。所以,在体内测量髓鞘的能力将产生极其重要的结果,而MT 是评估髓鞘的最有前途的磁共振技术之一。

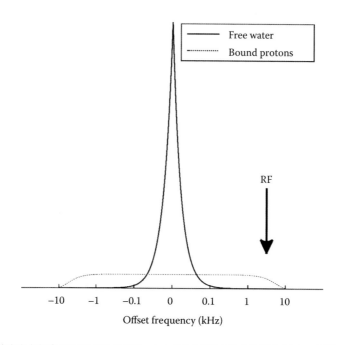

图 10.1　在脑组织中自由水和质子结合池的吸收光谱。水中的自由质子具有窄的线型,相对不受射频脉冲照射的影响(偏移大于 1~2 kHz),而结合的大分子质子具有较宽的线型,是饱和的(即失去其磁化)。由于结合质子受到照射,两个池之间的磁化传递降低了自由水的磁化强度,从而降低了其信号强度,在图像中产生了另一种对比度来源。x 轴使用对数刻度,以增强自由质子和质子结合池之间不同线宽的可视化。

10.5　MT 对比度和 MT 对比率（B）

常规临床实践和许多 MRI 应用中,MT 通常用于增加液体与其他富含大分子结构的组织之间的对比度。在肌肉骨骼成像中,它被用来改善软骨和滑膜积液之间的对比度,而在心脏成像中,它可以提高血液在"白血成像"中的清晰度。在 TOF MRA 成像中,它通常用于加强对背景脑组织的抑制,从而突出显示小血管(Edelman et al., 1992)。在注射钆对比剂时,MT 还可以通过抑制健康组织来改善脱髓鞘病变的可见度(Huot et al., 1997)。

多塞特(Douset et al., 1992)等提出尝试使用 MT 比率(MT ratio,MTR)对组织的 MT 效应进行量化。MTR 是根据两幅图像之间的像素强度差异的百分比进行计算的,其中一幅使用共振饱和,另一幅则不使用:

$$MTR = \frac{M_0 - M_S}{M_0} \times 100 \tag{10.1}$$

利用这个简单的公式在体素的基础上得到 MTR 图,它通常用百分比单位(pu)或简单的分数表示(式 10.1 中不乘以 100)。在大脑中,白质和灰质的 MTR 值均为非零正数(白质 MTR 高于灰质),其绝对值主要取决于施加的饱和脉冲数量,而脑脊液 MTR 值应接近于零,这是由于脑脊液中不含大分子结构,饱和脉冲对其几乎没有影响。

10.6 生物组织中 MT 的理论模型（T）

MTR 被认为是一种"定量"测量,因为它提供了一个参数,可以在同一患者的一系列扫描(前提是使用相同的扫描仪及脉冲序列)或受试者群体之间进行对比,并且可以与临床变量相关联。然而,MTR 并没有直接的物理或生物学解释,因为它反映的是几个基本量之间复杂的相互作用。具体而言,MTR 取决于 T_1 以及大分子的密度。在某些情况下(例如脱髓鞘病变),T_1 的增加可以部分抵消大分子密度的降低,从而导致 MTR 变化不明显(Henkelman et al., 2001)。此外,MTR 高度依赖于采集参数,包括饱和脉冲的形状、幅度、持续时间和有效频率。成像参数如重复时间(repetition time,TR)和翻转角也会影响 MTR(Finelli and Reed, 1998)。因此,人们对建立和测试模型非常感兴趣,这些模型通过定量的有生物学意义的参数来预测和解释生物组织中的 MT 效应。关于 MT 的文献非常多,表 10.2 总结了 MT 的主要参数及其解释。

10.6.1 双池模型和 Henkelman 模型

麦康奈尔(McConnell,1958)和艾德斯(Edzes and Samulski, 1978a)提出了早期的 MT 双池模型(也称为"双池 Bloch 模型"或"二元自旋浴模型"),该模型是基于 Bloch 方程并附加了交叉弛豫项,用于各种生物系统研究。尽管 Bloch 模型被认为足以描述自由水池对所施加的 RF 的响应,但人们仍担心可能需要更复杂的模型来准确描述结合水(大分子)池的反应(Hua and Hurst, 1995)。如下所示,Bloch 公式必然会产生洛伦兹吸收线形形状,即使大分子池的其他线形(例如高斯或超级洛伦兹)可以更好地描述实验数据(Morrison et al., 1995)。迄今为止,大多数定量 MT(quantitative MT,qMT)方法都是从汉克尔曼(Henkelman et al., 1993)等提出的模型中推导出来的,见图 10.2。这个模型最初是为琼脂凝胶中进行连续波辐照实验开发的,在该实验中,使用恒定振幅和几秒钟持续时间的射频脉冲来饱和大分子池。有关此类参数的更多详细信息,请参阅第 10.7.1 节。

在汉克尔曼(Henkelman)模型中(图 10.2),液体标记为 A,大分子池标记为 B。两个池中的自旋密度分别为 M_0^A 及 M_0^B。通常将 M_0^A 设置为 1 (Henkelman et al., 1993),然后将采集

表 10.2 用于量化 MT 效应的参数

参数	缩写	全称	注释	解释	方法
MTR		磁化传递率	$MTR = (S_0 - S_{MT})/S_0 \times 100$	半定量参数，该值与 $R \cdot F \cdot T_1^{-A}$ 成正比，MTR 的变化可以反映这些因素中的任何一个	任何允许 MT 加权集图像的方法（S_{MT}）
F	PSR	大分子池比，池大小比	$F = M_0^B/M_0^A = k_f/k_r$，$F = f/(1-f)$	大分子密度，通常代表髓鞘	qMT 和适当的建模，取决于采集方法
f	BPF	大分子池分数，结合池分数	$f = M_0^B/(M_0^A + M_0^B)$，$f = F/(1+F)$	大分子密度，通常代表髓鞘	
RM_0^B, RM_0^A		正向/反向交换速率	$RM_0^B = FRM_0^A$	尚不完全清楚，与代谢功能有关	
R		交换速率常数		尚不完全清楚，与代谢功能有关	
T_2^A, T_2^B	T_2^F, T_2^R	游离/大分子池的横截面		T_2^A 是观察 T_2 的主要因素，T_2^B 在各种情况下都是稳定的，但是对 WM 纤维取向敏感	
R^A, R^B	R^F, R^R	自由/高分子池的纵向弛豫速率	R_B 常固定在 $1 s^{-1}$ 以配合使用	R_A 是观察到的 R1 的主要贡献者	
R_{RFB}	W	大分子池的辐射吸收率	T_2^B 的函数		
MT_{SAT}	δ	MT 饱和度		类似于 MTR，但是调整了 T_1 和 B_1 的贡献	

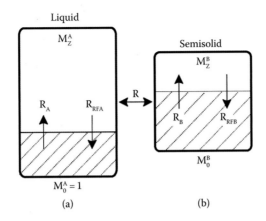

图 10.2 具有交换功能的双池系统模型。每个池的阴影部分（用虚线描绘）表示磁化，它不是纵向对齐的。R_A 和 R_B 是纵向弛豫率（$R = 1/T_1$），它使纵向磁化恢复。而 R_{RFA} 和 R_{RFB} 是饱和项，它们破坏纵向磁化。R 是池之间的交换。（经许可转载自 Henkelman, R.M., et al., Quantitative interpretation of magnetisation transfer. Magn. Reson. Med. 1993. 29. 759-766.）

到的数据归一化为平衡参考值。交换项（以前的前向和后向项）是对称的，包括自由磁化和结合磁化。当 $M_0^A \gg M_0^B$ 时，这是一个伪一阶交换过程，M_0^A 可以假设为常数，并吸收在交换常数 R 中；从 A 到 B 的交换常数可以设置为等于 RM_{0B}。因此，从 B 到 A 的比率为 RM_{0A}，以保留隔室的大小。假设 MT 效应可以用这个双池描述来建模，任何一个池的磁化都可以用它的纵向分量（M_z^A, M_z^B）及横向分量（$M_x^A, M_y^A, M_x^B, M_y^B$）来描述。由于与大分子池相关的 T_2 极短，与横向磁化成分相关的池之间的交换是可以忽略的。因此，该系统的耦合 Bloch 方程可以写成：

$$\frac{dM(t)}{dt} = A(t)M(t) + BM_0 \tag{10.2}$$

其中 $M(t) = \left[M_x^A, M_y^A, M_z^A, M_z^B \right]^T$，

$$A(t) = \begin{bmatrix} \dfrac{-1}{T_2^A} & -2\pi\Delta f & 0 & 0 \\[2mm] 2\pi\Delta f & \dfrac{-1}{T_2^A} & -\omega_1(t) & 0 \\[2mm] 0 & \omega_1(t) & -(R_A + RM_0^B) & RM_0^A \\[2mm] 0 & 0 & RM_0^B & -R_B + RM_0^A + R_{RFB}(\omega_1(t)) \end{bmatrix} \tag{10.3}$$

$$B = \begin{bmatrix} 0 \\ 0 \\ R_A \\ R_B \end{bmatrix} \tag{10.4}$$

T_2^A 表示液体池的横向弛豫时间，Δf 表示脉冲的频率，而 $\omega_1(t)$ 表示脉冲随时间变化的振幅，单位为 rad·s^{-1}（即由脉冲引起的进动角频率）。R_A 和 R_B 表示两个池的纵向弛豫率。汉克尔曼（Henkelman）等考虑在连续波的情况下，$\omega_1(t)$ 是恒定的且等于 ω_1，并且系统处于稳定状态下允许有解析解，即当所有的导数都等于零时：

$$M_z^A = \frac{M_0(R_B RM_0^B + R_{RFB}R_A + R_B R_A + R_A RM_0^A)}{(R_{RFA} + R_A + RM_0^B)(R_{RFB} + R_B + RM_0^A) - RRM_0^B} \tag{10.5}$$

$$R_{RFA} = \frac{\omega_1^2 T_2^A}{1 + (2\pi\Delta f T_2^A)^2} \tag{10.6}$$

$$R_{RFB} = \frac{\omega_1^2 T_2^B}{1 + (2\pi\Delta f T_2^B)^2} \tag{10.7}$$

公式 10.7 中的 T_2^B 表示大分子池的横向弛豫时间。公式 10.6 和 10.7 从稳态解析导出，并与每个池隐式假定的洛伦兹吸收线形成正比。

然而，从 Bloch 方程解析获得的洛伦兹线形不能充分描述实验中的大分子成分。汉克尔曼（Henkelman）等用琼脂凝胶的高斯线形代替了 RRFB（Henkelman et al., 1993），李（Li et al., 1997）等的研究表明在中枢神经系统，与大分子池相关的光谱可以更好地用超洛伦兹模型来模拟：

$$R_{RFB}(\Delta f, \omega_1) = \omega_1^2 \sqrt{2\pi} \left[T_2^B \int_0^1 \frac{1}{|3u^2 - 1|} \exp\left(-2\left(\frac{2\pi\Delta f T_2^B}{3u^2 - 1}\right)^2\right) du \right] \tag{10.8}$$

通常情况下，$2\pi\Delta f T_2^A \geqslant 1$，公式 10.5 除以 R_A 可以重写为：

$$M_z^A = \frac{M_0^A\left(R_B\left[\dfrac{RM_0^B}{R_A}\right] + R_{RFB} + R_B + RM_0^A\right)}{\dfrac{RM_0^B}{R_A}(R_B + R_{RFB}) + \left(1 + \left[\dfrac{\omega_1}{2\pi\Delta f}\right]^2\left[\dfrac{1}{R_A T_2^A}\right]\right)(R_{RFB} + R_B + RM_0^A)} \tag{10.9}$$

通过拟合数据可以提取五个模型参数：R_B，T_2^B，R，(RM_0^B/R_A) 以及 $(1/R_A T_2^A)$。通常使用约束 $R_B = 1$ s^{-1}，作为稳态信号 M_z^A（公式 10.9）对该参数的依赖性很小（Henkelman et al., 1993）。通过对干扰后的自由水平衡磁化方程进行求解，得到了观测到的弛豫速率（$R_A^{obs} = 1/T_1$）（存在交换但没有饱和），以 R_A 表示：

$$R_A = R_{Aobs} - \frac{RM_0^B(R_B - R_{Aobs})}{R_B - R_{Aobs} + RM_0^A} \tag{10.10}$$

当仅考虑纵向分量 M_z^A 和 M_z^B 时，假设 R_{Aobs} 是 $\omega_1(t) = 0$ 的矩阵 $A(t)$ 的最小特征值。

在连续波实验中，可以利用非线性最小二乘法将方程式 10.9 拟合到至少四个测量值，这些测量值由 ω_1 和 Δf 的可变设置获得。

R_{Aobs}可以通过使用公式 10.11 直接拟合两个池的模型参数 T_2^B，R，M_0^B 和 T_2^A 独立测量。

莫里森（Morrison）和汉克尔曼（Henkelman，1995）也将此双池模型应用于连续波在新鲜牛脑组织中的 MT 测量，获得了良好的拟合度，见图 10.3。

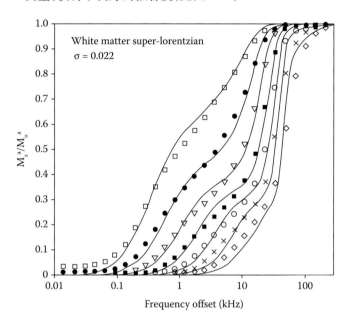

图 10.3　来自牛脑白质的连续波磁化传递数据。汉克尔曼（Henkelman）的双池模型使用超洛伦兹线形拟合，y 轴是 A 池（自由池）z-磁化与 A 池磁化总量的比例。使用了 7 种不同的饱和振幅和 27 种不同的偏置频率。上方的曲线对应 $\omega_1/2\pi$ = 83 Hz（即 ω_1 = 522 rad·s^{-1}，B_1 = 1.95 μT），中间的曲线对应 170 Hz，较低的曲线对应 5.34 Hz。临床 MTR 序列的效果等同于上方两条曲线的区域。（经许可转载自 Morrison，C.，and Henkelman，R.M.，A model for magnetisation transfer in tissues. Magn. Reson. Med. 1995. 33. 475-482.）

10.6.2　三池模型

根据特定的采集方案，MT 加权数据集的空间分辨率通常在 $1 \sim 3 \ mm^3$。由于脑脊液弛豫时间与脑实质显著不同，而且脑脊液中几乎没有 MT，因此脑脊液部分体积可能会对模型参数的估计产生偏差（特别是房室大小 M_0^B）。为了补偿这些影响，莫萨赫比（Mossahebi et al.，2015）等建议增加第三个非交换池（图 10.4）。非交换成分所占体素的比例用 f_{NE} 表示，定义为：

$$f_{NE} = \frac{M_0^{NE}}{M_0 + M_0^{NE}} \tag{10.11}$$

其中 M_0^{NE} 是非交换池相关的磁化强度，而 $M_0 = M_0^A + M_0^B$。然后可以将信号方程推导为：

$$SI = \beta M_0 \left[SI_{MT} + \frac{f_{NE}}{1 - f_{NE}} SI_{NE} \right] \tag{10.12}$$

其中 β 为比例因子，SI_{MT} 和 SI_{NE} 分别为磁化传递和非交换池的信号方程。SI_{MT} 和 SI_{NE} 的分析形式取决于所使用的特定采集方案。

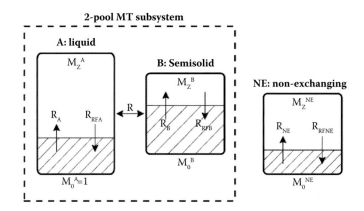

图 10.4　三池模型包括一个标准的双池系统（A=自由水或液体池，B=结合质子或半固态池）和一个为了模拟脑脊液影响的非交换水池。（经许可转载自 Mossahebi, P., et al., Removal of cerebrospinal fluid partial volume effects in quantitative magnetisation transfer imaging using a three-pool model with nonexchanging water component. Magn. Reson. Med. 2015. 74. 1317-1326.）

10.6.3　四池模型

正如麦基（MacKay）和惠特尔（Whittall et al., 1997）在多回波研究中所观察到的，二元自旋浴模型没有考虑到不同环境中的水。这些观察指出 T_2 衰减是多指数的，可以解释为被局限于髓鞘层中的水 T_2 较短（10~20 ms），而细胞内外的水 T_2 较长（100~300 ms）。

四池模型尝试提出统一的观点（Stanisz et al., 1999；Levesque and Pike, 2009）。该模型假设有四个连通的质子池（髓鞘固体，髓鞘水，细胞内/细胞外水和非髓鞘固体），涵盖多室 T_2 水模型和双池 MT 模型的大多数基本特征（图 10.5）。尽管尝试使用特殊的采集策略，如 MT 的多回波序列（Stanisz et al., 1999），由于要拟合的参数数量需要大量的数据采集点，使得这种模型不适于体内应用。尽管这些复杂的模型不适合数据拟合，但仍可以用来预测 T_2 光谱和 MT 随髓鞘含量变化的行为，从而有助于解释基于 WM 简化模型的定量 MRI 方法所观察到的变化（Stanisz et al., 2005）。

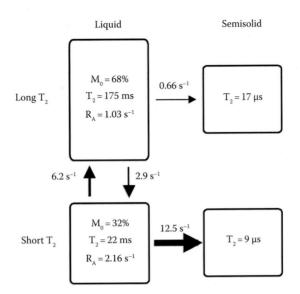

图 10.5　牛视神经的质子四池模型,显示了在细胞内(长 T_2 池)和髓鞘内(短 T_2 池)的自由水(左侧液体池)。髓鞘水(短 T_2)和脂质质子($12.5 \ s^{-1}$)之间存在较强的磁化传递。32% 的水被困在髓鞘中,这些水的 $T_2 = 22 \ ms$。两个自由(水)池之间的交换使它们在辐照后约 200 ms 具有相同的 MT 比值,这与在组织中未能观测到 T_1 的多指数行为一致。为了获得所示的参数值,模型被拟合到近 50 万个数据点,这些数据点来自于 3 个组织样本,使用 MT 多回波序列。(经许可转载自 Stanisz, G., et al., Characterizing white matter with magnetisation transfer and T(2). Magn. Reson. Med. 1999. 42. 1128-1136.)

10.7　测量 MT（P）

有几种方法可以用来生成 MT 加权图像。它们可以分为共振法和偏振法,也可以分为稳态法和瞬态法,或连续法和脉冲法。

10.7.1　连续波照射

在连续波实验中,用数秒的恒定振幅的射频脉冲来饱和大分子池。辐照通常采用 0.5～10 kHz 偏振。较窄的连续波照射可将直接饱和度降至最低。该实验代表了"理想的"偏振饱和法,但在临床应用中并不可行,因为该射频发射器并不是为连续波操作而设计。此外,比吸收率(specific absorption rate,SAR)也超出安全限制范围。

10.7.2　共振二项式脉冲

在临床中尝试使用共振二项式脉冲实现 MT 加权序列(Hu et al., 1992；Yeung and Aisen, 1992；Pike et al., 1993；Schneider et al., 1993)。这些脉冲包括"透明脉冲",例如 $1-\bar{1}$

或 $\overline{121}$（该数字表示相对尖角，而‾表示该角度反转，即 $1\overline{1}$ 表示 45°脉冲紧接着一个 −45°的脉冲组合），它们对自由水等长 T_2 自旋的净效应为零。对于较短的 T_2 自旋，如结合池中的自旋，横向磁化一旦产生就开始衰减，且 z 磁化不会被第二个脉冲恢复。因此，它们对移动的质子没有影响，但结合的质子是饱和的（z 磁化被破坏）。二项式脉冲容易实现（它们不需要为发射器生成频率偏移），并且它们在给定的射频功率下会产生较大的信号衰减，因此被认为是有效的。然而，与偏振脉冲相比，二项式脉冲缺乏灵活性限制了它们的使用。

10.7.3　偏振脉冲照射

偏振脉冲几乎完全取代了二项式脉冲，因为它们允许对饱和进行更多的控制。偏振脉冲（通常是高斯形状，或具有最多三个波瓣的正弦形状），带宽为几百 Hz，通常在距移动水峰 1~5 kHz 的范围内发生频率偏移。1992 年，费城的一个研究小组发表了第一次使用偏振脉冲进行 MTR 的临床影像（Dousset，1992），并引起人们使用 MTR 对疾病（尤其是多发性硬化症）进行研究的兴趣。他们采用了 3 D 梯度回波序列（矩阵：256×128×28；5 mm 截面；TR = 100 ms；TE = 6 ms；FA = 12°），MT 脉冲为 2 kHz 偏振脉冲，正常白质的 MTR 为 43 ± 3 pu。比吸收率为 0.1 W·kg^{-1}。原则上，偏振脉冲可以与任何采集序列进行组合，但由于扫描时间短、T_1 和 T_2 对比度低，它们主要用于梯度回波（gradient-echo，GRE）序列。三维梯度回波比二维多层回波更适合，因为它们可以防止由不同层面的选择性脉冲（Dixon et al.，1990）和相邻层面之间的干扰所产生的偶然磁化效应。为了使 T_1 加权最小化，同时又要保持足够短的采集时间，通常 TR 在 25 到 50 ms 之间，倾斜角在 5°到 15°之间。

自旋回波序列已用于 MTR，其中一个例子是交错双回波（Barker et al.，1996），它给出了配准的 M_0 和 M_s 图像（见公式 10.1）。还可以获得配准的 PD 和 T_2 加权图像，因此病变或正常结构的不同感兴趣区的划分可以在这些具有标准 MR 对比度的图像中完成。这种方法的缺点是存在一些 T_1 加权（因为保持较短的时间以限制总体成像时间），可能无法达到结合池真正的饱和或不饱和状态，并且要花费大量时间等待自由池恢复平衡。

10.7.4　稳态自由进动

2006 年，比利（Bieri）和舍费尔（Schefer）证明了平衡式稳态自由进动（balanced steady-state free precession，bSSFP）序列本质上是 MT 加权的（Bieri and Schefer，2006）。这一观测结果是由 bSSFP 实际测量到的信号与理论预测之间的偏差引起的。不能解释的信号损耗确实可以通过 MT 效应来解释，MT 效应取决于 TR 和翻转角的选择。因此，比利（Bieri）和舍费尔（Schefer）建议通过同时改变 TR 和脉冲持续时间来调节 MT 权重，从而使较长的脉冲（和 TRs）将 MT 效应最小化。这种类型的采集在大脑成像中极富吸引力，因为它不仅提供了高分辨率的图像，同时显著减少了采集时间；可以在几秒内获得高质量的大脑 MTR 图（Bieri et al.，2008；Garcia et al.，2012）。

10.7.5　选择性反转恢复

选择性反转恢复快速自旋回波（selective inversion recovery fast spin echo，SIR-FSE）方法（Gochberg et al.，1997，1999；Gochberg and Gore，2007）旨在操纵液体质子而非大分子质子。该脉冲序列的设计是为了确保在每次重复结束时，大分子和自由水池的 z 磁化均为 0。它是通过 90°脉冲旋转自由水质子磁化来实现的，然后施加一系列密集的 180°重聚焦脉冲（防止任何有效的 T_1 恢复）。大分子质子不会受到 90°脉冲的直接影响。由于 MT 效应，它们会在 T_1 数量级的时间尺度上被零液池磁化拉向零。该方法研究了 MT 瞬态演变过程中的 MT 效应，主要用于定量 MT。第 10.7.4 节提供了更多详细信息。

图 10.6 图示总结了采集 MT 加权的主要 MRI 策略。

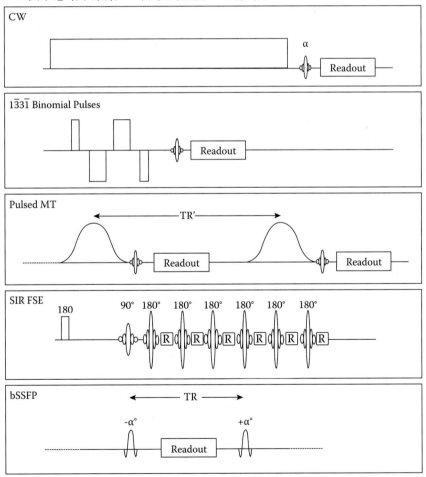

图 10.6　采集 MT 加权数据的主要策略的示意图。

10.8 定量 MT 成像（P，T）

由于第 10.5 节讨论的 MTR 的局限性,在体内直接估计 MT 理论模型描述的 MT 参数非常有意义(参见第 10.5 节)。主要的设计挑战是给予脉冲 MT(或其他在体中可行的采集)以适应理论并提供可以在合理时间内计算的解决方案,并设计成像方案,在可接受的时间内收集足够的大脑覆盖率和足以描述解剖细节的分辨率数据。

10.8.1 大分子池的吸收线形

正如在第 10.5 节所提到的,由两个池的 Bloch 方程唯一的解析解是洛伦兹线形(Henkelman et al.,1993)。然而,该线型并不适合大分子池。目前,结合池已经使用了多种线型(Morrison et al.,1995;Li et al.,1997;Quesson et al.,1997)。洛伦兹线和高斯线形状在拟合过程中具有易于实现和快速计算的优势,以确定定量 MT 模型参数图。超级洛伦兹线形状需要数值估计,但在白质中会产生更好的拟合。基于此,在人体内普遍应用该线形(Sled and Pike,2001;Yarnykh,2002;Cercignani et al.,2005)。该线形的解析表达式在公式 10.8 中以饱和速率项的形式给出。为了加快拟合过程,通常提前计算 T_2^B 的合理范围,并使用查找表进行拟合(Sled and Pike,2001;Cercignani et al.,2005)。

在尝试探索白质中 MT 参数的方向依赖性时,潘佩尔(Pampel et al.,2015)等开发了一个结合池线形的模型,该模型解释了白质纤维相对于静磁场的不同方向性,并表明观察到的 T_2^B 区域变异性主要是由于白质几何形状的不确定性引起的,而不是膜成分的变化。潘佩尔等提出了一种替代的线条形状,该线条形状明确考虑了包裹在圆柱形轴突周围的脂质双层的特定几何排列。为了考虑体素内的多向性,使用扩散加权 MRI 和球面反卷积方法推导了相对于 B_0 的纤维取向分布函数(fibre orientation distribution function, fODF)。将宾汉姆(Bingham)函数拟合到 fODF 峰,可以识别具有特定方向的纤维束。当使用这种新颖的线形来解决射频吸收中的定向效应时,T_2^B 在不同白质区域之间的变化很小。

10.8.2 Henkelman 模型的体内实施

如第 10.6.1 节所述,连续波照射是不切实际的,不适用于体内成像实验。最早将此模型转化为体内应用的尝试是基于脉冲 MT 采集,需要对汉克尔曼(Henkelman)模型进行修改,以允许饱和脉冲相对于 T_1 的持续时间较短。在这种情况下,方程 10.2 只允许数值解

（Graham and Henkelman，1997）。

三种基于近似信号方程的脉冲 MT 方法几乎同时被提出（Sled and Pike，2001；Ramani et al.，2002；Yarnykh，2002）。在这里，为了简单和便于比较，我们重写了所有的方程，尽可能保持汉克尔曼等的惯例。但是，我们注意到一些作者将 A 池和 B 池标记为 F 和 R（"自由"和"受限"）（Sled and Pike，2001）或 f 和 m（表示"自由"和"大分子"）（Yarnykh，2002），并用符号 W 代替 R_{RFB}（Sled and Pike，2001）来表示射频能量的吸收率。伪一阶交换律 RM_{0B} 和 RM_{0A} 通常表示为 k_f（或简称为 k）和 k_r。有关命名，另请参见表 10.1。

拉马尼（Ramani）等提出了最简单的近似方法，他们使用了连续波功率当量近似值（CW power equivalent，CWPE）（Ramani et al.，2002）。在他们的论文中，脉冲简单地被具有均方幅度的连续波辐射所取代，在 MT 脉冲之间的重复周期内提供相同的功率：

$$\omega_{1CWPE} = \gamma \sqrt{P_{SAT}} \tag{10.13}$$

其中 P_{SAT} 是均方饱和场，γ 是旋磁比。

P_{SAT} 相当于：

$$P_{SAT} = p_2 B_{max}^2 \frac{\tau_{SAT}}{TR'} \tag{10.14}$$

式中 p_2 是饱和脉冲的均方振幅与等效振幅矩形脉冲的比值，B_{max} 是脉冲的最大振幅，τ_{SAT} 为持续时间，TR' 是连续脉冲之间的间隔。

B_{max} 可根据脉冲的等效谐振摆角（ϑ）计算：

$$\vartheta[\,^\circ\,] = \left[\frac{180}{\pi}\right] \gamma p_1 B_{max} \tau_{SAT} \tag{10.15}$$

其中 p_1 是饱和脉冲的平均振幅与相同振幅的矩形脉冲的平均振幅之比。值得注意的是，公式 10.14 和 10.15 中的 p_1 和 p_2 代表所使用的实际脉冲形状（与矩形脉冲相比）的校正因子。P_{SAT} 和 θ 可以通过对时间调制脉冲振幅 $B_1(t)$ 及其平方 $B_1^2(t)$ 在脉冲持续周期 τ_{SAT} 上进行积分得到。

通过 CWPE 近似，汉克尔曼稳态状态模型可以直接应用于体内 *MRI* 病例，而忽略了脉冲序列的成像元素。

引入符号 $F = \frac{M_0^B}{M_0^A} a$，替换方程 $RM_0^A = \frac{RM_0^B}{F}$ 可用于拟合使用脉冲 MT 方法收集到的数据。

$$SI(\omega_1, \Delta f) = \frac{M_0\left(R_B\left[\frac{RM_0^B}{R_A}\right] + R_{RFB}(\omega_{1CWPE}, \Delta f) + R_B + \frac{RM_0^B}{F}\right)}{\left[\frac{RM_0^B}{R_A}\right](R_B + R_{RFB}(\omega_{1CWPE}, \Delta f))} + \left(1 + \left[\frac{1}{R_A T_2^A}\right]\right)\left(R_{RFB}(\omega, \Delta f) + R_B + \frac{RM_0^B}{F}\right)$$

$$\tag{10.16}$$

为了便于信号方程之间的比较，我们打破了拉曼（Ramani，2002）等原始论文中的术语，其中使用了大分子分数 f，$f=F/(F+1)$，而不是大分子池相对大小 F。当 $F<<1$ 时，这两个参数趋于相似（并通过简单的代数转换联系起来），而且两者都与髓鞘含量相关（Schmierer et al.，2007）。

由于拉马尼（Ramani）方程没有明确建模激励脉冲和 TR 的影响，其对 MT 加权信号的描述仅在采集序列中 T_1 加权程度最小时有效（Cercignani and Barker，2008）。

施耐德（Sled）和皮克（Pike）提出了将脉冲序列近似为自由进动、连续波照射和自由池瞬时饱和的一系列周期的解。在每一个周期，方程 10.2 有一个精确解或近似解，然后可以通过施加适当的初始条件将这些解串联起来，得到测量信号的表达式（在稳态条件下），其计算成本低于整套微分方程的数值积分。

将 MT 脉冲对大分子池的影响建模为矩形脉冲，其宽度等于 MT 脉冲在整个持续时间内的瞬时振幅平方得到曲线的半峰全宽（τRP），其振幅使脉冲具有等效平均功率（矩形脉冲，或近似于 RP）。脉冲对液体池的影响被建模为纵向磁化强度的瞬时分数饱和。当 R 和 R_A 被设置为 0 时，通过求解（数值方式）方程式 10.2 的系统，可以估算分数饱和度（S_{1A}），意味着在施加脉冲期间忽略了交换和弛豫。

以矩阵形式，仅考虑磁化的纵向分量：

$$M_z(t)=\begin{bmatrix} M_z^A(t) \\ M_z^B(t) \end{bmatrix} \tag{10.17}$$

由 MT 和激励脉冲引起的自由池的瞬时饱和通过将 M_z 乘以矩阵 S（其中 α 是激励翻转角）来描述：

$$S=\begin{bmatrix} S_{1A}\cos\alpha & 0 \\ 0 & 1 \end{bmatrix} \tag{10.18}$$

周期 t_1（假设起始时间为 t_0）后的磁化状态由自由旋进（free precession，FP）或连续旋进方程 10.2 或 10.4 的解给出：

$$M_z(t_0+t_1)=\exp\{A_{CW}t_1\}M_z(t_0)+[I-\exp\{A_{CW}t_1\}]A_{CW^{-1}}BM_0 \tag{10.19}$$

$$M_z(t_0+t_1)=\exp\{A_{FP}t_1\}M_z(t_0)+[I-\exp\{A_{FP}t_1\}]A_{FP^{-1}}BM_0 \tag{10.20}$$

$$A_{CW}=\begin{bmatrix} -R_A-RM_0^B & RM_0^A \\ RM_0^B & -R_B-RM_0^A-R_{RFB} \end{bmatrix}$$

$$A_{FP}=\begin{bmatrix} -R_A-RM_0^B & RM_0^A \\ RM_0^B & -R_B-RM_0^A \end{bmatrix}$$

$$B = \begin{bmatrix} -R_A & 0 \\ 0 & -R_B \end{bmatrix} \qquad (10.21)$$

根据施耐德和皮克的 RP 近似值，在施加 MT 脉冲之间的时间间隔 TR'（通常是为单个图像切片的单个 k 空间线激发和收集数据所需的时间），M_z 经历瞬时饱和、连续照射一个周期 $\tau_{RP}/2$、FP 照射一个周期（$TR'-\tau_{RP}$）和连续照射另一个 $\tau_{RP}/2$。在三个步骤之后，我们就可以施加等式并求解 M_z。

$$M_z(TR') = M_z(0) \qquad (10.22)$$

回顾读出时观察到的信号是：

$$SI(\omega_1, \Delta f) = \beta M_z^A(TR) S_{1A} \sin \alpha \qquad (10.23)$$

其中 β 是一个常数比例因子。因此，可以获得用于建模 MT 加权信号的解析表达式（在因子 S_{1A} 的数值计算之后）。

亚尔内赫（Yarnykh，2002）提出，通过假设有效频率足够大（即 $\Delta f > 2.5$ kHz；Portnoy and Stanisz，2007），忽略液体池的任何直接饱和，并通过有效矩形脉冲近似成形 RF 脉冲，与实际脉冲（τ_{SAT}）具有相同的持续时间，以及恒定的振幅 ω_{1eff} 效应：

$$\omega_{1eff} = \frac{1}{\tau_{SAT}} \int \omega_1^2(t)\, dt \qquad (10.24)$$

采用与施耐德和皮克（Sled，Pike，2000）相似的方法，亚尔内赫将序列分解为饱和期、破坏梯度的延迟期、读出期和弛豫期。

将针对每个周期获得的解（以矩阵形式）连接起来，得到 M_s，即读出脉冲之前的瞬时磁化矢量表达式。

然后，在假设短时间间隔和低激励翻转角的情况下，使用一阶近似简化该表达式。由此得到的解析解 M_{zS}^A（M_{zS}^A 为读出脉冲之前液体池磁化的 z 分量）：

$$M_{zS}^A = \frac{\dfrac{1}{F+1}(A + R_A s R_{RFB})}{A + (R_A + RM_0^B)s R_{RFB} - \left(R_B + \dfrac{RM_0^B}{F} + s R_{RFB}\right)\dfrac{\ln(\cos\alpha)}{TR}} \qquad (10.25)$$

其中 $s = \tau_{SAT}/TR$ 是工作周期，

$$A = R_A R_B + R_A \frac{RM_0^B}{F} + R_B RM_0^B \qquad (10.26)$$

亚尔内赫将相对于非饱和情况下的信号强度表示为 MTR：

$$MTR(R_{RFB}) = 1 - \frac{M_{zS}^A(R_{RFB})}{M_{zS}^A(R_{RFB}=0)} \approx \frac{s R_{RFB}}{P + Q s R_{RFB}} \qquad (10.27)$$

和

$$P = \frac{A\left(A - \left(R_B + \dfrac{RM_0^B}{F}\right)\ln\left(\dfrac{\cos\,\alpha}{TR}\right)\right)}{RM_0^B\left(A - \dfrac{R_B\ln\,(\cos\,\alpha)}{TR}\right)} \tag{10.28}$$

$$Q = \frac{A\left(R_A + RM_0^B - \ln\left(\dfrac{\cos\,\alpha}{TR}\right)\right)}{RM_0^B\left(A - \dfrac{R_B\ln\,(\cos\,\alpha)}{TR}\right)} \tag{10.29}$$

因此，通过模型与不同饱和脉冲设置下的一系列 MTR 测量值相拟合，将得到参数 P，Q 和 T_{2B}。在已知 R_A^{obs} 的情况下，$F(f)$ 和 $RM_{0B}(k)$ 可以从以下公式得到：

$$P \approx R_A^{obs}\frac{F+1}{F} - \frac{\ln\,(\cos\,\alpha)}{TR}\frac{1}{F} \tag{10.30}$$

$$Q \approx \left(R_A^{obs} - \frac{\ln(\cos\,\alpha)}{TR}\right)RM_0^{B^{-1}} + 1 \tag{10.31}$$

研究（Portnoy and Stanisz，2007；Cercignani and Barker，2008）表明，只要实验条件符合基本假设，这三个近似值将会得到一致的结果。使用拉马尼近似值得到的一组典型的 MT 参数图像，见图 10.7。

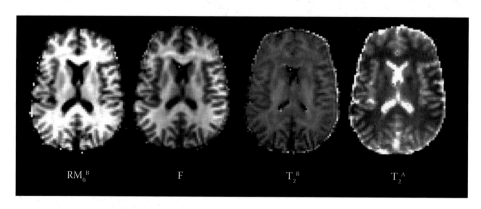

图 10.7　利用 Henkelman's 模型的 Ramani's 近似值获得健康受试者在体的 MT 参数图。

10.8.3　最小近似磁化传递模型

在脉冲 MT 实验中，模拟自由池纵向磁化（M_z^A）的另一种方法是对描述双池模型的一整套微分方程进行数值积分（Graham and Henkelman，1997）。这样做，可以得到给定的饱和方案下耦合系统的时间演化。

这种被称为最小近似磁化传递（minimal approximation magnetization transfer，MAMT）的技

术，被提出作为模拟磁化行为并估计 MT 参数的可行策略，可避免不合理的简化，比如假设稳态或忽略成像脉冲，它们通常被用于推导 M_z^A 的解析表达式（Portnoy and Stanisz，2007）。

如果矩阵 $A(t)$ 不依赖于时间，方程 10.2 在瞬时时刻 $t_1 = t_0 + \tau$ 的解磁化矢量 $M(t_1)$ 呈闭合形式：

$$M(t_1) = e^{A\tau} M(t_0) + [e^{A\tau} - I] A^{-1} B M_0 \tag{10.32}$$

MAMT 技术通过将 $A(t)$ 中的连续函数 $\omega_1(t)$ 替换为离散的形式来集成系统：

$$\omega_t'(t) = \omega_1 \left(t_{i-1} + \frac{\tau}{2} \right) = \omega_{1,i}$$

$$\forall t, (i-1)\tau = t_{i-1} \leq t < t_i = i\tau, i = 1, 2, 3 \cdots, N_d \tag{10.33}$$

其中 τ 表示离散化步长，N_d 表示总步数。

使用公式 10.33，矩阵 A 是常数，并且在 $t_{i-1} \leq t < t_i$ 区间上，$A_i = A_{(\omega_1, i)}$。通过联立不同时间间隔 $[t_{i-1}, t_i]$ 的公式 10.32，可以得到任意瞬时时刻 t 的磁化矢量 $M($ 与 $M_z^F)$，其中 A 用相应的 A_i 替换，初始条件 $M(t_0)$ 以递归方式由上一步的结果给出：

$$M_i = e^{A\tau} M_{i-1} + [e^{A\tau} - I] A_i^{-1} B \tag{10.34}$$

并且假设池磁化在初始时间 t_0 沿 z 轴对齐：

$$M_0 = \begin{bmatrix} 0 \\ 0 \\ 1 \\ F \end{bmatrix} \tag{10.35}$$

上述形式可以适用于使用任意饱和和成像脉冲序列的实验方案。此外，当从脉冲实验中估计 MT 参数时，在双池模型引入的近似范围内，可以考虑精确的脉冲形状、脉冲之间的时序、同振激发的影响以及磁化向稳态过渡的瞬态行为（见图 10.8）。

然而，在模拟共振激发周期时必须谨慎，因为通常与大分子池相关的超洛伦兹线形在 $\Delta f = 0$ 时显示出奇异性。在 $\Delta f = 0$ 附近外推吸收线形状值，或在共振时忽略 R_{RFB} 项（相当于假定成像脉冲对大分子池没有瞬时影响）都是有效的解决方案。

最小近似磁化传递方法的缺点是计算时间，因为在成形 RF 脉冲的离散化中使用的每一步都必须计算矩阵指数。为了提高时间效率，矩阵指数可以预先计算并保存在附表中。通过用多项式插值代替指数矩阵乘积的全部计算，可以获得更好的性能（Müller et al.，2013）。

影响最小近似磁化传递时间效率的另一个因素与离散化步骤 τ 的大小有关，尽管计算时间与其呈线性关系，但 τ 不能任意减小，因为当脉冲包络通过减少步骤数字化时，Z 谱中将出现人为的峰值（即使用较长的 τ）。然而，因为峰值在频域中将周期性地以 $1/\tau$ 的间隔

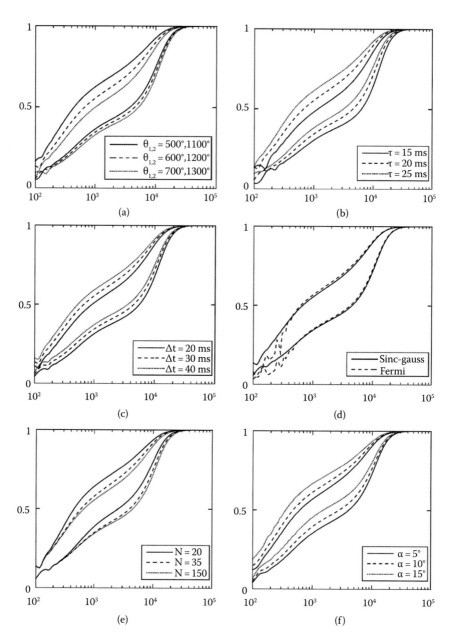

图 10.8　不同脉冲序列参数值的最小近似磁化传递模型预测。曲线图显示了在两种不同饱和功率下（有效翻转角度 $\theta_1 = 600°，\theta_2 = 1200°$），频率偏移（从 100 Hz 到 100 kHz）上预测的 M_z^F（根据非加权参考值进行标准化）。如果未指定，则其他序列参数如下：脉冲形状为高斯分布，脉冲持续时间为 20 ms，脉冲间隔为 30 ms，脉冲数为 150，模型允许我们考虑序列参数的任何变化：（a）在固定脉冲持续时间下的不同的翻转角，（b）固定翻转角度下的不同脉冲持续时间，（c）不同的脉冲间隔，（d）不同的脉冲形状，（e）用于非稳态采集的不同脉冲数量和（f）存在不同翻转角度的成像脉冲。模型预测采用单一组织构型计算：$F = 0.13，T_2^F = 35$ ms，$T_2^B = 12$ μs，$RM_0^B = 2.5$。

出现（幅度取决于使用的特定 RF 脉冲）。通过从峰值区域以外获取实验数据，可以避免拟合中的潜在误差（Müller et al.，2013）。

对于不同的实验条件和／或噪声水平，最小近似磁化传递模型可作为比较其他更近似模型的参考（Portnoy and Stanisz，2007；Cercignani and Barker，2008）。由于该模型不需要稳态，因此也适用于瞬态条件。这意味着 qMT 模型参数可以通过采样系统方法提取到稳态（Helms and Hagberg，2003；Tyler and Gowland，2005），或者在一般情况下，当 MT 准备时，结合快速成像技术（如回波平面成像）进行参数的提取（Battiston et al.，2016；Gelderen et al.，2016）。

10.8.4　选择性反转恢复信号的 MT 建模

另一种量化 MT 基本参数的方法是在短时间内选择性地干扰自由池或束缚池后测量磁化弛豫（与特征交换时间相比）。对于双池模型 Bloch 模型，扰动（一个或两个池）后的纵向弛豫是双指数的（Edzes and Samulski，1977，1978b）：

$$\frac{M_A(t)}{M_0^A} = C_1 e^{-\lambda_1 t} + C_2 e^{-\lambda_2 t} + 1 \tag{10.36}$$

其中松弛率 $\lambda_{1,2}$ 为：

$$\lambda_{1,2} = \frac{1}{2}\left(R_A + R_B + RM_0^B + RM_0^A \pm \sqrt{(R_A - R_B + RM_0^B - RM_0^A)^2 + 4RM_0^B RM_0^A} \right) \tag{10.37}$$

系数 $C_{1,2}$ 为：

$$C_{1,2} = \pm \frac{\left[\dfrac{M^A(0)}{M_0^A} - 1\right](R_A - \lambda_{2,1}) + \left[\dfrac{M^A(0)}{M_0^A} - \dfrac{M^B(0)}{M_0^B}\right]RM_0^B}{\lambda_1 - \lambda_2} \tag{10.38}$$

原则上，公式 10.36 可用于拟合从扰动的不同延迟处获取的数据，以估计系数 $C_{1,2}$ 和弛豫率 $\lambda_{1,2}$，它们通过公式 10.37 和 10.38 与基本的双池模型参数有关。

虽然弛豫速率 λ_1 和 λ_2 是系统的固有属性，系数 C_1 和 C_2 取决于实验设置（即扰动后的初始条件，$M_z^A(0)$ 和 $M_z^B(0)$）。通过方程 10.38 分子中的差分项 $\left[\dfrac{M^A(0)}{M_0^A} - \dfrac{M^B(0)}{M_0^B}\right]$，能够选择性地操纵一个池磁化的扰动，以增强弛豫过程的双指数行为（Gochberg et al.，1997）。

戈克伯格和戈尔（Gochberg，Gore，2003）首次在牛血清白蛋白（bovine serum albumin，BSA）模体中展示了使用该方法定量确定双池模型参数，结合 EPI 读数使用了能够选择性地反转自由水质子磁化的反转恢复脉冲。对自由水质子的选择性由低功率硬脉冲保证，其持续时间比 T_2^F 短，比 T_2^B 长（典型持续时间为几毫秒）。

随后，该方法得到改进（Gochberg and Gore，2007），通过将自由水选择性反转与快速自旋—回波读出相结合，允许在 $TR>5/\lambda_2$ 的条件下缩短 TR，因为在足够长（约 40 ms）的重聚焦脉冲序列的末端，两个池的纵向磁化几乎为零。因此，在预期后续反转脉冲（t_d）的延迟期间内，纵向弛豫可以近似成速率为 λ_1 的单指数函数。

因此，公式 10.36 可以用来拟合在不同的反转时间（inversion times，TIs）获得的数据，其中考虑了由于 t_d 期间的部分纵向恢复而产生的不同初始条件 $M_z^A(0)$、$M_z^B(0)$，公式如下：

$$\left[\frac{M^{A,B}(0)}{M_0^{A,B}}=S_{A,B}\left(1-e^{-\lambda_1,t_d}\right)\right] \tag{10.39}$$

其中 $S_{A,B}$ 分别量化反转脉冲对自由池和大分子池的影响。根据对大分子吸收线形状和横向弛豫时间 T_2^B 的假设，对大分子分数饱和 S_B 进行了数值计算。由 $\tau_{inv}=1$ ms 反转硬脉冲产生的 S_B 的参考值为 0.83 ± 0.07（Gochberg et al.，1999），计算假定为高斯线形，T_2^B 在 10 和 20 μs 之间。

方程 10.36 中的双指数模型对 M_0^F、C_1、C_2、λ_1 和 λ_2 进行拟合。双池模型参数可以使用假设 $RM_0^A>>RM_0^B$ 进行推导，该假设适用于各种生物组织，从而得到以下近似值：

$$\lambda_1\approx RM_0^A \tag{10.40}$$

$$C_1\approx\left(\frac{M^A(0)}{M_0^A}-\frac{M^B(0)}{M_0^B}\right)F \tag{10.41}$$

一旦确定了 M_0^F、C_1、C_2、λ_1 和 λ_2，则公式 10.37、10.40 和 10.41 允许分离大分子组分：

$$F=\frac{C_1}{C_2+1-S_B\left(1-e^{\lambda,t_d}\right)} \tag{10.42}$$

该技术的一个关键优势是饱和所需的功率低，这使得它在高和超高场中更有吸引力，在这些场中，由于 SAR 的限制，高功率的偏共振 RF 脉冲问题更多（Dortch et al.，2013）。此外，SIR-FSE 不需要任何单独的测量来校正场的不均匀性或测量纵向弛豫时间。

与传统的脉冲饱和和 qMT 成像技术相比，SIR-FSE 的主要缺点是它的时间效率低。该技术不能直接实现多层成像，因为使用的重聚焦脉冲序列将在相邻切片中引起额外的 MT 效应，并且必须增加约 $5/\lambda_2$ 量级的恢复时间以允许连续切片采集。然而，用于优化精度效率的序列参数定义指南以及该协议的 3D 版本已经被研究（Li et al.，2010；Dortch et al.，2013）。

10.8.5　稳态自由进动信号的 MT 模型

2008 年，格洛尔（Gloor，2008）等将两池模式应用于 bSSFP 得到稳态自由进动信号的 MT

模型。主要区别在于，所有脉冲都施加在共振上，因此方程式 10.2 中的 Δf 趋于零。

耦合方程组由此简化为：

$$
\begin{bmatrix} M_y^A \\ M_z^A \\ M_z^B \end{bmatrix} = \begin{bmatrix} -R_2^A & \omega_1(t) & 0 \\ -\omega_1(t) & -(RM_0^B+R_A) & RM_0^A \\ 0 & RM_0^B & -(RM_0^A+R_B) \end{bmatrix} \begin{bmatrix} M_y^A \\ M_z^A \\ M_z^B \end{bmatrix} + \begin{bmatrix} 0 \\ R_A M_0^A \\ R_B M_0^B \end{bmatrix} \tag{10.43}
$$

其中，假设所有 RF 脉冲都沿着 x 轴发射，则可以排除分量 M_X^A，使得在横向平面中，只有 y 分量对稳态信号的形成有贡献。

稳态下 M_2^A 的解析解可通过类似于第 10.8.2 节所述的方法得到。这里，共振激励被捕获在矩阵 $R_x(\alpha)$ 中，包含自由池磁化旋转和束缚池饱和，而连续 RF 脉冲之间的相位交替由矩阵 $R_z(\varphi=180)$ 建模：

$$
R_x(\alpha) = \begin{bmatrix} \cos\alpha & \sin\alpha & 0 \\ -\sin\alpha & \cos\alpha & 0 \\ 0 & 0 & e^{-R_{RFB}T_{RF}} \end{bmatrix} \tag{10.44}
$$

$$
R_z(\varphi=180) = \begin{bmatrix} -1 & 0 & 0 \\ 0 & 1 & 0 \\ 0 & 0 & 0 \end{bmatrix} \tag{10.45}
$$

其中 α 为翻转角（在连续的 TR 间以交替相位进行），$\langle R_{RFB} \rangle$ 表示当 Δ 趋于 0 时的平均饱和率，计算整个 RF 脉冲的持续时间 T_{RF}：

$$
(R_{RFB}(\Delta \rightarrow 0)) = G(\Delta \rightarrow 0)\frac{\pi}{T_{RF}}\int_0^{T_{RF}} \omega_1^2(t)\,dt \tag{10.46}
$$

方程 10.46 要求极限 $\Delta = 0$ 时吸收线形 G 的值，由格洛尔（Gloor）通过外推估计为 $G(0) = 1.4 \times 10^{-5}\ \mathrm{s}^{-1}$，在 1.5 T 时，对于白质和灰质，$T_2^B = 12\ \mu\mathrm{s}$（Gloor et al., 2008）。

假设在自由进动期间 RF 激励之间和弛豫过程是解耦的，因此可以分别用矩阵 $A(t)$ 和 $E(t)$ 来描述双池 bSSFP 信号的解析模型：

$$
A(t) = \frac{1}{F+1}\begin{bmatrix} F+1 & 0 & 0 \\ 0 & 1+Fe^{-(F+1)RM_0^A} & 1-e^{-(F+1)RM_0^A} \\ 0 & F-Fe^{-(F+1)RM_0^A} & F+e^{-(F+1)RM_0^A} \end{bmatrix} \tag{10.47}
$$

$$
E(t) = \begin{bmatrix} e^{-R_2^A t} & 0 & 0 \\ 0 & e^{-R_1^A t} & 0 \\ 0 & 0 & e^{-R_1^B t} \end{bmatrix} \tag{10.48}
$$

在推导中，进一步假设弛豫发生在交换之前；但仍得到了几乎相同的结果。

将自由池激发和束缚池饱和、弛豫和交换连接起来，并在随后的共振脉冲之间施加稳态条件，得到：

$$M_\infty^+ = R_x(I - R_z AER_x)^{-1}AM_0 \tag{10.49}$$

它表示紧接在 RF 激发之后的稳态磁化矢量，该测量信号可以从下式得到：

$$S(\alpha, TR) = \beta M_0^A \sin\alpha \frac{(1 - e^{-R_1^A TR})B + C}{A - Be^{-R_1^A TR}e^{-R_1^B TR} - (Be^{-R_1^B TR} - Ae^{-R_1^A TR})\cos\alpha} \tag{10.50}$$

参数 A、B 和 C 是序列参数（TR、T_{RF}）和双池模型参数的组合，特别是 F，RM_0^B，T_2^A，R_A 和 R_B（Gloor et al.，2008）。束缚池横向弛豫 T_2^B 对预测信号没有贡献，因为大分子吸收线形是在单点（$\Delta = 0$）采样的，因此不能用这种方法来估计。

利用 bSSFP 信号对 α 和 T_{RF} 的不同 MT 灵敏度提取 MT 参数。使用 bSSFP 实现 qMT 的通用协议有两种，一种是固定 α 和可变 T_{RF}（以及随后的 TR）序列，另一种是固定 T_{RF}/TR 和可变 α 的序列。对 MT 效应的最大信号灵敏度通过 T_{RF}/TR 变化获得。

考虑到 bSSFP 信号（公式 10.50）与比值 T_1/T_2 的内在依赖性（Scheffler and Lehnhardt，2003），R_A 和 R_2^A 的可靠估计需要两个量中的一个独立度量。通常，R_A 是通过辅助实验 [VFA 或 T_1 的驱动平衡单脉冲观测（DESPOT$_1$）] 来估计的，而 R_2^A 则与 F 和 RM_0^B 一起通过公式 10.50 的非线性拟合估得。因此，相较于其他 qMT 模式，估计得到的 R_B 表现出较高的不确定性，因此被设置为等于 R_A（Gloor et al.，2008）。使用 bSSFP 的 qMT 的通用协议包括用于翻转角度校正的 B$_1$ mapping，可保持在 10 分钟内的持续时间。

在首次使用 bSSFP 序列进行 qMT 成像演示中，双池 bSSFP 模型与普通定量 MT 模型的 MT 参数吻合较好，对同一对象重复（5 次）测量的标准偏差低于 3%（Gloor et al.，2008）。

qMT 通过 bSSFP 提供了一个满足最佳 qMT 协议要求的框架。特别是它允许 MT 模型参数在临床可行的采集时间内利用 bSSFP 序列的高分辨率采集和固有的高信噪比进行可靠且可重复性的量化。

然而，有几个问题可能会影响 qMT 分析的整体质量。除了关于 F 对 B$_1$ 场不均匀性估计灵敏度和不能拟合 R_B 的常见问题外，其他问题都是这种方法所特有的。

确定 $G(0)$ 的模糊性对 MT 参数估计，特别是对 BPF 有很大的影响。因为它衡量平均饱和率 $\langle R_{RFB} \rangle$，并导致 BPF 出现线性误差（Gloor et al.，2008）。

此外，偏共振伪影，即条状伪影，会影响 bSSFP 信号强度。偏共振频率（ν）使磁化在 TR 期间以 $\theta = 2\pi\nu TR$ 的角度失相位。当失相位接近 $\pm\pi$ 时，bSSFP 信号表现出显著的下降。这里引入信号振幅对局部偏共振效应（ν）的依赖关系，因为它们在 TR 上以恒定的失相位 θ 进行转换，而在 MT 环境下，则限制了不同 TR 值产生 MT 效应的可能性。条状伪影会随着场强增强而增加，这些问题在大于 1.5T 的场强中是不可忽视的。

MT-bSSFP 理论可以延伸到非均衡 SSFP 序列（Bieri et al., 2008）。当在具有高磁化率变化特征的解剖部位（如软骨或肌肉骨骼系统）或在超高磁场下执行 MTI 协议时，这点显得尤为重要，由于 bSSFP 条状伪影会导致图像退化加剧，因此可能会妨碍磁化传递加权 bSSFP 图像的解释。

本质上，非均衡 SSFP 序列对条状伪影不敏感，理想情况下可用于稳健评估 MT 指数。然而，当 SSFP 序列从均衡向非均衡移动时，信噪比降低，SSFP 信号依赖于 TR，当 RF 脉冲延伸时，这一事实可能会导致潜在的 MT 效应被人为地高估或低估，因此，TR 变化被用来产生 MT 对比度。

对于在 3~10 ms 范围内变化的 TR，非均衡 SSFP 序列显示信号增加 4%~5%（或根据回声编码方式减少 13%~16%），而均衡 SSFP 序列的变化可以忽略（< 0.1%）。因此，为了将 MT 效应无关的信号变化最小化，必须对产生的 MT 效应的大小做出妥协。通过限制 MT 加权和非 MT 加权采集之间的 TR 差异，以降低 MRT 值为代价，可以将 MT 度量参数（如 MTR）中的干扰控制在 2%~5%（Bieri et al., 2008）。

这一概念通过比较使用 bSSFP 和非均衡 SSFP 序列获得的 MTR 直方图得到了验证，不同协议变量之间表现出良好的对应关系和高度一致性（Bieri et al., 2008）。

MT-SSFP 已成功应用于低场（1.5T）和超高场（7T）的软骨成像中，证明了在解剖环境或实验环境中生成高分辨率 3D MTR 图的可能性，而 bSFFP-MT 成像可能因其对偏共振变化的敏感性而失败。与针对平衡版本开发的理论相似，对双池 SSFP 信号也进行了定量描述，以允许对非均衡序列进行完整的 qMT 分析（Gloor et al., 2010）。

然而，这是以较低的 CNR 为代价获得的结果图，由于非均衡协议固有的较低信噪比，以及为了降低 MT 效应，以增加对流动和运动伪影的敏感性为代价，通过 TR 变化机制将信号失真控制在低于 1% 或 2%。

10.9 MT **参数的解释与验证**（T，V）

髓鞘被认为在白质的 MT 传递过程中起主导作用，因此 MTR 的变化主要被解释为髓鞘的损伤或丢失。解释灰质的中 MT 的变化可能更具挑战性。MTR 值与 $R \cdot F \cdot T_1^f$ 的乘积成正比（Henkelman et al., 2001），因此可以反映这三个参数中的任意一个的变化。由于 T_1 和 F 的变化往往发生在相反的方向上，因此限制了 MTR 的敏感度。

定量 MT 提供了多种参数，间接反映大分子池的某些性质，并可能测量不同的病理基质。大多数研究集中在证明 F 能够反映髓鞘含量，动物活体研究（Ou et al., 2009a, 2009b）和尸检（Schmierer et al., 2007）都取得了令人鼓舞的结果，支持将 F（或 f）解释为髓鞘形成的标志物。尽管有这些观察，F 和通过短 T_2 mapping（见第 4 章）获得的髓鞘形成的测量似乎在很大程度上不相关（Sled et al., 2004），这引发了关于哪种技术能更好地估量活体髓鞘的争论。

在其他 MT 参数中，T_2^B 几乎没有受到关注，主要是因为它在不同条件下（健康受试者和患者，白质和灰质）都相对稳定，尽管它对白质纤维定向的依赖性相对于主要领域更有意义（Pampel et al., 2015）。

最后，由于 MT 的确切作用机制尚不清楚，所以 RM_0^B（伪一阶远期交换率）的解释是不确定的。然而，最近的研究强调了阿尔茨海默病患者（Giulietti et al., 2012）和接受炎症刺激的健康参与者（Harrison et al., 2015）大脑皮层的变化，这些变化与类似条件下 PET 扫描的异常氟脱氧葡萄糖（fluorodeoxyglucose，FDG）摄取重叠，表明 RM_0^B 可能对轻微的炎症或代谢变化十分敏感。

10.10 "快捷实用"：少于 5 个测量值的 MT 髓鞘代谢物（P）

由于采集时间较长，前述的 MT 定量模型在临床应用中受到限制。扫描时间主要受数据点的数量和/或基础采集的信噪比（signal-tonoise ratio，SNR）的影响，需要在计算图中获得足够的 SNR。为了促进此方法的临床推广，人们引入了简化的方法。

10.10.1 简化模型

最小图像数受限于估计的模型参数总数。因此，通过对其他参数施加物理上有意义的约束，可以将模型参数的数量减少到完全拟合模型所需参数的子集，从而减少所需数据点的数量。亚尔内赫和袁（Yarnykh and Yuan, 2004）基于以下观察结果同时限制了 T_{2A} 和 T_{2B}。首先，$T_{2A}R_A$ 在中枢神经系统组织中相当稳定，即使在病理情况下，如多发性硬化（Sled and Pike, 2001）。其次，研究报道了脑 T_{2B} 值无论是在体内还是在体外，均在 9.2~12.3 μs 的范围内，且白质和灰质之间几乎没有区别（Morrison et al., 1995；Sled and Pike, 2001）。因此，他们能够将 MT 采样点的数量减少到 4 个（外加一次 T_1 mapping 扫描）。通过与 3D 高分辨率采集结合使用，可以生成高质量的 f 和 $RM_{0B}(k)$ 图像。

利用进一步的约束条件,这个小组最近提出了一种基于两次测量(MT 加权扫描和参考扫描)以及适当的 T_1 和场映射扫描来映射 F 的方法(Yarnykh,2012,2016)。同样的技术也成功地应用于脊髓(Smith et al.,2014)。

10.10.2　磁化传递饱和

赫尔姆斯(Helms,2008b)等开发的磁化传递饱和法,在保持 MTR 数据采集和分析简单性的同时,又向双池模型参数定量化迈进了一步。

该方法采用三点采集方案,与表观组织质子密度(PD_{app})和纵向弛豫时间(T_1)一同量化一个被称为磁化传递饱和度(MT_{sat})的参数,与传统 MTR 相比,该参数在显示不同髓鞘结构之间对比度方面有所改善。

MT_{sat} 参数综合了大分子池饱和度、直接(自由水池)饱和度和 TR 期间单个 MT 脉冲产生的 MT 交换的影响。作为 MTR,MT_{sat} 仍代表半定量参数,意味着它缺乏直接的生物学意义,并依赖于序列参数,但与 MTR 相比,它提供了 T_1 弛豫的校正和共振激发,并且对 RF 不均匀性表现不敏感 (Helms et al.,2008b)。

脉冲 MT 破坏的 GRE(SPGR)序列的现象学信号方程可以从实际翻转角成像技术(Yarnykh,2007)中使用的双激发序列类比得到,其中每个 TR 中都存在两个共振激发和相对自由演化周期。每次激发的读出信号由下式给出:

$$S_{1,2} = A\sin \alpha_{1,2} \frac{1-e^{-R_1 TR}-(1-\cos \alpha_{2,1})(1-e^{-R_1 TR_{1,2}})e^{-R_1 TR_{2,1}}}{1-\cos \alpha_1 \cos \alpha_2 e^{-R_1 TR}} \tag{10.51}$$

其中 $\alpha_{1,2}$ 表示两个连续翻转角,$TR_{1,2}$ 分别为各自的时间间隔,$TR = TR_1 + TR_2$ 表示全重复时间,$A = PD_{app}$ 为包含真实质子密度 PD、线圈灵敏度和 TE 时间内的 T_2^* 弛豫效应的比例因子。

通过假设 $R_1 TR \ll 1$ 和 $\alpha_{1,2} \ll 1$(弧度),方程 10.51 可以近似为:

$$S_{1,2} \approx A\sin \alpha_{1,2} \frac{R_1 TR}{\frac{\alpha_1^2}{2} + \frac{\alpha_2^2}{2} + R_1 TR} \tag{10.52}$$

它类似于恩斯特(Ernst)方程对 SPGR 信号的有理近似(Helms et al.,2008a),除了额外的激发在分母处附加的第二项($\alpha_2^2/2$)。

在 MT-SPGR 实验中,用 MT 脉冲代替一次激发。该实验的信号强度可由公式 10.52 描述,它与双激发序列的类比:用经验参数 δ 代替第二次激发的影响,具有饱和项 $\delta = \alpha_2^2/2 \sim 1 - \cos(\alpha_2)$ 的含义,描述 MT 脉冲对测量信号施加的附加饱和:

$$S_{\text{MT-SPGR}} \approx A \sin \alpha \, \frac{R_1 TR}{\dfrac{\alpha^2}{2} + \delta + R_1 TR} \tag{10.53}$$

由于在公式 10.53 中分别考虑了共振激励和纵向弛豫的影响，因此预计 $MT_{\text{sat}} = \delta$ 在很大程度上与 α 和 T_1 无关。

通过对双池系统在一系列偏共振射频脉冲期间经历部分渐进饱和的近似分析，可以得到 $MT_{\text{sat}} = \delta$ 的更定量解释，并对每个脉冲重复时间（TR）附加的小共振激发的影响进行修正。更多细节可参考赫尔姆斯（Helms，2008b）等的研究。

10.11　误差来源及可能改变 MT 参数测量的因素（Ⅴ）

测量的 MTR 值取决于脉冲序列因素（Berry et al., 1999），例如 MT 脉冲重复间隔时间（TR′）、脉冲形状、带宽、持续时间、幅度和偏移频率，以及 T_1 加权程度。层数改变通常会改变 TR′。此外，机器的缺陷，如发射器线圈不均匀、翻转角度设置不准确和不稳定，也会改变 MT 脉冲功率的施加量。如果 MTR 与平均脉冲功率近似成比例，则无论是不良的预扫描过程，还是传输场的不均匀性引起 RF 场中 B_1 产生的 10% 误差，都将给 MTR 带来 20% 的误差。传输不均匀性增加了直方图的宽度（Tofts et al., 2006），并可通过使用体线圈激发来改善。M_0 和 M_s 图像采集时，接收器增益必须相同。不良或可变的匀场可能会使脉冲的频率偏移，使其偏离其标称值。

MT 模型参数的定量测量也容易受到这些因素的影响，虽然说如果能测量到 B_1 的变化，就可以在模型拟合过程中代替标称值。施耐德和皮克（Sled and Pike, 2000）在测量和修正 B_1 与 B_0 误差时，发现 B_0 中的 40 Hz 误差使 k_f 的估计值改变了 20%，束缚/自由比（F）改变了 5%。而 B_1 的 10% 变化会导致 F 变化 20%。图像噪声可能会对拟合参数产生很大影响，取决于数据采集过程选择的偏移频率和饱和振幅。抽样方案优化程序可缓解这些问题（Cercignani and Alexander, 2006；Levesque et al., 2011）。

患者移动可能会影响图像数据集（MTR 的 M_0 和 M_s 图像或收集用于 qMTI 的多个图像）。配准也许能够部分校正 2D 多层数据的移动，将来也可能完全修正 3D 体积数据集。

10.12　可重复性、体模和质量保证（V）

几项研究试图量化 MTR 测量在大脑中的重复性。早期研究（Berry et al., 1999; Sormani et al., 2000）表明，虽然 MTR 场内和序列内的重复性良好，但不同 MR 扫描仪的使用是差异的主要来源。为了使采集标准化，研究者提出了标准脉冲序列，包括标准预饱和脉冲和一组参数，可在不同制造商的扫描仪上实现（Barker et al., 2005）。托夫茨（Tofts, 2006）等对潜在的变化源进行了严格的分析，得出的结论是传输场不均匀性和 B_1 误差是导致差异的主要原因，并建议使用体线圈传输来获得更好的均匀性。所有研究都集中在利用脉冲 MT 法测量 MTR 上。格洛尔（Gloor, 2011）等在 2011 年展示了 bSSFP MTR 极好的可重复性，也是跨站点的。

评估定量 MT 的重现性极具挑战，因为结果将取决于模型的选择、采样点的数量、原始数据的信噪比以及 T_1 图像的质量等其他参数。然而，一项研究评估了定量磁化传递成像参数估计在健康受试者中的重现性（Levesque et al., 2010），结果表明，R_A 和 T_2^B 的时间变异性最小（扫描—再扫描），而 k_f 的变异性最大。

标准 MR 体模不适用于 MT 测量，因为它们不含能表现 MT 效应的大分子。迄今为止，MT 实验主要采用琼脂凝胶（Henkelman et al., 1993）和交联牛血清白蛋白（一种来自奶牛的蛋白质）进行（Bertini et al., 1998, Ou & Gochberg, 2008）。护发素是测试 MT 模型的极佳材料，因为它含有脂肪醇（Xu et al., 2016）。所有体模都可用于进行常规质量保证测量和站点间 MT 参数的比较，但需要注意的是，必须要确保所有的测量都是在相同的温度下进行，并且材料不会随时间的推移而降解。

10.13　非均匀 MT（T）

2006 年，首次报道了一种基于 MT 的新的对比机制，称为非均匀磁化传递（inhomogeneous magnetisation transfer, ihMT; Alsop et al., 2006）。

尽管 ihMT 信号的起源和机制仍然存在争议，但已在 1.5T、3T 和 11.7T 环境中实现了应用（Girard et al., 2015, 2016; Varma et al., 2015a; Prevost et al., 2016）。ihMT 被认为对显示不均匀加宽谱线的生物结构敏感，且第一个定量描述（Varma et al., 2015b）表明，与传统的

MT 相比，非均匀磁化传递对髓鞘含量的特异性有所提高。

ihMT 对髓鞘的高度特异性归因于髓鞘在中枢神经系统组织中的独特结构和分子组成，它支撑了髓鞘在几毫秒的时间尺度上具有不均匀加宽谱线的假说。

在下一节中，我们将简要描述巴尔马（Varma）等对 ihMT 的原始解释。然而，这是一种推测性的解释，受到了其他研究者的质疑（Manning et al., 2016）。由于 ihMT 仍处于起步阶段，未来的工作将更好地阐明其本质。

10.13.1　均匀与非均匀 MR 谱线增宽

常规 MT 中表征半固态池的宽谱线可以看作是以不同偏移频率为中心的多条独立谱线的结果，其中自旋可以从一个频率快速移动到另一个频率，使得不同的谱线无法分开。这些快速交换的谱线被称为均匀加宽谱线，是平移和旋转运动、化学交换和自旋扩散等机制的结果。在定量描述方面，通过假设所施加的 RF 功率使整个谱线均等地饱和，而强度取决于施加功率和谱线的吸收谱，从而模拟了均匀增宽的假设。此效应由参数 R_{RFB} 概括（见公式 10.6 至 10.8）。

构成中枢神经系统的各种组织中，非均匀增宽被认为是髓鞘的特征。组成髓鞘的致密脂质双分子层包绕垂直于表面的轴旋转（Opella and Marassi, 2004），并且导致受限或低效的自旋扩散和分子运动机制（Huster et al., 2002），产生显著的残余偶极耦合。这意味着自旋以不同的偏移频率在谱线之间缓慢交换，因此可能会饱和，从而在增宽谱线上产生一个"洞"。

通过在更大的均匀 MT 背景下隔离来自非均匀增宽磁化的转移，ihMT 能够突出脂质膜的这一假设特征，因此，ihMT 有特异性于髓鞘结构的潜力。

10.13.2　ihMT 信号和 ihMT 比率的定义

为了检测 ihMT 信号，以及在偏置频率+f[单边饱和信号 $S(f+)$]处获得的普通 MT 信号，需要在相同的总射频功率同时（或准同时）饱和频率 $+f$ 和 $-f$[$S(f\pm)$]处获取额外的信号（双边饱和信号）。在核磁共振谱线对称的条件下，单边和双边实验均对均匀增宽的磁化信号进行均匀饱和，两种实验信号的差值为零。因此，差分信号可作为非均匀谱线 MT 的指示信号（见图 10.9）。

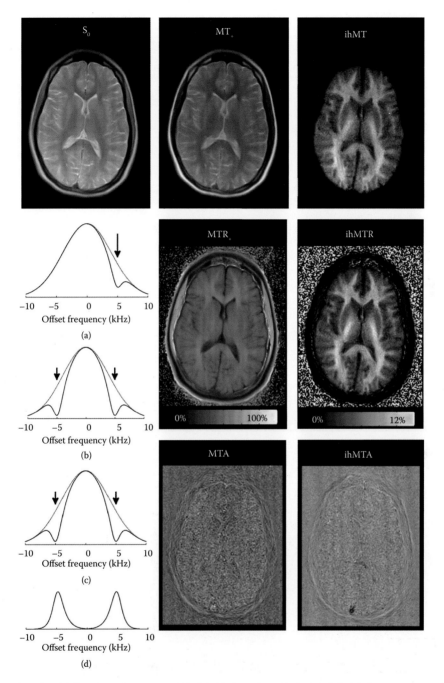

图 10.9　使用典型采集策略获得的非均匀 MT（ihMT）数据集示例，在图 a 至 d 中以概念方案的形式再现。MT+ 显示了在单个正偏移频率（a）处采集的常规 MT 加权图像，根据该图像可以很容易地使用非加权图像（S_0）来计算 MTR。在负偏移频率（b）情况下，重复相同的方案允许计算 MT 不对称 MTA。在正负频率（c）同时饱和的情况下执行的附加采集通过与（a+b）相减产生 ihMT 加权图像和相应的 ihMTR 图像。与单边饱和（d）相比，这些图产生于增强的双边饱和。双边饱和方案可以得到类似的 ihMT 不对称性。（经许可改编自 Girard，O.M.，et al.，Magnetisation transfer from inhomogeneously broadened lines（ihMT）：experimental optimisation of saturation parameters for human brain imaging at 1.5 Tesla. Magn. Reson. Med. 2015. 73. 2111-2121. Varma，G.，et al.，Magnetisation transfer from inhomogeneously broadened lines：a potential marker for myelin. Magn. Reson. Med. 2015. 73. 614-622.）

MT 光谱被认为有轻微的不对称（Hua et al., 2007）。正频率下的 MT 饱和度可能与负频率下的饱和度不同，使得 ihMT 对于均匀增宽的谱线是非零的。获得正负频率下的单边饱和以及两个交错阶数的双边饱和，为 ihMT 计算中的这一偏移误差提供了一阶校正。通过对非 MT 加权信号 S_0 上的差分信号进行归一化，可以很容易地定义 MTR 模拟，即 ihMTR：

$$ihMT = S(f+) + S(f-) - (f\pm) - S(f\mp) \qquad (10.54)$$

$$ihMTR = \frac{ihMT}{S_0} \qquad (10.55)$$

与 ihMT 信号及其对应的 ihMTR，在相同的采集方案中可以推导出额外的指标，如传统 MTR、MT 不对称和不对称比率，以及类似的 ihMT 不对称和 ihMT 不对称比率（图 10.9）。

遵循公式 10.54 中给出的定义，在与传统的基于 MT 方法进行定量比较时，应将所有从 ihMT 信号导出的指标除以 2。

10.13.3 体模选择（护发素、双层凝胶体系）

由于护发素和双层凝胶体系的层状结构中含有与中枢神经组织类似的 MT 特性脂肪醇，因此它们是制作 ihMT 体模的绝佳材料（Swanson et al, 2012；Varma et al., 2015a）。这些体模显示出显著的 ihMT 效应，而传统的 MT 体模（即热变性蛋白）尽管会产生了较大的 MT 信号，但对 ihMT 效应仍不敏感（Varma et al., 2015a）。

10.13.4 ihMT 的采集

ihMT 对比通常由长串（500 ms～1 s）的脉冲偏共振饱和产生，如下方案概述。

序列参数效应的初步研究证明，ihMT 信号在 7 kHz 左右的频率偏移处最大（Varma et al., 2015a），而且到目前为止，大多数研究都使用这个值作为参考。然而，已有假设实际最佳偏移频率可能取决于白质纤维相对于 B_0 的方向，这可能会对支撑非均匀 MT 效应的残余偶极耦合的平均产生影响。

与传统的 MT 相似，充足的射频沉积是产生对比度的关键。脉冲重复时间（正负频率切换之间的时间）也被认为是产生对比度的关键参数，因为它可以控制非均匀增宽谱线之间的混合效应。

成像是通过单次读取完成的，主要以 2D 方式进行。基于 GRE 序列的该协议 3D 版本，还实现了利用脉冲幅度调制同时饱和频谱的两侧（Varma et al., 2013）。然而，开发大覆盖、高效率的采集序列，以及对脉冲饱和参数进行优化，仍值得积极探索和研究。

10.13.5 ihMT 的应用

ihMT 成像已成功地应用于在体人脑和脊髓、离体动物组织以及不同场强下，在选择性突出髓鞘含量升高的组织方面表现出良好的一致性。

据报道，白质和灰质 ihMTR 的平均比为 2.1∶1，在不同的大脑区域之间一致，超过了传统 MTR 可实现的对比度（Varma et al.，2015a）。

ihMT 也可以在不同的供应商和扫描仪平台之间实现可重复性，并且对场强的依赖性很小（Girard et al.，2014）。

10.13.6 干扰因素

ihMT 信号中的一个潜在误差来源于已知的 MT 不对称性，其原因是 Z-谱中心的轻微偏移以及频谱两侧对总饱和度的贡献不同。然而，MT 不对称（MT asymmetry，MTA）已被证明与 ihMT 差异的来源无关，因为在脉冲偏振实验中（+150 Hz）对载波频率的轻微修正会在最小化 MTA 的同时保持 ihMT 信号几乎不变（Varma et al.，2015a）。此外，与 ihMT 对白质有髓结构的明显选择性相比，MTA 在白质和灰质之间的差异非常小。最后，作为偏移频率的函数，ihMT 和 MTA 具有不同的频谱特征：前者的峰值为 6~7 kHz，后者随频率偏移而减小。

同样，与 CEST 研究中通常选择的偏移频率相比，在 ihMT 采集时使用的偏移频率较高，CEST 效应相关的潜在影响不会在非均匀磁化传递信号中发挥作用。

尽管 ihMT 是近期的新发现且表征不完全，但它是一种很有前景的机制，可以在中枢神经系统中产生特定于髓鞘的 MR 差异。然而，为了证明 ihMT 对髓鞘的特异性并促进髓鞘生物标记物的发展，尚需要开发准确的定量方法，通过组织学研究进行验证，并与现有的髓鞘敏感技术进行比较。

10.14 结论

MT 成像技术对生物组织大分子成分的特异性使其成一种有潜力的成像方式，可以对人体不同器官的各种疾病进行成像。中枢神经系统中髓鞘的存在使得 MT 成像技术特别适合于研究大脑和脊髓中的脱髓鞘疾病。虽然 MTR 已广泛应用于临床，但是对髓鞘具有更强针对性的研究方法的使用（如 qMT）仍然有限。限制 qMT 方法在临床应用的主要因素是扫描时间过长和缺乏易于实施的分析程序包。因此，为了促进 MT 定量方法的发展，有必要优化

MT 序列和开发简化的定量模型。此外，新的方法，如MT$_{sat}$或 ihMT，也可以为 qMT 提供有价值的替代方法，以促进 MT 在临床上的应用。

参考文献

Alsop DC, De Bazelaire C, Garcia M, Duhamel G. Inhomogenous magnetization transfer imaging: A potentially specific marker for myelin. In: 13th Annual Meeting of ISMRM, Miami, FL; 2005, p. 2224.

Barker G, Schreiber W, Gass A, Ranjeva J, Campi A, van Waesberghe J, et al. A standardised method for measuring magnetisation transfer ratio on MR imagers from different manufacturers—The EuroMT sequence. MAGMA 2005; 18(2): 76-80.

Barker GJ, Tofts PS, Gass A. An interleaved sequence for accurate and reproducible clinical measurement of magnetization transfer ratio. Magn Reson Imaging 1996; 14(4): 403-11.

Battiston M, Grussu F, Fairney J, Prados F, Ourselin S, Cercignani M, et al. In vivo quantitative Mgnetizaion Transfer in the cervical spinal cord using reduced Field-of-View imaging: A feasibility study. Proc ISMRM 2016; 2016: 306.

Berry I, Barker GJ, Barkhof F, Campi A, Dousset V, Franconi JM, et al. Amulticenter measurement of magnetization transfer ratio in normal white matter. J Magn Reson Imaging 1999; 9(3): 441-6.

Bertini I, Luchinat C, Parigi G, Quacquarini G, Marzola P, Cavagna FM. Off-resonance experiments and contrast agents to improve magnetic resonance imaging. MagnReson Med 1998; 39(1): 124-31.

Bieri O, Mamisch TC, Trattnig S, Scheffler K. Steady state freeprecession magnetization transfer imaging. Magn Reson Med 2008; 60(5): 1261-6.

Bieri O, Scheffler K. On the origin of apparent low tissue signals in balanced SSFP. Magn Reson Med 2006; 56(5): 1067-74.

Cabana JF, Gu Y, Boudreau M, Levesque IR, Atchia Y, Sled JG, et al. Quantitative magnetization transfer imaging made easy with qMTLab: Software for data simulation, analysis, and visualization. Conc Magn Reson A 2015; 44(5): 263-77.

Cercignani M, Alexander DC. Optimal acquisition schemes for in vivo quantitative magnetization transfer MRI. Magn Reson Med 2006；56（4）：803-10.

Cercignani M，Barker GJ. A comparison between equations describing in vivo MT：The effects of noise and sequence parameters. J Magn Reson 2008；191（2）：171-83.

Cercignani M，Symms MR，Schmierer K，Boulby PA，Tozer DJ，Ron M，et al. Three-dimensional quantitative magnetisation transfer imaging of the human brain. Neuroimage 2005；27（2）：436-41.

Dixon WT，Engels H，Castillo M，Sardashti M. Incidental magnetization transfer contrast in standard multislice imaging. Magn Reson Imaging 1990；8（4）：417-22.

Dortch RD，Moore J，Li K，Jankiewicz M，Gochberg DF，Hirtle JA，et al. Quantitative magnetization transfer imaging of human brain at 7T. NeuroImage 2013；64：640-9.

Dousset V，Grossman RI，Ramer KN，Schnall MD，Young LH，Gonzalez-Scarano F，et al. Experimental allergic encephalomyelitis and multiple sclerosis：Lesion characterization with magnetization transfer imaging. Radiology 1992；182（2）：483-91.

Edelman R，Ahn S，Chien D，Li W，Goldmann A，Mantello M，et al. Improved time-of-flight MR angiography of the brain with magnetization transfer contrast. Radiology 1992；184（2）：395-9.

Edzes HT，Samulski ET. Cross relaxation and spin diffusion in the proton NMR of hydrated collagen. 1977；265（5594）：521-3.

Edzes HT，Samulski ET. The measurement of cross-relaxation effects in the proton NMR spin-lattice relaxation of water in biological systems：Hydrated collagen and muscle. J Magn Reson （1969）1978；31（2）：207-29.

Finelli DA，Hurst GC，Gullapali RP，Bellon EM. Improved contrast of enhancing brain lesions on postgadolinium，T1-weighted spin-echo images with use of magnetization transfer. Radiology 1994；190（2）：553-9.

Finelli DA，Reed DR. Flip angle dependence of experimentally determined T1sat and apparent magnetization transfer rate constants. J Magn Reson Imaging 1998；8（3）：548-53.

Forsén S，Hoffman RA. Study of moderately rapid chemical exchange reactions by means of nuclear magnetic double resonance. J Chem Phys 1963；39（11）：2892-901.

Garcia M，Gloor M，Radue E-W，Stippich C，Wetzel S，Scheffler K，et al. Fast high-resolution brain imaging with balanced SSFP：Interpretation of quantitative magnetization transfer towards simple MTR. Neuroimage 2012；59（1）：202-11.

Gelderen P, Jiang X, Duyn JH. Rapid measurement of brain macromolecular proton fraction with transient saturation transfer MRI. Magn Reson Med 2017; 77(6): 2174-85.

Girard OM, Callot V, Prevost VH, Robert B, Taso M, Ribeiro G, et al. Magnetization transfer from inhomogeneously broadened lines (ihMT): Improved imaging strategy for spinal cord applications. Magn Reson Med 2017; 77(2): 581-91.

Girard OM, Prevost VH, Varma G, Alsop DC, Duhamel G. Magnetization transfer from inhomogeneously broadened lines (ihMT): Field strength dependency. In: 22nd Annual Meeting of the ISMRM 2014, Milan; 2014, p. 4236.

Girard OM, Prevost VH, Varma G, Cozzone PJ, Alsop DC, Duhamel G. Magnetization transfer from inhomogeneously broadened lines (ihMT): Experimental optimization of saturation parameters for human brain imaging at 1.5 Tesla. Magn Reson Med 2015; 73(6): 2111-21.

Giulietti G, Bozzali M, Figura V, Spanò B, Perri R, Marra C, et al. Quantitative magnetization transfer provides information complementary to grey matter atrophy in Alzheimer's disease brains. Neuroimage 2012; 59(2): 1114-22.

Gloor M, Scheffler K, Bieri O. Quantitative magnetization transfer imaging using balanced SSFP. Magn Reson Med 2008; 60(3): 691-700.

Gloor M, Scheffler K, Bieri O. Nonbalanced SSFP-based quanti- tative magnetization transfer imaging. Magn Reson Med 2010; 64(1): 149-56.

GochbergDF, Gore JC. Quantitative imaging of magnetiza- tion transfer using an inversion recovery sequence. Magn Reson Med 2003; 49(3): 501-5.

GochbergDF, Gore JC. Quantitative magnetization transfer imaging via selective inversion recovery with short repeti- tion times. Magn Reson Med 2007; 57(2): 437-41.

Gochberg DF, Kennan RP, Gore JC. Quantitative studies of mag- netization transfer by selective excitation and T1 recovery. Magn Reson Med 1997; 38(2): 224-31.

Gochberg DF, Kennan RP, Robson MD, Gore JC. Quantitative imaging of magnetization transfer using multiple selective pulses. Magn Reson Med 1999; 41(5): 1065-72.

Graham S, Henkelman RM. Understanding pulsed mag- netization transfer. J Magn Reson Imaging 1997; 7(5):903-12.

Harrison NA, CooperE, Dowell NG, Keramida G, Voon V, Critchley HD, et al. Quantitative magnetization transfer imaging as a biomarker for effects of systemic inflamma- tion on the brain. Biol Psychiatry 2015; 78(1): 49-57.

Helms G, Dathe H, Dechent P. Quantitative FLASH MRI at 3T using a rational approximation of the Ernst equation. Magn Reson Med 2008a; 59(3): 667-72.

Helms G, Dathe H, Kallenberg K, Dechent P. High-resolution maps of magnetization transfer with inherent correc- tion for RF inhomogeneity and T1 relaxation obtained from 3D FLASH MRI. Magn Reson Med 2008b; 60(6): 1396-407.

Helms G, Draganski B, Frackowiak R, Ashburner J, Weiskopf N. Improved segmentation of deep brain grey matter struc- tures using magnetization transfer (MT) parameter maps. Neuroimage 2009; 47(1): 194-8.

Helms G, Hagberg GE. Quantification of magnetization transfer by sampling the transient signal using MT-prepared sin- gle-shot EPI. Concepts Magn Reson A 2003; 19(2): 149-52.

Henkelman R, Stanisz G, Graham S. Magnetization transfer in MRI: A review. NMR Biomed 2001; 14(2): 57-64.

Henkelman RM, Huang X, Xiang QS, Stanisz G, Swanson SD, Bronskill MJ. Quantitative interpretation of magnetiza- tion transfer. Magn Reson Med 1993; 29(6): 759-66.

Hu BS, Conolly SM, Wright GA, Nishimura DG, Macovski A. Pulsed saturation transfer contrast. Magn Reson Med 1992; 26(2): 231-40.

Hua J, HurstGC. Analysis of on-and off-resonance magnetiza- tion transfer techniques. J Magn Reson Imaging 1995; 5(1): 113-20.

Hua J, Jones CK, Blakeley J, Smith SA, van Zijl P, Zhou J. Quantitative description of the asymmetry in magne- tization transfer effects around the water resonance in the human brain. Magn Reson Med 2007; 58(4): 786-93.

Huot P, Dousset V, Hatier F, Degreze P, Carlier P, Caille J. Improvement of post-gadolini- um contrast with magneti- zation transfer. Eur Radiol 1997; 7: 174.

Huster D, Yao X, Hong M. Membrane protein topology probed by 1H spin diffusion from lip- ids using solid-state NMR spectroscopy. J Am Chem Soc 2002; 124(5): 874-83.

LauleC, Vavasour IM, Kolind SH, Li DK, Traboulsee TL, Moore GW, et al. Magnetic reso- nance imaging of myelin. Neurotherapeutics 2007; 4(3): 460-84.

Levesque IR, PikeGB. Characterizing healthy and diseased white matter using quantitative magnetization transfer and multicomponent T2 relaxometry: A unified view via a four-pool model. Magn Reson Med 2009; 62(6): 1487-96.

Levesque IR, Sled JG, Narayanan S, Giacomini PS, Ribeiro LT, Arnold DL, et al. Reproducibility of quanti- tative magnetization-transfer imaging parameters from repeated measurements. Magn Reson Med 2010; 64(2): 391-400.

Levesque IR, Sled JG, Pike GB. Iterative optimization methodfor design of quantitative magnetization transfer imaging experiments. Magn Reson Med 2011; 66(3): 635-43.

Li JG, Graham SJ, Henkelman RM. A flexible magnetization transfer line shape derived from tissue experimental data. Magn Reson Med 1997; 37(6): 866-71.

Li K, Zu Z, Xu J, Janve VA, Gore JC, Does MD, et al. Optimized inversion recovery sequences for quantitative T1 and mag- netization transfer imaging. Magn Reson Med 2010; 64(2): 491-500.

Manning AP, Chang KL, MacKay A, Michal CA. ihMT: Is it misnamed? A simple theoretical description of inhomo- geneous. In: MT 24th Annual Meeting of the ISMRM, Singapore; 2016, p. 305.

McConnell HM. Reaction rates by nuclear magnetic resonance. J Chem Phys 1958; 28(3): 430-1.

Morrison C, Mark HR. A model for magnetization transfer in tissues. Magn Reson Med 1995; 33(4): 475-82.

Morrison C, Stanisz G, Henkelman RM. Modeling mag-netization transfer for biological-like systems using a semi-solid pool with a super-Lorentzian lineshape and dipolar reservoir. J Magn Reson Ser B 1995; 108(2): 103-13.

Mossahebi P, Alexander AL, Field AS, Samsonov AA. Removal of cerebrospinal fluid partial volume effects in quantitative magnetization transfer imaging using a three-pool model with nonexchanging water component. Magn Reson Med 2015; 74(5): 1317-26.

Müller DK, Pampel A, Möller HE. Matrix-algebra-based cal- culations of the time evolution of the binary spin-bath model for magnetization transfer. J Magn Reson 2013; 230: 88-97.

Opella SJ, Marassi FM. Structure determination of membrane proteins by NMR spectroscopy. Chem Rev 2004; 104(8): 3587-606.

Ou X, Gochberg DF. MT effects and T1 quantification in single- slice spoiled gradient echo imaging. Magn Reson Med 2008; 59(4): 835-45.

Ou X, Sun SW, Liang HF, Song SK, Gochberg DF. Quantitative magnetization transfer measured pool-size ratio reflects optic nerve myelin content in ex vivo mice. Magn Reson Med 2009b; 61 (2): 364-71.

Ou X, Sun SW, Liang HF, Song SK, Gochberg DF. The MT pool size ratio and the DTI radial diffusivity may reflect the myelination in shiverer and control mice. NMR Biomed 2009a；22 (5)：480-7.

Pampel A, Müller DK, Anwander A, Marschner H, Möller HE. Orientation dependence of magnetization transfer parameters in human white matter. NeuroImage 2015；114：136-46.

Pike GB. Pulsed magnetization transfer contrast in gradient echo imaging：A two-pool analytic description of signal response. Magn Reson Med 1996；36(1)：95-103.

Portnoy S, Stanisz GJ. Modeling pulsed magnetizationtransfer.Magn Reson Med 2007；58(1)：144-55.

Prevost VH, Girard OM, Varma G, Alsop DC, Duhamel G.Minimizing the effects of magnetization transfer asym- metry on inhomogeneous magnetization transfer (ihMT) at ultra-high magnetic field (11.75 T). MAGMA 2016；29(4)：699-709.

Quesson B, Thiaudière E, Delalande C, Dousset V, Chateil JF, Canioni P. Magnetization transfer imaging in vivo of the rat brain at 4.7 T：Interpretation using a binary spin-bath model with a superlorentzian lineshape. Magn Reson Med 1997；38(6)：974-80.

Ramani A, Dalton C, Miller DH, Tofts PS, Barker GJ. Precise estimate of fundamental in-vivo MT parameters in human brain in clinically feasible times. Magn Reson Imaging 2002；20(10)：721-31.

Scheffler K, Lehnhardt S. Principles and applications of balanced SSFP techniques. Eur Radiol 2003；13(11)：2409-18.

Schmierer K, Tozer DJ, Scaravilli F, Altmann DR, Barker GJ, Tofts PS, et al. Quantitative magnetization transfer imag- ing in postmortem multiple sclerosis brain. J Magn Reson Imaging 2007；26(1)：41-51.

Schneider E, Prost RW, Glover GH. Pulsed magnetization transfer versus continuous wave irradiation for tissue contrast enhancement. J Magn Reson Imaging 1993；3(2)：417-23.

Scholz J, Klein MC, Behrens TE, Johansen-Berg H. Traininginduces changes in white-matter architecture. Nat Neurosci 2009；12(11)：1370-1.

Sled JG, Levesque I, Santos A, Francis S, Narayanan S, Brass SD, et al. Regional variations in normal brain shown by quan- titative magnetization transfer imaging. Magn Reson Med 2004；51 (2)：299-303.

Sled JG, Pike GB. Quantitative imaging of magnetization trans- fer exchange and relaxation properties in vivo using MRI. Magn Reson Med 2001；46（5）：923-31.

Smith AK，Dortch RD，Dethrage LM，Smith SA. Rapid，high-resolution quantitative magnetization transfer MRI of the human spinal cord. NeuroImage 2014；95：106-16.

SormaniMP，Iannucci G，Rocca MA，Mastronardo G，Cercignani M，Minicucci L，et al. Reproducibilty of mag- netization transfer ratio Histogram-Derived measures of the brainin healthy volunteers. Am J Neuroradiol 2000；21（1）：133-6.

Stanisz G，Kecojevic A，Bronskill M，Henkelman R.Characterizing white matter with magnetization transfer and T2. Magn Reson Med 1999；42（6）：1128-36.

Stanisz GJ，Odrobina EE，Pun J，Escaravage M，Graham SJ，Bronskill MJ，et al. T1，T2 relaxation and magnetization transfer in tissue at 3T. Magn Reson Med 2005；54（3）：507-12.

Swanson S，Malyarenko D，Schmiedlin-Ren P，Adler J，Helvie K，Reingold L，et al. Lamellar liquid crystal phantoms for MT-calibration and quality control in clinical studies. In：Proceedings of the 20th Annual Meeting of ISMRM，Melbourne，Australia；2012，p. 1378.

ToftsPS，Steens SC，Cercignani M，Admiraal-Behloul F，Hofman PA，van Osch MJ，Teeuwisse WM，Tozer DJ，van Waesberghe JH，Yeung R，Barker GJ，van Buchem MA et al. Sources of variation in multi-centre brain MTR histogram studies：Body-coil transmission eliminates inter-centre dif- ferences. MAGMA 2006；19（4）：209-22.

Tyler DJ，Gowland PA. Rapid quantitation of magnetizationtransfer using pulsed off-resonance irradiation and echo planar imaging. Magn Reson Med 2005；53（1）：103-9.

Varma G，Duhamel G，de Bazelaire C，Alsop DC. Magnetization transfer from inhomogeneously broadened lines：A poten- tial marker for myelin. Magn Reson Med 2015a；73（2）：614-22.

Varma G，Girard O，Prevost V，Grant A，Duhamel G，Alsop D. Interpretation of magnetization transfer from inhomo- geneously broadened lines（ihMT）in tissues as a dipolar order effect within motion restricted molecules. J Magn Reson 2015b；260：67-76.

Varma G，Schlaug G，Alsop D. 3D acquisition of the inhomoge- neous magnetization transfer effect for greater white mat- ter contrast. In：Proceedings of the 21st Annual Meeting of ISMRM，Salt Lake City，UT；2013.

Wang S，Young K. White matter plasticity inadulthood.Neuroscience 2014；276：148-60.

WhittallKP，Mackay AL，Graeb DA，Nugent RA，Li DK，Paty DW. In vivo measurement of T2 distributions and water contents in normal human brain. Magn Reson Med 1997；37（1）：34-43.

Wolff SD，Balaban RS. Magnetization transfer contrast（MTC）and tissue water proton relaxation in vivo. Magn Reson Med 1989；10（1）：135-44.

Xu J，Chan KW，Xu X，Yadav N，Liu G，van Zijl P. On-resonance variable delay multipulse scheme for imaging of fast- exchanging protons and semisolid macromolecules. Magn Reson Med 2017；77（2）：730-9.

Yarnykh VL. Pulsed Z-spectroscopic imaging of cross-relaxation parameters in tissues for human MRI：Theory and clinical applications. Magn Reson Med 2002；47（5）：929-39.

YarnykhVL. Actual flip-angle imaging in the pulsed steady state：A method for rapid three-dimensional mapping of the transmitted radiofrequency field. Magn Reson Med 2007；57（1）：192-200.

Yarnykh VL. Fast macromolecular proton fraction mappingfrom a single off-resonance magnetization transfer mea- surement. Magn Reson Med 2012；68（1）：166-78.

Yarnykh VL. Time-efficient，high-resolution，whole brain three- dimensional macromolecular proton fraction mapping. Magn Reson Med 2016；75（5）：2100-6.

Yarnykh VL，Yuan C. Cross-relaxation imaging reveals detailed anatomy of white matter fiber tracts in the human brain. Neuroimage 2004；23（1）：409-24.

Yeung HN，Aisen AM. Magnetization transfer contrast with periodic pulsed saturation. Radiology 1992；183（1）：209-14.

11

CEST：化学交换饱和转移[1]

米娜金(Mina Kim)，伦敦大学学院；

莫里茨·蔡斯（Moritz Zaiss），马克斯-普朗克生物控制论研究所，
蒂宾根；斯蒂芬妮·苏斯特(Stefanie Thust)，伦敦大学学院；

泽维尔·戈莱（Xavier Golay），伦敦大学学院

目录

---

1 由马拉·塞尚尼(Mara Cercignani)审校。

11.5　定量 CEST

定量的定义 · CEST 模型：Bloch-McConnell 方程 · 饱和持续时间和功率的影响 · 直接水饱和、溢出稀释和 T_1 缩放 · 弛豫补偿技术 · R_{ex} 标记效率和最佳 CEST 效果

11.6　绝对定量技术完全 Bloch-McConnell 拟合

多个 B_1 交换的量化 · 脉冲 CEST 的定量 · 校准方法和比率计量方法 · 交换率常数对 pH、缓冲条件和温度的依赖性

11.7　CEST 的应用

中风和缺氧：pH 降低 · 基于 APT 的肿瘤细胞密度 · 神经退行性变：蛋白质折叠、蛋白质转换和沉积、肌醇、谷氨酸 · GlucoCEST 在肿瘤中的研究 · 其他羟基 CEST 应用：糖胺聚糖 · CEST 的可靠性和可重复性

11.8　结论

参考文献

11.1 化学交换饱和转移成像原理

11.1.1 化学交换饱和转移机制

化学交换饱和转移（Chemical exchange saturation transfer，CEST）最近成为一种可供选择的 MRI 对比机制（Aimeet al.，2002；Goffeney et al.，2001；Ward et al.，2000；Zhang et al.，2003）。在常规 CEST-MRI 中，分子的质子磁化强度被频率选择性射频（RF）照射脉冲所饱和。沃尔夫（Wolff）和巴拉邦（Balaban，1990）最早展示了饱和度通过溶质的不稳定质子，如酰胺（NH-）和羟基（OH-），转移到水质子池中（Ling et al.，2008；van Zijl et al.，2003；Zhou et al.，2003a，2003b）。通过化学交换或偶极相互作用，饱和的不稳定质子被非饱和的水质子反复取代，导致饱和质子在水池中积聚（见图 11.1）。经过几秒钟的 RF 照射后，水池中的可见信号明显减少。如果溶质具有高浓度的可交换质子，则对质子转移的敏感度最高；如果有足够的时间达到充分饱和，从溶质到水的交换速率 k_{sw} 也相对较大。本章稍后将讨论影响饱和效率的照射功率与交换速率之间的关系。

11.1.2 CEST 与磁化传递

CEST-MRI 实验的执行方式与磁化传递（magnetisation transfer，MT）MRI 相似（参见第 10 章），但有着重要区别（见图 11.2）。磁化传递对比是基于固态或半固态环境中质子与水质子之间的磁化交换，而 CEST 对比则来源于不稳定质子与水质子之间的化学交换。在磁化传递 MRI 中，半固体成分的宽谱线形状可以在高达 ± 100 kHz 的较大频率范围内被各种脉冲所饱和。相反，选择性 CEST 峰值，例如感兴趣的 NH-和 OH-基团的共振，仅在使用更窄的 RF 辐照带宽时才会出现。通常，从水中观察到 CEST 的化学位移范围小于 10 ppm，但在使用外源性 CEST 介质时也可能在该范围之外记录到。

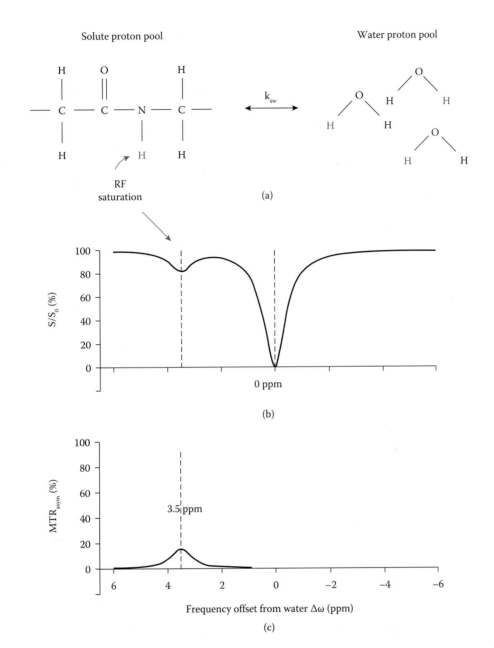

图 11.1　CEST 原理和测量方法。(a)溶质质子的磁化在其共振频率处饱和，并且饱和质子(红色)以交换率 k_{sw} 转移到水中。同时，水池中的非饱和质子(黑色)返回到溶质池。在足够的时间后，这种效应可以通过水信号的降低来观察到。(b)为了测量这种效应，根据照射频率的函数施加饱和脉冲，生成所谓的 Z 谱(或化学交换饱和转移谱)。当以 4.75 ppm(ω_0)照射水质子时，信号由于直接水饱和(direct water saturation，DS)而消失，并且在 Z 谱中将水频率指定为 0 ppm。通常使用 Z 谱的磁化传递率非对称性(magnetisation transfer ratio asymmetry，MTR$_{asym}$)分析来消除直接水饱和的影响。S_{sat} 和 S_0 表示饱和强度和非饱和强度。

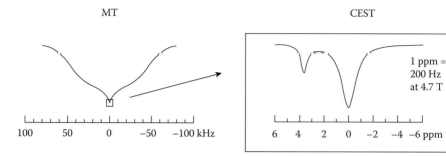

图 11.2　磁化传递和化学交换饱和转移之间的比较。在磁化传递 MRI 中，半固体成分的宽谱线形状可以被大约±100 kHz 的较大频率范围内的各种脉冲所饱和。相反，选择性 CEST 峰值，例如感兴趣的 NH-和 OH-基团的共振，仅在使用更窄的 RF 辐照带宽时才会出现。(经许可转载自 the Progr. Nuclear Magn. Reson. Spect., 48, Zhou J., and van Zijl, P.C., Chemical exchange saturation transfer imaging and spectroscopy, 109-136.)

11.2　CEST 对比分类

内源性和外源性 CEST 介质通常分为两大类：逆磁性(diaCEST) 和顺磁性(paraCEST) CEST 介质。根据其他标准，例如分子大小，内源性发生和分子结构的类型，每一类的成员可以进一步分为亚组。特别是一些基团涉及特定的不稳定质子、分子或机制，因此这些基团可分进一步被划分为亚群，如检测肽/蛋白质的酰胺质子转移 CEST(APT-CEST) (Zhou et al., 2003a, 2003b)，检测黏多糖的 gagCEST(Ling et al., 2008)，检测葡萄糖的 glucoCEST(Chan et al., 2012；Walker-Samuel et al., 2013)，检测谷氨酸的 gluCEST(Cai et al., 2012)，检测糖原的 glycoCEST(van Zijl et al., 2007)，检测脂质体的 lipoCEST(Terreno et al., 2007) 和检测肌醇的 miCEST(Haris et al., 2011)。但应注意的是，不同类别的 CEST 介质之间存在重叠，部分原因是某些分子之间的共振频率存在重叠。此外，对于外源性 CEST 介质，大分子和脂质体都可以作为 diaCEST 和 paraCEST 介质使用。

11.2.1　逆磁性 CEST 介质

班拉邦(Balaban) 等最早提出 CEST 使用具有低分子量的逆磁性分子作为外源性 CEST 介质(Ward et al., 2000)。diaCEST 化合物相对于水的范围相通常为 10 ppm(羟基、酰胺基、胺基和亚氨基）；但是，对于氢键基团（例如在酶和水杨酸中），范围可高达 19 ppm。CEST 实验可能受限于以下两个因素。首先，在距离水信号 10 ppm 范围内应用预饱和脉冲会导致一定程度的水饱和，这限制了用于预饱和的功率，而信噪比（SNR）不会大幅降低。其次，可检测的交换率受到标记效率的限制，这取决于可行的 RF 功率 B_{1max}：如果交换率远大于 $\gamma \cdot B_1$，CEST 信号将消失。此外，选择性 CEST 峰检测受到 CEST 峰的线宽和化学位移的限制：如果 $k < \Delta\omega$ 则可以检测到选择性峰；如果 $k > \Delta\omega$（中、快频段），则 CEST 类似于 $T_{1\rho}$ 或 T_{2ex} 实验。选择性可以通过两个交换池之间更大的化学位移分离来提高，通过更高的磁场强度，也可以通过使用相对于水的化学位移更大的介质来实现（请参阅以下 paraCEST 介质）。

11.2.2　顺磁性 CEST 介质

镧系元素（Ⅲ）复合物被建议作为 paraCEST 介质，它基于两种不同类型的移动质子：（a）与镧（Ⅲ）离子配位的水分子质子和（b）属于配体结构的移动质子。谢里（Sherry）的研究小组首先报道了 paraCEST 介质的一个典型例子，即三元铥（Ⅲ）大环复合物（Zhang et al.，2001），它与金属结合的水质子交换缓慢，k_{sw} 约为 2600 s^{-1}，$\Delta\omega = 50$ppm。有文献显示更快交换速度的 paraCEST 介质已经被开发出来（Woods et al.，2006）。

11.3　CEST 采集协议

在 CEST 成像中，采用预脉冲序列，通过使小池饱和并允许磁化在池之间转移，可通过大溶剂质子池间接测量小的可交换质子池的存在。表 11.1 显示了用于人脑的 CEST 成像参数示例。

11.3.1　连续波照射

在经典的 CEST 成像中，在快速读取图像之前，先使用低带宽连续波（CW，图 11.3a）RF 脉冲。通过扫描该频率选择饱和脉冲一定范围的偏移量来获取 CEST 数据，从而收集完整的 Z 谱，不同于磁化传递在水频率的两侧进行收集。对于临床适用的检查，为了减少成像时间，已经提出了完全 Z 谱采集的可供选择的方法。其中一种方法是结合参考 Z 谱，在感兴趣的共振周围选定偏移量饱和后获得高分辨率图像（Mougin et al.，2010；Zhou et al.，2008）。另一种方法是通过减少 k-空间采样来减少 CEST 成像的采集时间，即所谓的匙孔 CEST，它已被用于动态对比成像（Varma et al.，2012）。

表 11.1　用于人脑的 CEST 成像参数

B₀(T)	预脉冲 形状	功率（uT）	持续时间（ms）	偏移频率	采集序列	扫描时间（矩阵）	参考文献
7.0	脉冲式；150 个高斯脉冲	0.6, 0.9	3750	−4 至 4 ppm（不同间隔）[a]	二维中心重排序梯度回波	每个 B_1，振幅 4.07 分钟（128×112）	Zaiss et al.(2015a, 2016)
7.0	脉冲式；16 个正弦高斯脉冲	3.4	20	−20 至 20 ppm（不同间隔）[b]	单次激发快速梯度回波	14.5 分钟（77×77）	Xu et al.(2016)
7.0	CW；组块脉冲	3.5	1000	−7 至 7 ppm（间隔 0.5 ppm）	单次激发三维快速场回波	两次扫描 13.55 分钟（101×101）	Dula et al.(2011)
3.0	CW；半布莱克曼窗形上斜 B_1-下移	多种[c]	多种[c]	32 个偏移量，成对 高达±5 kHz	单次激发自旋回波 EPI	每个 z-谱 2 分钟（96×96）	Scheidegger et al.(2014)
3.0	脉冲式；50 个高斯脉冲	0.55[d]	2000	−4.5 至 4.5 ppm（间隔 0.3 ppm）	自旋回波 EPI	2 分钟（64×64）	Tee et al.(2014)
3.0	脉冲式；四个组块脉冲	2	每次 200	−6 至 6 ppm（间隔 0.5 ppm）	3D GRASE，多层自旋回波	8.40 分钟[e]（96×96）	Zhu et al.(2010)

注：CEST=化学交换饱和转移；CW=连续波。

a ±4 ppm 至±3 ppm（以 0.1 ppm 为间隔），±2.75 ppm 至±2 ppm（以 0.25 ppm 为间隔），±1.8 ppm 至±1.2 ppm（以 0.1 ppm 为间隔），±0.5 ppm，±0.25 ppm 为间隔）。

b ±20 ppm（以 1 ppm 为间隔），±4 ppm（以 0.5 ppm 为间隔）。

c $B_1 = 0.5\,\mu T$(NEX=4) 和 1.5 μT(NEX=1) 且饱和时间 $T_{sat} = 200$ ms，$B_1 = 3\,\mu T$(NEX=1) 和 6 μT(NEX=1) 且 $T_{sat} = 100$ ms。这些振幅水平对研究胺和轻基质子的快速交换谱线更为理想。

d 等效的连续饱和 B_1 值。

e 对于整个大脑。

11.3.2 脉冲照射

在临床扫描仪上，由于最大 RF 脉冲持续时间有限和硬件占空比的限制（使用固态放大器），连续波射频照射可能不适用。因此，提出了一系列脉冲射频照射（图 11.3b）来解决这些问题，尽管饱和效率较低（Sun et al.，2011；Zhou et al.，2003a）。一些研究表明，对于进行缓慢/中等化学交换（交换率<50s^{-1}）的逆磁性 CEST 介质成像，脉冲 CEST MRI 可能与连续波 CEST MRI 具有相当的对比度（Aime et al.，2005；Dixon et al.，2010a）。此外，据报道，组块 RF 脉冲不如高斯形 RF 脉冲。脉冲 CEST MRI 适用于所谓的 pH 加权 APT MRI 的临床转化，其中内源酰胺质子交换率约为 30 s^{-1}（Sun et al.，2011）。

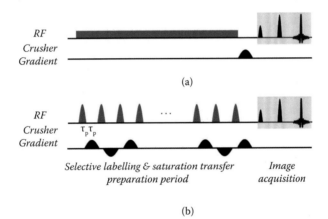

图 11.3　CEST 成像序列由频率选择性照射和饱和模块组成，而后加入快速图像采集序列，例如回波平面成像（EPI）。给出了两种 RF 照射方案：(a) 常规的长连续波（CW）RF 照射与 (b) 重复 RF 照射脉冲链。建议使用双极损毁梯度抑制自由感应衰减（FID）并最大程度地减少不需要的自旋回波。（经许可转载自 Sun，P. Z.，et al.，Investigation of optimizing and translating pH-sensitive pulsed-chemical exchange saturation transfer（CEST）imaging to a 3T clinical scanner. Magn. Reson. Med. 2008. 60. 834-841.）

11.4　CEST **数据分析方法**

11.4.1　不对称分析

在传统的 CEST 实验中，每个体素中的水信号是通过获取完整的 Z 谱获得的（Bryant，1996），也称为 CEST 谱（Ward and Balaban，2000）。Z 谱显示了交换中介和直接地作为相对于水的饱和频率偏移函数，射频饱和对水峰值的影响被指定为 0 ppm。一旦确定了代表水共

振频率的 Z 谱的中心,就可以将 CEST 效应的大小量化为磁化传递不对称比(MTR_{asym}),定义为:

$$MTR_{asym}(\Delta\omega) = \frac{S(-\Delta\omega) - S(\Delta\omega)}{S_0} \qquad (11.1)$$

其中,$\Delta\omega$ 是照射频率和水频率之间的位移差异。S 和 S_0 分别是饱和强度和非饱和强度。

然而,这种经典而简单的过程有许多缺点,这些缺点与下列因素有关:(1)B_0 场不均匀性;(2)存在直接脂质信号;(3)核超载增强(NOE)效应;(4)水弛豫的影响。

1.由于直接饱和曲线的斜率较大,即使很小的 B_0 场差异和 Z 谱的伴随位移也可能导致 MTR_{asym} 较大变化。在体内,这种效应将导致在 CEST 图像中出现虚假信号尖峰。已经提出了一些方法来克服 B_0 不均匀性问题(Zhou et al., 2003; Kim et al., 2009; Tagao et al., 2016; Schuenke et al., 2017)。

2.如果在体素中出现明显的脂质信号,则获得的 Z 谱将是水和脂质 Z 谱的叠加。这妨碍了不对称性分析,原因是脂质比酰胺质子在水峰的对面共振。使用适当的脂质抑制可以减少这些影响(Dixon et al., 2010a; Mougin et al., 2010; Sun et al., 2005; Zhu et al., 2017, Zhang et al., 2017)。

3.核超载增强介导的来自脂质或蛋白质的交换信号将进一步使 CEST 信号发生偏差,因为这些效应的出现先于水,并与标准代谢产物的范围相同。

4.由于 CEST 效应是由水池介导的,因此水的弛豫和半固态磁化传递会影响 CEST 信号。这就是所谓的溢出效应,它会稀释实际的 MTR_{asym} 信号。详见 11.5.5 节。

尽管基于不对称光谱分析可以对毫摩尔至纳摩尔范围内的溶质和颗粒进行 CEST 观察,但由于扫描时间和 SNR 有限,全谱采样对于临床研究而言不是最佳选择。一些研究建议在多次扫描中只获取 $\pm\Delta\omega$ 附近的几个必要频率的 CEST 数据,而水频率由另外的完整 Z 谱确定(Kim et al., 2009; Zhou et al., 2008),但在 B_0 不均匀性较大的情况下,可能会产生潜在的有效性问题。

11.4.2 基于模型的分析

为了量化 CEST 效应,提出了一种基于模型的方法,该方法以比传统 MTR_{asym} 方法更系统的方式将各种代谢物的贡献分离出来(Jones et al., 2012)。为了量化构成 CEST 信号的各个参数,例如代谢物浓度或交换率,原则上可以用交换模型拟合测量数据(Liu et al., 2013)。然而,由于在体内存在许多代谢物,导致模型具有大量未知的高度相关参数,噪声的存在使该方法的应用更加困难。最近，人们提出了一种基于贝叶斯(Bayesian)分析的概率方法来解决这些问题，在生成正向模型的假设下，通过确定最能解释观测数据的参数(Chappell et al., 2009，2013)。除了这些详尽的基于模型的分析之外，基于 Z 谱的多洛伦兹拟合(multi-Lorentzian fitting)的混合方法虽然不允许完全定量，但仍可以在体内单独估计不同的 CEST 峰值振幅(Desmond et al., 2014；Jones et al., 2012；Windschuh et al., 2015；Zaiss et al., 2011，2015a)。

11.5 定量 CEST

11.5.1 量化的定义

在 MRI 中，定量成像有两个定义。第一个是我们所谓的相对定量定义，这意味着对于某种成像方法，每个体素中都具有一个再生数，例如，CEST MRI 中的 MTR_{asym} 为 2% 或 T_1 加权成像中的增强为 20%。相对定量参数通常取决于所使用的测量技术。第二个定义可以定义为绝对量化，旨在映射物理上有意义的参数，如弛豫时间、绝对浓度、pH 值或表观扩散常数。根据定义，绝对定量参数不应或仅在最低程度上取决于测量设置。第一个定义比第二个更容易实现，但程度较弱。在下文中，我们将讨论 CEST 领域中的两种量化方法。

CEST 信号的相对定量通常由 MTR_{asym} 定义的(见公式 11.1)，它用来描述稳态照射并忽略溢出效应(Zhou et al., 2004)：

$$MTR_{asym} = \frac{f_s k_{sw} \alpha}{R_{1w} + f_s k_{sw}} \tag{11.2}$$

其中 R_{1w} 是水的弛豫率，f_s 是相对质子分数，k_{sw} 是交换率，α 是标记效率。利用 $R_{1\rho}$ 理论，可以改进这种首次估计，也可以包括直接饱和(Jin et al., 2011；Zaiss and Bachert, 2013)：

$$MTR_{aym} = \cos^2 \theta \frac{R'_\alpha R_{1obs}}{R_{1pw}(R_{1pw} + R'_{ex})} \stackrel{nospillover}{=} \frac{f_s k_{sw} \alpha}{R_{1w} + \alpha f_s k_{Jw}} \tag{11.3}$$

其中包含了对于直接饱和很重要的参数，即观察到的纵向弛豫率 R_{1obs}，水在旋转框架中的纵向弛豫率 R_{1pw} 和有效场倾斜角 $\theta = tan^{-1}(\omega^1 \Delta\omega)$，还有交换依赖的弛豫率 R'_{ex}，它是根据 CEST 池的共振定义的：

$$R'_{ex} = \sin^2\theta \cdot R_{ex} = f_s k_{sw} \underbrace{\frac{\omega_1^2}{\omega_1^2 + k_{sw}(k_{sw} + R_{2s})}}_{\alpha} \tag{11.4}$$

B_1 需要注意的是，$\sin^2\theta$ 包含在 R'_{ex} 中；只有这样才能得出标记效率 α（公式 11.3）。R_{ex} 是绝对定量的关键：它包含 CEST 池中最重要的参数，即（1）溶质到水的交换率 k_{sw}；（2）溶质池的相对质子分数 f_s；（3）横向弛豫率 R_{2s}。它还包含饱和功率 $\omega_1 = \gamma \cdot B_1$，决定了标记效率 α。托特（Trott）和帕尔默（Palmer）首先描述了被 R_{ex} 限制的快速交换之外的交换过程（Trott and Palmer，2002）；金（Jin）等将这种基于 $R_{1\rho}$ 的方法转移到 CEST 领域（Jin et al.，2011，2012；Wu et al.，2015；Yuan et al.，2012），另几个团队展示了这种方法的优点（Sun et al.，2016；Zaiss and Bachert，2013）。值得注意的是，公式 11.4 是对偏共振池的简化（化学位移>交换率）；公式 11.16 给出了一个更完整的表达式，适用于在较低场强下更靠近水的池。以往的研究表明，大多数量化方法都隐式或显式地使用了 R_{ex}（Jin et al.，2011，2012；Sun et al.，2016；Trott and Palmer，2002；Wu et al.，2015；Yuan et al.，2012；Zaiss and Bachert，2013）。R_{ex} 具有物理意义，它是旋转框架中纵向弛豫率的交换诱导部分，并且主要取决于 CEST 池属性，例如交换率和相对浓度。

11.5.2　CEST 模型：Bloch–McConnell 方程

从 CEST 现象到对潜在交换过程的定量理解，我们首先需要了解原理依赖性。这些由水池 $\overrightarrow{M_w}$ 和耦合溶质池 $\overrightarrow{M_s}$ 的动态磁化矢量的布洛赫–麦康奈尔（Bloch-McConnell）微分方程（McConnell，1958）描述给出：

$$\frac{d}{dt}\overrightarrow{M} = A \cdot \overrightarrow{M} + \overrightarrow{C} \tag{11.5}$$

水和溶质的耦合磁化矢量：

$$\overrightarrow{M} = (M_{xw}, M_{yw}, M_{zw}, M_{xs}, M_{ys}, M_{zs})^T \tag{11.6}$$

Bloch–McConnell 矩阵 A：

$$A = \begin{bmatrix} -R_{2w}-k_{ws} & -\Delta\omega_w & 0 & +k_{sw} & 0 & 0 \\ +\Delta\omega_w & -R_{2w}-k_{ws} & +\omega_1 & 0 & +k_{sw} & 0 \\ 0 & -\omega_1 & -R_{1w}-k_{ws} & 0 & 0 & +k_{sw} \\ +k_{ws} & 0 & 0 & -R_{2s}-k_{sw} & -\Delta\omega_s & 0 \\ 0 & +k_{ws} & 0 & +\Delta\omega_s & -R_{2s}-k_{sw} & +\omega_1 \\ 0 & 0 & +k_{ws} & 0 & -\omega_1 & -R_{1s}-k_{sw} \end{bmatrix} \tag{11.7}$$

和常数向量：

$$\vec{C} = (0, 0, R_{1w}M_{0w}, 0, 0, R_{1s}M_{0s})^T \tag{11.8}$$

量化的第一步是正确的归一化：如果通过完全弛豫的磁化强度 M_0 对信号进行归一化，则可以定义一个所谓的 Z 值。它相对于 M_0 磁化强度与照射后的 z 磁化强度成正比，因此定义为：

$$Z(\Delta\omega) = \frac{S(\Delta\omega)}{S_0} = \frac{M_z(\Delta\omega)}{M_0} \tag{11.9}$$

求解在 RF 照射下两个交换池的基本 Bloch-McConnell 方程（方程 11.5；McConnell，1958），在一定的频率偏移 $\Delta\omega$ 下，以一定的 RF 饱和功率 B_1 和饱和持续时间 t_p 照射后，得到下面的标准化 z-磁化计算公式（Jin et al., 2011；Zaiss and Bachert, 2013）：

$$Z(\Delta\omega, t_p) = Z^{ss}(\Delta\omega) + (\cos^2\theta \cdot Z_i - Z^{ss}(\Delta\omega))e^{-R_{1\rho}(\Delta\omega)t_p} \tag{11.10}$$

它描述了从初始磁化 $Z_i = M_i/M_0$ 到饱和稳态磁化的单指数衰减：

$$Z^{ss}(\Delta\omega) = \cos^2\theta \frac{R_{1obs}}{R_{1\rho}(\Delta\omega)} \tag{11.11}$$

因此，只要知道旋转框架中的有效偏共振弛豫率 $R_{1\rho}$ 和观察到的纵向弛豫率 R_{1obs}，就可以定量地理解整个 CEST 实验（Zaiss et al., 2015b）。此外，有研究表明，可以将直接饱和效应以及半固态磁化传递效应与 CEST 效应相叠加，以得到完整的弛豫率（Zaiss et al., 2015b）：

$$R_{1\rho} = R_{1\rho, \text{water}} + R_{1\rho, MT} + R'_{ex} \tag{11.12}$$

速率 $R_{1\rho, \text{water}}$（也称为 R_{eff}）仅在直接饱和的情况下（Trott and Palmer, 2002, 2004；Zaiss and Bachert, 2013）由水弛豫确定，而 $R_{1\rho, MT}$ 包含 MT 池参数。如公式 11.4 所示，R_{ex} 包含对纯 CEST 效应的饱和参数的所有依赖。在讨论 R_{ex} 的依赖关系之前，首先研究直接饱和的影响。

11.5.3 饱和持续时间和功率的影响

在 Z 谱中所有提到的效应及其形状在很大程度上取决于 RF 照射的参数（图 11.4 a 和 b）：随着 RF 照射时间 t_p（图 11.4a）的增加，CEST 效应增加，此过程被称为过渡状态，并在等于 T_1 几倍的时间后达到稳定状态。磁化传递和直接饱和效应也存在同样的情况。因此，T_1 给出了我们研究的系统所需的饱和时间 t_p 的一个量度：稳态信号经过长时间的饱和（$t_p \gg T_1$）后到达。随着 RF 振幅 B_1 的增加（图 11.4b），CEST 峰的振幅和宽度也有所增加，这是由于对 CEST 池进行了更有效的标记，见图 11.5。但是，在达到最大的 CEST 效应后，直接水饱和度和半固态磁化传递（也由 B_1 衡量）成为主要因素，并再次稀释 CEST 效应（图 11.4b 和

c）。这种效应称为溢出稀释，将在 11.5.4 节中进行说明。因此，一般来说，要从指定的组织中测量特定的 CEST 效应，需要适当优化现有所有参数。表 11.1 显示了不同的最佳 B_1 值，取决于感兴趣的代谢物和组织以及交换率；在临床 MRI 系统中，有效饱和度的典型 B_1 值在几个 μT 量级上。

11.5.4 直接水饱和、溢出稀释和 T_1 缩放

通过水池信号对小型可交换池的间接测量可以放大，但 CEST 信号受影响介质所有弛豫和伴随效应的调节。第一个问题来自水的直接饱和度：当接近水共振频率时，水被 RF 照射脉冲直接饱和，并且由于这种饱和，CEST 效应变得不那么明显（图 11.4b 和 c），这种现象被称为溢出稀释。它意味着留给饱和转移产生的水磁化量较少，可以通过公式 11.3 的分母中的水弛豫项来理解。T_2 较短，B_1 振幅较高，溢出稀释较大。第二个问题是伴随着强大的半固态磁化传递的覆盖（参见 11.1.2 节），可以引起与溢出相似的稀释效应（图 11.4c 中的实线）。第三个问题是 CEST 效应的 T_1 缩放。水的纵向弛豫时间 T_{1w} 限制了水池中饱和度的累积，从而确定了所有饱和转移效应的大小（图 11.4d）。在稳态下，T_{1w} 越长，CEST 效应越明显，因为 $R_{1w} = 1/T_{1w}$ 出现在公式 11.3 的分母中。

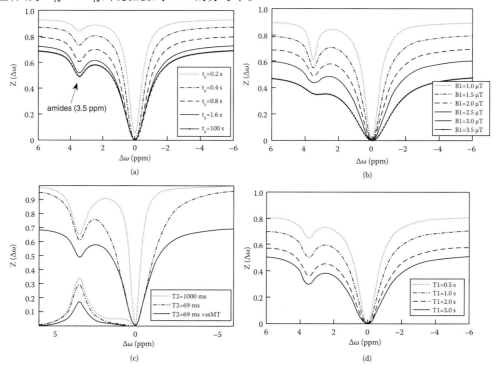

图 11.4 模拟了 $B_0 = 7T$ 时酰胺 CEST 池、磁化传递（MT）池和水池三池体系的 Z 谱，作为照射参数 t_p，$B_1(a,b)$ 和弛豫参数 T_2，MT，$T_1(c,d)$ 的函数。模拟参数：$B_1 = 2$ μT，$T_{1p} = 5$ s，$R_{1w} = 0.922\ 5$ Hz，$R_{2w} = 14.49$ Hz，f_s：0.01，$k_{sw} = 50$ Hz，$R_{2s} = 66.66$ Hz，$\delta_s = 3.5$ ppm，$f_{mt} = 0.139\ 0$，$k_{mt} = 23$ Hz，$R_{1mt} = 0.922\ 5$ Hz，$R_{2mt} = 100\ 000$ Hz；可以在 www.cest-sources.org 上找到模拟方法。

11.5.5　弛豫补偿技术

按照这一理论，不同的评估指标可以使用参考值部分地消除我们不需要的影响。一般而言，可以使用标签扫描 M_{zlab} 和参考扫描 M_{zref} 定义评估指标。有几种获得良好参考值的方法，例如基线估计或洛伦兹（Lorentzian）拟合（Jin et al.，2012；Zaiss et al.，2015a），或外推半固体磁化传递参考（Heo et al. 2016）；特别是对于不对称的特殊情况 $Z_{lab} = Z(+\Delta\omega)$ 和 $Z_{ref} = Z(-\Delta\omega)$。在此基础上，我们通常可以定义：

$$MTR_{\text{lind}} = Z_{\text{ref}} - Z_{\text{lab}} \tag{11.13}$$

线性差分方法有效地去除了直接水饱和度的基线信号。MTR_{asym} 是一种线性差分法，其中 Z_{ref} 是相反频率的信号。但是，CEST 效应被背景间接稀释，这就是线性差分仍受水弛豫影响的原因（参见公式 11.3）。这是因为水信号已经被背景效应部分饱和，取决于此背景饱和度的程度，CEST 饱和度比没有背景饱和的效果要差。可以通过反差度量 AREX 来理解和解决，再加上 T_1 归一化成为弛豫补偿的 CEST 度量（比较公式 11.11 和 11.12）：

$$AREX = R_{1obs} \cdot \left(\frac{1}{Z_{lab}} - \frac{1}{Z_{ref}} \right) \tag{11.14}$$

将其应用于公式 11.11 可以解释其名称，因为 AREX 在稳态下会产生表观 R_{ex}（参见公式 11.4）：

$$AREX \approx R'_{ex}(\Delta\omega) \tag{11.15}$$

已证明它能够消除模拟和体外的弛豫影响（Rerich et al.，2015；Sun et al.，2016；Wu et al.，2015；Zaiss et al.，2015a，2015b，2014）；在体内，赫列布尼克夫（Khlebnikov）等报道了在不同组织中消除了 CEST 效应与 T_1 的线性相关性（Khlebnikov et al.，2017）。但是，在较低的场和较大的饱和度下，公式 11.3 的简单近似不再有效，根据公式 11.16，可以在接近水的地方出现较大的 AREX 信号 Heo et al.，2016b。另外，如果反向减去非常小的信号，则在数值上是不稳定的。因此，逆差的解释依赖于良好的 SNR 和正确的 R_{ex} 限制。就 SNR 而言，逆度量和线性度量是相等的（Jiang et al.，2016）。可以通过误差传播来理解：对于越来越低的 Z 值，线性差异产生的影响较小，但统计误差相似；而逆差会产生更大的影响与更大的统计误差。当弛豫变化很小或得到补偿时，CEST 度量可满足以下条件下相对 CEST 定量定义的要求：B_0，B_1，饱和时间和归一化不随测量或受试者而改变。

在这里我们仅展示了估算 R_{ex} 的稳态方法，而它也可以根据公式 11.10 在过渡状态确定。这些是利用饱和时间的量化技术，最初由麦克马洪（McMahon，2006）等提出，并为更广泛的应用进行了改进（Roeloffs et al.，2015；Sun，2012；Vinogradov et al.，2012；Zaiss and Bachert，

2013）。

11.5.6 R_{ex}、标记效率和优化的 CEST 效应

R_{ex} 作为 CEST 的关键参数，现在可以研究 R_{ex} 的行为。包括实际的频率偏移和引入标记效率 α，R'_{ex} 可以定义（Zaiss and Bachert，2013）为：

$$R'_{ex}(\Delta\omega) = \sin^2\theta \cdot R_{ex}(\Delta\omega)$$

$$= f_s k_{sw} \frac{\delta\omega_s^2}{\omega_1^2 + \Delta\omega^2} \frac{\omega_1^2}{\Gamma^2/4 + \Delta\omega_s^2} + f_s R_{2s} \frac{\omega_1^2}{\Gamma^2/4 + \Delta\omega_s^2} + f_s k_{sw} \sin^2\theta \frac{R_{2s}(R_{2s} + k_{sw})}{\Gamma^2/4 + \Delta\omega_s^2} \quad (11.16)$$

仅对于大于 k_{sw} 的较大化学位移，可以将其进一步简化为：

$$R'_{ex}(\Delta\omega) = k_{sw} f_s \cdot \alpha \frac{\dfrac{\Gamma^2}{4}}{\dfrac{\Gamma^2}{4} + \Delta\omega_s^2} \quad (11.17)$$

其中 $\Delta\omega_s$ 是相对于 CEST 池 s 的频率偏移。标记效率可以通过以下公式估算（Zaiss and Bachert，2013）：

$$\alpha = \frac{\omega_1^2}{\omega_1^2 + k_{sw}(k_{sw} + R_{2s})} \quad (11.18)$$

仅当 $\sin^2\theta$ 包含在公式 11.16 的 R'_{ex} 中时，才能得出已知的标记效率 α。

在大位移限制中，R'_{ex} 是 $\Delta\omega_s$ 的洛伦兹函数（公式 11.17），其最大值在 $\Delta\omega_s = 0$ 且线宽为：

$$\Gamma = 2\sqrt{\frac{k_{sw} + R_{2s}}{k_{sw}}\omega_1^2 + (k_{sw} + R_{2s})^2} \quad (11.19)$$

R'_{ex} 作为饱和偏移量的函数表现出洛伦兹特性，其中峰宽随饱和功率的增大而增加（公式 11.19，图 11.5a）。对于给定的交换率 k_{sw}，$R'_{ex}(\Delta\omega)$ 随着 B_1 振幅的增加而增加，并且振幅接近平稳状态（图 11.5b）；这种行为取决于标记效率（公式 11.18）。对于特定的 B_1，R'_{ex} 作为 k_{sw} 的函数在 $k_{sw} \approx \gamma \cdot B_1 = \omega_1$ 处达到最大值（图 11.5c）。

R_{ex} 不依赖于水的弛豫，它描述了一个以 Hz 表示的物理参数——依赖于交换的弛豫率。但是，R_{ex} 仍然是一个相对的量化参数，因为它取决于所使用的饱和方案。在下文中，我们将说明如何使用饱和度参数的依赖关系来获取基本参数——交换率和 CEST 池的浓度。

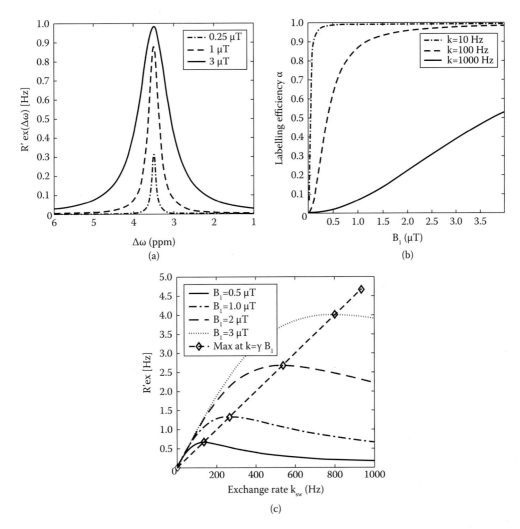

图 11.5 （a）依赖于交换的弛豫率 $R_{ex}(\Delta\omega)$ 是一个洛伦兹（Lorentzian）函数，其振幅和线宽取决于 k 和 B_1（公式 11.17 和 11.19）。（b）标记效率是衡量一种标记好坏的度量：更高的交换率需要更高的功率。（c）R_{ex} 是交换率的函数，在 $k_{sw}=\gamma B_1$ 时达到峰值。在 B_1 不变的情况下，尽管 k 增加，CEST 的效应也会降低。

11.6 绝对定量技术完全 Bloch–McConnell 拟合

从 CEST 数据中量化交换率和浓度，需要获得多个照射功率 B_1 下的 Z 谱数据。然后，使用完整的数值 Bloch-McConnell 解同时拟合此类多 B_1 Z 谱，原则上允许完全定量。尽管已经实施了这样的方法（Chappell et al.，2013；Liu et al.，2013），但仍需根据可交换池的数量、化学位移的分散和其他先验信息建立池模型。

11.6.1 多个 B_1 交换的量化

如上所述，标记和 R_{ex} 取决于饱和振幅 B_1，这也称为 CEST 效应的 B_1 分散。这种分散的确切行为取决于实际交换率（见公式 11.18）；因此，分散或标记曲线的测量可以观察实际交换率。麦克马洪等通过饱和功率交换的量化进行了证明（McMahon et al.，2006）。通过确定不同 B_1 的两个或多个 R_{ex} 值，可以通过直接使用公式 11.3 拟合 R_{ex} 数据来估算交换率 k_{sw} 和可交换的不稳定质子浓度 f_s。由于该方程式需要有关溢出的一般知识，因此可以通过将 AREX 数据直接拟合到方程式 11.17，使用反度量来获得在稳态下有效的通用方法。允许完全量化的多 B_1 方法由狄克逊（Dixon）等人提出（Dixon et al.，2010b），通过证明该问题可转换为 $(1/\omega_1)^2$ 中的线性函数。它很清楚地揭示了这种关系；使用参考和标签扫描可以写成：（Meissner et al.，2015）：

$$y\left(\frac{1}{\omega_1^2}\right) = \frac{1}{\dfrac{1}{Z_{lab}} - \dfrac{1}{Z_{ref}}} = \frac{R_{1obs}}{f_s k_{sw}} + \frac{R_{1obs} k_{sw}}{f_s} \cdot \frac{1}{\omega_1^2} \tag{11.20}$$

确定该线性函数，即所谓的 Ω 图，然后就可以计算 k_{sw} 和 f_s。这里忽略了 R_{2s}，但是在缓慢交换的情况下不可忽略（Meissner et al.，2015；Wu et al.，2015）。原则上，Z 谱中 CEST 峰的线宽也可以通过交换率与 B_1 的函数 R_{ex} 的宽度来确定交换率，如公式 11.19 所示（图 11.2a）。虽然尚未在体内直接显示，但通常在进行完整 Z 谱拟合时隐式使用。

11.6.2 脉冲 CEST 的定量

在临床扫描仪上，RF 照射通常仅限于由多个短脉冲组成的脉冲链。当然，它对可检测的 CEST 信号的优化具有深远的影响，但即使使用两个独立的传输通道实现准连续的 RF 饱和（Togao et al.，2015），仍然可以实现有效的饱和（Sun et al.，2011）。问题是如何定量地解释产生的脉冲 CEST 效应。

脉冲饱和至少会给 CEST 光谱带来四个额外的影响：

1.脉冲的形状影响标签的动力和效率。

2.交换发生在脉冲期间，但也发生在饱和脉冲之间的延迟中。

3.可能发生旋转转移效应（由于不稳定质子的 T_2 值相对较长，其磁矩可以通过任意翻转角度进行旋转）。

4.脉冲的带宽会影响饱和带的宽度。

第一点引出了连续波理论是否可用于解释脉冲 CEST 数据的关键问题。但是，答案并不简单，它取决于许多参数。对于较慢的交换速率（<50 Hz）和一系列反转脉冲，已证明连续波理论可以通过使用 B_1 功率等效项（Tee et al.，2012；Zu et al.，2011）：

$$\omega_{1,\,cwpe} = \sqrt{\frac{\int_0^{t_p} \omega_1^2(t)\,dt}{t_p + t_d}} \tag{11.21}$$

该功率等效项通常很有用，尤其是当背景效应、直接饱和和半固态磁化传递效应遵循该等效功率定义，从而使比较连续波的 Z 谱和不同的脉冲照射方案成为可能。

对于更快的交换率，迈斯纳（Meissner）等证明可以使用经过修改的分析理论将脉冲形状和占空比明确地结合起来（Meissner et al.，2015）：

$$R_{ex,shaped-pulses} = DC \cdot \frac{1}{t_p}\int_0^{t_p} R_{ex}(\omega_1(t))\,dt$$

$$\approx DC \cdot f_s k_{sw} \cdot c_1 \cdot \frac{\omega_1^2}{\omega_1^2 + k_{sw}(k_{sw} + R_{2s}) \cdot c_2^2} \tag{11.22}$$

使用高斯脉冲形状给出形状因子 $c_1 = \delta\frac{\sqrt{2\pi}}{t_p}$ 和 $c_2 = c_1 \cdot \sqrt[4]{2}$，而 $B_1 = \omega_1/\gamma$ 是单个脉冲的平均振幅，因此等于翻转角除以 t_p。注意，它也可以转换为公式 11.21 的 Ω 图形式（Meissner et al.，2015）。

关于问题 2，实验证明（Friedman et al.，2010；Jones et al.，2013；Roeloffs et al.，2015），在脉冲 CEST 中，饱和脉冲之间的动态变化也可以反映实际交换率。因此，通过延迟时间 t_d 的变化，可以使用如前所述的可变延迟多脉冲实验来确定交换率（Jones et al.，2013；Xu et al.，2014）。目前尚没有此过程的完整分析说明；因此，该状态下的数据只能由完整的 Bloch-McConnell 方程来解释。琼斯（Jones et al.，2013）等用这种技术能够确定体内酰胺交换速率约为 30 Hz，核超载增强交换速率约为 17 Hz；延迟时间行为的拟合如图 11.6 所示。

对于短脉冲链交换动力学的一般描述如果达到了所谓的旋转转移效应（问题 3），则必须使用完整 Bloch-McConnell 方程。特别是已经证明了在接近 180°脉冲的最佳情况下饱和脉冲的实际翻转角对脉冲式 CEST 标记效率具有直接影响（Sun et al.，2011；Zu et al.，2011）。通常在化学交换旋转转移实验中可以使用不同的翻转角（Zu et al.，2012），其中使用 180°和 360°脉冲来分离纯 CEST 效应（Zu et al.，2013）。与此相关的是先前显示的频率标记的交换转移技术，该技术使用横断面中 CEST 池磁矩的不同旋转来分离不同的 CEST 效应（Friedman et al.，2010；Yadav et al.，2013）。

最后，问题 4 取决于磁场强度和脉冲持续时间，但即使在临床使用的 3T 场强中，100 ms 的脉冲也可以形成，以将带宽减小到远低于 CEST 峰宽（公式 11.19）。然而，根据带宽的不同，一个脉冲有可能标记多个池，因此标记的效率可以更高。

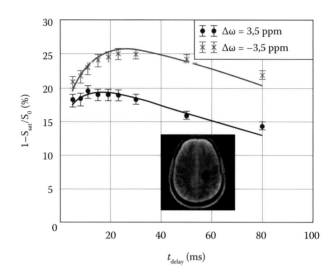

图 11.6 饱和转移数据是人脑中白质感兴趣区的可变延迟多脉冲 CEST 序列中脉冲间延迟时间的函数。数据点被拟合到一个双池 Bloch 模型。酰胺质子转移（APT）CEST 光谱范围（3.3 至 3.7 ppm）和相应的前场核超载增强范围（-3.3 至 -3.7 ppm）的依赖性与蛋白质溶液相似，核超载增强范围的建立较慢，但 CEST 和核超载增强以相同的速率衰减，由水质子的 T_1 确定。（经许可转载自 NeuroImage，77，Jones，C.K. et al.，Nuclear overhauser enhancement（NOE）imaging in the human brain at 7T，114-124.）

11.6.3　校准方法和比率计量方法

未校正的 CEST 效应可能会受到许多不必要的影响。避免这种情况的一种简便方法是所谓的比率计量方法。在这里，两个 CEST 峰的比例被用作独立于浓度的鲁棒信号，可以进行校准，例如 pH 校准（Ward and Balaban，2000）。这首先在体内外源性 CEST 介质中得到体现（Longo et al.，2011），但也在内源性胺和酰胺峰中得到证明（McVicar et al.，2014）。此外，可以使用一个单峰和两种不同的功率进行 pH 校准（Longo et al.，2014；Rerich et al.，2015；Sun et al.，2014）。

假设 CEST 池的浓度是恒定的，甚至是已知的，则 CEST 效应也可以使用交换率——pH 相关性直接解释。然后还可以进行 pH 成像，比如在中风中的应用（Sun et al.，2011；Zaiss et al.，2014；Zhou et al.，2003b）参见第 11.7 节。

11.6.4　交换率常数对 pH、缓冲条件和温度的依赖性

Bloch-McConnell 方程中作为定量参数的交换率并不独立于环境，而是取决于它的直接化学环境。水溶液中的（一级）交换率常数 k_{sw} 可以分为酸和碱催化的质子交换 k_a 和 k_b，以及取决于随环境（pH 缓冲液和其他溶质）变化的常数 k_0（Englander et al.，1972）：

$$k_{sw} = k_a \cdot [\mathrm{H_3O^+}] + k_b \cdot [\mathrm{OH^-}] + k_0 \qquad (11.23)$$

现在关注一个典型的碱催化交换过程，下面将忽略除了 k_b 以外的所有内容。联合公式 11.24：

$$k_{sw}(\mathrm{pH}, T) = k_b(T) \cdot [\mathrm{OH^-}](\mathrm{pH}, T) = k_b(T) \cdot \frac{\mathrm{mol}}{l} \cdot 10^{\mathrm{pH} - pK_w(T)} \qquad (11.24)$$

和阿伦尼乌斯（Arrhenius）方程（Bai et al., 1993）、范特霍夫（Van't Hoff）方程（Atkins and de Paula, 2006），可以确定碱催化交换过程的交换率常数是 pH 和 T 的函数：

$$k_{sw}(\mathrm{pH}, T) = k_c(298.15 \ \mathrm{^\circ K}) \cdot \frac{\mathrm{mol}}{l} \cdot 10^{\mathrm{pH} - 14 + \frac{E_A + \Delta H_R^0}{R \cdot \ln 10}\left(\frac{1}{298.15 \ \mathrm{K}} - \frac{1}{T}\right)} \qquad (11.25)$$

其中，常数 $k_c(298.15 \ \mathrm{^\circ K})$ 是 298.15 ℃ 时的碰撞频率因子，E_A 是活化能，$\Delta H_R^0 = 55.84 \dfrac{kj}{\mathrm{mol}}$ 是水自离解的标准反应焓（Atkins and de Paula, 2006），$R = 8.314 \dfrac{J}{\mathrm{mol^\circ} K}$ 是理想的气体常数。对于酸和水催化的质子交换，也可以推导出同样的方程式。

11.7　CEST 的应用

11.7.1　中风和缺氧：pH 降低

由于对 pH 的依赖性很强，CEST 成像在组织缺血的鉴定中得到了理想的应用。大量研究表明，通过 CEST 对比可以实现 pH 变化的可视化（Huang et al., 2015；Li et al., 2015；Sun et al., 2012；Zaiss et al., 2014；Zhou et al., 2003b），此外，基于前一节的假设，CEST 成像具有在空间上绘制 pH 值图谱的潜力（McVicar et al., 2014；Zhou et al., 2003b）。

体内主要由碱催化饱和转移（见第 11.6.4 节），在 2 小时内可以在脑缺血区域观察到饱和转移减少，这是酸中毒的迹象（Dai et al., 2014）。动物模型中已证实在超急性脑卒中中 APT 信号与表观扩散系数（ADC）图具有一致的相关性（Huang et al., 2015），但是即使在没有 ADC 证明细胞去极化的情况下，pH 改变可能更早发生（Zhou and van Zijl, 2011）。局部的 pH 降低可能先于 ADC 改变，并超出最终梗死的范围，这表明 APT-CEST 可以描述存活的缺血组织（Sun et al., 2007）。

尽管受限于 RF 脉冲持续时间和占空比，但转化为临床 MRI 系统似乎是可行的，其整体对比度与临床前系统中使用的连续波饱和对比度相似（Sun et al., 2011）。人体研究中，在临床上合理的时间范围内，CEST 成像在超急性脑卒中研究生成定量 pH 图谱中已经取得了一些成果，并证明了与患者的最终梗死核心有充分重叠（Tee et al.，2014；Tietze et al.，2014），见图 11.7。

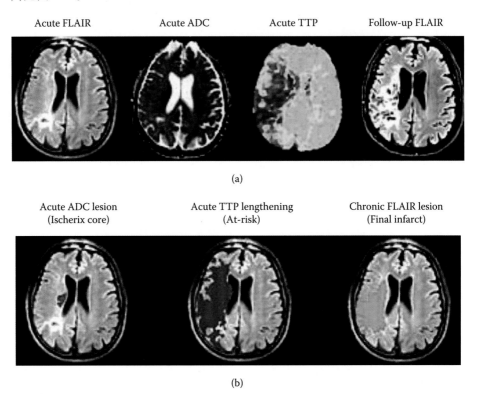

图 11.7 分析流程：(a)急性期 T_2 液体衰减反转恢复(T2 FLAIR)、表观扩散系数(ADC)、达峰时间(TTP)和随访(> 1 个月)T2 FLAIR 图像示例。(b)使用半自动分割来定义缺血核心，在急性期 ADC 图中勾勒出低信号，高危组织定义为 TTP 图上时间延长区域，最终梗死区域定义为随访 T2 FLAIR 上的高信号区域(经许可转载自 Tietze，A.，et al.，Assessment of ischemic penumbra in patients with hyperacute stroke using amide proton transfer (APT) chemical exchange saturation transfer (CEST) MRI. NMR Biomed. 2014. 27. 163-174.)

11.7.2 基于 APT 的肿瘤细胞密度

大多数的脑肿瘤是神经胶质瘤(80%)，其中胶质母细胞瘤是最常见、恶性程度最高的类型，患者平均生存期为 15 个月(Schwartzbaum et al.，2006)。常规 MRI 成像的灵敏度和特异性有限，虽然扩散、灌注和 MRS 等先进技术可增加诊断信息，但仍缺乏足够的诊断准确性(Lacerda and Law，2009；Wang et al.，2016)。

与正常组织相比，脑肿瘤的蛋白质和多肽含量升高，可以通过溶质蛋白质和肽基团与大量水之间增加的化学交换，甚至可以使用简单的指标，如临床场强(3T)下 3.5 ppm 区域的

MTR_{asym}，即所谓的 APT 对比来显示（van Zijl et al.，2003；Zhou et al.，2003a）。此外，神经胶质瘤在患者中已经实现了分级（见图 11.8）。与 WHO II 级神经胶质瘤相比，胶质母细胞瘤和 WHO III 级神经胶质瘤对比度明显更高（Wen et al.，2010；Zhou et al.，2008，2013）。内源性 CEST 成像的另一个潜在应用是鉴别复发性肿瘤与放化疗反应，这仍然是治疗后评估胶质瘤母细胞瘤的一个挑战，因为这两种情况都可能出现代表血脑屏障破坏的对比增强（Ma et al.，2016；Zhou et al.，2011）。

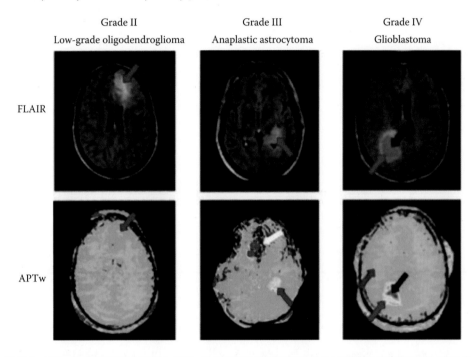

图 11.8　低级别少突胶质细胞瘤（WHO II 级）、间变性星形细胞瘤（WHO III 级）和胶质母细胞瘤（WHO IV 级）患者的 APT 加权图像和常规 MR 图像。（经许可转载自 Zhou，J.，et al.，Three-dimensional amide proton transfer MR imaging of gliomas：initial experience and comparison with gadolinium enhancement. J. Magn. Reson. Imaging. 2013. 38. 1119-1128.）

　　应该注意的是，除了半固态（Magnetization transfer contrast，MTC）效应的不对称性之外，核超载增强也是 APT 加权对比度的重要贡献者。因此，迫切需要开发出消除混杂的磁化传递不对称性和核超载增强的方法，以了解 APT 的全部潜力。尽管如此，有研究者推测核超载增强与肿瘤细胞密度有关，可能与增殖细胞中蛋白质合成的改变有关，因为与基于 APT 的信号相比，核超载增强的信号在神经胶质瘤中表现出更好的对比度（Heo et al.，2016a；Paech et al.，2015；Zaiss et al.，2016）。

11.7.3 神经退行性变：蛋白质折叠、蛋白质转换和沉积、肌醇、谷氨酸

除蛋白质含量外,CEST 成像中饱和转移的潜在决定因素是大脑和体内蛋白质的折叠。蛋白质异常是几乎所有神经退行性疾病的特征性关联(Yerbury et al., 2016),其中结构性 MRI 在早期疾病中往往缺乏敏感性。因此,蛋白质构象和聚集物的图谱定位成像在这方面极有价值。Z 谱中核超载增强峰的信号强度与蛋白质结构之间存在合理的关系(Aguirre et al., 2015;Braun, 1987)。最近观察到的核超载增强介导的饱和转移与牛血清白蛋白(BSA)结构状态之间的相关性(Zaiss et al., 2014;Goerke et al., 2015)支持了这一观点。肌醇是神经胶质细胞增殖的标志物,会在早期阿尔茨海默病中增加,最近已使用 CEST 在小鼠模型中进行了图谱定位成像(Haris et al., 2013)。最后,由于谷氨酸在许多神经退行性疾病(包括阿尔茨海默病和额颞痴呆)中被认为是神经毒性代谢产物,因此它也被认为可能是未来的成像生物标志物(Marjanska et al., 2005)。因此,CEST 成像可能会成为一种重要的成像技术,通过显示细胞中蛋白质的结构完整性或特定代谢产物的积累使蛋白质变性、脑应激和老化过程可视化。

11.7.4 GlucoCEST 在肿瘤中的研究

除了一般的蛋白酶体外,天然 CEST 对比还可以特异性地反映许多代谢产物。在这种情况下,葡萄糖可能是一种有趣的 diaCEST 介质。即使存在充足的氧气,肿瘤细胞仍优先利用无氧葡萄糖分解("Warburg 效应")。因此,沿 Z 谱在 1.2~3.0 ppm 区域的 CEST 成像可用于描述葡萄糖羟基质子(GlucoCEST)与水之间的饱和交换。在动物实验中,葡萄糖注射前后 GlucoCEST 信号的差异与氟脱氧葡萄糖图谱成像存在显著的空间重叠,从而支持了其有效性(Walker-Samuel et al., 2013)。

在患者中,动态注射葡萄糖已被证明提供了与动态对比增强 T_1 加权 MRI 相似的早期对比,因此极有可能反映局部血流、血管通透性和细胞外间隙的体积。动态 GlucoCEST 是否也能反映葡萄糖的代谢,特别是在脑肿瘤中,仍然是一个争议点。将动态葡萄糖增强 MRI 应用于人类胶质瘤的转化研究中,已观察到不同神经胶质瘤成分随时间进展产生的 GlucoCEST 对比度的变化(Xu et al., 2015)。

11.7.5 其他羟基 CEST 应用：糖胺聚糖

除了脑部的应用外,基于羟基的 CEST 还被用于身体的其他部位。通过饱和转移可检

测的一类特殊的糖是多糖,称为糖胺聚糖(glycosaminoglycans,GAGs)。特别是骨关节炎(osteoarthritis,OA)等一系列退行性关节疾病,影响近 80% 的 65 岁以上人群(Bradley et al.,1991),糖胺聚糖通过降解逐渐消失,可能是疾病进展的早期迹象(Singh et al., 2012)。由于糖胺聚糖包含大量可交换的质子,尤其是羟基,通过这些可交换羟基的成像被称为gagCEST,被认为是一种潜在的基于图像的骨关节炎生物标志物(Ling et al., 2008)。但是,由于糖胺聚糖羟基与水峰非常接近,通常跨度在 0.9~1.9 ppm 之间(Ling et al., 2008),迄今为止,大多数应用都是在高场强(>3 T)下进行的。

11.7.6　CEST 的可靠性和可重复性

虽然大量研究已证明了 CEST 成像的潜力,但在临床实践中研究其作为定量成像方法的可重复性仍至关重要。迄今为止,一些可重复性研究报告了 CEST 信号在整个肿瘤感兴趣区域(ROI)(Togao et al., 2015)、体外 BSA 体模、健康志愿者的脑区(灰质,白质和脑室ROIs)(Schmidt et al., 2016),以及健康志愿者和椎间盘退行性疾病患者椎间盘(Deng et al.,2016)的组内和组间一致性良好。然而,施密特(Schmid et al., 2016)等发现,MTR_{asym} 的 ROI内协方差(3.5 ppm)对所使用的拟合算法的选择很敏感。因此,需要进一步研究 CEST 成像的可重复性和数据处理的优化方法。

11.8　结论

CEST 是一种多功能和潜在的、非常强大的、新的定量成像方法,可以对放射科现有方法进行补充。但它仍是一个不断扩展的领域,无论是在理论还是在实践方面,CEST 都在以非常快的速度发展着。因此,与定量磁化传递(第 10 章)相比,CEST 尚未找到临床实践中的明确位置,并且仍需大量成像解读工作才能真正推广使用。因此,本章重点讨论了 CEST 的理论,同时简单展示了一些新的潜在应用,涉及了从大脑到骨骼肌肉的整个器官范围以及肿瘤学应用。

参考文献

Aguirre C，Cala O，Krimm I. Overview of probing proteinligand interactions using NMR. Curr

Protoc Protein Sci 2015；81：17（18）：1-24.

Aime S, Barge A, Delli Castelli D, Fedeli F, Mortillaro A, Nielsen FU, et al. Paramagnetic lanthanide（Ⅲ）complexes as pH-sensitive chemical exchange saturation transfer（CEST）contrast agents for MRI applications. Magn Reson Med 2002；47：639-48.

Aime S, Carrera C, Delli Castelli D, Geninatti Crich S, Terreno E. Tunable imaging of cells labeled with MRI-PARACEST agents. Angew Chem Int Ed Engl 2005；44：1813-15.

Atkins PW, de Paula J. Atkins' physical chemistry. Freeman & Company, New York, 2006.

Bai Y, Milne JS, Mayne L, Englander SW. Primary structure effects on peptide group hydrogen exchange. Proteins 1993；17：75-86.

Bradley JD, Brandt KD, Katz BP, Kalasinski LA, Ryan SI. Comparison of an antiinflammatory dose of ibuprofen, an analgesic dose of ibuprofen, and acetaminophen in the treatment of patients with osteoarthritis of the knee. N Engl J Med 1991；325：87-91.

Braun W. Distance geometry and related methods for protein structure determination from NMR data. Q Rev Biophys 1987；19：115-57.

Bryant RG. The dynamics of water-protein interactions. Annu Rev Biophys Biomol Struct 1996；25：29-53.

Cai K, Haris M, Singh A, Kogan F, Greenberg JH, Hariharan H, et al. Magnetic resonance imaging of glutamate. Nat Med 2012；18：302-6.

Chan KW, McMahon MT, Kato Y, Liu G, Bulte JW, Bhujwalla ZM, et al. Natural D-glucose as a biodegradable MRI contrast agent for detecting cancer. Magn Reson Med 2012；68：1764-73.

Chappell MA, Donahue MJ, Tee YK, Khrapitchev AA, Sibson NR, Jezzard P, et al. Quantitative Bayesian modelbased analysis of amide proton transfer MRI. MagnReson Med 2013；70：556-67.

Chappell MA, Groves AR, Whitcher B, Woolrich MW. Variational Bayesian inference for a nonlinear forward model. IEEE Trans Signal Process 2009；57：223-36.

Dai Z, Ji J, Xiao G, Yan G, Li S, Zhang G, et al. Magnetization transfer prepared gradient echo MRI for CEST imaging. PLoS One 2014；9：e112219.

Deng M, Yuan J, Chen WT, Chan Q, Griffith JF, Wang YX. Evaluation of glycosaminoglycan in the lumbar disc using chemical exchange saturation transfer MR at 3.0 Tesla：reproducibility and correlation with disc degeneration. Biomed Environ Sci 2016；29：47-55.

Desmond KL, Moosvi F, Stanisz GJ. Mapping of amide, amine, and aliphatic peaks in the CEST spectra of murine xenografts at 7 T. Magn Reson Med 2014; 71: 1841-53.

Dixon WT, Hancu I, Ratnakar SJ, Sherry AD, Lenkinski RE, Alsop DC. A multislice gradient echo pulse sequence for CEST imaging. Magn Reson Med 2010a; 63: 253-6.

Dixon WT, Ren J, Lubag AJ, Ratnakar J, Vinogradov E, Hancu I, et al. A concentration-independent method to measure exchange rates in PARACEST agents. Magn Reson Med 2010b; 63: 625-32.

Dula AN, Asche EM, Landman BA, Welch EB, Pawate S, Sriram S, et al. Development of chemical exchange saturation transfer at 7 T. Magn Reson Med 2011; 66: 831-8.

Englander SW, Downer NW, Teitelbaum H. Hydrogen exchange. Annu Rev Biochem 1972; 41: 903-24.

Friedman JI, McMahon MT, Stivers JT, Van Zijl PC. Indirect detection of labile solute proton spectra via the water signal using frequency-labeled exchange (FLEX) transfer. J Am Chem Soc 2010; 132: 1813-15.

Goerke S, Zaiss M, Kunz P, et al. Signature of protein unfolding in chemical exchange saturation transfer imaging. NMR Biomed 2015; 28(7): 906-13.

Goffeney N, Bulte JW, Duyn J, Bryant LH Jr., van Zijl PC. Sensitive NMR detection of cationic-polymer-based gene delivery systems using saturation transfer viaproton exchange. J Am Chem Soc 2001; 123: 8628-9.

Haris M, Cai K, Singh A, Hariharan H, Reddy R. In vivo mapping of brain myo-inositol. NeuroImage 2011; 54: 2079-85.

Haris M, Singh A, Cai K, Nath K, Crescenzi R, Kogan F, et al. MICEST: a potential tool for non-invasive detection of molecular changes in Alzheimer's disease. J Neurosci Methods 2013; 212: 87-93.

Heo HY, Jones CK, Hua J, Yadav N, Agarwal S, Zhou J, et al. Whole-brain amide proton transfer (APT) and nuclear overhauser enhancement (NOE) imaging in glioma patients using low-power steady-state pulsed chemical exchange saturation transfer (CEST) imaging at 7T. J Magn Reson Imaging 2016a; 44: 41-50.

Heo H-Y, Zhang Y, Jiang S, Lee D-H, Zhou J. Quantitative assessment of amide proton transfer (APT) and nuclear overhauser enhancement (NOE) imaging with extrapolated semisolid magnetization transfer reference (EMR) signals: II. Comparison of three EMR models and application to human brain glioma at 3 Tesla. Magn Reson Med 2016；75（4）：1630-39.

Heo HY, Lee DH, Zhang Y, Zhao X, Jiang S, Chen M, et al. Insight into the quantitative metrics of chemical exchange saturation transfer（CEST）imaging. Magn Reson Med 2017；77（5）：1853-65.

Huang D, Li S, Dai Z, Shen Z, Yan G, Wu R. Novel gradient echo sequence-based amide proton transfer magnetic resonance imaging in hyperacute cerebral infarction. Mol Med Rep 2015；11：3279-84.

Jiang W, Zhou IY, Wen L, Zhou X, Sun PZ. A theoretical analysis of chemical exchange saturation transfer echo planar imaging（CEST-EPI）steady state solution and the CEST sensitivity efficiency-based optimization approach. Contrast Media Mol Imaging 2016；11：415-23.

Jin T, Autio J, Obata T, Kim SG. Spin-locking versus chemical exchange saturation transfer MRI for investigating chemical exchange process between water and labile metabolite protons. Magn Reson Med 2011；65：1448-60.

Jin T, Wang P, Zong X, Kim SG. Magnetic resonance imaging of the Amine-Proton EXchange（APEX）dependent contrast. NeuroImage 2012；59：1218-27.

Jones CK, Huang A, Xu J, Edden RA, Schar M, Hua J, et al. Nuclear overhauser enhancement（NOE）imaging in the human brain at 7T. NeuroImage 2013；77：114-24.

Jones CK, Polders D, Hua J, Zhu H, Hoogduin HJ, Zhou J, et al. In vivo three-dimensional whole-brain pulsed steady-state chemical exchange saturation transfer at 7 T. Magn Reson Med 2012；67：1579-89.

Khlebnikov V, Polders D, Hendrikse J, Robe PA, Voormolen EH, Luijten PR, et al. Amide proton transfer（APT）imaging of brain tumors at 7 T：the role of tissue water T1 -Relaxation properties. Magn Reson Med 2017；77：1525-32.

Kim M, Gillen J, Landman BA, Zhou J, van Zijl PC. Water saturation shift referencing（WASSR）for chemical exchange saturation transfer（CEST）experiments. Magn Reson Med 2009；61：1441-50.

Lacerda S, Law M. Magnetic resonance perfusion and permeability imaging in brain tumors. Neuroimaging Clin N Am 2009；19：527-57.

Li H, Zu Z, Zaiss M, Khan IS, Singer RJ, Gochberg DF, et al. Imaging of amide proton transfer and nuclear overhauser enhancement in ischemic stroke with corrections for competing effects. NMR Biomed 2015；28：200-9.

Ling W, Regatte RR, Navon G, Jerschow A. Assessment of glycosaminoglycan concentration in vivo by chemical exchangedependent saturation transfer (gagCEST). Proc Natl Acad Sci U S A 2008; 105: 2266-70.

Liu D, Zhou J, Xue R, Zuo Z, An J, Wang DJ. Quantitative characterization of nuclear Overhauser enhancement and amide proton transfer effects in the human brain at 7 tesla. Magn Reson Med 2013; 70: 1070-81.

Longo DL, Dastru W, Digilio G, Keupp J, Langereis S, Lanzardo S, et al. Iopamidol as a responsive MRI-chemical exchange saturation transfer contrast agent for pH mapping of kidneys: in vivo studies in mice at 7 T. Magn Reson Med 2011; 65: 202-11.

Longo DL, Sun PZ, Consolino L, Michelotti FC, Uggeri F, Aime S. A general MRI-CEST ratiometric approach for pH imaging: demonstration of in vivo pH mapping with iobitridol. J Am Chem Soc 2014; 136: 14333-6.

Ma B, Blakeley JO, Hong X, Zhang H, Jiang S, Blair L, et al. Applying amideproton transfer-weighted MRI to distinguish pseudoprogression from true progression in malignant gliomas. J Magn Reson Imaging 2016; 44: 456-62.

Marjanska M, Curran GL, Wengenack TM, Henry PG, Bliss RL, Poduslo JF, et al. Monitoring disease progression in transgenic mouse models of Alzheimer's disease with proton magnetic resonance spectroscopy. Proc Natl Acad Sci U S A 2005; 102: 11906-10.

McConnell HM. Reaction rates by nuclear magnetic resonance. J Chem. Phys. 1958; 28: 430-1.

McMahon MT, Gilad AA, Zhou J, Sun PZ, Bulte JW, van Zijl PC. Quantifying exchange rates in chemical exchange saturation transfer agents using the saturation time and saturation power dependencies of the magnetization transfer effect on the magnetic resonance imaging signal (QUEST and QUESP): Ph calibration for poly-L-lysine and a starburst dendrimer. Magn Reson Med 2006; 55: 836-47.

McVicar N, Li AX, Goncalves DF, Bellyou M, Meakin SO, Prado MA, et al. Quantitative tissue pH measurement during cerebral ischemia using amine and amide concentration- independent detection (AACID) with MRI. J Cereb Blood Flow Metab 2014; 34: 690-8.

Meissner JE, Goerke S, Rerich E, Klika KD, Radbruch A, Ladd ME, et al. Quantitative pulsed CEST-MRI using Omega-plots. NMR Biomed 2015; 28: 1196-208.

Mougin OE, Coxon RC, Pitiot A, Gowland PA. Magnetization transfer phenomenon in the human brain at 7 T. NeuroImage 2010; 49: 272-81.

Paech D, Burth S, Windschuh J, Meissner JE, Zaiss M, Eidel O, et al. Nuclear overhauser enhancement imaging of glioblastoma at 7 Tesla: region specific correlation with apparent diffusion coefficient and histology. PLoS One 2015; 10: e0121220.

Rerich E, Zaiss M, Korzowski A, Ladd ME, Bachert P. Relaxationcompensated CEST-MRI at 7 T for mapping of creatine content and pH - preliminary application in human muscle tissue in vivo. NMR Biomed 2015; 28: 1402-12.

Roeloffs V, Meyer C, Bachert P, Zaiss M. Towards quantification of pulsed spinlock and CEST at clinical MR scanners: an analytical interleaved saturation-relaxation (ISAR) approach. NMR Biomed 2015; 28: 40-53.

Scheidegger R, Wong ET, Alsop DC. Contributors to contrast between glioma and brain tissue in chemical exchange saturation transfer sensitive imaging at 3 Tesla. NeuroImage 2014; 99: 256-68.

Schmidt H, Schwenzer NF, Gatidis S, Kustner T, Nikolaou K, Schick F, et al. Systematic e-valuation of amide proton chemical exchange saturation transfer at 3 T: effects of protein concentra-tion, pH, and acquisition parameters. Invest Radiol 2016; 51: 635-46.

Schuenke P, Windschuh J, Roeloffs V, Ladd ME, Bachert P, Zaiss M. Simultaneous map-ping of water shift and B1 (WASABI)-Application to field-Inhomogeneity correction of CEST MRI data. Magn Reson Med. 2017; 77(2): 571-80.

Schwartzbaum JA, Fisher JL, Aldape KD, Wrensch M. Epidemiology and molecular pathology of glioma. Nat Clin Pract Neurol 2006; 2: 494-503; quiz 1 p following 516.

Singh A, Haris M, Cai K, Kassey VB, Kogan F, Reddy D, et al. Chemical exchange satura-tion transfer magnetic resonance imaging of human knee cartilage at 3 T and 7 T. Magn Reson Med 2012; 68: 588-94.

Sun PZ. Simplified quantification of labile proton concentrationweighted chemical exchange rate (k(ws)) with RF saturation time dependent ratiometric analysis (QUESTRA): normalization of relaxation and RF irradiation spillover effects for improved quantitative chemical exchange satura-tion transfer (CEST) MRI. Magn Reson Med 2012; 67: 936-42.

Sun PZ, Benner T, Kumar A, Sorensen AG. Investigation of optimizing and translating pH-sensitive pulsed-chemical exchange saturation transfer (CEST) imaging to a 3T clinical scanner. Magn Reson Med 2008; 60: 834-41.

Sun PZ, Longo DL, Hu W, Xiao G, Wu R. Quantification of iopamidol multi-site chemical exchange properties for ratiometric chemical exchange saturation transfer (CEST) imaging of pH. Phys Med Biol 2014; 59: 4493-504.

Sun PZ, Wang E, Cheung JS. Imaging acute ischemic tissue acidosis with pH-sensitive endogenous amide proton transfer (APT) MRI - correction of tissue relaxation and concomitant RF irradiation effects toward mapping quantitative cerebral tissue pH. NeuroImage 2012; 60: 1-6.

Sun PZ, Wang E, Cheung JS, Zhang X, Benner T, Sorensen AG. Simulation and optimization of pulsed radio frequency irradiation scheme for chemical exchange saturation transfer (CEST) MRI-demonstration of pH-weighted pulsed-amide proton CEST MRI in an animal model of acute cerebral ischemia. Magn Reson Med 2011; 66: 1042-8.

Sun PZ, Xiao G, Zhou IY, Guo Y, Wu R. A method for accurate pH mapping with chemical exchange saturation transfer (CEST) MRI. Contrast Media Mol Imaging 2016; 11: 195-202.

Sun PZ, Zhou J, Sun W, Huang J, van Zijl PC. Suppression of lipid artifacts in amide proton transfer imaging. Magn Reson Med 2005; 54: 222-5.

Sun PZ, Zhou J, Sun W, Huang J, van Zijl PC. Detection of the ischemic penumbra using pH-weighted MRI. J Cereb Blood Flow Metab 2007; 27: 1129-36.

Tee YK, Harston GW, Blockley N, Okell TW, Levman J, Sheerin F, et al. Comparing different analysis methods for quantifying the MRI amide proton transfer (APT) effect in hyperacute stroke patients. NMR Biomed 2014; 27: 1019-29.

Tee YK, Khrapitchev AA, Sibson NR, Payne SJ, Chappell MA. Evaluating the use of a continuous approximation for model-based quantification of pulsed chemical exchange saturation transfer (CEST). J Magn Reson 2012; 222: 88-95.

Terreno E, Cabella C, Carrera C, Delli Castelli D, Mazzon R, Rollet S, et al. From spherical to osmotically shrunken paramagnetic liposomes: an improved generation of LIPOCEST MRI agents with highly shifted water protons. Angew Chem Int Ed Engl 2007; 46: 966-8.

Tietze A, Blicher J, Mikkelsen IK, Ostergaard L, Strother MK, Smith SA, et al. Assessment of ischemic penumbra in patients with hyperacute stroke using amide proton transfer (APT) chemical exchange saturation transfer (CEST) MRI. NMR Biomed 2014; 27: 163-74.

Togao O, Hiwatashi A, Keupp J, Yamashita K, Kikuchi K, Yoshiura T, et al. Scan-rescan reproducibility of parallel transmission based amide proton transfer imaging of brain tumors. J Magn Reson Imaging 2015; 42: 1346-53.

Togao O, Keupp J, Hiwatashi A, et al. Amide proton transfer imaging of brain tumors using a self-corrected 3D fast spin-echo dixon method: Comparison With separate B0 correction. Magn Reson Med. 2016.

Trott O, Palmer AG 3rd. R1rho relaxation outside of the fastexchange limit. J Magn Reson 2002; 154: 157-60.

Trott O, Palmer AG 3rd. Theoretical study of R(1rho) rotatingframe and R2 free-precession relaxation in the presence of n-site chemical exchange. J Magn Reson 2004; 170: 104-12.

van Zijl PC, Jones CK, Ren J, Malloy CR, Sherry AD. MRI detection of glycogen in vivo by using chemical exchange saturation transfer imaging (glycoCEST). Proc Natl Acad Sci U S A 2007; 104: 4359-64.

van Zijl PC, Zhou J, Mori N, Payen JF, Wilson D, Mori S. Mechanism of magnetization transfer during on-resonance water saturation. A new approach to detect mobile proteins, peptides, and lipids. Magn Reson Med 2003; 49: 440-9.

Varma G, Lenkinski RE, Vinogradov E. Keyhole chemical exchange saturation transfer. Magn Reson Med 2012; 68: 1228-33.

Vinogradov E, Soesbe TC, Balschi JA, Sherry AD, Lenkinski RE. pCEST: positive contrast using chemical exchange saturation transfer. J Magn Reson 2012; 215: 64-73.

Walker-Samuel S, Ramasawmy R, Torrealdea F, Rega M, Rajkumar V, Johnson SP, et al. In vivo imaging of glucose uptake and metabolism in tumors. Nat Med 2013; 19: 1067-72.

Wang Q, Zhang H, Zhang J, Wu C, Zhu W, Li F, et al. The diagnostic performance of magnetic resonance spectroscopy in differentiating high-from low-grade gliomas: a systematic review and meta-analysis. Eur Radiol 2016; 26: 2670-84.

Ward KM, Aletras AH, Balaban RS. A new class of contrast agents for MRI based on proton chemical exchange dependent saturation transfer (CEST). J Magn Reson 2000; 143: 79-87.

Ward KM, Balaban RS. Determination of pH using water protons and chemical exchange dependent saturation transfer (CEST). Magn Reson Med 2000; 44: 799-802.

Wen Z, Hu S, Huang F, Wang X, Guo L, Quan X, et al. MR imaging of high-grade brain tumors using endogenous protein and peptide-based contrast. NeuroImage 2010; 51: 616-22.

Windschuh J, Zaiss M, Meissner JE, Paech D, Radbruch A, Ladd ME, et al. Correction of B1-inhomogeneities for relaxation-compensated CEST imaging at 7 T. NMR Biomed 2015; 28: 529-37.

Wolff SD, Balaban RS. NMR imaging of labile proton exchange. J Magn Reson 1990; 86: 164-9.

Woods M, Woessner DE, Sherry AD. Paramagnetic lanthanide complexes as PARACEST agents for medical imaging. Chem Soc Rev 2006; 35: 500-11.

Wu R, Xiao G, Zhou IY, Ran C, Sun PZ. Quantitative chemical exchange saturation transfer (qCEST) MRI - omega plot analysis of RF-spillover-corrected inverse CEST ratio asymmetry for simultaneous determination of labile proton ratio and exchange rate. NMR Biomed 2015; 28: 376-83.

Xu J, Yadav NN, Bar-Shir A, Jones CK, Chan KW, Zhang J, et al. Variable delay multipulse train for fast chemical exchange saturation transfer and relayed-nuclear overhauser enhancement MRI. Magn Reson Med 2014; 71: 1798-812.

Xu X, Yadav NN, Knutsson L, Hua J, Kalyani R, Hall E, et al. Dynamic glucose-enhanced (DGE) MRI: translation to human scanning and first results in glioma patients. Tomography 2015; 1: 105-14.

Xu X, Yadav NN, Zeng H, Jones CK, Zhou J, van Zijl PC, et al. Magnetization transfer contrast-suppressed imaging of amide proton transfer and relayed nuclear overhauser enhancement chemical exchange saturation transfer effects in the human brain at 7T. Magn Reson Med 2016; 75: 88-96.

Yadav NN, Jones CK, Hua J, Xu J, van Zijl PC. Imaging of endogenous exchangeable proton signals in the human brain using frequency labeled exchange transfer imaging. Magn Reson Med 2013; 69: 966-73.

Yerbury JJ, Ooi L, Dillin A, Saunders DN, Hatters DM, Beart PM, et al. Walking the tightrope: proteostasis and neurodegenerative disease. J Neurochem 2016; 137: 489-505.

Yuan J, Zhou J, Ahuja AT, Wang YX. MR chemical exchange imaging with spin-lock technique (CESL): a theoretical analysis of the Z-spectrum using a two-pool R(1rho) relaxation model beyond the fast-exchange limit. Phys Med Biol 2012; 57: 8185-200.

Zaiss M, Angelovski G, Demetriou E, McMahon MT, Golay X, Scheffler K. QUESP and QUEST revisited - fast and accurate quantitative CEST experiments. Magn Reson Med 2017.

Zaiss M, Bachert P. Exchange-dependent relaxation in the rotating frame for slow and intermediate exchange - modeling off-resonant spin-lock and chemical exchange saturation transfer. NMR Biomed 2013; 26: 507-18.

Zaiss M, Schmitt B, Bachert P. Quantitative separation of CEST effect from magnetization transfer and spillover effects by Lorentzian-line-fit analysis of z-spectra. J Magn Reson 2011；211：149-55.

Zaiss M, Windschuh J, Goerke S, Paech D, Meissner JE, Burth S, et al. Downfield-NOE-suppressed amide-CEST-MRI at 7 Tesla provides a unique contrast in human glioblastoma. Magn Reson Med 2017；77(1)：196-208.

Zaiss M, Windschuh J, Paech D, Meissner JE, Burth S, Schmitt B, et al. Relaxation-compensated CEST-MRI of the human brain at 7T：unbiased insight into NOE and amide signal changes in human glioblastoma. NeuroImage 2015a；112：180-8.

Zaiss M, Xu J, Goerke S, Khan IS, Singer RJ, Gore JC, et al. Inverse Z-spectrum analysis for spillover-, MT-, and T1 -corrected steady-state pulsed CEST-MRI - application to pH-weighted MRI of acute stroke. NMR Biomed 2014；27：240-52.

Zaiss M, Zu Z, Xu J, Schuenke P, Gochberg DF, Gore JC, et al. A combined analytical solution for chemical exchange saturation transfer and semi-solid magnetization transfer. NMR Biomed 2015b；28：217-30.

Zhang S, Merritt M, Woessner DE, Lenkinski RE, Sherry AD. PARACEST agents：modulating MRI contrast via water proton exchange. Acc Chem Res 2003；36：783-90.

Zhang S, Keupp J, Wang X, et al. Z-spectrum appearance and interpretation in the presence of fat：Influence of acquisition parameters. Magn Reson Med. September 2017. doi：10.1002/mrm.26900.

Zhang S, Winter P, Wu K, Sherry AD. A noveleuropium(III) - based MRI contrast agent. J Am Chem Soc 2001；123：1517-18.

Zhou J, Blakeley JO, Hua J, Kim M, Laterra J, Pomper MG, et al. Practical data acquisition method for human brain tumor amide proton transfer (APT) imaging. Magn Reson Med 2008；60：842-9.

Zhou J, Lal B, Wilson DA, Laterra J, van Zijl PC. Amide proton transfer (APT) contrast for imaging of brain tumors. Magn Reson Med 2003a；50：1120-6.

Zhou J, Payen JF, Wilson DA, Traystman RJ, van Zijl PC. Using the amide proton signals of intracellular proteins and peptides to detect pH effects in MRI. Nat Med 2003b；9：1085-90.

Zhou J, Tryggestad E, Wen Z, Lal B, Zhou T, Grossman R, et al. Differentiation between glioma and radiation necrosis using molecular magnetic resonance imaging of endogenous proteins and peptides. Nat Med 2011；17：130-4.

Zhou J, van Zijl PC. Chemical exchange saturation transfer imaging and spectroscopy. Progr NMR Spectr 2006；48：109-36.

Zhou J, van Zijl PC. Defining an acidosis-based ischemic penumbra from pH-weighted MRI. Transl Stroke Res 2011；3：76-83.

Zhou J, Wilson DA, Sun PZ, Klaus JA, Van Zijl PC. Quantitative description of proton exchange processes between water and endogenous and exogenous agents for WEX, CEST, and APT experiments. Magn Reson Med 2004；51：945-52.

Zhou J, Zhu H, Lim M, Blair L, Quinones-Hinojosa A, Messina SA, et al. Three-dimensional amide proton transfer MR imaging of gliomas：initial experience and comparison with gadolinium enhancement. J Magn Reson Imaging 2013；38：1119-28.

Zhu H, Jones CK, van Zijl PC, Barker PB, Zhou J. Fast 3D chemical exchange saturation transfer (CEST) imaging of the human brain. Magn Reson Med 2010；64：638-44.

Zu Z, Janve VA, Li K, Does MD, Gore JC, Gochberg DF. Multiangle ratiometric approach to measure chemical exchange in amide proton transfer imaging. Magn Reson Med 2012；68：711-19.

Zu Z, Janve VA, Xu J, Does MD, Gore JC, Gochberg DF. A new method for detecting exchanging amide protons using chemical exchange rotation transfer. Magn Reson Med 2013；69：637-47.

Zu Z, Li K, Janve VA, Does MD, Gochberg DF. Optimizing pulsed-chemical exchange saturation transfer imaging sequences. Magn Reson Med 2011；66：1100-8.

12

MRS：氢质子波谱[1]

李艳（Yan Li）和萨拉·J.纳尔逊（Sarah J. Nelson）

加利福尼亚大学

旧金山

1　由富兰克林·豪（Franklyn Howe）审校。

12.6　后处理和代谢物水平估计

单个波谱考虑的因素 · 基线成分分析 · 峰值参数估计 · 信号标准化 · 绝对量化 · 多体素数据集分析 · 线圈组合 · 化学位移和体素强度校正 · 生成代谢物图 · 组织表征和系列研究的指标

12.7　正常大脑的^{1}H MRS 数据

12.8　临床应用

脑肿瘤 · 多发性硬化 · 神经退行性疾病 · 癫痫 · 精神疾病 · 颅内感染

12.9　未来的方向

参考文献

12.1 前言

常规 MRI 可以描述结构的异常和血管参数的变化，但不能描述分子及细胞层面的特征。磁共振波谱（magnetic resonance spectroscopy，MRS）成像是核磁共振的另一种应用，它能够区分组织代谢物的化学构成。由于大脑中的分子是活动的，并且大部分为窄线宽，这就使得它们之间容易辨别（图 12.1）。常规 MRI 成像基于水分子，脑组织中水分子大小约 41 摩尔（M）。而代谢产物浓度非常低，只有 0.5~15 mM，这就意味着 MRS 技术的敏感性较低，需要研发更先进的技术以便更充分地检测到正常和病态脑组织的代谢产物变化。

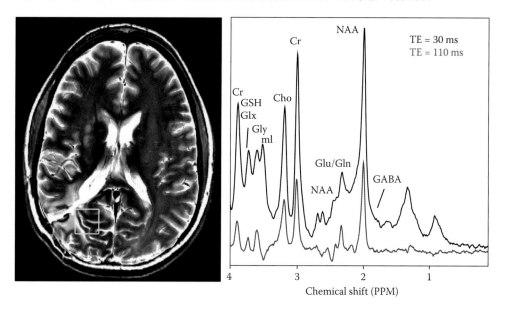

图 12.1 一名脑肿瘤患者的 7T 单体素 ^{1}H MRS，短回波时间（黑色）和长回波时间（灰色）。每个波谱数据集都通过 semi-LASER（sLASER，localised adiabatic spin-echo refocusing）定位、VAPOR 水抑制、体素 = (2×2×2) cm³、TR = 3 s 和激励次数为 64。

1983 年报道了首例活体大脑 MRS 成像，使用 [31]P 来评估大脑的磷代谢物（Bottomleyet al.，1983；Cadyet al.，1983）。尽管对 [31]P 的检测可以提供关于细胞能量的有用信息，但由于大脑中质子的敏感性和浓度较高，使得 ^{1}H MRS 在大脑中的应用更为广泛。随着配置有高场强和高敏感性射频(radiofrequency，RF)线圈的磁共振系统的应用日益增加，MRS 也被广泛地应用于临床和临床前研究。点分辨波谱(point resolved spectroscopy，PRESS)(Bottomley，1987)和刺激回波采集模式(stimulated echo acquisition mode，STEAM)(Frahmet al.，1989)常用于限制信号传递到脑亚区，这两种方法都需要水抑制和脂肪抑制以提供高质量数据。相位编码或其他 k-空间采样可以结合选取的所有层面或容积进行 1D、2D 或 3D 的波谱成像。

　　本章首先回顾了 MRS 成像的物理原理和大脑代谢物的生物学意义，接着总结了数据获取、后处理和定量 ^{1}H MRS 波谱成像的方法，以及扫描方案设计中的实际考虑。最后一节介绍临床应用，并提供了许多案例来说明结果对于诊断不同疾病、评估预后和监测治疗反应的价值。

12.2　物理学原理

　　当处于磁场中，质子以共振(拉莫尔)频率进动。原子核周围带负电荷的电子可以屏蔽或对抗外部磁场，导致产生基于不同化学官能团的不同共振频率，而共振位移的量称为化学位移。分子内的原子核可能有一系列不同的化学位移，其共振频率取决于分子环境和外部磁场强度。化学位移的单位以 ppm 表示，它虽然不受主磁场强度的影响，但是受 pH 和温度的影响。

　　为了获得 MRS 信号，将射频脉冲垂直施加到主磁场上扰动其热平衡。这将使质子在 x-y 平面上的核磁矩产生相干进动，并在接收线圈中产生电压。MRS 是一种在时域中获得的自由感应衰减信号(free-induction decay，FID)，然后在频域中进行傅里叶变换得到频谱。波谱的峰值与质子的共振频率有关，波谱下面积与质子的总数成正比。因此，代谢物水平可以由波谱峰值的强度来量化，将在第 12.6 节中详细讲解。

　　大脑中的一些代谢物，如谷氨酸，在波谱中共振分裂成几条谱线，这种现象被称为 J 耦合(自旋—自旋耦合)，是由电子与相邻原子核之间通过化学键的相互作用引起的。与化学位移不同，J 耦合不受外界磁场强度的影响，并使得 ^{1}H 波谱成像的量化更加复杂。多条谱线的出现可能对识别特定化学基团的特征有价值，并可与更为先进的波谱编辑策略相结合，以分离出与谱线峰值重叠的代谢物，这将在第 12.4.4 节中讨论。

12.3　大脑代谢物的生物学意义

目前很多研究都使用长回波时间（TE）（>100ms）获得高信噪比（signal-to-noise ratio，SNR）图像以便稳定的量化主要代谢物，包括胆碱化合物（Cho）、肌酸（Cr）、N-乙酰天冬氨酸（NAA）、乳酸（Lac）和脂质（Lip）。使用较短的 TE（<40ms）也可以从波谱中的获取其他代谢物的信息，如谷氨酸（Glu）、谷氨酰胺（Gln）、肌醇（mI）和大分子。图 12.1 展示了大脑[1]H MRS 成像中主要代谢物的谱线情况。早期研究报道了脑代谢复合物、代谢物的化学位移、J 耦合以及解析谱（Govindarajuet al.，2000）。下面讨论这些代谢物的生物学和临床意义。

N-乙酰天冬氨酸（NAA）是一种仅存在于大脑和脊髓中的氨基酸，在神经元线粒体中合成，在少突胶质细胞中水解，它还具有作为渗透物的功能（Baslow，2003）。NAA 被认为是一种神经元的生物标志物，任何神经元或功能的损伤都会导致 NAA 水平的降低。在[1]H 波谱中主峰主要在 2.01 ppm 产生共振，源于 NAA 的甲基质子。未分解的 N-乙酰天冬氨酰谷氨酸（NAAG）对观察的峰值有一定贡献，它的共振位于 2.04 ppm（Frahmet al.，1991；Pouwels and Frahm，1997）。NAAG 是细胞信号传递的一种重要神经递质（Baslow，2000）。

在体内胆碱化合物（Cho）峰共振位于 3.22 ppm，由胆碱、磷酸胆碱和甘油磷酸胆碱等组成，反映了脑内胆碱总量。这些复合物在磷脂代谢中有重要作用，胆碱的升高表明细胞膜更新加快。在脑恶性肿瘤（Fulhamet al.，1992；Ottet al.，1993）、脱髓鞘过程（Matthewset al.，1991；Richards，1991）、炎性病变（Brenneret al.，1993）及其他多种病变中 Cho 的浓度会增加。此外，有报道在肝性脑病中 Cho 浓度会降低（Kreiset al.，1992）。

肌酸（Cr）峰共振作为单态位于 3.0 ppm（CH_2 质子）和 3.9 ppm[$N(CH_3)$ 质子]，包括肌酸和磷酸肌酸的贡献，与能量代谢性有关。Cr 的浓度水平通常被认为是细胞生物能学的标志物。Cr 单态在 3.0 ppm 的峰值常用作其他代谢产物水平的基线参考值，因为它被认为在病理状态下相对不易受到影响。近期一些研究表明正常脑组织中的 Cr 具有脑区差异（Jacobset al.，2001），在肿瘤中可升高或降低（Hattingenet al.，2008；Howeet al.，2003），在 Cr 缺乏综合征中 Cr 缺失（Cecilet al.，2001；Stockleret al.，1994）。

谷氨酸（Glu，兴奋性）和 γ-氨基丁酸（GABA，抑制性）是大脑内主要的神经递质，并且 Gln 是线粒体中重要的能量来源。正常大脑中的 Glu 和 GABA 的水平由 Glu-Gln 和 GABA-Gln 循环系统维持（Baket al.，2006；Schousboe et al.，2013）。虽然这些代谢物可以在短 TE 序列波谱中检测到，但波峰重叠会使其分离单个组分变得困难。为了适应这一限制，目前许多研究都采用 Glx 指数代表 Glu 与 Gln 的组合（Kreis et al., 1992），而 GABA 通常使用波谱编辑方法检测（见第 12.4.4 节；Mullins et al., 2014）。

肌醇（mI）主要位于胶质细胞内，参与细胞信号传导（Fisher et al., 1992），并充当渗透调节剂（Fisher et al., 2002）。有活体 MRS 研究表明 mI 是神经胶质细胞的标志物（Brand et al., 1993）。mI 波峰常与甘氨酸（Gly）波峰重叠，甘氨酸是一种抑制性神经递质，作为单态其共振位于 3.56 ppm 处。由于很难将二者区分开来，所以文献上以 mIG（mI 和 Gly 之和）表示。

乳酸（Lactate）是无氧葡萄糖代谢的终末产物，在正常脑组织中浓度较低（约 0.5 mM），波谱中几乎不显示。病理条件下，乳酸增加表明缺氧或低灌注。由于细胞膜中的脂质 T_2 弛豫时间很短，因此在 ^{1}H 波谱中一般不会产生脂质峰。在 1.3 ppm 处检测到的脂质峰来自长烷基链中的亚甲基基团，可存在于坏死组织或皮下脂肪中，这些波峰与乳酸峰重叠，因此经常使用 J-差分波谱编辑法区分乳酸和脂质峰（Star-Lacke et al., 1998）。

12.4　^{1}H MRS 数据获取

体内获取 ^{1}H MRS 数据的方法是多余信号饱和的容积选择与 k-空间定位相结合。由于采集了额外的时间/频率维度数据，并且代谢物浓度远低于水，因此采集时间通常比其他类型的 MR 数据更长。以下讨论了空间定位、抑制水和脂肪信号的策略、获得单体素和多体素数据的方法，以及提供改进空间覆盖范围和快速采集的先进技术。

12.4.1　空间定位

临床上应用最广泛的用来定位身体某个特殊区域的 ^{1}H 信号的方法是点分辨波谱（Bottomley，1987）和 STEAM（Frahm et al., 1989）。前者采用双自旋回波序列，具有两倍信噪比的优势；后者利用三个 90°脉冲和较短的 TE（Moonen et al., 1989）。这些方法的定位精度取决于用于容积选择的射频脉冲的效率。由于它们对 B_1 场的不均匀性相对不敏感，绝热脉冲通常是首选（Tannus and Garwood，1997）。满足绝热条件的激发和重聚焦射频脉冲已应用于 LASER 脉冲序列（Garwood and DelaBarre，2001；Slotboom et al., 1991）及其简化形式"sLASER"中（Scheenen et al., 2008a, 2008b）。它们产生了更均匀的激发，但代价是相对较长的重复时间（TR）和最小 TE。另一种获取方法是 SPECIAL，为超高磁场（7T 或更高）设计的短 TE MRS 序列（全强度自旋回波获得的局部波谱；Mlynarik et al., 2006），结合了体内选择的一维图像（Ordidge et al., 1986）和二维自旋回波定位。

12.4.2　水抑制和脂肪抑制

活体内水分子产生质子波谱中的最高峰，通常将其抑制以显示其他代谢物的小波峰（图12.2），这通常是在空间定位之前通过使用化学位移选择（CHESS）脉冲来实现（Haase et al.，1985）。实际操作中，需要多次重复使用化学位移选择脉冲，并结合最佳翻转角度和延迟以达到水抑制的最佳效果（Ernst and Hennig，1995）。最近开发的 VAPOR（优化弛豫延迟的可变功率射频脉冲）使用 7 个脉冲来降低对 B_1 场的不均匀性和 T_1 变化的敏感性（Tkac et al.，1999）。还可以选择只激发人们感兴趣的频率，例如感兴趣代谢物在通过带、水和脂肪在抑制带的空间-频谱选择脉冲（Star-Lack et al.，1997b），或在点分辨波谱内加入频率选择性射频反转脉冲，如梯度失相位带选择性反转脉冲（Star-Lack et al.，1997a）和梅舍-加伍德（Mescher-Garwood）脉冲（Mescher et al.，1998）。

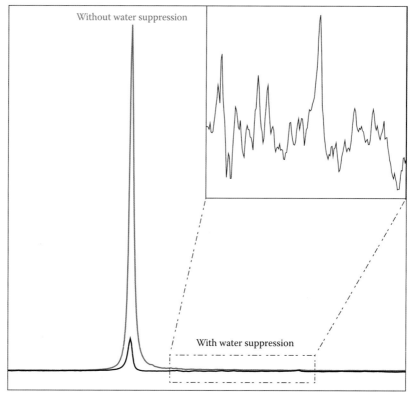

图 12.2　比较有无化学位移选择水抑制对健康志愿者 7T 单体素^{1}H MRS 成像的差异（点分辨波谱定位，TE/TR = 35/2000 ms，激励次数为 1，平均体素 =（2×2×2）cm^3；总采集时间为 2 秒）。与水相比，大脑代谢物的浓度要低得多，大小为（2×2×2）cm^3 的体素需要 64~128 次激励才能获得良好的信噪比（SNR）。TE = 回波时间；TR = 重复时间。

外部容积饱和（Outer volume saturation，OVS）脉冲（Duyn et al.，1993）常用于抑制感兴趣区以外的脂质信号，该项技术对抑制头皮组织等高脂肪区域尤其重要。大量不同类型的脉冲可以用于不同的空间构型（Osorio et al.，2009；Tran et al.，2000）。根据所选部位的位置和大小，优化脉冲的位置和朝向是相当复杂的，并且规定其构型的自动方法对于临床应用相当有利（见第 12.5.7 节）。其他脂肪抑制的方法包括应用反转恢复脉冲脂质信号置零（Bydder and Young，1985）或限制激发脉冲使其只激发对应于感兴趣组织代谢物小范围频率。

12.4.3　单体素和多体素波谱成像

获得单体素[1]H MRS 数据所需基本要素包括水抑制、脂质抑制和空间定位，常用体素大小为 4~27 cm^3。临床应用中最常用方法的总采集时间为 5~10 分钟。单体素成像的优点在于操作简单，但当包含多个解剖部位或想要准确定位特定部位时具有一定挑战。磁共振波谱成像（Magnetic resonance spectroscopic imaging，MRSI）用于评估不同代谢物的空间分布。早期研究使用标准相位编码程序生成空间信息（Maudsley et al.，1983），但在大脑中由于覆盖大面积所需时间很长（20~30 分钟），从而限制了其在临床中的应用。大多数 MRSI 采集都使用点分辨波谱预先选择一个矩形的容积，可以减少所需的视野并消除不需要的脑区信号。自旋回波序列是另一种 MRSI 定位方法，其采用的是单层激发，从而能够提供更短的 TE，但这种方法对水抑制和脂质抑制有更高的要求。

12.4.4　适用于 J-耦合代谢物的波谱成像技术

自旋回波序列可以重聚焦化学位移和不均匀性，但耦合共振的相对相位差将取决于耦合常数 TE 和 J。通过获得一系列等间距的 TE，二维 J 解析波谱可以通过两种维度编码将 J 耦合信息与化学位移分离（Bruch and Bruch，1982）。增加第二个频率维度也能将乳酸与脂质区分开（Li et al.，2007；Thomas et al.，1996）。3T 磁共振使用该方法获得具有不同 TE 值的波谱检测出 Glu，该方法被称为 TE 平均点分辨波谱法（Hurd et al.，2004）。由于数据是由多个回波时间获得的，因此可以对非耦合共振的 T_2 弛豫时间进行估计，并用于代谢物水平的绝对量化。

波谱编辑则是利用质子的耦合效应区分部分重叠的共振。BASING 法（Star-Lack et al.，1997a）和 MEGA 法（Mescher et al.，1998）是两种最常用的采集方案，结合脉冲编辑器可以毫无障碍的获得 GABA 峰（Mullins et al.，2014）、乳酸峰（Park et al.，2011；Star-Lack et al.，1998）以及谷胱甘肽峰（Srinivasan et al.，2010b；Terpstra et al.，2003）。使用波谱编辑器检测这些代谢物的示例如图 12.3。

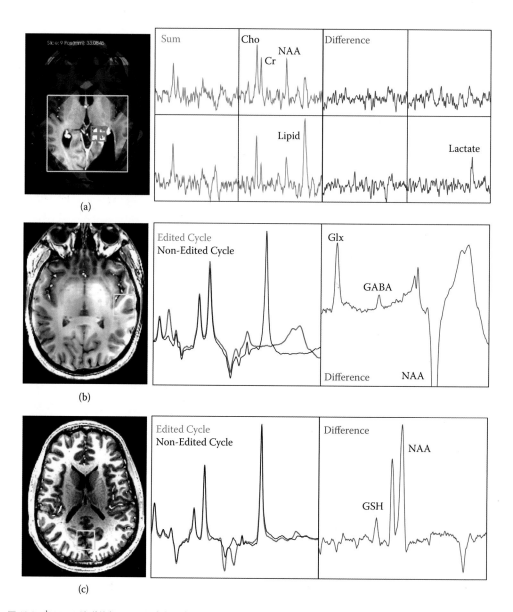

图 12.3　^{1}H MRS 波谱编辑：（a）胶质瘤患者的 3T 3D MRSI 乳酸编辑（点分辨波谱空间定位，化学位移选择水抑制，TE/TR = 144/1250 ms，矩阵 = 18×18×16，空间分辨率 = （1×1 ×1）cm^3，序列回归 S/I，总采集时间 10 分钟）；（b）健康志愿者 7T GABA 编辑（点分辨波谱空间定位，化学位移选择水抑制，TE/TR = 68/2000 ms，空间分辨率 = （2.5×2.5×2）cm^3，矩阵 = 8×8×1，总采集时间 4.5 分钟）；（c）健康志愿者 7T 谷胱甘肽（GSH）编辑（sLASER 空间定位，VAPOR 水抑制，TE/TR = 68/3000 ms，空间分辨率 = （2×2×2）cm^3，64 步骤编辑法；总采集时间 6.5 分钟）。GABA = γ-氨基丁酸。

12.4.5　快速 MRSI 数据采集

　　3D MRSI 提供的额外空间覆盖范围可以将病变区域的代谢参数与对侧正常脑组织的代谢参数进行比较，也可以使用解剖图像配准序列扫描数据并分析代谢物的改变，这些数据与疾病进展和治疗反应情况密切相关。为了在临床可行的扫描时间内获得 3D MRSI 数据，有必要利用快速 MRSI 技术，即使用相位编码和替代 k-空间采样方法的组合以提供足够的覆盖范围（Pohmann et al.，1997；Posse et al.，2013；Zhu and Barker，2011；Zierhut et al.，2009）。常用的技术见框注 12.1。

框注 12.1　常用的快速 MRSI 数据采集技术

1. 椭球形 k-空间采样通过切割 k-空间拐角，减少矩形相位编码步骤的数量（Maudsley et al.，1994）。这种方法虽易于实现，但增加了有效体素的大小，因此将导致更严重的部分容积效应。

2. 回声平面波谱成像（EPSI；Cunningham et al.，2005；Posse et al.，1995）和螺旋 k-空间采样能够比标准的直线相位编码更快速地定位信号（Adalsteinsson et al.，1998）。这些方法通过使用时间变化梯度在一次读取过程中进行映射空间和波谱维度，显著减少了采集时间。在这两种方法中，EPSI 实现起来相对简单，并且已经成为评估大脑疾病最常用的快速 3D MRSI 成像方法。在设计回波平面或螺旋 k-空间轨迹时，需要考虑的问题是梯度性能、波谱带宽和空间分辨率之间的权衡以及信噪比。

3. 并行成像技术，最初是为加速 MRI 数据采集而开发的。这项技术的基本前提是使用来自多个接收线圈的敏感度分布图来编码空间信息。最常用的策略是敏感性编码（SENSE；Pruessmann et al.，1999）和一般性自动校准部分并行采集（GRAPPA；Griswold et al.，2002）。同样的原理也被应用于快速 MRSI 结合其他序列的各种研究中，与矩形相位编码（Dydak et al.，2001；Ozturk-Isik et al.，2006）、椭圆相位编码 MRSI（Banerjee et al.，2009；Ozturk-Isik et al.，2009）和 EPSI 结合（Lin et al.，2007；Sabati et al.，2014）。使用这些方法时所遇到的问题与在相位敏感成像应用中观察到问题类似，包括由于较大的几何形状因子（g 因子）、不准确的敏感度分布和脂质干扰而导致伪影增加。

4. 其他先进的采样方法，如压缩感知，已被应用于在相对较高信号的情况下获得 MRSI 数据。例如加速 ^{13}C MRSI 用于超极化代谢成像（Hu et al.，2008）和使用高分辨 SPICE（利用空间光谱相关性进行光谱成像）MRSI（Lam et al.，2016；Ma et al.，2016）。这些方法仍处于研发阶段，尚未应用于临床。

12.5 决定数据质量的关键因素

获得[1]H MRS 数据特定方法和区分多种代谢物信号需求的重点在于优化磁共振扫描仪的硬件和软件。第一步是选择能够提供 B_0 和 B_1 场的灵敏度和均匀性之间最佳平衡的场强强度和射频线圈。其他关键因素包括减少化学位移伪影选择脉冲的使用、最小化脂质干扰的方法，以及减少患者运动影响的策略。为特定应用选择的 TR 和 TE 值必须经过调整，以便在可用时间内提供对感兴趣代谢物的最佳检测。一旦选定参数，扫描是否成功就取决于操作者能否很好地选择感兴趣区，并将饱和带放置在适当的位置。虽然这可以由经验丰富的技术人员重复完成，但使用自动化程序极大地提高了可靠性。

12.5.1 磁场强度和表面相控阵线圈的使用

目前常用于大脑研究的多为 3T 磁共振扫描仪，与以往的 1.5T 上的单体素[1]H MRS 和 3D MRSI 成像相比，具有更高的信噪比和波谱分辨率（Barker et al.，2001；Gonen et al.，2001；Li et al.，2006；Srinivasan et al.，2004）。使用带有 8 通道相控阵线圈的 3T 磁共振扫描仪获得的代谢产物峰值的 SNR 是 1.5T 时使用正交容积头线圈的 2.33 倍（Li et al.，2006）。近期研究表明从 1.5T 到 7T 磁共振进行[1]H MRS 成像，信噪比呈线性增长趋势，波谱线宽逐渐降低（Mekle et al.，2009；Otazo et al.，2006）。灵敏度的提高对于需要更短的采集时间或更高的空间分辨率来说至关重要。使用高通道相控阵线圈（Moyher et al.，1995）不仅增加了[1]H MRS 成像的信噪比，而且还促进了并行成像的应用，增加了扫描范围但不增加总采集时间。

12.5.2 B_0 和 B_1 的不均匀性

^{1}H MRS 很容易受到磁场不均匀性的影响，导致波峰线宽增宽，线宽与 T_2^* 值成反比；产生峰值频率的偏移，从而影响水抑制和波谱编辑。在靠近边界且磁敏感性差异较大的区域，如组织-骨或组织-空气界面，进行[1]H MRS 成像具有一定的挑战性。当使用高场强的扫描仪时要关注磁敏感性的变化和 B_1 的增加。MRI 系统中为了补偿部分磁场的不均匀性，都会配备匀场线圈及软件程序提供自动的一阶和二阶匀场（Gruetter，1993；Gruetter and Tkac，2000；Kim et al.，2002）。7T 扫描仪已推荐使用高阶（三阶和四阶）匀场（Pan et al.，2012a）或动态匀场（Juchem et al.，2010），但还尚未广泛应用。导致 MRI 强度不均匀性的因素（Be-

laroussi et al.，2006）包括射频线圈不均匀性、脉冲序列和组织本身的性质，它们也会影响 3D MRSI 数据。使用绝热激发和重聚焦脉冲可以减少 RF 激励产生的不均匀性，并且可以在一定 B_1 场的范围内提供更一致的翻转角度。为了提高 3T 及以上射频脉冲的空间均匀性，建议采用并行发射或多重发射系统（Katscher and Bornert，2006；Ugurbil，2014）。

12.5.3　容积选择和化学位移伪影

　　点分辨波谱技术和其他空间选择技术会导致被检物体交界边缘代谢物比率的空间变化，这种现象被称为化学位移伪影或化学性配准不良（图 12.4）。决定影响大小的因素是所选择的区域的大小、磁场强度、所使用的射频脉冲的带宽和频率偏移。减少伪影的方法是增加预设的点分辨波谱框的大小，使其大于感兴趣区的范围（overPRESS）（Li et al.，2006），然后使用极选择性抑制（VSS）脉冲（Tran et al.，2000）来抑制外部区域信号产生的伪影。这种方法还可以锐化选定区域的边缘，也可以用于进一步塑形感兴趣区，如图 12.5 所示。能够补偿这种效应的替代方案是在后处理过程中纠正边缘区域代谢物水平的差异（Li et al.，2006）并使用高带宽绝热脉冲（Tannus and Garwood，1997）或波谱/空间脉冲（Star-Lack et al.，1997b）以更精确地选择感兴趣区。

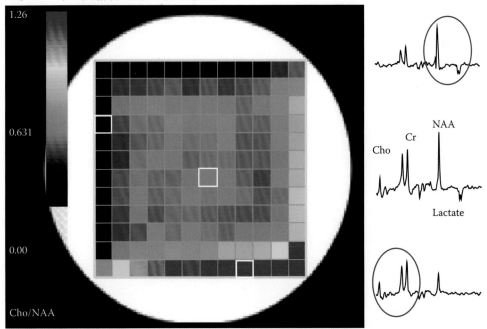

图 12.4　化学位移伪影示意图：从标准 GE MRS 体模获得的 3T 3D MRS 成像数据，该体模含有 12.5 mM NAA，10 mM Cr，3 mM Cho，12.5 mM Glu，7.5 mM mI 以及 5 mM 乳酸。TE/TR=144/1250 ms，矩阵=18×18×12 和 overPRESS 系数 1.0（例：不扫描大于感兴趣区的容积），3T。右上方波谱的 Cho/NAA 较低，而相反的波谱表示水平较高。NAA=乙酰天冬氨酸，Cr=肌酸，Cho=胆碱，Glu=谷氨酸，mI=肌醇。

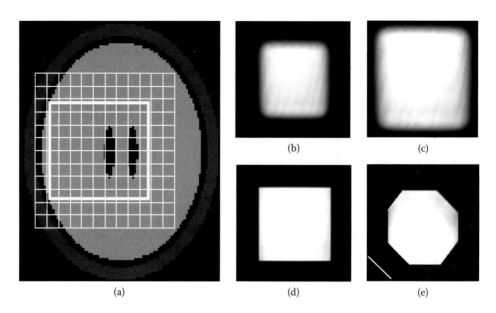

图 12.5　使用 overPRESS 和 VSS 饱和带改善点分辨波谱容积选择技术。(a) 所需容积和网格大小，(b) 实际激发容积，(c) 点分辨波谱容积尺寸增大，(d) VSS 饱和带可用于锐化所选容积的边缘，并消除含有化学位移伪影的区域，(e) 额外的 VSS 饱和带可用于进一步修改感兴趣区域的形状，对减少脂质干扰很重要。VSS=极选择性抑制。

12.5.4　脂质干扰

健康大脑中不存在脂质峰，但不适当或不准确的感兴趣区会导致波谱被皮下组织的脂肪信号干扰。对单体素 ^{1}H MRS 成像虽然可以通过仔细选择定位和准确的放置外部容积饱和带将这种干扰最小化，但对 3D MRSI 的影响变得更加显著，因为相位编码程序用于生成空间信息（见第 12.4.3 节），而典型采集的点扩展函数（PSF）形状会使没有被完全抑制的脂质信号出现在选择范围内。虽然外部容积饱和带可以用来减少这种影响，但手动处理多个斜面耗时且容易出错。考虑到坏死区域可产生脂质峰，这就很难区分是来自病灶区的脂质峰还是对应于伪影的信号。匀场的差异也会使来自感兴趣区以外的脂质信号产生频率和相位位移，这将导致脂质峰出现在波谱中意想不到的位置，从而导致额外的相位和测量误差。在第 12.4.2 节中更详细地讨论了脂质抑制的方法。

12.5.5　运动伪影

与 MRI 成像不同，通过目测可以轻松观察到运动对检查的影响，在获取 ^{1}H MRS 数据期间区分头部运动相关的伪影和其他影响数据质量的因素可能具有一定挑战。波谱成像的这种伪影干扰是来自大脑中未计划激发部分的信号，它将导致代谢物波峰的信噪比降低，线宽的增加，水的抑制较差和定位不精确（Kreis，2004）。为了最小化这种影响，受试者应该被放置在一个舒适的位置，支架和头部之间要加放衬垫。操作员还应在成像前和 MRS 数据获得后仔细和频繁地查看在扫描过程中是否有移动。多种前瞻性和回顾性运动校正方法已被报道，如光学跟踪（Zaitsev et al.，2010），点分辨波谱技术的基于图像的集成式自适应运动校正模块（PROMO；Keating et al.，2010），基于 EPI 的导航器（Hess et al.，2012）以及进行相位/频率校正的策略（Bhattacharyya et al.，2007；Gabr et al.，2006）。

12.5.6　TE 和 TR 值的选择

虽然在短 TE 波谱中存在更多的峰值和更高的信噪比，但波峰的重叠和来自脂质和大分子信号的增加可能使识别单个成分变得困难。正因为这个原因，较长的 TE（80~144 ms）仍然是临床研究中最常用的评估大脑主要代谢物的方法。在脑肿瘤患者临床应用中另一个影响 TE 值选择的因素是 T_2 弛豫时间的差异，导致在较长的 TE 时 Cho/NAA 的比值能更好地鉴别病灶与正常脑组织（Li et al.，2008）。对于具有复杂耦合模式的代谢物，TE 的选择通常由提供无重叠的峰值或最优信噪比所驱动。例如，使用 97 ms 的 TE 来检测 2-羟基戊二酸酯（Choi et al.，2012）和在 TE 为 144 ms 时实现与 J 耦合相关的信息采集，以获得乳酸编辑波谱（Star-Lack et al.，1998）。大脑代谢产物的 T_1 弛豫时间为 1~2 s（Traber et al.，2004），对于单体素 ^{1}H MRS，通常采集多个信号平均值以获得足够的信噪比，TR 值选择 2 s 或更长。对于 ^{1}H MRSI 数据，执行相位编码需要多次激励，通常只获取单个信号平均值；为患者研究选择的 TR 值通常较短（1~2 s），因此总的采集时间在临床上是可行的。

12.5.7　自动处理方法

单体素 ^{1}H MRS 成像中，对于一个特定的感兴趣区，由于头部形状、大脑解剖和检查位置的定位之间具有差异，因此想要获得相同或相似的定位有一定困难。这增加了患者之间甚至同一患者连续扫描结果的不确定性。在纵向研究中克服这种影响的方法是，首先将 MR 图像配准到基线扫描，然后获得适当倾斜角的定位器，这样就可以规定一个相似定位的单体素 ^{1}H MRS 扫描（Hancu et al.，2005）。虽然回顾性体素位移可以应用于 3D ^{1}H MRSI，但选择完全相同的层面或容积，以及放置多个外部容积饱和带覆盖高脂肪信号区域，同时要保持感兴趣区的信号，需要熟练的扫描仪操作者。在临床实践中，并不总是能让同一个技术人员进行一系列的检查，而且即使是最有经验的人，在定义解剖学区域时也可能存在操作者间差异。已开发出了自动感兴趣区定位和/或外部容积饱和带放置的方法（Bian et al.，2015；Ozhinsky et al.，2011，2013 Yung et al.，2011），使得数据采集过程变得容易，并为比较分析提供一致性的数据质量。

12.6 后处理和代谢物水平估计

在临床研究中应用¹H MRS 的挑战之一是需要专门的工具来重建和量化由此产生的数据，包括用于分析体外核磁共振波谱的方法和为最先进的 MRI 技术开发的空间重建策略。最近对体内 MRS 的一些综述讨论了为获得定量结果需要考虑的关键问题（Alger，2010；Buonocore and Maddock，2015；Graveron-Demilly，2014；Posse et al.，2013；Zhu and Barker，2011）。尽管研究小组已经实施了几个用于分析大脑¹H MRS 数据的开源软件包，但很少有能够涵盖所有可能的采集方法和应用。以下的重点首先是量化单个¹H 波谱所需的处理步骤，然后是与多体素数据集相关的更具挑战性的其他问题。

12.6.1 单个波谱考虑的因素

图 12.6 总结了对原始数据进行重建和后处理以生成波谱和量化峰值的关键步骤。第一步是将来自制造商的特定格式转换为所使用软件包可以读取的标准化格式。从均匀磁场中均质样品的单个¹H 共振现象观察到的复杂信号对应于相应的相位衰减指数，它被描述为相应化学物质产生的共振频率。在傅里叶变换后，对应于一个由洛伦兹（Lorentzian）函数描述形状的峰值。

$$y(t) = c\exp(-kt)\exp(2\pi i\omega_o t) \tag{12.1}$$

$$Y(\omega) = (ck/(k^2 + 4\pi^2(\omega - \omega_o)^2), 2\pi(\omega - \omega_o)/c(k^2 + 4\pi^2(\omega - \omega_o)^2)) \tag{12.2}$$

其中，c 是强度，k 是衰减常数，ω_o 是共振频率。具有多个¹H 共振和/或混合样本的分子可以表示为单个函数的加权之和，这些函数在不同的频率位置形成一个具有峰值的谱线。图 12.7 显示了具有两个不同峰值的模拟数据。对于活体波谱，在 B_0 场中通常有相当大部分的波峰重叠、组织不均匀性或空间变化，观察到的波峰形状经常被扭曲（de Graaf and Bovee，1990），则选择替代函数来表示它们。已提出的选择是高斯分布和更普遍的沃格特（Voigt）分布（Gillies et al.，2006；Marshall et al.，1997），或 LCModel 中的唯一线形函数（Provencher，1993）。

对代谢产物波峰以其频率位置高度和半高宽进行经验描述。采样中用来激发或延迟的射频脉冲的变化会导致单个波峰相位的频率依赖性变化，这就需要被校正为直立的波峰，以便可以通过视觉观察清楚识别。如图 12.7 所示，波谱的真实部分是能可视化的波峰部分，

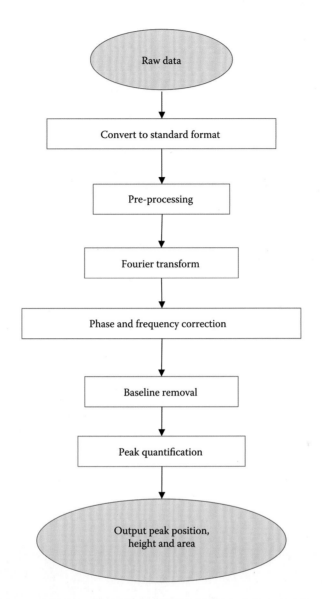

图 12.6　从扫描获得原始 MRS 数据到生成波谱及各峰值参数的步骤示意图。预处理可能会涉及去除残留水、变迹法和时域里的零填充等。

因为它们比在相应的振幅波谱中要窄。一旦它们被相位化，检测感兴趣区共振的能力将取决于匀场的准确性和单个波峰的宽度。

　　假设在每个点上都有一个方差不变的高斯分布，随机噪声可能是另一个需要被考虑的影响单个波峰检出与定量的限制因素。波峰量化的可靠性用 SNR 来衡量，SNR 用波峰的高度除以频谱中噪声的标准差来表示。如图 12.7 所示，基于洛伦兹、高斯或其他低通滤波器的时域信号变迹法显著降低了随机噪声的影响，但代价是单个波峰增宽，从而增加了它们之间重叠的可能性。

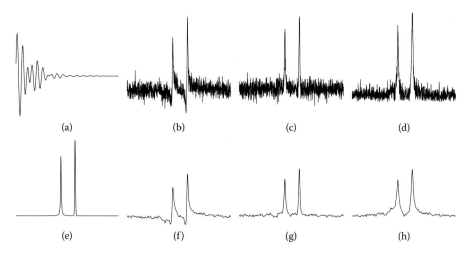

图 12.7　两个洛伦兹峰的数据模拟。(a)自由感应衰减回波,(e)傅里叶变换的真实部分。(b、c、d)是在相位前、相位后和幅度模式下添加随机噪声的原始数据。(f、g、h)表示相同的数据,但在变换前由洛伦兹函数变迹。注意,在变迹后数据中强度的降低和波峰的增宽。

除了感兴趣区的代谢物外,体内信号还包括来自残留的(部分被抑制)水和大分子的贡献,它们对应于波谱中相对较宽的波峰。虽然使用的容积选择法有相当的可靠性,但也可能存在来自皮下脂肪信号的干扰(Ebel et al., 2001)。获得的 FID 或回波和波谱的信号方程可以表示为:

$$y(t) = rw(t) + m(t) + l(t) + \sum_{j=1}^{n} c_j \exp(2\pi\varphi_j) p_j(k_j, \omega_j, t) + e(t) \tag{12.3}$$

其中 $rw(t)$ 是残留水,$m(t)$ 是大分子,$l(t)$ 是来自脂质的贡献,c_j 表示强度,ϕ_j 为相位、k_j 为宽度,ω_j 为波峰的位置 j(频率);$e(t)$ 表示随机噪声,t 表示从零到采集窗口末尾的时间。硬件中的直流电偏移也可以影响基线,将 FID 中直流电偏移减去或使用相位循环会使基线降低(Drost et al., 2002)。公式 12.3 中没有包含此效应。考虑到傅里叶变换的线性性质,这些分量可以在任何一个域中表示。因此,频域的一般方程如下:

$$Y(\omega) = RW(\omega) + M(\omega) + L(\omega) + \varphi c_j \exp(2\pi\varphi_j) P_j(k_j, \omega_j, \omega) + E(\omega) \tag{12.4}$$

当使用相控阵线圈获得数据时,需要一个额外的步骤来组合来自每个单元的信号(见图 12.8)。为了获得最佳信噪比,必须以一种相位敏感的方式进行,其振幅加权基于各个分量的信噪比。对于单体素数据,这些参数通过获得少量的激励并使用大的水峰作为参考获得。对于多体素数据,对采集时间的限制可能会导致难以获得额外的数据,因此需要考虑其他策略(详见第 12.6.7 节)。一种适用于单体素和多体素数据的相对简单的方法是使用每个体素的时域信号第一点的相位和振幅作为加权因子(Brown, 2004)。如果波谱中的脂质干扰与残留水的信号相似或更大也会使这种方法失败。如果参考峰的 SNR 较其他分子来说足够高,如 NAA 峰或残留水的波峰,那么它也可以用于估计相位和振幅参数(Maril and Lenkin-ski,2005)。还有一些较复杂但在单体素波谱中应用良好技术如白化奇异值分解(whitened singular value decomposition,WSVD;Rodgers and Robson,2010)和广义最小二乘法(An et al.,2013)。

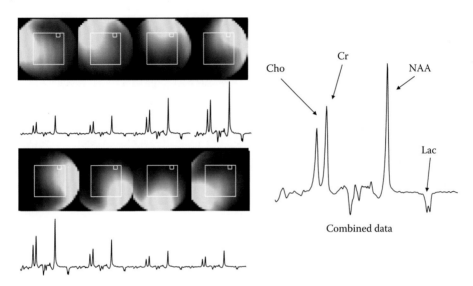

图 12.8 通过 8 通道正交体线圈获得的 MRS 数据。单个线圈校准图像显示体素来自的位置,并显示每个像素的不同强度。这些波谱按照预先定义的位置被确定,然后在右侧的面板上结合,产生一个高信噪比的波谱。

12.6.2 基线成分分析

为了准确估计感兴趣代谢物波峰强度,需要将基线中的残留水、大分子波峰和脂质成分去除。常用的方法有两种,第一种是使用汉克尔奇异值分解(Hankel singular value decompo-sition,HSVD)或相关算法消除特定的频率分量(Coron et al.,2001;Vanhamme et al.,1998);第二种方法假设基线在感兴趣的峰值下变化缓慢,并应用局部多项式拟合程序在峰值之下进行外推(Nelson,2001;Provencher,2001)。第一种方法常在时域中应用,第二种方法常在频域中应用。在这两种情况下,正确设置参考频率是很重要的。可以将波谱中未被抑制的残留水的水分子波峰作为参照,也可以通过按照模板预先定义的代谢物的位置来匹配一个或多个主要代谢物的波峰位置来实现(Nelson,2001)。专门去除大分子的方法是在模拟或实验数据生成的特定模型中进行的(Gottschalk et al.,2008;Hofmann et al.,2001;Kreis et al.,2005;Ratiney et al.,2004;Seeger et al.,2003;Seeger et al.,2001)。

12.6.3　峰值参数估计

大量的峰值拟合程序被提出并应用于大脑的 ^1H 波谱中（de Graaf and Bovee，1990；Elster et al.，2005；Kanowski et al.，2004；Mierisova and Ala-Korpela，2001；Reynolds et al.，2006；Slotboom et al.，1998；Soherand Maudsley，2004；Vanhamme et al.，2001；Vanhamme et al.，1999；Wilson et al.，2011）。其中一些应用于时域，另一些应用于频域。如前所述，所用的回波时间、场强和匀场质量是确定问题复杂性的关键因素。LCModel（Provencher，1993，2001）是分析大脑单体素 ^1H 波谱最常用的软件包，它使用集成的基线估计和预定义的模型函数（基组）之和进行频域分析，可以通过理论模拟、经验测量或两者的混合获得（Cudalbu et al.，2008；Hofmann et al.，2002）。在 LCModel 软件包中输入时需要假设时域中没有频谱变迹，一般通过检查实际信号和拟合信号之间的局部差异或使用该算法产生的克莱默—拉奥（Cramer-Rao）界限（Cavassila et al.，2001）来评估在特定频率处的拟合优度。图12.9 展示了该方法获得的拟合波谱和各项参数。其他开源软件包有 QUEST（Ratiney et al.，2004）、jMRUI（Naressi et al.，2001）、AQSES（Poullet et al.，2007）和 TARQUIN（Wilson et al.，2011）。

12.6.4　信号标准化

获得单个代谢物的峰值、面积和线宽后，下一步就是将获得的结果与参考值进行比较。根据所考虑的应用和检验的假设，可以与以下几种情况获得的代谢物水平值进行比较：(1)同一受试者对侧大脑中体素获得的代谢物水平；(2)先前扫描中获得的结果；(3)对照组受试者的相同解剖位置获得的结果。评估数据的关键是如何衡量结果使其具有可比性。解决此问题的最简单方法是选择同一波谱中的一个峰，并将其他峰的强度表示为相对于参考峰的比率。如前所述，通常使用 3.0 ppm 的 Cr 波峰来达到这个目的。因此对所得值的解释必须考虑参考波峰的强度以及其他代谢物水平可能存在的变化（Li et al.，2003）。另一种方法是使用来自同一空间位置的未被抑制的水波谱来标准化代谢物强度（Barker et al.，1993；Ernst et al.，1993）。这两种方法都依赖于来自相同选定范围的参照波峰（代谢物或未抑制的水）的信号，但是参照波峰的浓度和弛豫时间的改变会导致组织间标准化信号的变化。尽管化学位移伪影对大多数单体素数据的影响相对较小，并且可以通过使用具有较大带宽的脉冲或实施 over-PRESS 方法将其最小化（见第 12.5.3 节），但在分析多体素数据时应考虑其影响（见第 12.6.9 节）。

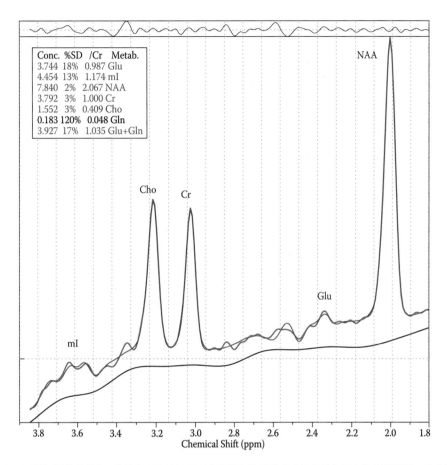

图 12.9　由 LCModel 软件量化一位健康志愿者在 3T 时的单体素 TE 平均点分辨波谱法获得的 MRS 图谱。感兴趣区位于顶叶白质中，大小为（2×2×2）cm³。TE 平均点分辨波谱由 64 步采集，从 TE = 35 ms，TR = 2 s 开始，时间增量为 2.5 ms（Hurd et al.，2004）。使用单个代谢物的体外基础集来估计代谢物浓度、Cramer–Rao 下界（CRLB）和相对于 LCModel 的 Cr 浓度（mM）（不修正 T_1/T_2 弛豫时间）。黑色线表示拟合的基线。

　　由于 ^{1}H MRS 数据的空间分辨率相对较低，意味着大多数作为正常参照区域的体素内包含了脑白质、灰质和脑脊液（CSF），这可能是另一个使结果解释复杂化的因素。解剖图像的分割和组件掩模的重采样可用于预测体素中每个成分的比例（McLean et al.，2000），虽然它可以纠正由单个体素中脑脊液成分引起的信号强度降低，但需要从多个体素中获取的白质和灰质数据中分离出来。所以正常代谢物水平的参考图谱（见第 12.7 节）将有助于检验由病理学引起的代谢物水平变化的假说。

12.6.5　绝对量化

　　虽然对相对峰值强度的分析可以提供有关预后和评估治疗引起的代谢物水平变化的实用信息，但通过估计绝对浓度可以增强对数据的生物学解释。一直以来，研究的重点是设计采集方案和做必要的测量来校正峰值强度以优化实验条件（Alger et al.，1993；Barker et al.，1993；Danielsen and Henriksen，1994；Jansen et al.，2006；Jost et al.，2005；Kreis et al.，1993；Michaelis et al.，1993；Tofts and Wray，1988）。与来自标准 MR 图像信号的情况一样，波谱拟合确定的信号取决于代谢物（j = 1，…，M）的 T_1 和 T_2 弛豫时间，并且需要校正，以便与不同 TR 和 TE 得到的结果进行比较：

$$C_j \propto (1 - \exp(-TR/T1_j)) \exp(-TE/T2_j) \tag{12.5}$$

在体内应用中，多次采集对估计 T_1 和 T_2 值很有必要，但很少有时间能在一次检查中执行多次采集，特别是对于多体素数据集。为了弥补这一点，大多数提供绝对浓度的研究都使用了多个文献中对正常大脑的估计值（表 12.1；Ethofer et al.，2003；Mlynarik et al.，2001；Rutgers et al.，2003；Traber et al.，2004；Zaaraoui et al.，2007）。虽然这更能接近绝对浓度，但已知病变区域的弛豫时间存在差异（Li et al.，2008），因此，在某些情况下，校正实际上可能会降低正常和异常代谢物信号之间的对比。

表 12.1　3T 扫描仪代谢物 T_1/T_2 弛豫时间（秒）

对象	位置	Cho	Cr	NAA
健康志愿者	枕部 GM[a]	1.30/0.207	1.46/0.152	1.47/0.247
	枕部 WM[a]	1.08/0.187	1.24/0.156	1.35/0.295
	顶部 WM[b]	1.06/0.169	1.38/0.139	1.38/0.249
	运动皮层 GM[c]	1.14[*]/0.222	1.11[*]/0.121	1.34[*]/0.247
	尾状核[d]	/0.219	/0.163	/0.254
	丘脑[d]	/0.198	/0.135	/0.229
胶质瘤	T2 高信号[b]	1.00[**]/0.209	1.37[**]/0.157	1.38[**]/0.235

注：GM = 灰质；WM = 白质；Cho = 胆碱；Cr = 肌酸；NAA = N-乙酰天门冬氨酸。

[*] 感兴趣区包括枕部白质、运动皮层和额外侧皮层。

[**] 从高级别神经胶质瘤中计算得到。

a Mlynarik et al.（2001）。

b Li et al.（2008）。

c Traber et al.（2004）。

d Zaaraoui et al.（2007）。

除了弛豫时间的先验知识外，绝对浓度的估计还需要一种方法来校正实验因素，如线圈装载和所使用的 RF 脉冲的变化。针对这些效应，已提出的用于校准的策略包括使用内部校准，如未抑制的水；外部标准则是在头部附近放置与头部电导率相似的模型，以便可以在患者或志愿者扫描之后立即获得等效的参考数据（Jansen et al.，2006）。许多针对大脑的检验绝对浓度测量方法可靠性的早期研究都是在 1.5T 磁共振容积发射—接收线圈条件下进行的。3T 扫描仪与体部线圈发射和相控阵多通道接收器结合的使用意味着在比较来自大脑不同区域的波谱时也应考虑接收线圈的接收模式（Natt et al.，2005），参见第 2 章第2.1.10节。

12.6.6 多体素数据集分析

多体素分析获取的原始数据既具有时间维度又具有 k-空间维度，并且重建过程需要处理频域和空间域的复杂转换，图 12.10 展示了多体素数据分析涉及的关键步骤。在每个 k-空间点（$\underline{k}$）上使用标准的直线相位编码得到一个 FID 或回波。变迹法和时间傅里叶变换给出了 k-空间波谱的中间阵列，再经过多维傅里叶变换产生波谱的空间阵列。需要注意的是得到的波谱阵列的视野和点扩展函数由梯度步长和矩阵大小固定，而网格的位置可以由傅里叶移位定理来改变，并且在 k-空间维度中零填充可以增加波谱阵列的大小。k-空间中的低通滤波通常被用来提高频谱的信噪比，但同时也降低了真实的空间分辨率。

在使用回波平面（Cunningham et al.，2005；Ebel et al.，2001）、螺旋（Adalsteinsson et al.，1998；Sarkar et al.，2002）或其他类型的非均匀 k-空间采样（Schirda et al.，2016）获取原始数据时，通常需要将数据插值到标准矩形网格上进行预处理。由此产生的 4D 阵列可以用类似标准相位编码数据的方式重建。当使用并行采集或压缩感知技术时，重建方法与标准 MRI 相似。增加的复杂性是需要产生一个相位敏感输出的要求以及采集 ^{1}H MRSI 矩阵的适度大小（Dydak et al.，2001，2003；Sabati et al.，2014；Tsai et al.，2008）。在任何一种情况下，没有水抑制的数据集有助于提供执行分析的高 SNR 参考，但在扫描时间方面增加了额外的负担。另一种选择是获取低空间分辨率的水波谱，飞利浦扫描仪经常使用这种方法。

12.6.7 线圈组合

用相控阵线圈重建多体素数据的一个关键步骤是以优化产生波谱阵列的信噪比的方式合并来自各个通道的信号。这需要确保来自不同线圈的波谱阵列以类似的方式进行相位调整，然后将它们与权重相加，以此增强高信号分量和降低低信号分量。组合波谱阵列可表示为：

$$S(\underline{X},\omega) = \sum_{i=1}^{M} a_i(\underline{X}) \cdot f_i(\underline{X}) \cdot s_i(\underline{X},\omega) \tag{12.6}$$

其中 $s_i(\underline{x},\omega)$ 是线圈 i 在空间位置 $\underline{x}$ 处的波谱，$a_i(\underline{x})$ 是振幅加权因子，$\phi_i(\underline{x})$ 是相应的相位偏移，M 是线圈数。需要注意的是，相位偏移随线圈几何形状的函数而变化，应在逐个体素的基础上确定。

与 ¹H MRSI 相关的体素大小和大覆盖率意味着阵列中总有一些通道的信噪比非常低的区域，通常不可能使用代谢物波峰来估计相位偏移。能提供可靠结果的方法是使用同一数据集的残留水峰（如果它们具有足够高的信噪比）（Dong and Peterson，2007）或使用单独的水参考扫描（Sabati et al.，2014）。振幅加权因子 $a_i(x)$ 可从质子密度加权校准图像获得，这些图像通常用于检查平行重建的成像部分。

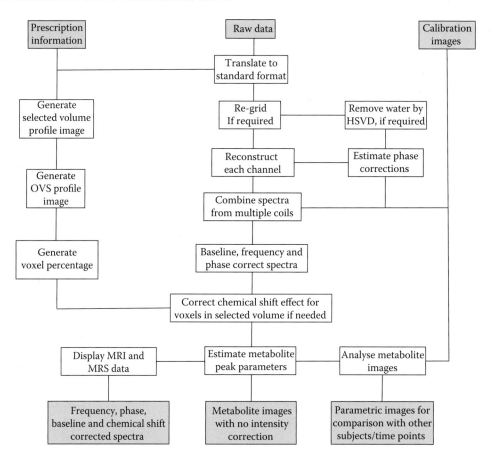

图 12.10　处理和量化 MRSI 数据的步骤示意图。原始数据、扫描方案和图像校准是该过程的关键部分。

12.6.8　化学位移和体素强度校正

使用多体素，特别是容积 ¹H MRSI 的优点之一是能够比较同一个体不同区域间的代谢物水平。与单体素波谱一样，它可以通过代谢物水平的比率、相对于水参考的代谢物水平比率或代谢物水平校正线圈接收模式的变化来实现。需要注意的是如果选定容积边缘上的任何体素均受到化学位移伪影的影响，则必须针对这种影响校正代谢物水平。对于 $\delta\omega$ 与参考频率的偏移量，所选容积在维度 $j(j=1,2,3)$ 中的空间位置的移位由下式给出：

$$\Delta B_j = \delta\omega W_j / BW_j \qquad (12.7)$$

其中 W_j 是所选容积的宽度，BW_j 是相应选择脉冲的带宽。波谱中每个点可以根据其频率偏移、选择脉冲的带宽和所选容积的大小来估计所需的校正。化学位移校正模拟和模型数据的示例如图 12.11 所示。线圈强度校正由校准图像确定，被激发的每个体素的百分比取决于所选容积的大小、视野和编码矩阵，以及外部容积饱和带的位置、方向和宽度。这些区域的轮廓叠加在解剖图像上，如图 12.12 所示。显然，将扫描方案定义的参数与原始数据一起存储并能够处理常规访问尤其重要。

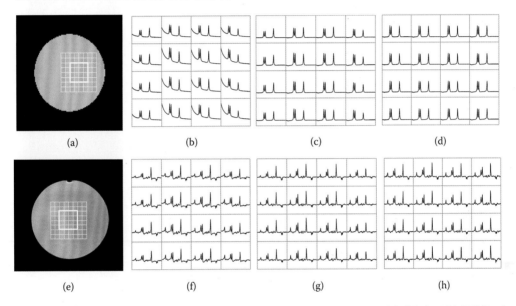

图 12.11　基线移除和定相之前（b，f）、基线移除和定相之后（c，g）以及化学位移伪影（d，h）在每个频率下进行额外校正之后的模拟（a）和体模（e）数据。注意在校正之前，边缘体素上相对峰值强度的差异。

12.6.9　生成代谢物图

一旦合成了波谱阵列，分析的下一步就是去除任何残留的基线成分并估计峰值参数。这可以通过使用第 12.6.3 节中提到的方法在逐个体素的基础上进行，但要记住，总有一些代谢物的波谱具有相对较低的信噪比，因此拟合性能将取决于此（Soher et al.，2000）。另一个需要考虑的问题是，除非在批处理模式中应用并行处理，否则这些包中使用的非线性拟合过程的计算时间可能会在提供结果时产生延迟。

对于峰值重叠最少的情况，例如较长的 TE 或已编辑的波谱，可以采用一种简单的完全自动化的处理方法（Nelson，2001）。首先进行相位和频率校正以及去除基线。对于低信噪比的体素，相位和频率可从周围的体素插值得到，然后在特定的预定义频率范围内找到最大值，并通过积分来估计峰值的位置、高度和面积。得到的结果比非线性拟合程序更稳定，且

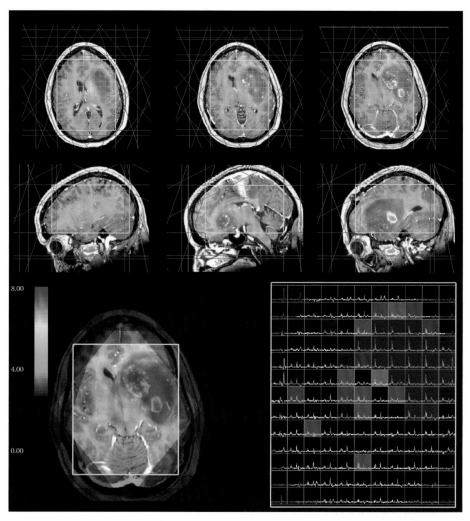

图 12.12　点分辨波谱法大容积扫描方案。3T 3D EPSI 扫描（TE/TR = 144/1250 ms，矩阵 = 18×18×16，标准空间分辨率 = 1 cm³，两个周期，总采集时间约 13 分钟），并用 SIVIC 分析软件包输出。黄色框显示所选容积的范围，白色网格显示单个体素，而棕色线表示用于消除不需要的脂质信号的多个外部容积饱和带的边缘。来自所选区域内的乳酸编辑的 3D 回波平面波谱成像波谱阵列的一个层面，以及为该病灶自动生成的 Cho/NAA 指数（CNI）的相应解剖图像和伪彩图。颜色对比表显示了在伪彩图中表示的 Cho/NAA 指数比例，图中的红色区域表示 Cho/NAA 指数高度异常的区域（与正常值相差约 8 个标准差），琥珀色区域的 Cho/NAA 指数约为 6，绿色区域 Cho/NAA 指数约为 4。外部容积饱和和波段抑制信号的图像和波谱阵列区域被视为暗覆盖。

允许在更复杂的算法可能失败的区域稳定地估计参数。

　　为了便于解释，可以将波谱阵列和估计的代谢物参数视为灰度图像或叠加在波谱网格和相应解剖图像上的伪彩图。需要注意，在生成代谢图之前，仔细检查波谱质量和拟合精度。灵活地显示，例如为 SIVIC 软件包开发的显示（Crane et al.，2013），可以直接关联解剖和代谢数据，快速检测异常区域（参见图 12.12），能生成 DICOM 屏幕截图以及用于总结获得的结果。这对于影像学解释以及能够将代谢产物图谱纳入临床数据路径用于制订治疗方案来说至关重要。

12.6.10　组织表征和系列研究的指标

就单体素成像而言，MR 图像的分割可以识别出灰质、白质、脑脊液和任何可识别的病变（Hetherington et al.，1996；Laudadio et al.，2005；Malucelli et al.，2009；Maudsley et al.，2006；Tal et al.，2012）。可以采用不同的方法生成能突显异常体素的参数图。一种可能是假设代谢物水平在灰质和白质中恒定，并使用所有体素来估计它们的高信噪比模型波谱（$S_{wm}(x)$ 和 $S_{gm}(x)$）。如果 $f_{wm}(x)$ 和 $f_{gm}(x)$ 是白质和灰质的分数，可以使用以下公式为每个体素生成差异波谱，以突出具有显著异常的区域：

$$S_{diff}(x) = S(x) - f_{wm}(x) \cdot S_{wm}(x) - f_{gm}(x) \cdot S_{gm}(x) \qquad (12.8)$$

类似的表达可以应用于个体代谢物的差异图，以便提供一个灰度或彩色图像，可以直接与解剖数据进行比较。

另一种简单的方法是结合来自两个（或多个）不同代谢物图的信息，假设它们的比率 r_{12} 在正常大脑中是恒定的，并使用正常大脑中体素的线性回归来估计其值，如下所示：

$$M_2(x) = r_{12} \cdot M_1(x) + \varepsilon(x) \qquad (12.9)$$

其中 $\varepsilon(x)$ 是随机噪声，可以通过确定它与斜率为 r_{12} 的线的垂直距离来测量所有体素的相对代谢物水平与正常水平的差值。用该值除以正常体素与直线距离的标准差即可得到 z-分数图，它可理解为体素异常概率的指标。该方法的一个改进版本已应用于脑部肿瘤患者 Cho 和 NAA 的估计（McKnight et al.，2002）。Cho/NAA 指数或 CNI 的高阳性值表明体素为肿瘤的可能性很高（见图 12.12），且对追踪治疗反应和预测生存期极有价值（参见第 12.8.1节）。另一种更普遍的方法是同时使用 MRI 和 MRSI 数据对正常和异常组织进行分类（Luts et al.，2009）。

为了分析来自同一个体的连续扫描，最好能够对逐个体素在不同时间点获得的信号进行直接比较。对于容积[1]H MRSI 数据，可通过使用解剖图像在时间点之间进行刚性配准来回顾性获得（图 12.13），并将获得的变换矩阵应用于代谢物图和波谱数据（Nelson，2001；Nelson et al.，2016b）。该方法的局限性是只能比较两次扫描中所选定容积内的体素。图 12.14 显示了以这种方式配准的脑肿瘤患者的基线扫描和随访扫描。可以使用类似的方法来比较受试者之间的代谢物水平，但是在这种情况下，数据需要配准到共同空间，例如使用非刚性配准的图谱（Maudsley et al.，2006）。更可靠的解决方案是使用第 12.5.7 节中描述的自动扫描技术，在每个时间点从同一区域前瞻性地获取[1]H MRSI 数据（Bian et al.，2015；Ozhinsky et al.，2011，2013）。

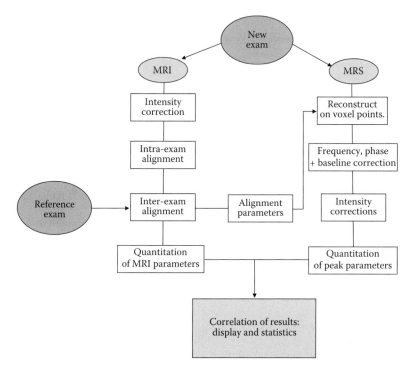

图 12.13　一系列连续检查中回顾性登记图像和波谱的程序示意图。

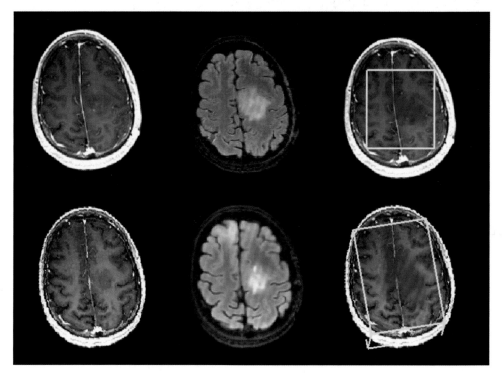

图 12.14　使用图 12.13 中描述的回顾性配准获得的结果与同一受试者的基线检查相关联。图示同一受试者，肿瘤没有强化，增强 T_1WI 和 T_2-FLAIR 图像显示病变的变化很小，但代谢伪彩图显示具有高 Cho/NAA 指数的区域范围增加（红色）。随访的解剖和代谢图像显示患者病变进展迅速。黄色轮廓表示选定的容积范围。

12.7　正常大脑的[1]H MRS 数据

^{1}H MRS/MRSI 获得的代谢物水平/浓度可能随激发模式（如化学位移伪影）、采集参数（如 TE/TR）、后处理方法（如使用空间过滤）、定量方法（如校正 T_1/T_2 弛豫时间）、受试者的年龄（Brooks et al.，2001；Kreis et al.，2002）和选定的感兴趣区域而变化（Goryawala et al.，2016；Schuff et al.，2001）。这些因素使不同研究之间的结果很难比较。虽然缺乏广泛可用的规范化数据，但一些研究关注于全脑 MRSI 成像，并描述了 3T 磁共振时短或长 TE 的代谢物图谱（Ding et al.，2015；Goryawala et al.，2016；Maudsley et al.，2009）。

不同设备硬件和受试者之间生理差异都会导致代谢物水平估计值的差异。可重复性的测试为组内和组间的差异提供了可信度，对于相应的特定病理变化合理解释至关重要。单体素[1]H MRS 的重复性研究报告了 Cho、Cr 和 NAA 的组内变异系数（CV）在 3%~8% 之间，Glu 和 mI 的组内变异系数在 15% 以下。研究人员发现，组间的变异系数相对较大（<10% 或 <20%）（Bednarik et al.，2015；Brooks et al.，1999；de Matos et al.，2016；Terpstra et al.，2016）。波谱编辑得到的 GABA 或 GABA+大分子的变异系数在 8% 到 15% 之间（Geramita et al.，2011；Mikkelsen et al.，2016；Near et al.，2014；Prinsen et al.，2017）。3D-MRSI 的可重复性得到了相似的结果，且证实了大脑不同区域也存在差异（Ding et al.，2015；Langer et al.，2007；Maudsley et al.，2010；Veenith et al.，2014）。

如今，越来越多的多中心临床研究在单个或多个供应商平台上进行。单体素[1]H MRS 和 3D MRSI 在站点和供应商之间的变化已经在 1.5T（Traber et al.，2006）、3T（Sabati et al.，2015）和 7T（van de Bank et al.，2015）时进行了评估。这些研究显示了不同站点和供应商之间具有可比性。虽然目前还没有广泛可用的关于正常大脑的代谢物图谱，但这也是未来研究的目标。

12.8　临床应用

^{1}H MRS 可提供重要的生化信息，适用于引起脑组织代谢功能改变的任何疾病。国际 MRS 最新共识回顾了[1]H MRS 在中枢神经系统中的方法和实际应用（Oz et al.，2014）。在下文中，我们将重点介绍几种最常见的应用，包括脑肿瘤、多发性硬化症、神经退行性疾病、癫

痫、精神疾病和颅内感染。

12.8.1 脑肿瘤

在体内 ^{1}H MRS 的应用之一显示了肿瘤波谱与正常大脑波谱相比，Cho 升高而 NAA 降低（Bruhn et al., 1989）。体外肿瘤标本的波谱与同一患者体内波谱数据的比较证实了这一观察结果（Gill et al., 1990）。除了 Cho 和 NAA 的变化外，高级别病变的波谱通常还有脂质和乳酸波峰的改变。随后，大量的研究证实了这些结果（Li et al., 2015），并将单或多体素 MRS 应用于：(1) 比较脑肿瘤与其他局灶性病变的代谢物水平；(2) 表征不同类型肿瘤的代谢特征；(3) 评估治疗反应；(4) 预测预后。

针对使用代谢参数来区分不同类型的颅脑病灶的研究通常应用模式识别和多变量分析技术来确定每个亚组的独特特征。这些方法成功地将脑肿瘤与脓肿和脱髓鞘区分开来（Hourani et al., 2008；Majos et al., 2009；Moller-Hartmann et al., 2002；Poptani et al., 1999）。一项研究中的 84 名患者使用 mI/NAA（来自短 TE MRS）和 Cho/NAA（来自长 TE MRS）区分肿瘤和非肿瘤的准确率分别为 82% 和 79%（Majos et al., 2009）。

^{1}H MRS 也用于评估不同类型脑肿瘤的代谢特征。脑膜瘤的波谱显示 NAA 和/或 Cr 明显减少，Cho 增加，丙氨酸出现（Cho et al., 2003）。据报道，转移瘤的波谱显示病变本身的 Cr 水平非常低（Ishimaru et al., 2001；Majos et al., 2004），肿瘤周围 T_2 高信号区域的代谢物水平相对正常（Wijnen et al., 2012）。使用短 TE 波谱估计代谢水平的研究能够无创地区分不同类型的脑肿瘤（Garcia-Gomez et al., 2009；Guzman-De-Villoria et al., 2014；Julia-Sape et al., 2012；Opstad et al., 2007；Tate et al., 2006；Vicente et al., 2013）。

脑胶质瘤是成人最常见的头部原发性肿瘤，对比先进的 MRI 方法，长 TE MRS 的 Cho、Cr、NAA、Lac 和 Lip 水平在区分低级别和高级别病变方面具有更高的应用价值（de Fatima Vasco Aragao et al., 2014；Guzman-De-Villoria et al., 2014）。来自图像引导的组织样本的体外质子高分辨率魔角自旋波谱分析表明，在 2,3 和 4 级胶质瘤之间，以及原发和继发性病变之间的代谢物水平有显著差异（Elkhaled et al., 2014）。该研究重点介绍的代谢物包括 mI、Glu、磷胆碱和甘油磷胆碱。使用短 TE 采集获得的体内数据分析表明，相对于健康对照组，低级别星形细胞瘤中 mI/Cr 的水平升高，而胶质母细胞瘤中的 mI/Cr 降低（Castillo et al., 2000）。在未治疗的胶质母细胞瘤患者中，也观察到对侧正常大脑中 mI 升高（Kallenberg et al., 2009）。与低级别星形细胞瘤患者相比，少突胶质细胞瘤患者的 Glx 显著增加（Rijpkema et al., 2003）。

最近的一项研究发现，肿瘤代谢物 2-羟基戊二酸与异柠檬酸脱氢酶的存在有关（Dang

et al.，2009），并且可以通过专门的采集方法在体内检测（图 12.15a；Andronesi et al.，2013；Choi et al.，2012；Emir et al.，2016）。最近将异柠檬酸脱氢酶基因突变等分子特征纳入 WHO 的神经胶质瘤分类中，以及观察到的相应预后差异，为将描述体内代谢标志物水平的指标整合到脑胶质瘤分类和治疗提供了更强大的动力（Louis et al.，2016）。

^{1}H MRS 的另一个关键应用是预测生存期。目前大多数研究集中在胶质母细胞瘤患者（胶质瘤中最常见的恶性类型），中位总生存期为 15 个月（Stupp et al.，2005）。一系列研究评估了 3D 长 TE MRSI 代谢参数（图 12.15b）对初诊的胶质母细胞瘤患者在不同时间点（例如接受手术切除或放射治疗之前和之后）和不同的化疗药物（例如替莫唑胺和抗血管生成剂）的预测价值（Crawford et al.，2009；Li et al.，2013；Nelson et al.，2016a，2016b；Saraswathy et al.，2009）。这些研究中，Cho 与 NAA 比值在异常区域中乳酸和脂质水平高的患者的总体生存期较短（McKnight et al.，2001）。

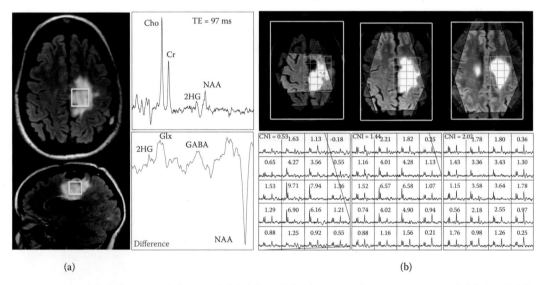

(a)　　　　　　　　　　　　　　(b)

图 12.15　图示一例复发的 2 级 IDH 突变星形细胞瘤患者的 3T 单体素[1]H MRS（a）和 3D MRSI（b）。2HG 峰值在点分辨波谱中解析（TE1/TE2/TR／= 32/65/2000 ms，像素大小 =（2×2×2）cm[3]，激励次数 128）（a，顶部）和 2HG 编辑的 BASING 点分辨波谱的差异波谱（TE/TR = 68/2000 ms，像素大小 =（2×2×2）cm[3]、64 步法）（a，底部）。3D MRSI（1 cm[3]）提供了代谢物信息的空间范围。

对于脑肿瘤患者的临床评估而言，区分进展和治疗反应是最具挑战性的问题之一。有几项研究试图结合先进的磁共振成像技术来评价 MRS，但结果各异（Chernov et al.，2013；Matsusue et al.，2010；Schlemmer et al.，2001；Seeger et al.，2013）。最近的一项体外研究显示了 mI/Cho 区分肿瘤与治疗反应的能力，但尚未在体内得到证实（Srinivasan et al.，2010a）。此外，有研究提示正电子发射断层扫描（PET）示踪剂 18F-氟乙基酪氨酸可作为评估神经胶质瘤患者对治疗反应的有前途药物（Albert et al.，2016），还建议使用多模态代谢成像检查来评估这些患者。

12.8.2　多发性硬化

多发性硬化症是中枢神经系统中一种常见的慢性炎症性疾病，具有脱髓鞘、再髓鞘化、神经胶质增生和轴突丢失的病理生理过程。^{1}H MRS 能够为胶质标记物（mI 和 Cho）、神经元标记物 NAA 和兴奋性神经递质 Glu 添加生化信息。图 12.16 显示了从复发性多发性硬化患者获得的 3D MRSI。与正常表现白质相比，病变区 Cho/NAA 和 mI/Cr 水平升高，Glu/Cr 水平降低。此外，最近的几篇文献综述了 ^{1}H MRS 及其相关代谢模式在不同类型多发性硬化症中的应用（Chang et al.，2013；Miller et al.，2014；Rovira and Alonso，2013）。随着超高场强 MRI 的可得性提高，也可在临床相关的采集时间内评估多发性硬化症患者的 GABA 和 GSH 水平（Prinsen et al.，2017；Srinivasan et al.，2010b）。

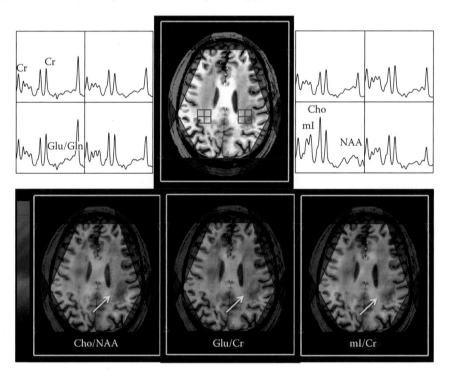

图 12.16　图示一例复发性多发性硬化患者 7T 时的 T_1 加权图像，使用 LCModel 量化的 MRSI 以及叠加在患者 T_1 加权图像上的 Cho/NAA[0~0.4]，Glu/Cr[0~1.50] 和 mI/Cr[0~2.0] 的伪彩图。与对侧正常表现的白质相比，病变中可以发现较高的 Cho/NAA，较低的 Glu/Cr 和较高的 mI/Cr。

12.8.3　神经退行性疾病

神经退行性疾病可导致功能逐渐减退，包括精神（如阿尔茨海默病）和/或运动障碍（如亨廷顿氏病），目前无法治愈。NAA 的下降是神经退行性疾病在[1]H MRS 中的一致发现（Federico et al.，1997；Graff-Radford and Kantarci，2013；Sturrock et al.，2010）。NAA 水平与阿尔茨海默病神经病理的严重程度表现一致（Kantarci et al.，2008），且能够预测从轻度认知障碍到阿尔茨海默病的进展（Chao et al.，2005；Metastasio et al.，2006）。此外，其他大脑代谢物与阿尔茨海默病关系的研究进展在最近的两篇文章中有详细论述（Gao and Barker，2014；Graff-Radford and Kantarci，2013）。

12.8.4　癫痫

癫痫是最常见的神经系统疾病之一，各年龄段均可发病。20 世纪 90 年代初（Connelly et al.，1994；Hugg et al.，1993），^{1}H MRS 被用于颞叶癫痫患者的研究。大多数研究使用相对较长的 TE，与健康对照相比，报告 NAA 或 NAA 代谢物相对于其他代谢产物（Cr、Cho+Cr）有所减少（Hugg et al.，1993；Riederer et al.，2006；Zubler et al.，2003）。代谢异常不仅局限于患侧和/或对侧颞叶（Cendes et al.，1997；Connelly et al.，1994；Kuzniecky et al.，1998；Zubler et al.，2003），还广泛存在于边缘和皮质下区域（Mueller et al.，2011；Pan et al.，2012b）。

在颞叶癫痫患者中，相当一部分（>30%）的患者出现耐药。在这些病例中，手术切除引起癫痫发作的致痫区域是获得治愈的唯一可能。术前[1]H MRS 可为偏侧化和定位提供额外信息（Cendes et al.，1997；Kuzniecky et al.，1998；Willmann et al.，2006）。在这些研究中观察到的代谢变化与组织病理学异常相关（Fountas et al.，2012；Hammen et al.，2008）。手术切除后，NAA/Cr 水平相对于对侧颞叶恢复正常（Simister et al.，2009）。最近一项使用 7T 磁共振扫描仪进行的[1]H MRSI 研究显示，手术切除后的阳性结果与 NAA/Cr 异常区域的切除范围有关（Pan et al.，2013）。MRI 阴性的颞叶癫痫患者的 NAA/Cr 水平比颞叶癫痫患者降低得更少（Woermann et al.，1999）。图 12.17 显示了一例合并皮质发育畸形的癫痫患者的 7T 3D MRSI。

在癫痫中，神经递质也起着重要作用。短 TE 或波谱编辑序列已被应用于检测这些代谢物，但研究数量有限，且获得的结果并不一致。在青少年肌阵挛癫痫患者中发现丘脑和额叶 GABA 降低（Hattingen et al.，2014；Petroff et al.，2001），对于复杂部分性癫痫患者，枕叶 GABA 降低与癫痫控制不良有关（Petroff et al.，1996）。也有报道称，特发性全面性癫痫患者的 GABA 水平没有差别，但额叶的 GLx 升高，NAA 降低（Simister et al.，2003）。对于颞叶癫痫患者，在颞叶检测到的 GLx/Cr 和 GABA/Cr 没有显著差异（Simister et al.，2009）。由于从颞叶获取高质量的[1]H MRS 数据极具挑战，通过改进采集方法、高场强以及与其他成像手段（如 PET/MR）相结合可能会提供额外的信息。

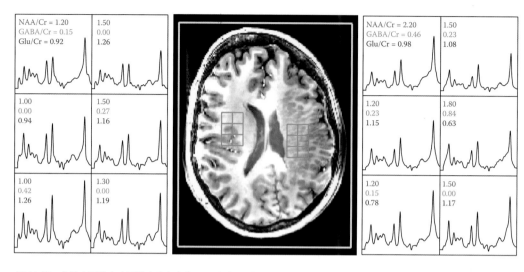

图 12.17　合并皮层发育畸形的癫痫患者的7T T_1加权图像和3D MRSI图像（TE/TR＝20/2000 ms，矩阵＝18×22×8，空间分辨率＝1 cm³）。拟合的波谱和代谢物比例由LCModel绘制在选定的区域。由于灰质和白质在代谢水平上存在组织学差异，组织校正对于比较病变和正常脑组织十分重要。

12.8.5　精神疾病

近年来，¹H MRS 在精神疾病，如精神分裂症、重度抑郁症和焦虑症等方面的应用迅速增多。多项研究对这些患者使用了单体素或多体素、短/长 TE 或波谱编辑序列采集。这些研究报告了一些大脑区域的代谢物参数的差异，以及与治疗反应相关的变化。最近的两篇综述总结了使用¹H MRS 评估不同类型精神疾病的已发表文献（Dager et al.，2008；Maddock and Buonocore，2012）。最近一项将超高场（7T）¹H 3D MRSI 应用于严重抑郁症患者的研究报告称，在患者接受基于正念的认知治疗后，代谢物水平恢复正常（Li et al.，2016）。另一项7T 初步研究（未发表）显示，7 名男性健康对照组和 6 名根据 DSM−IV 标准诊断的新近发病的正在服用稳定剂量的抗精神病药物治疗的精神分裂症或分裂情感性障碍的男性患者之间的 GABA 和 NAA 水平存在差异（图 12.18）。上述研究表明，¹H MRS 在了解精神疾病潜在的精神病理和治疗机制方面具有重要作用。

12.8.6　颅内感染

颅内感染进展迅速并可危及生命，准确的诊断是治疗的关键。¹H MRS 已被证明可用于研究和诊断颅内感染（Foerster et al.，2007）。脑脓肿是局灶性脑感染，如前所述，代谢物水平有助于鉴别脓肿与其他囊性病变（Chang et al.，1998）。化脓性脑脓肿含有异常水平的琥珀酸、乙酸、丙氨酸、氨基酸和乳酸（Burtscher and Holtas，1999；Chang et al.，1998），而结核性脓肿的脂质和乳酸水平异常（Gupta et al.，2001）。有研究将单体素 MRS 与 MRSI 的数据进行比较，结果显示相似的化脓性脑脓肿代谢物模式，但后者提供了更多的空间信息（Hsu et al.，2013）。

　　一些研究表明，在感染人类免疫缺陷病毒（HIV）的患者和健康对照组之间，大脑代谢物出现显著异常（Tate et al.，2011）。无症状 HIV 感染患者具有较高的 Cho 和较低的 NAA/Cho（Meyerhoff et al.，1999；Tarasow et al.，2003）。认知受损患者的 NAA 或 NAA/Cr 水平也会出现降低（Meyerhoff et al.，1993；Moller et al.，1999；Paley et al.，1995），并且低 Glu 或 Glx 与认知缺陷有关（Ernst et al.，2010；Mohamed et al.，2010）。

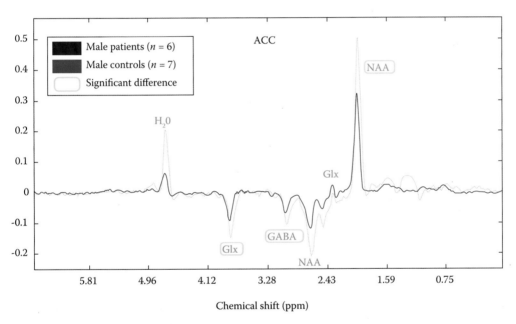

图 12.18　7 名男性健康对照组和 6 名男性患者（根据 DSM-IV 标准诊断的新近发病的正在服用稳定剂量的抗精神病药物治疗的精神分裂症或分裂情感性障碍）在 7T 磁共振 GABA-编辑的 MRS（TE/TR = 68/2000 ms，空间分辨率 =（2×2×2）cm³，64 步法）显示的前扣带皮层（ACC）区域的平均差异谱。与健康对照组相比，患者组的 NAA，GABA 和 Glx 水平相对降低。（Courtesy of Dr. Adam Elkhaled，University of California，San Francisco.）

12.9　未来的方向

　　目前获取 ¹H MRS 数据的方法存在局限性，主要原因是采集过程复杂、信噪比低、扫描仪后处理工具较差以及缺乏脑代谢物水平的标准化数据。使用多通道线圈和更高场强的方便快速采集、后处理和量化过程的转化与传播（Nelson et al., 2013）对于促进^{1}H MRS 在临床中的更广泛应用至关重要。在不同的 MR 供应商之间实施标准化的采集程序以及标准化数据库的建立对于促进多中心临床试验尤其重要。将脑^{1}H MRS 的定量信息与其他 MR 成像和 PET 技术获得的结果相结合的多模态方法也可能有助于了解潜在的疾病机制和指导患者治疗。

参考文献

Adalsteinsson E, Irarrazabal P, Topp S, Meyer C, Macovski A, Spielman DM. Volumetric spectroscopic imaging with spiralbased k-space trajectories. Magn Reson Med 1998; 39: 889-98.

Albert NL, Weller M, Suchorska B, Galldiks N, Soffietti R, Kim MM, et al. Response Assessment in Neuro-Oncology working group and European Association for NeuroOncology recommendations for the clinical use of PET imaging in gliomas. Neuro Oncol 2016; 18: 1199-208.

Alger JR. Quantitative proton magnetic resonance spectroscopy and spectroscopic imaging of the brain: a didactic review. Top Magn Reson Imaging 2010; 21: 115-28.

Alger JR, Symko SC, Bizzi A, Posse S, DesPres DJ, Armstrong MR. Absolute quantitation of short TE brain 1H-MR spectra and spectroscopic imaging data. J Comput Assist Tomogr 1993; 17: 191-9.

An L, Willem van der Veen J, Li S, Thomasson DM, Shen J. Combination of multichannel single-voxel MRS signals using generalized least squares. J Magn Reson Imaging 2013; 37: 1445-50.

Andronesi OC, Rapalino O, Gerstner E, Chi A, Batchelor TT, Cahill DP, et al. Detection of oncogenic IDH1 mutations using magnetic resonance spectroscopy of 2-hydroxyglutarate. J Clin Invest 2013; 123: 3659-63.

Bak LK, Schousboe A, Waagepetersen HS. The glutamate/ GABA-glutamine cycle: aspects of transport, neurotransmitter homeostasis and ammonia transfer. J Neurochem 2006; 98: 641-53.

Banerjee S, Ozturk-Isik E, Nelson SJ, Majumdar S. Elliptical magnetic resonance spectroscopic imaging with GRAPPA for imaging brain tumors at 3 T. Magn Reson Imaging 2009; 27: 1319-25.

Barker PB, Hearshen DO, Boska MD. Single-voxel proton MRS of the human brain at 1.5T and 3.0T. Magn Reson Med 2001；45：765-9.

Barker PB, Soher BJ, Blackband SJ, Chatham JC, Mathews VP, Bryan RN. Quantitation of proton NMR spectra of the human brain using tissue water as an internal concentration reference. NMR Biomed 1993；6：89-94.

Baslow MH. Functions of N-acetyl-L-aspartate and N-acetyl-Laspartylglutamate in the vertebrate brain：role in glial cellspecific signaling. J Neurochem 2000；75：453-9.

Baslow MH. N-acetylaspartate in the vertebrate brain：metabolism and function. Neurochem Res 2003；28：941-53.

Bednarik P, Moheet A, Deelchand DK, Emir UE, Eberly LE, Bares M, et al. Feasibility and reproducibility of neurochemical profile quantification in the human hippocampus at 3 T. NMR Biomed 2015；28：685-93.

Belaroussi B, Milles J, Carme S, Zhu YM, Benoit-Cattin H. Intensity non-uniformity correction in MRI：existing methods and their validation. Med Image Anal 2006；10：234-46.

Bhattacharyya PK, Lowe MJ, Phillips MD. Spectral quality control in motion-corrupted single-voxel J-difference editing scans：an interleaved navigator approach. Magn ResonMed 2007；58：808-12.

Bian W, Li Y, Crane JC, Nelson SJ. Towards Robust Reproducibility Study for MRSI via Fully Automated Reproducible Imaging Positioning. Proceedings of the 23rd Annual Meeting of ISMRM. Toronto, Canada, 2015. Bottomley PA. Spatial localization in NMR spectroscopy in vivo. Ann N Y Acad Sci 1987；508：333-48.

Bottomley PA, Hart HR, Edelstein WA, Schenck JF, Smith LS, Leue WM, et al. NMR imaging/spectroscopy system to study both anatomy and metabolism. Lancet 1983；2：273-4.

Brand A, Richter-Landsberg C, Leibfritz D. Multinuclear NMR studies on the energy metabolism of glial and neuronal cells. Dev Neurosci 1993；15：289-98.

Brenner RE, Munro PM, Williams SC, Bell JD, Barker GJ, Hawkins CP, et al. The proton NMR spectrum in acute EAE：the significance of the change in the Cho：Cr ratio. Magn Reson Med 1993；29：737-45.

Brooks JC, Roberts N, Kemp GJ, Gosney MA, Lye M, Whitehouse GH. A proton magnetic resonance spectroscopy study of age-related changes in frontal lobe metabolite concentrations. Cereb Cortex 2001；11：598-605.

Brooks WM, Friedman SD, Stidley CA. Reproducibility of 1H-MRS in vivo. Magn Reson Med

1999；41：193-7.

Brown MA. Time-domain combination of MR spectroscopy data acquired using phased-array coils. Magn Reson Med 2004；52：1207-13.

Bruch RC, Bruch MD. Two-dimensional J-resolved proton NMR spectroscopy of oligomanno-sidic glycopeptides. J Biol Chem 1982；257：3409-13.

Bruhn H, Frahm J, Gyngell ML, Merboldt KD, Hanicke W, Sauter R, et al. Noninvasive differentiation of tumors with use of localized H-1 MR spectroscopy in vivo：initial experience in patients with cerebral tumors. Radiology 1989；172：541-8.

Buonocore MH, Maddock RJ. Magnetic resonance spectroscopy of the brain：a review of physical principles and technical methods. Rev Neurosci 2015；26：609-32.

Burtscher IM, Holtas S. In vivo proton MR spectroscopy of untreated and treated brain abscesses. AJNR Am J Neuroradiol 1999；20：1049-53.

Bydder GM, Young IR. MR imaging：clinical use of the inversion recovery sequence. J Comput Assist Tomogr 1985；9：659-75.

Cady EB, Costello AM, Dawson MJ, Delpy DT, Hope PL, Reynolds EO, et al. Non-invasive investigation of cerebral metabolism in newborn infants by phosphorus nuclear magnetic resonance spectroscopy. Lancet 1983；1：1059-62.

Castillo M, Smith JK, Kwock L. Correlation of myo-inositol levels and grading of cerebral astrocytomas. AJNR Am J Neuroradiol 2000；21：1645-9.

Cavassila S, Deval S, Huegen C, van Ormondt D, GraveronDemilly D. Cramer-Rao bounds：an evaluation tool for quantitation. NMR Biomed 2001；14：278-83.

Cecil KM, Salomons GS, Ball WS, Jr. , Wong B, Chuck G, Verhoeven NM, et al. Irreversible brain creatine deficiency with elevated serum and urine creatine：a creatine transporter defect? Ann Neurol 2001；49：401-4.

Cendes F, Caramanos Z, Andermann F, Dubeau F, Arnold DL. Proton magnetic resonance spectroscopic imaging and magnetic resonance imaging volumetry in the lateralization of temporal lobe epilepsy：a series of 100 patients. Ann Neurol 1997；42：737-46.

Chang KH, Song IC, Kim SH, Han MH, Kim HD, Seong SO, et al. In vivo single-voxel proton MR spectroscopy in intracranial cystic masses. AJNR Am J Neuroradiol 1998；19：401-5.

Chang L, Munsaka SM, Kraft-Terry S, Ernst T. Magnetic resonance spectroscopy to assess neuroinflammation and neuropathic pain. J Neuroimmune Pharmacol 2013；8：576-93.

Chao LL, Schuff N, Kramer JH, Du AT, Capizzano AA, O'Neill J, et al. Reduced medial temporal lobe N-acetylaspartate in cognitively impaired but nondemented patients. Neurology 2005；64：282-9.

Chernov MF, Ono Y, Abe K, Usukura M, Hayashi M, Izawa M, et al. Differentiation of tumor progression and radiation-induced effects after intracranial radiosurgery. Acta Neurochir Suppl 2013；116：193-210.

Cho YD, Choi GH, Lee SP, Kim JK. （1）H-MRS metabolic patterns for distinguishing between meningiomas and other brain tumors. Magn Reson Imaging 2003；21：663-72.

Choi C, Ganji SK, DeBerardinis RJ, Hatanpaa KJ, Rakheja D, Kovacs Z, et al. 2-hydroxyglutarate detection by magnetic resonance spectroscopy in IDH-mutated patients with gliomas. Nat Med 2012；18：624-9.

Connelly A, Jackson GD, Duncan JS, King MD, Gadian DG. Magnetic resonance spectroscopy in temporal lobe epilepsy. Neurology 1994；44：1411-7.

Coron A, Vanhamme L, Antoine JP, Van Hecke P, Van Huffel S. The filtering approach to solvent peak suppression in MRS：a critical review. J Magn Reson 2001；152：26-40.

Crane JC, Olson MP, Nelson SJ. SIVIC：open-Source, StandardsBased Software for DICOM MR Spectroscopy Workflows. Int J Biomed Imaging 2013；2013：169526.

Crawford FW, Khayal IS, McGue C, Saraswathy S, Pirzkall A, Cha S, et al. Relationship of pre-surgery metabolic and physiological MR imaging parameters to survival for patients with untreated GBM. J Neurooncol 2009；91：337-51.

Cudalbu C, Cavassila S, Rabeson H, van Ormondt D, GraveronDemilly D. Influence of measured and simulated basis sets on metabolite concentration estimates. NMR Biomed 2008；21：627-36.

Cunningham CH, Vigneron DB, Chen AP, Xu D, Nelson SJ, Hurd RE, et al. Design of flyback echo-planar readout gradients for magnetic resonance spectroscopic imaging. Magn Reson Med 2005；54：1286-9.

Dager SR, Corrigan NM, Richards TL, Posse S. Research applications of magnetic resonance spectroscopy to investigate psychiatric disorders. Top Magn Reson Imaging 2008；19：81-96.

Dang L, White DW, Gross S, Bennett BD, Bittinger MA, Driggers EM, et al. Cancer-associated IDH1 mutations produce 2-hydroxyglutarate. Nature 2009；462：739-44.

Danielsen ER, Henriksen O. Absolute quantitative proton NMR spectroscopy based on the amplitude of the local water suppression pulse. Quantification of brain water and metabolites. NMR Biomed 1994；7：311-8.

de Fatima Vasco Aragao M，Law M，Batista de Almeida D，Fatterpekar G，Delman B，Bader AS，et al. Comparison of perfusion，diffusion，and MR spectroscopy between lowgrade enhancing pilocytic astrocytomas and high-grade astrocytomas. AJNR Am J Neuroradiol 2014；35：1495-502.

de Graaf AA，Bovee WM. Improved quantification of in vivo 1H NMR spectra by optimization of signal acquisition and processing and by incorporation of prior knowledge into the spectral fitting. Magn Reson Med 1990；15：305-19.

de Matos NM，Meier L，Wyss M，Meier D，Gutzeit A，Ettlin DA，et al.Reproducibility of neurochemical profile quantification in pregenual cingulate，anterior midcingulate，and bilateral posterior insular subdivisions measured at 3 Tesla. Front Hum Neurosci 2016；10：300.

Ding XQ，Maudsley AA，Sabati M，Sheriff S，Dellani PR，Lanfermann H. Reproducibility and reliability of short-TE whole-brain MR spectroscopic imaging of human brain at 3T. Magn Reson Med 2015；73：921-8.

Dong Z，Peterson B. The rapid and automatic combination of proton MRSI data using multi-channel coils without water suppression. Magn Reson Imaging 2007；25：1148-54.

Drost DJ，Riddle WR，Clarke GD. Proton magnetic resonance spectroscopy in the brain：report of AAPM MR task group #9. Med Phys 2002；29：2177-97.

Duyn JH，Gillen J，Sobering G，van Zijl PC，Moonen CT. Multisection proton MR spectroscopic imaging of the brain. Radiology 1993；188：277-82.

Dydak U，Pruessmann KP，Weiger M，Tsao J，Meier D，Boesiger P. Parallel spectroscopic imaging with spin-echo trains. Magn Reson Med 2003；50：196-200.

Dydak U，Weiger M，Pruessmann KP，Meier D，Boesiger P. Sensitivity-encoded spectroscopic imaging. Magn Reson Med 2001；46：713-22.

Ebel A，Soher BJ，Maudsley AA. Assessment of 3D proton MR echo-planar spectroscopic imaging using automated spectral analysis. Magn Reson Med 2001；46：1072-8.

Elkhaled A，Jalbert L，Constantin A，Yoshihara HA，Phillips JJ，Molinaro AM，et al. Characterization of metabolites in infiltrating gliomas using ex vivo（1）H high-resolution magicangle spinning spectroscopy. NMR Biomed 2014；27：578-93.

Elster C，Schubert F，Link A，Walzel M，Seifert F，Rinneberg H. Quantitative magnetic resonance spectroscopy：semiparametric modeling and determination of uncertainties. Magn Reson Med

2005；53：1288-96.

Emir UE, Larkin SJ, de Pennington N, Voets N, Plaha P, Stacey R, et al. Noninvasive quantification of 2-Hydroxyglutarate in human gliomas with IDH1 and IDH2 mutations. Cancer Res 2016；76：43-9.

Ernst T, Hennig J. Improved water suppression for localized in vivo 1H spectroscopy. J Magn Reson B 1995；106：181-6.

Ernst T, Jiang CS, Nakama H, Buchthal S, Chang L. Lower brain glutamate is associated with cognitive deficits in HIV patients：a new mechanism for HIV-associated neurocognitive disorder. J Magn Reson Imaging 2010；32：1045-53.

Ernst T, Kreis R, Ross BD. Absolute quantitation of water and metabolites in the human brain. I. Compartments and water. J Magn Reson B 1993；102：1-8.

Ethofer T, Mader I, Seeger U, Helms G, Erb M, Grodd W, et al. Comparison of longitudinal metabolite relaxation times in different regions of the human brain at 1.5 and 3 Tesla. Magn Reson Med 2003；50：1296-301.

Federico F, Simone IL, Lucivero V, Iliceto G, De Mari M, Giannini P, et al. Proton magnetic resonance spectroscopy in Parkinson's disease and atypical parkinsonian disorders. Mov Disord 1997；12：903-9.

Fisher SK, Heacock AM, Agranoff BW. Inositol lipids and signal transduction in the nervous system：an update. J Neurochem 1992；58：18-38.

Fisher SK, Novak JE, Agranoff BW. Inositol and higher inositol phosphates in neural tissues：homeostasis, metabolism and functional significance. J Neurochem 2002；82：736-54.

Foerster BR, Thurnher MM, Malani PN, Petrou M, CaretsZumelzu F, Sundgren PC. Intracranial infections：clinical and imaging characteristics. Acta Radiol 2007；48：875-93.

Fountas KN, Tsougos I, Gotsis ED, Giannakodimos S, Smith JR, Kapsalaki EZ. Temporal pole proton preoperative magnetic resonance spectroscopy in patients undergoing surgery for mesial temporal sclerosis. Neurosurg Focus 2012；32：E3.

Frahm J, Bruhn H, Gyngell ML, Merboldt KD, Hanicke W, Sauter R. Localized high-resolution proton NMR spectroscopy using stimulated echoes：initial applications to human brain in vivo. Magn Reson Med 1989；9：79-93.

Frahm J, Michaelis T, Merboldt KD, Hanicke W, Gyngell ML, Bruhn H. On the N-acetyl methyl resonance in localized 1H NMR spectra of human brain in vivo. NMR Biomed 1991；4：

201-4.

Fulham MJ, Bizzi A, Dietz MJ, Shih HH, Raman R, Sobering GS, et al. Mapping of brain tumor metabolites with proton MR spectroscopic imaging: clinical relevance. Radiology 1992; 185: 675-86.

Gabr RE, Sathyanarayana S, Schar M, Weiss RG, Bottomley PA. On restoring motion-induced signal loss in single-voxel magnetic resonance spectra. Magn Reson Med 2006; 56: 754-60.

Gao F, Barker PB. Various MRS application toolsfor Alzheimer disease and mild cognitive impairment. AJNR Am J Neuroradiol 2014; 35: S4-11.

Garcia-Gomez JM, Luts J, Julia-Sape M, Krooshof P, Tortajada S, Robledo JV, et al. Multi-project-multicenter evaluation of automatic brain tumor classification by magnetic resonance spectroscopy. MAGMA 2009; 22: 5-18.

Garwood M, DelaBarre L. The return of the frequency sweep: designing adiabatic pulses for contemporary NMR. J Magn Reson 2001; 153: 155-77.

Geramita M, van der Veen JW, Barnett AS, Savostyanova AA, Shen J, Weinberger DR, et al. Reproducibility of prefrontal gamma-aminobutyric acid measurements with J-edited spectroscopy. NMR Biomed 2011; 24: 1089-98.

Gill SS, Thomas DG, Van Bruggen N, Gadian DG, Peden CJ, Bell JD, et al. Proton MR spectroscopy of intracranial tumours: in vivo and in vitro studies. J Comput Assist Tomogr 1990; 14: 497-504.

Gillies P, Marshall I, Asplund M, Winkler P, Higinbotham J. Quantification of MRS data in the frequency domain using a wavelet filter, an approximated Voigt lineshape model and prior knowledge. NMR Biomed 2006; 19: 617-26.

Gonen O, Gruber S, Li BS, Mlynarik V, Moser E. Multivoxel 3D proton spectroscopy in the brain at 1.5 versus 3.0 T: signal-to-noise ratio and resolution comparison. AJNR Am J Neuroradiol 2001; 22: 1727-31.

Goryawala MZ, Sheriff S, Maudsley AA. Regional distributions of brain glutamate and glutamine in normal subjects. NMR Biomed 2016; 29: 1108-16.

Gottschalk M, Lamalle L, Segebarth C. Short-TE localised 1H MRS of the human brain at 3 T: quantification of the metabolite signals using two approaches to account for macromolecular signal contributions. NMR Biomed 2008; 21: 507-17.

Govindaraju V, Young K, Maudsley AA. Proton NMR chemical shifts and coupling constants for brain metabolites. NMR Biomed 2000; 13: 129-53.

Graff-Radford J, Kantarci K. Magnetic resonance spectroscopy in Alzheimer's disease. Neuropsychiatr Dis Treat 2013; 9: 687-96.

Graveron-Demilly D. Quantification in magnetic resonance spectroscopy based on semi-parametric approaches. MAGMA 2014; 27: 113-30. Griswold MA, Jakob PM, Heidemann RM, Nittka M, Jellus V, Wang J, et al. Generalized autocalibrating partially parallel acquisitions (GRAPPA). Magn Reson Med 2002; 47: 1202-10.

Gruetter R. Automatic, localized in vivo adjustment of all firstand second-order shim coils. Magn Reson Med 1993; 29: 804-11.

Gruetter R, Tkac I. Field mapping without reference scan using asymmetric echo-planar techniques. Magn Reson Med 2000; 43: 319-23.

Gupta RK, Vatsal DK, Husain N, Chawla S, Prasad KN, Roy R, et al. Differentiation of tuberculous from pyogenic brain abscesses with in vivo proton MR spectroscopy and magnetization transfer MR imaging. AJNR Am J Neuroradiol 2001; 22: 1503-9.

Guzman-De-Villoria JA, Mateos-Perez JM, Fernandez-Garcia P, Castro E, Desco M. Added value of advanced over conventional magnetic resonance imaging in grading gliomas and other primary brain tumors. Cancer Imaging 2014; 14: 35.

Haase A, Frahm J, Hanicke W, Matthaei D. 1H NMR chemical shift selective (CHESS) imaging. Phys Med Biol 1985; 30: 341-4.

Hammen T, Hildebrandt M, Stadlbauer A, Doelken M, Engelhorn T, Kerling F, et al. Non-invasive detection of hippocampal sclerosis: correlation between metabolite alterations detected by (1)H-MRS and neuropathology. NMR Biomed 2008; 21: 545-52.

Hancu I, Blezek DJ, Dumoulin MC. Automatic repositioning of single voxels in longitudinal 1H MRS studies. NMR Biomed 2005; 18: 352-61.

Hattingen E, Luckerath C, Pellikan S, Vronski D, Roth C, Knake S, et al. Frontal and thalamic changes of GABA concentration indicate dysfunction of thalamofrontal networks in juvenile myoclonic epilepsy. Epilepsia 2014; 55: 1030-7.

Hattingen E, Raab P, Franz K, Lanfermann H, Setzer M, Gerlach R, et al. Prognostic value of choline and creatine in WHO grade II gliomas. Neuroradiology 2008; 50: 759-67.

Hess AT, Andronesi OC, Tisdall MD, Sorensen AG, van der Kouwe AJ, Meintjes EM. Real-time motion and B0 correction for localized adiabatic selective refocusing（LASER）MRSI using echo planar imaging volumetric navigators. NMR Biomed 2012；25：347-58.

Hetherington HP，Pan JW，Mason GF，Adams D，Vaughn MJ，Twieg DB，et al. Quantitative 1H spectroscopic imaging of human brain at 4.1 T using image segmentation. MagnReson Med 1996；36：21-9.

Hofmann L，Slotboom J，Boesch C，Kreis R. Characterization of the macromolecule baseline in localized（1）H-MR spectra of human brain. Magn Reson Med 2001；46：855-63.

Hofmann L，Slotboom J，Jung B，Maloca P，Boesch C，Kreis R. Quantitative 1H-magnetic resonance spectroscopy of human brain：influence of composition and parameterization of the basis set in linear combination model-fitting. Magn Reson Med 2002；48：440-53.

Hourani R，Brant LJ，Rizk T，Weingart JD，Barker PB，Horska A. Can proton MR spectroscopic and perfusion imaging differentiate between neoplastic and nonneoplastic brain lesions in adults？ AJNR Am J Neuroradiol 2008；29：366-72.

Howe FA，Barton SJ，Cudlip SA，Stubbs M，Saunders DE，Murphy M，et al. Metabolic profiles of human brain tumors using quantitative in vivo 1H magnetic resonance spectroscopy. Magn Reson Med 2003；49：223-32.

Hsu SH，Chou MC，Ko CW，Hsu SS，Lin HS，Fu JH，et al. Proton MR spectroscopy in patients with pyogenic brain abscess：MR spectroscopic imaging versus single-voxel spectroscopy. Eur J Radiol 2013；82：1299-307.

Hu S，Lustig M，Chen AP，Crane J，Kerr A，Kelley DA，et al. Compressed sensing for resolution enhancement of hyperpolarized 13C flyback 3D-MRSI. J Magn Reson 2008；192：258-64.

Hugg JW，Laxer KD，Matson GB，Maudsley AA，Weiner MW. Neuron loss localizes human temporal lobe epilepsy by in vivo proton magnetic resonance spectroscopic imaging. Ann Neurol 1993；34：788-94.

Hurd R，Sailasuta N，Srinivasan R，Vigneron DB，Pelletier D，Nelson SJ. Measurement of brain glutamate using TE-averaged PRESS at 3T. Magn Reson Med 2004；51：435-40.

Ishimaru H，Morikawa M，Iwanaga S，Kaminogo M，Ochi M，Hayashi K. Differentiation between high-grade glioma and metastatic brain tumor using single-voxel proton MR spectroscopy. Eur Radiol 2001；11：1784-91.

Jacobs MA，Horska A，van Zijl PC，Barker PB. Quantitative proton MR spectroscopic imaging of normal human cerebellum and brain stem. Magn Reson Med 2001；46：699-705.

Jansen JF, Backes WH, Nicolay K, Kooi ME. 1H MR spectroscopy of the brain: absolute quantification of metabolites. Radiology 2006; 240: 318-32.

Jost G, Harting I, Heiland S. Quantitative single-voxel spectroscopy: the reciprocity principle for receive-only head coils. J Magn Reson Imaging 2005; 21: 66-71.

Juchem C, Nixon TW, Diduch P, Rothman DL, Starewicz P, de Graaf RA. Dynamic shimming of the human brain at 7 Tesla. Concepts Magn Reson Part B Magn Reson Eng 2010; 37B: 116-28.

Julia-Sape M, Coronel I, Majos C, Candiota AP, Serrallonga M, Cos M, et al. Prospective diagnostic performance evaluation of single-voxel 1H MRS for typing and grading of brain tumours. NMR Biomed 2012; 25: 661-73.

Kallenberg K, Bock HC, Helms G, Jung K, Wrede A, Buhk JH, et al. Untreated glioblastoma multiforme: increased myo-inositol and glutamine levels in the contralateral cerebral hemisphere at proton MR spectroscopy. Radiology 2009; 253: 805-12.

Kanowski M, Kaufmann J, Braun J, Bernarding J, Tempelmann C. Quantitation of simulated short echo time 1H human brain spectra by LCModel and AMARES. Magn Reson Med 2004; 51: 904-12.

Kantarci K, Knopman DS, Dickson DW, Parisi JE, Whitwell JL, Weigand SD, et al. Alzheimer disease: postmortem neuropathologic correlates of antemortem 1H MR spectroscopy metabolite measurements. Radiology 2008; 248: 210-20.

Katscher U, Bornert P. Parallel RF transmission in MRI. NMR Biomed 2006; 19: 393-400.

Keating B, Deng W, Roddey JC, White N, Dale A, Stenger VA, et al. Prospective motion correction for single-voxel 1H MR spectroscopy. Magn Reson Med 2010; 64: 672-9.

Kim DH, Adalsteinsson E, Glover GH, Spielman DM. Regularized higher-order in vivo shimming. Magn Reson Med 2002; 48: 715-22.

Kreis R. Issues of spectral quality in clinical 1H-magnetic resonance spectroscopy and a gallery of artifacts. NMR Biomed 2004; 17: 361-81.

Kreis R, Ernst T, Ross BD. Absolute quantitation of water and metabolites in the human brain. II. Metabolite concentrations. J Magn Reson B 1993; 102: 9-19.

Kreis R, Hofmann L, Kuhlmann B, Boesch C, Bossi E, Huppi PS. Brain metabolite composition during early human brain development as measured by quantitative in vivo 1H magnetic resonance spectroscopy. Magn Reson Med 2002; 48: 949-58.

Kreis R, Ross BD, Farrow NA, Ackerman Z. Metabolic disorders of the brain in chronic hepatic encephalopathy detected with H-1 MR spectroscopy. Radiology 1992; 182: 19-27.

Kreis R, Slotboom J, Hofmann L, Boesch C. Integrated data acquisition and processing to determine metabolite contents, relaxation times, and macromolecule baseline in single examinations of individual subjects. Magn Reson Med 2005; 54: 761-8.

Kuzniecky R, Hugg JW, Hetherington H, Butterworth E, Bilir E, Faught E, et al. Relative utility of 1H spectroscopic imaging and hippocampal volumetry in the lateralization of mesial temporal lobe epilepsy. Neurology 1998; 51: 66-71.

Lam F, Ma C, Clifford B, Johnson CL, Liang ZP. High-resolution (1) H-MRSI of the brain using SPICE: data acquisition and image reconstruction. Magn Reson Med 2016; 76: 1059-70.

Langer DL, Rakaric P, Kirilova A, Jaffray DA, Damyanovich AZ. Assessment of metabolite quantitation reproducibility in serial 3D-(1)H-MR spectroscopic imaging of human brain using stereotactic repositioning. Magn Reson Med 2007; 58: 666-73.

Laudadio T, Pels P, De Lathauwer L, Van Hecke P, Van Huffel S. Tissue segmentation and classification of MRSI data using canonical correlation analysis. Magn Reson Med 2005; 54: 1519-29.

Li BS, Wang H, Gonen O. Metabolite ratios to assumed stable creatine level may confound the quantification of proton brain MR spectroscopy. Magn Reson Imaging 2003; 21: 923-8.

Li Y, Chen AP, Crane JC, Chang SM, Vigneron DB, Nelson SJ. Three-dimensional J-resolved H-1 magnetic resonance spectroscopic imaging of volunteers and patients with brain tumors at 3T. Magn Reson Med 2007; 58: 886-92.

Li Y, Jakary A, Gillung E, Eisendrath S, Nelson SJ, Mukherjee P, et al. Evaluating metabolites in patients with major depressive disorder who received mindfulness-based cognitive therapy and healthy controls using short echo MRSI at 7 Tesla. MAGMA 2016; 29: 523-33.

Li Y, Lupo JM, Parvataneni R, Lamborn KR, Cha S, Chang SM, et al. Survival analysis in patients with newly diagnosed glioblastoma using pre- and postradiotherapy MR spectroscopic imaging. Neuro Oncol 2013; 15: 607-17.

Li Y, Osorio JA, Ozturk-Isik E, Chen AP, Xu D, Crane JC, et al. Considerations in applying 3D PRESS H-1 brain MRSI with an eight-channel phased-array coil at 3 T. Magn Reson Imaging 2006; 24: 1295-302.

Li Y, Park I, Nelson SJ. Imaging tumor metabolism using in vivo magnetic resonance spectroscopy. Cancer J 2015；21：123-8.

Li Y, Srinivasan R, Ratiney H, Lu Y, Chang SM, Nelson SJ. Comparison of T(1) and T(2) metabolite relaxation times in glioma and normal brain at 3T. J Magn Reson Imaging 2008；28：342-50.

Lin FH, Tsai SY, Otazo R, Caprihan A, Wald LL, Belliveau JW, et al. Sensitivity-encoded (SENSE) proton echo-planar spectroscopic imaging (PEPSI) in the human brain. Magn Reson Med 2007；57：249-57.

Louis DN, Perry A, Reifenberger G, von Deimling A, FigarellaBranger D, Cavenee WK, et al. The 2016 World Health Organization classification of tumors of the central nervous system：a summary. Acta Neuropathol 2016；131：803-20.

Luts J, Laudadio T, Idema AJ, Simonetti AW, Heerschap A, Vandermeulen D, et al. Nosologic imaging of the brain：segmentation and classification using MRI and MRSI. NMR Biomed 2009；22：374-90.

Ma C, Lam F, Ning Q, Johnson CL, Liang ZP. High-resolution ^{1}H-MRSI of the brain using short-TE SPICE. Magn Reson Med 2017；77：467-79.

Maddock RJ, Buonocore MH. MR spectroscopic studies of the brain in psychiatric disorders. Curr Top Behav Neurosci 2012；11：199-251.

Majos C, Aguilera C, Alonso J, Julia-Sape M, Castaner S, Sanchez JJ, et al. Proton MR spectroscopy improves discrimination between tumor and pseudotumoral lesion in solid brain masses. AJNR Am J Neuroradiol 2009；30：544-51.

Majos C, Julia-Sape M, Alonso J, Serrallonga M, Aguilera C, Acebes JJ, et al. Brain tumor classification by proton MR spectroscopy：comparison of diagnostic accuracy at short and long TE. AJNR Am J Neuroradiol 2004；25：1696-704.

Malucelli E, Manners DN, Testa C, Tonon C, Lodi R, Barbiroli B, et al. Pitfalls and advantages of different strategies for the absolute quantification of N-acetyl aspartate, creatine and choline in white and grey matter by 1H-MRS. NMR Biomed 2009；22：1003-13.

Maril N, Lenkinski RE. An automated algorithm for combining multivoxel MRS data acquired with phased-array coils. J Magn Reson Imaging 2005；21：317-22.

Marshall I, Higinbotham J, Bruce S, Freise A. Use of Voigt lineshape for quantification of in vivo 1H spectra. Magn Reson Med 1997；37：651-7.

Matsusue E, Fink JR, Rockhill JK, Ogawa T, Maravilla KR. Distinction between glioma progression and post-radiation change by combined physiologic MR imaging. Neuroradiology 2010；52：297-306.

Matthews PM, Francis G, Antel J, Arnold DL. Proton magnetic resonance spectroscopy for metabolic characterization of plaques in multiple sclerosis. Neurology 1991；41：1251-6.

Maudsley AA, Darkazanli A, Alger JR, Hall LO, Schuff N, Studholme C, et al. Comprehensive processing, display and analysis for in vivo MR spectroscopic imaging. NMR Biomed 2006；19：492-503.

Maudsley AA, Domenig C, Govind V, Darkazanli A, Studholme C, Arheart K, et al. Mapping of brain metabolite distributions by volumetric proton MR spectroscopic imaging (MRSI). Magn Reson Med 2009；61：548-59.

Maudsley AA, Domenig C, Sheriff S. Reproducibility of serial whole-brain MR spectroscopic imaging. NMR Biomed 2010；23：251-6.

Maudsley AA, Hilal SK, Perman WH, Simon HE. Spatially resolved high-Resolution spectroscopy by 4-Dimensional Nmr. J Magn Reson 1983；51：147-52.

Maudsley AA, Matson GB, Hugg JW, Weiner MW. Reduced phase encoding in spectroscopic imaging. Magn Reson Med 1994；31：645-51.

McKnight TR, Noworolski SM, Vigneron DB, Nelson SJ. An automated technique for the quantitative assessment of 3D-MRSI data from patients with glioma. J Magn Reson Imaging 2001；13：167-77.

McKnight TR, von dem Bussche MH, Vigneron DB, Lu Y, Berger MS, McDermott MW, et al. Histopathological validation of a three-dimensional magnetic resonance spectroscopy index as a predictor of tumor presence. J Neurosurg 2002；97：794-802.

McLean MA, Woermann FG, Barker GJ, Duncan JS. Quantitative analysis of short echo time (1)H-MRSI of cerebral gray and white matter. Magn Reson Med 2000；44：401-11.

Mekle R, Mlynarik V, Gambarota G, Hergt M, Krueger G, Gruetter R. MR spectroscopy of the human brain with enhanced signal intensity at ultrashort echo times on a clinical platform at 3T and 7T. Magn Reson Med 2009；61：1279-85.

Mescher M, Merkle H, Kirsch J, Garwood M, Gruetter R. Simultaneous in vivo spectral editing and water suppression. NMR Biomed 1998；11：266-72.

Metastasio A, Rinaldi P, Tarducci R, Mariani E, Feliziani FT, Cherubini A, et al. Conversion of MCI to dementia：role of proton magnetic resonance spectroscopy. Neurobiol Aging 2006；

27：926-32.

Meyerhoff DJ, Bloomer C, Cardenas V, Norman D, Weiner MW, Fein G. Elevated subcortical choline metabolites in cognitively and clinically asymptomatic HIV+ patients. Neurology 1999；52：995-1003.

Meyerhoff DJ, MacKay S, Bachman L, Poole N, Dillon WP, Weiner MW, et al. Reduced brain N-acetylaspartate suggests neuronal loss in cognitively impaired human immunodeficiency virus-seropositive individuals：in vivo 1H magnetic resonance spectroscopic imaging. Neurology 1993；43：509-15.

Michaelis T, Merboldt KD, Bruhn H, Hanicke W, Frahm J. Absolute concentrations of metabolites in the adult human brain in vivo：quantification of localized proton MR spectra. Radiology 1993；187：219-27.

Mierisova S, Ala-Korpela M. MR spectroscopy quantitation：a review of frequency domain methods. NMR Biomed 2001；14：247-59.

Mikkelsen M, Singh KD, Sumner P, Evans CJ. Comparison of the repeatability of GABA-edited magnetic resonance spectroscopy with and without macromolecule suppression. Magn Reson Med 2016；75：946-53.

Miller TR, Mohan S, Choudhri AF, Gandhi D, Jindal G. Advances in multiple sclerosis and its variants：conventional and newer imaging techniques. Radiol Clin North Am 2014；52：321-36.

Mlynarik V, Gambarota G, Frenkel H, Gruetter R. Localized short-echo-time proton MR spectroscopy with full signal intensity acquisition. Magn Reson Med 2006；56：965-70.

Mlynarik V, Gruber S, Moser E. Proton T（1）and T（2）relaxation times of human brain metabolites at 3 Tesla. NMR Biomed 2001；14：325-31.

Mohamed MA, Barker PB, Skolasky RL, Selnes OA, Moxley RT, Pomper MG, et al. Brain metabolism and cognitive impairment in HIV infection：a 3-T magnetic resonance spectroscopy study. Magn Reson Imaging 2010；28：1251-7.

Moller HE, Vermathen P, Lentschig MG, Schuierer G, Schwarz S, Wiedermann D, et al. Metabolic characterization of AIDS dementia complex by spectroscopic imaging. J Magn Reson Imaging 1999；9：10-18.

Moller-Hartmann W, Herminghaus S, Krings T, Marquardt G, Lanfermann H, Pilatus U, et al. Clinical application of proton magnetic resonance spectroscopy in the diagnosis of intracranial mass lesions. Neuroradiology 2002；44：371-81.

Moonen CT, von Kienlin M, van Zijl PC, Cohen J, Gillen J, Daly P, et al. Comparison of single-shot localization methods (STEAM and PRESS) for in vivo proton NMR spectroscopy. NMR Biomed 1989; 2: 201-8.

Moyher SE, Vigneron DB, Nelson SJ. Surface coil MR imaging of the human brain with an analytic reception profile correction. J Magn Reson Imaging 1995; 5: 139-44.

Mueller SG, Ebel A, Barakos J, Scanlon C, Cheong I, Finlay D, et al. Widespread extrahippocampal NAA/(Cr+Cho) abnormalities in TLE with and without mesial temporal sclerosis. J Neurol 2011; 258: 603-12.

Mullins PG, McGonigle DJ, O'Gorman RL, Puts NA, Vidyasagar R, Evans CJ, et al. Current practice in the use of MEGA-PRESS spectroscopy for the detection of GABA. NeuroImage 2014; 86: 43-52.

Naressi A, Couturier C, Devos JM, Janssen M, Mangeat C, de Beer R, et al. Java-based graphical user interface for the MRUI quantitation package. MAGMA 2001; 12: 141-52.

Natt O, Bezkorovaynyy V, Michaelis T, Frahm J. Use of phased array coils for a determination of absolute metabolite concentrations. Magn Reson Med 2005; 53: 3-8.

Near J, Ho YC, Sandberg K, Kumaragamage C, Blicher JU. Longterm reproducibility of GABA magnetic resonance spectroscopy. NeuroImage 2014; 99: 191-6.

Nelson SJ. Analysis of volume MRI and MR spectroscopic imaging data for the evaluation of patients with brain tumors. Magn Reson Med 2001; 46: 228-39.

Nelson SJ, Kadambi AK, Park I, Li Y, Crane J, Olson M, et al. Association of early changes in 1H MRSI parameters with survival for patients with newly diagnosed glioblastoma receiving a multimodality treatment regimen. Neuro Oncol 2017;19: 430-39.

Nelson SJ, Li Y, Lupo JM, Olson M, Crane JC, Molinaro A, et al. Serial analysis of 3D H-1 MRSI for patients with newly diagnosed GBM treated with combination therapy that includes bevacizumab. J Neurooncol 2016; 130: 171-179.

Nelson SJ, Ozhinsky E, Li Y, Park I, Crane J. Strategies for rapid in vivo 1H and hyperpolarized 13C MR spectroscopic imaging. J Magn Reson 2013; 229: 187-97.

Opstad KS, Ladroue C, Bell BA, Griffiths JR, Howe FA. Linear discriminant analysis of brain tumour (1) H MR spectra: a comparison of classification using whole spectra versus metabolite quantification. NMR Biomed 2007; 20: 763-70.

Ordidge RJ, Connelly A, Lohman JAB. Image-Selected Invivo Spectroscopy (Isis) - a New technique for spatially selective Nmr-Spectroscopy. J Magn Reson 1986；66：283-94.

Osorio JA, Xu D, Cunningham CH, Chen A, Kerr AB, Pauly JM, et al. Design of cosine modulated very selective suppression pulses for MR spectroscopic imaging at 3T. Magn Reson Med 2009；61：533-40.

Otazo R, Mueller B, Ugurbil K, Wald L, Posse S. Signal-to-noise ratio and spectral line width improvements between 1.5 and 7 Tesla in proton echo-planar spectroscopic imaging. Magn Reson Med 2006；56：1200-10.

Ott D, Hennig J, Ernst T. Human brain tumors：assessment with in vivo proton MR spectroscopy. Radiology 1993；186：745-52.

Oz G, Alger JR, Barker PB, Bartha R, Bizzi A, Boesch C, et al. Clinical proton MR spectroscopy in central nervous system disorders. Radiology 2014；270：658-79.

Ozhinsky E, Vigneron DB, Chang SM, Nelson SJ. Automated prescription of oblique brain 3D magnetic resonance spectroscopic imaging. Magn Reson Med 2013；69：920-30.

Ozhinsky E, Vigneron DB, Nelson SJ. Improved spatial cover age for brain 3D PRESS MRSI by automatic placement of outer-volume suppression saturation bands. J Magn Reson Imaging 2011；33：792-802.

Ozturk-Isik E, Chen AP, Crane JC, Bian W, Xu D, Han ET, et al. 3D sensitivity encoded ellipsoidal MR spectroscopic imaging of gliomas at 3T. Magn Reson Imaging 2009；27：1249-57.

Ozturk-Isik E, Crane JC, Cha S, Chang SM, Berger MS, Nelson SJ. Unaliasing lipid contamination for MR spectroscopic imaging of gliomas at 3T using sensitivity encoding（SENSE）. Magn Reson Med 2006；55：1164-9.

Paley M, Wilkinson ID, Hall-Craggs MA, Chong WK, Chinn RJ, Harrison MJ. Short echo time proton spectroscopy of the brain in HIV infection/AIDS. Magn Reson Imaging 1995；13：871-5.

Pan JW, Duckrow RB, Gerrard J, Ong C, Hirsch LJ, Resor SR, Jr., et al. 7T MR spectroscopic imaging in the localization of surgical epilepsy. Epilepsia 2013；54：1668-78.

Pan JW, Lo KM, Hetherington HP. Role of very high order and degree B0 shimming for spectroscopic imaging of the human brain at 7 tesla. Magn Reson Med 2012a；68：1007-17.

Pan JW, Spencer DD, Kuzniecky R, Duckrow RB, Hetherington H, Spencer SS. Metabolic networks in epilepsy by MR spectroscopic imaging. Acta Neurol Scand 2012b；126：411-20.

Park I, Chen AP, Zierhut ML, Ozturk-Isik E, Vigneron DB, Nelson SJ. Implementation of 3

T lactate-edited 3D 1H MR spectroscopic imaging with flyback echo-planar readout for gliomas patients. Ann Biomed Eng 2011；39：193-204.

Petroff OA，Hyder F，Rothman DL，Mattson RH. Homocarnosine and seizure control in juvenile myoclonic epilepsy and complex partial seizures. Neurology 2001；56：709-15.

Petroff OA，Rothman DL，Behar KL，Mattson RH. Low brain GABA level is associated with poor seizure control. Ann Neurol 1996；40：908-11.

Pohmann R，von Kienlin M，Haase A. Theoretical evaluation and comparison of fast chemical shift imaging methods. J Magn Reson 1997；129：145-60.

Poptani H，Kaartinen J，Gupta RK，Niemitz M，Hiltunen Y，Kauppinen RA. Diagnostic assessment of brain tumours and non-neoplastic brain disorders in vivo using proton nuclear magnetic resonance spectroscopy and artificial neural networks. J Cancer Res Clin Oncol 1999；125：343-9.

Posse S，Otazo R，Dager SR，Alger J. MR spectroscopic imaging：principles and recent advances. J Magn Reson Imaging 2013；37：1301-25.

Posse S，Tedeschi G，Risinger R，Ogg R，Le Bihan D. High speed 1H spectroscopic imaging in human brain by echo planar spatial-spectral encoding. Magn Reson Med 1995；33：34-40.

Poullet JB，Sima DM，Simonetti AW，De Neuter B，Vanhamme L，Lemmerling P，et al. An automated quantitation of short echo time MRS spectra in an open source software environment：AQSES. NMR Biomed 2007；20：493-504.

Pouwels PJ，Frahm J. Differential distribution of NAA and NAAG in human brain as determined by quantitative localized proton MRS. NMR Biomed 1997；10：73-8.

Prinsen H，de Graaf RA，Mason GF，Pelletier D，Juchem C. Reproducibility measurement of glutathione，GABA，and glutamate：towards in vivo neurochemical profiling of multiple sclerosis with MR spectroscopy at 7T. J Magn Reson Imaging 2017；45：187-198.

Provencher SW. Estimation of metabolite concentrations from localized in vivo proton NMR spectra. Magn Reson Med 1993；30：672-9.

Provencher SW. Automatic quantitation of localized in vivo 1H spectra with LCModel. NMR Biomed 2001；14：260-4.

Pruessmann KP，Weiger M，Scheidegger MB，Boesiger P. SENSE：sensitivity encoding for fast MRI. Magn Reson Med 1999；42：952-62.

Ratiney H，Coenradie Y，Cavassila S，van Ormondt D，GraveronDemilly D. Time-domain quantitation of 1H short echotime signals：background accommodation. MAGMA 2004；16：

284-96.

Reynolds G, Wilson M, Peet A, Arvanitis TN. An algorithm for the automated quantitation of metabolites in in vitro NMR signals. Magn Reson Med 2006；56：1211-9.

Richards TL. Proton MR spectroscopy in multiple sclerosis：value in establishing diagnosis, monitoring progression, and evaluating therapy. AJR Am J Roentgenol 1991；157：1073-8.

Riederer F, Bittsansky M, Schmidt C, Mlynarik V, Baumgartner C, Moser E, et al. 1H magnetic resonance spectroscopy at 3 T in cryptogenic and mesial temporal lobe epilepsy. NMR Biomed 2006；19：544-53.

Rijpkema M, Schuuring J, van der Meulen Y, van der Graaf M, Bernsen H, Boerman R, et al. Characterization of oligodendrogliomas using short echo time 1H MR spectroscopic imaging. NMR Biomed 2003；16：12-18.

Rodgers CT, Robson MD. Receive array magnetic resonance spectroscopy：whitened singular value decomposition (WSVD) gives optimal Bayesian solution. Magn Reson Med 2010；63：881-91. Rovira A, Alonso J. 1H magnetic resonance spectroscopy in multiple sclerosis and related disorders. Neuroimaging Clin N Am 2013；23：459-74.

Rutgers DR, Kingsley PB, van der Grond J. Saturation-corrected T 1 and T 2 relaxation times of choline, creatine and N-acetyl aspartate in human cerebral white matter at 1.5 T. NMR Biomed 2003；16：286-8.

Sabati M, Sheriff S, Gu M, Wei J, Zhu H, Barker PB, et al. Multivendor implementation and comparison of volumetric whole-brain echo-planar MR spectroscopic imaging. Magn Reson Med 2015；74：1209-20.

Sabati M, Zhan J, Govind V, Arheart KL, Maudsley AA. Impact of reduced k-space acquisition on pathologic detectability for volumetric MR spectroscopic imaging. J Magn Reson Imaging 2014；39：224-34.

Saraswathy S, Crawford FW, Lamborn KR, Pirzkall A, Chang S, Cha S, et al. Evaluation of MR markers that predict survival in patients with newly diagnosed GBM prior to adjuvant therapy. J Neurooncol 2009；91：69-81.

Sarkar S, Heberlein K, Hu X. Truncation artifact reduction in spectroscopic imaging using a dual-density spiral k-space trajectory. Magn Reson Imaging 2002；20：743-57.

Scheenen TW, Heerschap A, Klomp DW. Towards 1H-MRSI of the human brain at 7T with slice-selective adiabatic refocusing pulses. MAGMA 2008a；21：95-101.

Scheenen TW, Klomp DW, Wijnen JP, Heerschap A. Short echo time 1H-MRSI of the human brain at 3T with minimal chemical shift displacement errors using adiabatic refocusing pulses. Magn Reson Med 2008b; 59: 1-6.

Schirda CV, Zhao T, Andronesi OC, Lee Y, Pan JW, Mountz JM, et al. In vivo brain rosette spectroscopic imaging (RSI) with LASER excitation, constant gradient strength readout, and automated LCModel quantification for all voxels. Magn Reson Med 2016; 76: 380-90.

Schlemmer HP, Bachert P, Herfarth KK, Zuna I, Debus J, van Kaick G. Proton MR spectroscopic evaluation of suspicious brain lesions after stereotactic radiotherapy. AJNR Am J Neuroradiol 2001; 22: 1316-24.

Schousboe A, Bak LK, Waagepetersen HS. Astrocytic control of biosynthesis and turnover of the neurotransmitters glutamate and GABA. Front Endocrinol (Lausanne) 2013; 4: 102.

Schuff N, Ezekiel F, Gamst AC, Amend DL, Capizzano AA, Maudsley AA, et al. Region and tissue differences of metabolites in normally aged brain using multislice 1H magnetic resonance spectroscopic imaging. Magn Reson Med 2001; 45: 899-907.

Seeger A, Braun C, Skardelly M, Paulsen F, Schittenhelm J, Ernemann U, et al. Comparison of three different MR perfusion techniques and MR spectroscopy for multiparametric assessment in distinguishing recurrent highgrade gliomas from stable disease. Acad Radiol 2013; 20: 1557-65.

Seeger U, Klose U, Mader I, Grodd W, Nagele T. Parameterized evaluation of macromolecules and lipids in proton MR spectroscopy of brain diseases. Magn Reson Med 2003; 49: 19-28.

Seeger U, Mader I, Nagele T, Grodd W, Lutz O, Klose U. Reliable detection of macromolecules in single-volume 1H NMR spectra of the human brain. Magn Reson Med 2001; 45: 948-54.

Simister RJ, McLean MA, Barker GJ, Duncan JS. Proton MRS reveals frontal lobe metabolite abnormalities in idiopathic generalized epilepsy. Neurology 2003; 61: 897-902. Simister RJ, McLean MA, Barker GJ, Duncan JS. Proton MR spectroscopy of metabolite concentrations in temporal lobe epilepsy and effect of temporal lobe resection. Epilepsy Res 2009; 83: 168-76.

Slotboom J, Boesch C, Kreis R. Versatile frequency domain fitting using time domain models and prior knowledge.Magn Reson Med 1998; 39: 899-911.

Slotboom J, Mehlkopf AF, Bovee WMMJ. A single-Shot localization pulse sequence suited for coils with inhomogeneous Rf Fields using adiabatic slice-Selective Rf pulses. J Magn Reson 1991; 95: 396-404.

Soher BJ, Maudsley AA. Evaluation of variable line-shape models and prior information in automated 1H spectroscopic imaging analysis. Magn Reson Med 2004; 52: 1246-54.

Soher BJ, Vermathen P, Schuff N, Wiedermann D, Meyerhoff DJ, Weiner MW, et al. Short TE in vivo (1)H MR spectroscopic imaging at 1.5 T: acquisition and automated spectral analysis. Magn Reson Imaging 2000; 18: 1159-65.

Srinivasan R, Phillips JJ, Vandenberg SR, Polley MY, Bourne G, Au A, et al. Ex vivo MR spectroscopic measure differentiates tumor from treatment effects in GBM. Neuro Oncol 2010a; 12: 1152-61.

Srinivasan R, Ratiney H, Hammond-Rosenbluth KE, Pelletier D, Nelson SJ. MR spectroscopic imaging of glutathione in the white and gray matter at 7 T with an application to multiple sclerosis. Magn Reson Imaging 2010b; 28: 163-70.

Srinivasan R, Vigneron D, Sailasuta N, Hurd R, Nelson S. A comparative study of myo-inositol quantification using LCmodel at 1.5 T and 3.0 T with 3 D 1H proton spectroscopic imaging of the human brain. Magn Reson Imaging 2004; 22: 523-8.

Star-Lack J, Nelson SJ, Kurhanewicz J, Huang LR, Vigneron DB. Improved water and lipid suppression for 3D PRESS CSI using RF band selective inversion with gradient dephasing (BASING). Magn Reson Med 1997a; 38: 311-21.

Star-Lack J, Spielman D, Adalsteinsson E, Kurhanewicz J, Terris DJ, Vigneron DB. In vivo lactate editing with simultaneous detection of choline, creatine, NAA, and lipid singlets at 1.5 T using PRESS excitation with applications to the study of brain and head and neck tumors. J Magn Reson 1998; 133: 243-54.

Star-Lack J, Vigneron DB, Pauly J, Kurhanewicz J, Nelson SJ. Improved solvent suppression and increased spatial excitation bandwidths for three-dimensional PRESS CSI using phase-compensating spectral/spatial spin-echo pulses. J Magn Reson Imaging 1997b; 7: 745-57.

Stockler S, Holzbach U, Hanefeld F, Marquardt I, Helms G, Requart M, et al. Creatine deficiency in the brain: a new, treatable inborn error of metabolism. Pediatr Res 1994; 36: 409-13.

Stupp R, Mason WP, van den Bent MJ, Weller M, Fisher B, Taphoorn MJ, et al. Radiotherapy plus concomitant and adjuvant temozolomide for glioblastoma. N Engl J Med 2005; 352: 987-96.

Sturrock A, Laule C, Decolongon J, Dar Santos R, Coleman AJ, Creighton S, et al. Magnetic resonance spectroscopy biomarkers in premanifest and early Huntington disease. Neurology 2010; 75: 1702-10.

Tal A, Kirov, II, Grossman RI, Gonen O. The role of gray and white matter segmentation in quantitative proton MR spectroscopic imaging. NMR Biomed 2012; 25: 1392-400.

Tannus A, Garwood M. Adiabatic pulses. NMR Biomed 1997; 10: 423-34. Tarasow E, Wiercinska-Drapalo A, Kubas B, Dzienis W, Orzechowska-Bobkiewicz A, Prokopowicz D, et al. Cerebral MR spectroscopy in neurologically asymptomatic HIV-infected patients. Acta Radiol 2003; 44: 206-12.

Tate AR, Underwood J, Acosta DM, Julia-Sape M, Majos C, Moreno-Torres A, et al. Development of a decision support system for diagnosis and grading of brain tumours using in vivo magnetic resonance single voxel spectra. NMR Biomed 2006; 19: 411-34.

Tate DF, Khedraki R, McCaffrey D, Branson D, Dewey J. The role of medical imaging in defining CNS abnormalities associated with HIV-infection and opportunistic infections. Neurotherapeutics 2011; 8: 103-16.

Terpstra M, Cheong I, Lyu T, Deelchand DK, Emir UE, Bednarik P, et al. Test-retest reproducibility of neurochemical profiles with short-echo, single-voxel MR spectroscopy at 3T and 7T. Magn Reson Med 2016; 76: 1083-91.

Terpstra M, Henry PG, Gruetter R. Measurement of reduced glutathione (GSH) in human brain using LCModel analysis of difference-edited spectra. Magn Reson Med 2003; 50: 19-23.

Thomas MA, Ryner LN, Mehta MP, Turski PA, Sorenson JA. Localized 2D J-resolved 1H MR spectroscopy of human brain tumors in vivo. J Magn Reson Imaging 1996; 6: 453-9.

Tkac I, Starcuk Z, Choi IY, Gruetter R. In vivo 1H NMR spectroscopy of rat brain at 1 ms echo time. Magn Reson Med 1999; 41: 649-56.

Tofts PS, Wray S. A critical assessment of methods of measuring metabolite concentrations by NMR spectroscopy. NMR Biomed 1988; 1: 1-10.

Traber F, Block W, Freymann N, Gur O, Kucinski T, Hammen T, et al. A multicenter reproducibility study of single-voxel 1H-MRS of the medial temporal lobe. Eur Radiol 2006; 16: 1096-103.

Traber F, Block W, Lamerichs R, Gieseke J, Schild HH. 1H metabolite relaxation times at 3.0 tesla: measurements of T1 and T2 values in normal brain and determination of regional differences in transverse relaxation. J Magn Reson Imaging 2004; 19: 537-45.

Tran TK, Vigneron DB, Sailasuta N, Tropp J, Le Roux P, Kurhanewicz J, et al. Very selective suppression pulses for clinical MRSI studies of brain and prostate cancer. Magn Reson Med

2000；43：23-33.

Tsai SY, Otazo R, Posse S, Lin YR, Chung HW, Wald LL, et al. Accelerated proton echo planar spectroscopic imaging (PEPSI) using GRAPPA with a 32-channel phased-array coil. Magn Reson Med 2008；59：989-98.

Ugurbil K. Magnetic resonance imaging at Ultrahigh fields. IEEE Trans Biomed Eng 2014；61：1364-79.

van de Bank BL, Emir UE, Boer VO, van Asten JJ, Maas MC, Wijnen JP, et al. Multi-center reproducibility of neurochemical profiles in the human brain at 7 T. NMR Biomed 2015；28：306-16.

Vanhamme L, Fierro RD, Van Huffel S, de Beer R. Fast removal of residual water in proton spectra. J Magn Reson 1998；132：197-203.

Vanhamme L, Sundin T, Hecke PV, Huffel SV. MR spectroscopy quantitation：a review of time-domain methods. NMR Biomed 2001；14：233-46.

Vanhamme L, Van Huffel S, Van Hecke P, van Ormondt D. Time-domain quantification of series of biomedical magnetic resonance spectroscopy signals. J Magn Reson 1999；140：120-30.

Veenith TV, Mada M, Carter E, Grossac J, Newcombe V, Outtrim J, et al. Comparison of inter subject variability and reproducibility of whole brain proton spectroscopy. PLoS One 2014；9：e115304.

Vicente J, Fuster-Garcia E, Tortajada S, Garcia-Gomez JM, Davies N, Natarajan K, et al. Accurate classification of childhood brain tumours by in vivo (1) H MRS - a multicentre study. Eur J Cancer 2013；49：658-67.

Wijnen JP, Idema AJ, Stawicki M, Lagemaat MW, Wesseling P, Wright AJ, et al. Quantitative short echo time 1H MRSI of the peripheral edematous region of human brain tumors in the differentiation between glioblastoma, metastasis, and meningioma. J Magn Reson Imaging 2012；36：1072-82.

Willmann O, Wennberg R, May T, Woermann FG, PohlmannEden B. The role of 1H magnetic resonance spectroscopy in pre-operative evaluation for epilepsy surgery. A metaanalysis. Epilepsy Res 2006；71：149-58.

Wilson M, Reynolds G, Kauppinen RA, Arvanitis TN, Peet AC. A constrained least-squares approach to the automated quantitation of in vivo (1) H magnetic resonance spectroscopy data. Magn Reson Med 2011；65：1-12.

Woermann FG, McLean MA, Bartlett PA, Parker GJ, Barker GJ, Duncan JS. Short echo time single-voxel 1H magnetic resonance spectroscopy in magnetic resonance imaging-negative temporal lobe epilepsy: different biochemical profile compared with hippocampal sclerosis. Ann Neurol 1999; 45: 369-76.

Yung KT, Zheng W, Zhao C, Martinez-Ramon M, van der Kouwe A, Posse S. Atlas-based automated positioning of outer volume suppression slices in short-echo time 3D MR spectroscopic imaging of the human brain. Magn Reson Med 2011; 66: 911-22.

Zaaraoui W, Fleysher L, Fleysher R, Liu S, Soher BJ, Gonen O. Huma brain-structure resolved T(2) relaxation times of proton metabolites at 3 Tesla. Magn Reson Med 2007; 57: 983-9.

Zaitsev M, Speck O, Hennig J, Buchert M. Single-voxel MRS with prospective motion correction and retrospective frequency correction. NMR Biomed 2010; 23: 325-32.

Zhu H, Barker PB. MR spectroscopy and spectroscopic imaging of the brain. Meth Mol Biol 2011; 711: 203-26.

Zierhut ML, Ozturk-Isik E, Chen AP, Park I, Vigneron DB, Nelson SJ. (1)H spectroscopic imaging of human brain at 3 Tesla: comparison of fast three-dimensional magnetic resonance spectroscopic imaging techniques. J Magn Reson Imaging 2009; 30: 473-80.

Zubler F, Seeck M, Landis T, Henry F, Lazeyras F. Contralateral medial temporal lobe damage in right but not left temporal lobe epilepsy: a (1)H magnetic resonance spectroscopy study. J Neurol Neurosurg Psychiatry 2003; 74: 1240-4.

13

多核磁共振成像和波谱[1]

维兰德·A.沃索夫(Wieland A. Worthoff),

阿利亚克桑德拉·西曼斯卡娅(Aliaksandra Shymanskaya),

崔忠浩(Chang-Hoon Choi),

约格·费尔德(Jörg Felder),

安娜-玛丽亚·奥罗斯-佩斯科内斯(Ana-Maria Oros-Peusquens),

N. 乔恩·沙阿(N. Jon Shah)

神经科学与医学研究所(INM-4)

朱利希研究中心

---

1 由尼古拉斯·G.道尔(Nicholas G. Dowell)编辑珍妮·P.温珍(Jannie P Winjen)审校,荷兰,乌得勒支大学医学中心。

13.4　氟

13.5　钠

图像采集技术 · ^{23}Na 弛豫 · 定量^{23}Na 浓度 · 应用

13.6　锂

13.7　钾和氯

13.8　氧

成像和波谱 · 直接探测 · 间接探测

13.9　氚

参考文献

13.1　简介

氢在人体中的天然丰度很高,磁共振成像(MRI)或波谱成像(MRS)通常基于氢质子核(^{1}H)。但是,随着超高场强磁共振系统($\geqslant 7$ T)的广泛应用,使非质子X-核(如^{23}Na或^{31}P)成像变得可行。这些X-核的使用对临床医生来说特别有趣,因为它们在许多细胞过程中似乎起着核心作用。

虽然也可以使用正电子发射断层扫描(PET)采集代谢信息,但是该方法是有创的,虽能监测放射性药物的摄取,但这种摄取可能只是代谢转化过程的第一步。相比之下,X-核具有非零核自旋,在人体内足够丰富,或者可以通过外源性供应产生可测量的MR信号。X-核MRI或MRS的方法特别善于分析化学过程的整个级联,因此是一种通用工具,可以用来揭示级联的机制、反应和相互作用,即新陈代谢。目前用于研究的X-核有^{2}H、^{7}Li、^{13}C、^{17}O、^{19}F、^{23}Na、^{31}P、^{35}Cl和^{39}K(表13.1)。值得指出的是,联合MRI和其他成像设备(如PET-MR)允许在一次检查中同时进行代谢的双重研究(Shah et al., 2013)。然而,由于X-核在人体内固有的自然丰度和旋磁比低于^{1}H,导致MR灵敏度降低,因此X-核是一个具有挑战性的靶点。此外,X-核的弛豫率明显不同于氢质子(尤其是四极核的弛豫时间明显更短)。基于这些事实,需要使用技术更先进的量化方法来获得有用的信息。表13.1总结了生物学中常见的X-核的特性(de Graaf, 2007)。本章简介了常见的X-核与MRI和MRS的联合使用,着重介绍检测和定量方法,然后举例介绍了生物医学中的应用。

表13.1　生物组织内常见的非零自旋原子核的磁性

核素	自旋	旋磁比 $\gamma/2\pi$ [MHz/T]	磁偶极矩 μ_Z/μ_N	自然丰度 [%]	相对敏感度 [%]
^{1}H	1/2	42.58	2.7928	99.9885	100
^{2}H	1	6.54	0.8574	0.01115	0.97
^{7}Li	3/2	16.55	3.2565	92.41	29.4

续表

核素	自旋	旋磁比 $\gamma/2\pi$ [MHz/T]	磁偶极矩 μ_Z/μ_N	自然丰度[%]	相对敏感度[%]
^{13}C	1/2	10.71	0.7024	1.11	1.59
^{17}O	5/2	-5.77	-1.8938	0.038	2.91
^{19}F	1/2	40.05	2.6269	100	83.2
^{23}Na	3/2	11.27	2.2177	100	9.27
^{31}P	1/2	17.25	1.1316	100	6.65
^{35}Cl	3/2	4.18	0.8219	75.76	0.47
^{39}K	3/2	1.83	0.3915	93.258	0.05

来源：摘自 de Graaf, R.A., In Vivo NMR Spectroscopy: Principles and Techniques, 2nd ed, JohnWiley & Sons, Chichester, 2007; Stone, N.J., Atom Data Nucl. Data, 90, 75-176, 2005.

13.2 磷

磷-31(^{31}P)是人脑中的关键原子之一,在组织的能量代谢和保证质膜完整性中扮演重要角色。使用非侵袭性 MRS 和(或)MRI 探测^{31}P 提供了磷代谢静态和动态方面的独特视角。

13.2.1 ^{31}P 波谱和挑战

^{31}P MRS 提供了由 7 个不同的共振峰组成的波谱(图 13.1),具有较大的化学位移范围(约 30 ppm)。这些波峰分别对应于三磷酸腺苷(ATP)的三个变种、磷酸肌酸(PCr)、磷酸二酯(PDE)、无机磷酸盐(Pi)和磷酸单酯(PME),包括磷酸胆碱和磷酸乙醇胺。波谱的质量取决于多个因素,如 B_0 和 B_1 的均匀性、波峰的光谱分离。代谢物浓度异常与多种病理和神经退行性疾病紧密相关。

与^{1}H 成像相比,使用活体^{31}P MR 检查进行头部成像存在一定的挑战,原因包括固有的低 MR 灵敏度(约为^{1}H 的 6.6%)、自然丰度低(约几毫摩尔)、旋磁比大约低 2.4 倍、T_1 相对长(约为数秒,导致采集时间长)和 T_2 短(约为数十毫秒,导致快速的信号衰减)(Lei et al., 2003; Ren et al., 2015)。通常需要通过提高 B_0 场强(Qiao et al., 2006)、使用先进的技术(如多体素交错采集）（Niess et al., 2016）或核超载增强（NOE）（Lagemaat et al., 2016；Lei et al., 2003）来实现总体改进。

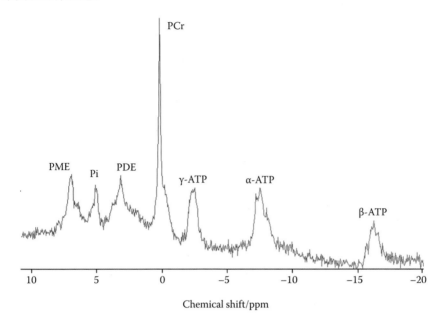

图 13.1 健康志愿者的脑^{31}P 波谱。

13.2.2 ^{31}P 采集技术

进行^{31}P MRS 实验，必须设计精良的射频系统。双共振射频线圈通常用^{1}H 线圈进行匀场以提供足够的 B_0 场均匀性（半最大全宽约为几 Hz），并进行解剖或检测成像用以指导定位，还可采用^{1}H 解耦联、NOE 或极化转移技术来改善^{31}P 波谱质量（Klomp et al., 2008）。最近引入的 LCC-traps（van de Bank et al., 2015）和多层阵列线圈（Mirkes et al., 2016）概念，在 SNR 或 B_1 场均匀性方面显著改善了双共振射频线圈的性能。

由于活体内^{31}P 代谢物的 T_2 弛豫时间短，使得脑部^{31}P 波谱成像更适合使用脉冲采集 FID 序列，如活体影像选择波谱分析（ISIS）、2D 或 3D 化学位移成像（CSI）。为了提高了^{31}P 波谱成像质量，多种技术被开发和加入原始序列，如迈耶施贝尔（Meyerspeer）等使用传统层面选择性激发，联合 B_1 不敏感隔热选择重聚序列定位，进行运动肌肉局部动态测量（Meyerspeer et al., 2012）。另外，赫梅利克（Chmelik）等联合 1D ISIS 隔热层选择和传统相位编码形成一个 2D 脉冲采集 CSI 序列最小化化学位移误差（Chmelik et al., 2008）。此外，引入了质子观测磷编辑方法和绝热多回波技术，以提高活体磷代谢物的检测敏感性（van der Kemp et al., 2013；Wijnen et al., 2016）。

使用空间定制频率选择射频脉冲，如 ATP 或 Pi 峰达到饱和的，在 ATP、Pi 和 PCr 间进行能量交换,可以降低 PCr 峰的信号强度(Befroy et al., 2012；Du et al., 2007)。最近还引入了一项类似的使用带反转转移技术,它具有更低的比吸收率且无须延长预饱和脉冲(Ren et al., 2015)。

13.2.3　定量和应用

通过 ^{31}P 波谱研究能量代谢物的静态和动态性质需要精确的波谱定量技术。^{31}P 共振峰经过零阶和一阶相位以及基线校正后进行积分,应用 jMRUI AMARES 算法(Vanhamme et al., 1997)或 LCModel 软件包(Provencher, 1993)可进行波谱拟合。

定量解读采集的 ^{31}P 数据的最常用方法是比较代谢物的比值。常使用 PCr 峰作为参考,测量它和其他代谢物的比值。^{31}P 峰比值被用于鉴别不同脑肿瘤,在不同类型和分级的肿瘤中 PME/PDE、PDE/Pi、PME/PCr 和 PDE/PCr 存在显著差异(Ha et al., 2013)。于克塞尔(Yuksel)等通过观察双相情感障碍患者在视觉刺激过程中 PCr 与 ATP 比值的变化,发现 PCr 水平不变,ATP 降低,导致 PCr 与 ATP 比值升高,而健康对照组则出现相反的变化(Yuksel et al., 2015)。

通过测量 pH 敏感 Pi 峰和 pH 不敏感 PCr 峰之间、α-ATP 和 β-ATP 之间的化学位移差异可分别计算脑组织细胞内的 pH 和游离镁浓度(Ren et al., 2015),也可以利用细胞内 NAD^+/NADH 比率提示细胞氧化还原状态(Lu et al., 2014)。

杜(Du)等通过测量 ATP、PCr 和 Pi 的动力学网络及代谢流量来检测脑内 ATP 代谢(Du et al., 2007)。肯普(Kemp)和迪尤(Due)等研究的脑内能量代谢图显示由 ATP 生成和消耗组成的代谢循环,本质上是由 ATP 合酶和肌酸激酶反应调节的(Du et al., 2007；Kemp, 2000)。反映 PCr ↔ATP ↔Pi 网络单向代谢交换反应率的 ATP 动力学,可通过磁化传递技术间接测量(Befroy et al., 2012)。这一信息被用于测量 PCr 和 Pi 的浓度,进一步处理可计算 ATP 代谢流量。该方法还被用于精神分裂症患者脑异常的评价,结果发现流量速率常数和细胞内 pH 显著降低,但代谢物浓度比率没有明显的变化(Du et al., 2014)。因此,定量 ^{31}P MR 是检测脑内活动和生化转化、早期诊断神经退行性疾病的有用工具。

13.3　碳

碳原子是有机化合物的基础,是代谢研究的优良标志物。碳-13(^{13}C)MRS 是反映整个三羧酸循环内大量代谢物、代谢流量和代谢转化的良好的成像方法。^{13}C 波谱内最重要的峰是与 N-乙酰天冬氨酸（NAA）、γ-氨基丁酸（GABA）、谷氨酸盐、谷氨酰胺、肌醇和葡萄糖连接的碳原子（Rodrigues and Cerdán，2005）。另外，通过 ^{13}C MRS 可以采集很多相关有机化合物结构和化学成分的信息。

^{13}C 共振分布在一个较大的化学位移范围内，波谱分辨率和特异性高。但是和其他非质子核一样，较低的自然丰度和旋磁比，使 ^{13}C 检测存在挑战（表 13.1）。此外，由于与 ^{1}H 相连，^{13}C 波峰受耦合效应的影响，导致波峰分离和信噪比损失。但是在 1.5 T 时，^{13}C 共振的自然丰度能提供足够分辨率去量化谷氨酸盐和谷氨酰胺（Blüml，1999），而没有与 ^{1}H MRS 相关的技术困难（波峰分离、波峰重叠、大分子污染）。

13.3.1　^{13}C 采集技术

为了提高 ^{13}C 的 MR 敏感度，^{13}C 波谱通常与口服或注射富含 ^{13}C 的底物联合采集（Moreno et al.，2001）。使用 ^{13}C 标记的示踪分子增加了可用的 MR 信号，从而克服了其自然低丰度的限制，允许在动态研究中检测示踪剂的摄取过程。

一些类似于 ^{31}P 的 MR 序列技术也被用于提高 ^{13}C 的活体敏感性和定位准确性（Gruetter et al.，2003）。为了抑制 ^{1}H 自旋和 ^{13}C 原子核的 J-耦合，常采用宽带 ^{1}H 解耦或极化转移技术（Klomp et al.，2006）。另外，核超载增强可用于提高信噪比，并引入无失真增强化极化转移来减少波谱中的相位失真（Doddrell et al.，1982）。

在硬件方面，出现了多种 ^{1}H/^{13}C 双谐振射频线圈，以便在保持射频线圈质量的同时实现解耦技术（Klomp et al.，2006；Roig et al.，2015）。

近年来，出现了一种超极化 ^{13}C 技术，主要与动态核极化（dynamic nuclear polarisation，DNP）原理相结合（Golman et al.，2003）。通过联合 DNP 的方法可以显著提高超极化 ^{13}C 的敏感性（Ardenkjaer-Larsen et al.，2003），从而增加临床适用性。

13.3.2　应用

^{13}C MRS 被用于研究海绵状脑白质营养不良（Canavan 病），发现患者 NAA 合成速率显著降低，尽管 NAA 浓度总体上极其稳定（Moreno et al.，2001）。

林（Lin）等通过测量自然丰度和 1-^{13}C 葡萄糖注射后的 ^{13}C MRS 分析来研究阿尔茨海默病。研究发现，与健康对照组相比，谷氨酸盐水平和 NAA 降低，这与患者的谷氨酸—谷氨酰胺循环和谷氨酸—神经递质比率有关（Lin et al.，2003）。

勃鲁姆（Blüml）等通过研究脑白质营养不良和线粒体疾病的儿童患者，发现 ^{13}C 强化模式在给予和不给予[13]C 葡萄糖的情况下发生了变化（Blüml et al.，2001）。此外，还有多篇综述总结了[13]C MRI 和 MRS 的应用（Golman，Petersson，2006；Kurhanewicz et al.，2008；Mason，Krystal，2006；Ross et al.，2003）。

13.4 氟

氟（[19]F）的 MR 敏感度是所有自然核素的第二位。但是，在健康活体生物中还没实现氟探测，这是由于氟在软组织中缺乏或衰减迅速（除了血液中存在一些，推测来自饮水和含氟牙膏）以及在坚硬组织（骨、牙齿、指甲和头发）中的广谱信号。尽管如此，当靶向外源性注入氟化分子后，内源性信号的缺失可形成极好的对比噪声比。

[19]F MR 最主要的应用是使用含氟药物或麻醉品，反映其在活体中摄取、生物学分布和代谢的动态过程（药物代谢动力学和药效动力学）。氧分压（pO_2）可以取得直接定量结果，例如使用外源性[19]F 探针和细胞内金属离子（如 Ca^{2+} 分析物）反映细胞缺氧情况和细胞外 pH。氟脱氧葡萄糖（FDG）波谱已被用于评价脑代谢，并已被证明可以检测三类代谢物（FDG、α-氟脱氧甘露糖和 β-氟脱氧甘露糖），其结果与[19]F 标记的 FDG-PET 相当（Brix et al.，1996）。以肿瘤学为例，冯·高普（van Gorp，2015）和范拉·霍文（van Laarhoven，2007）等的研究表明，在化疗期间将 5-氟尿嘧啶（5-FU）转化为 MR 可见 FU 分解代谢物 α-氟-β-脲基丙酸和氟-β-丙氨酸，随后可由[19]F-MRS/MRSI 检测。

技术上的挑战来自需要专用硬件来检测[19]F 信号，以及有机氟化物的化学位移范围大且耦合机制复杂。为了成功探测，[19]F 探头应采用双共振模式，以便质子信号可被用于检测和匀场。为了保证良好的信噪比，必须同时配置精密的前置放大器和收发转换器。需要指出的是，大部分商用波谱仪用一个高频段电子元器件产生质子和[19]F 信号，因此进行解耦或利用这两个原子核的核超载增强实验，需要额外注意系统配置和仔细过滤以消除干扰。[19]F 原子核化学位移范围较大（约 300 ppm），对电子微环境极其敏感，尽管这有利于波谱共振，但是会为[19]F 波谱成像带来困难。主要问题是来自氟的复杂的耦合机制。也就是说[19]F-[19]F 耦合并不一定会随着化学键的增强而减弱，较大的 J 耦合值被认为是通过空间耦合机制产生的。高分辨率、带宽全覆盖的[19]F 波谱成像存在很多技术挑战。主要包括（a）高数字化带宽，（b）高传输能量和带宽，即绝热翻转脉冲，（c）在[19]F 频率的宽范围内难以产生自旋锁。由于这些技术难度较高，仅少数成像模块能够基于已注册的磁共振信号强度进行定量评价，因此很多关于[19]F 的实验使用了成像的方法。更详细的进展参见巴蒂斯特和纽马克（Battiste and

Newmark，2006)、希尔夏普(Heerschap，2016)、林登和威尔逊(Lindon and Wilson，2007)对波谱技术进行的回顾，多伊(Doi et al.，2009)和普廖尔(Prior et al，1992)对成像手段的描述，陈(Chen，2010)对定量方法的回顾。

13.5　钠

^{23}Na 成像是一种 MR 成像技术，主要用于分析组织代谢过程。^{23}Na 存在于细胞内和细胞外间隙，在其室间分布情况蕴藏着更多的病理信息。^{23}Na 成像的主要挑战是敏感性低和弛豫时间较快，所以它必须使用高场强磁场和复杂的成像序列。尽管本书聚焦于脑部成像，^{23}Na 成像也被用于心脏(Ouwerkerk et al.，2008；Yushmanov et al.，2009)、肾脏(Haneder et al.，2011；Maril et al.，2006)、前列腺(Hausmann et al.，2012；Near and Bartha，2010)和软骨(Reddy et al.，1998)。

^{23}Na 是生物内第二丰富的元素，是钠-钾跨细胞膜交换的一部分，它需要 ATP 形式的能量来维持一定的跨膜浓度梯度。细胞内^{23}Na 的浓度较低(10~15 mmol/L)，细胞外浓度约140 mmol/L(Modo and Bulte，2011)。负责神经和肌肉信号传递的静息电位是由细胞内和细胞外间隙的离子产生的。即使细胞内容积大于细胞外，但由于细胞内钠离子浓度比细胞外低得多，细胞内钠浓度的变化也会被细胞外钠浓度的变化所掩盖。

细胞内钠离子浓度的变化可能是一些疾病的征兆。例如，细胞内钠离子浓度升高可见于肿瘤或细胞毒性水肿(Winkler，1990)，而细胞外钠离子浓度的急剧升高见于血管源性水肿等病理状态(Sharma，2005)。顺磁性位移试剂如 $Dy(PPP_i)_2^{7-}$、$Dy(TTTHA)^{3-}$ 和 $Tm(DOTP)_5^-$(Bansal et al.，1993；Gupta and Gupta，1982；Naritomi et al.，1987)可作为选择性检测细胞内钠离子的对比剂，但是它们的毒性很高(Allis et al.，1991)。

如表 13.1 所示，由于低磁旋比引起的低敏感度和^{23}Na 原子核的四极矩导致的低自然丰度和快速弛豫时间，^{23}Na 成像具有挑战性。脑内最高的^{23}Na 密度加权信号常来自脑室、中央管、玻璃体(VH)、蛛网膜下腔内的脑脊液(CSF)，而灰质(GM)和白质(WM)等组织中产生高倍数量的量子加权信号。

13.5.1　图像采集技术

与^{1}H 成像不同，^{23}Na 成像序列必须要在短回波时间进行信号采集以补偿弛豫较快带来的影响，这会导致自旋回波序列不适合进行钠成像(Konstandin and Nagel，2014)。此外，细胞内、细胞外钠信号相互分离有利于准确分析病理。活体中用于信号分离的两个基本的 MRI 技术是反转恢复和三量子滤波（triple-quantum filtering，TQF）。反转恢复可以将 T_1 弛豫时间的差别放大，可以分离不同腔室不同 T_1 值的信号。相比之下，TQF 钠 MRI 可以根据细胞核能级结构的不同变性，将不同生理结构的信号分离开来。由于原子核 3/2 自旋和原子核的非球形电荷分布，TQF 实际上利用的是空间受限的细胞内的多量子凝聚（Fiege et al.，2013b），所产生的电四极矩和生物微环境中的电场梯度相互作用，表现为水分子或复杂多糖产生的局部电场梯度的分布。

^{23}Na 的能级结构十分依赖原子核的环境；图 13.2 展示了几种能级结构。在各向同性环境中，不受限制的 ^{23}Na$^+$ 的能级等间隔，产生的信号以单指数衰减。这种情况可见于脑脊液和非限制性的细胞外钠。在高度各向异性的环境中，如果发现四极频率 ω_Q 是非零的，能级之间的距离就会不同。限制性微环境表现为有两种可能的慢运动，在各项异性环境中，有序组织可由非零静息平均 ω_Q 表征（Vander Maarel，2003），它是限制性细胞外钠的一种情况，受到结构化域的额外影响，并以双指数的方式衰减。在各向同性环境中，如具有平均 ω_Q 为零的细胞内环境，即使在给定的瞬间 ω_Q 非零，^{23}Na 原子核表现为双室模型弛豫，从 3/2 到 1/2 和从 -1/2 到 -3/2 转换自旋态衰减（弛豫时间为 T_{2f}）比在中心从 -1/2 到 1/2 转换（弛豫时间为 T_{2s}）要快（Rooney and Springer，1991）。组织中的钠浓度（TSC）提供了大量的病理信息。

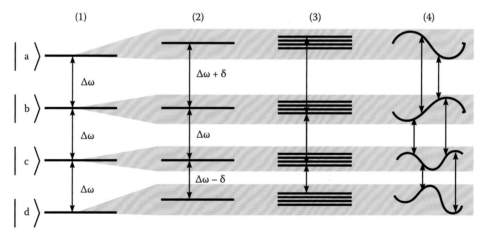

图 13.2　^{23}Na NMR 依赖环境对能级结构的影响：(1)原子核处于均匀环境，表现为单指数弛豫，(2)处于高度不均匀的样本中，(3)发生于非零静息平均四极交互作用频率 ω_Q 的各向异性环境，(4)存在于平均 ω_Q 为零的各向同性环境。（经许可转载自 Shah，N. J.，et al.，NMR Biomed.，29，162-174，2016.）

组织钠浓度成像序列多采用梯度回波技术；但是，现代非笛卡尔采集程序允许在不产生回波的情况下采集信号，从而提高了信噪比（SNR）、缩短了采集时间（Shah et al.，2016）。使用扭曲投影成像（twisted projection imaging，TPI）和密度自适应三维投影重建成像的不同 k-

空间采集程序也都可以提高信噪比（Konstandin and Nagel, 2014）。但是,在高场强成像时,使用 TPI 获得的^{23}Na 浓度图比使用(径向)梯度回波(GRE)或密度自适应径向成像更可靠。(Romanzetti et al., 2006)。TPI-SENSE 联合了 TPI 轨道和敏感度编码技术(Qian et al., 2009)。玛德琳(Madelin et al., 2012)等发现压缩感知技术可以在不显著降低图像质量的情况下缩短采集时间。对于细胞内和细胞外钠信号成像,可以使用多量子滤过技术(Keltner et al., 1994),它常包含三个硬脉冲(Chung and Wimperis, 1990)和一个隔离多量子滤过信号的方案,如多路相位循环(Ivchenko et al., 2003)。SISTINA 序列则允许同时采集单量子和三量子相干信号(Fiege et al., 2013a)。

13.5.2　^{23}Na 弛豫

钠原子核能级结构受环境的影响,而弛豫主要通过四极耦合效应发生,因此,弛豫也会发生相应的变化。由于信号弛豫,在非零弛豫时间量化^{23}Na 信号存在偏差。为了研究弛豫行为,可以使用以下几种主要代表脑组织单指数或双指数衰减的模型。例如,弗莱舍(Fleysher et al., 2009)测量了两个回波,长回波时间($TE_1 = 12$ ms),信噪比也相应高。根据信号强度值,假设单指数衰减,可以计算脑脊液和组织中的长弛豫分量 T_{2s}^*。温克勒(Winkler et al., 1989)等使用 4 个短回波时间($TE = 3,6,9,12$ ms)进行单指数函数拟合来确定快速弛豫时间 T_{2f}^*。通过识别具有相似衰减的体素,可认为常量由相同的组织组成。巴尔塔和梅农(Bartha and Menon, 2004)使用从 3.8 ms 到 68.7 ms 的 10 个回波的梯度回波序列测量了 T_{2s}^* 的长弛豫成分。佩尔曼(Perman et al., 1989)等从双指数、非线性和最小二乘函数拟合 8 个回波时间得到了 T_{2f}^* 和 T_{2s}^*。

除了信号弛豫,还有必要考虑纵向弛豫时间的影响。奥沃凯尔克(Ouwerkerk et al., 2003)等使用不同 TR 值的扭曲投影 MR 图像和非线性平方拟合法计算在单指数衰减下的 T_1 值,而雷茨(Reetz et al., 2012)、斯陶柏和比利(Stobbe and Beaulieu, 2006)推荐使用不同反转恢复时间、不同反转脉冲长度的方法确定 T_1 弛豫。但是,脑组织中单指数衰减模型并不完善,还需要建立双指数模型去弥补这些不足(Stobbe and Beaulieu, 2006)。

13.5.3　定量^{23}Na 浓度

组织中^{23}Na 的定量一般需要适当的技术,这取决于要测量的是组织的总浓度,还是不同腔室的浓度。不同方法之间的差异在于如何分割信号贡献以及采用什么作为参照。例如,奥沃凯尔克(Ouwerkerk)等使用高分辨率^{1}H 图像测量组织中^{23}Na 的总浓度来区分组织,浓度是在后处理步骤中通过信号振幅归一化来确定的,这一步骤使用放置于视野(FOV)内的两个已知 NaCl 浓度的生理盐水体模作为参照(Ouwerkerk et al.,2003)。弗莱舍(Fleysher)等通过采集单量子和三量子加权图像测量组织钠浓度、细胞内钠浓度、细胞内钠体积分数和细胞内钠摩尔分数(Fleysher et al.,2013),使用了双室组织模拟模型信号衰减,并对翻转角分布和 B_0 不均匀性进行校正。

13.5.4 应用

人体中 ^{23}Na 浓度受到严格的调控,无论总钠浓度还是各腔室钠浓度。因此,这些浓度的变化对于诊断已经存在或即将出现的病理变化很重要。特别是导致细胞死亡的代谢疾病(如卒中)、改变细胞膜电阻率的代谢失调(如痴呆或癫痫)是钠代谢定量成像和波谱的重要目标。

例如卒中时的脑缺血由于血液循环中断,导致钠钾泵活动下降或中断,将会引起脑内受累区域氧和葡萄糖供应的耗竭,结果使组织内钠离子浓度升高并最终导致细胞死亡。因此,组织内钠离子浓度可被用作判断缺血组织活性的标志(Boada et al.,2012;Hussain et al.,2009)。一些关于卒中的研究(包括一个和梗死区组织的组织化学分析交叉关联的研究)显示组织内钠离子浓度阈值可以区分有活性组织与严重受损组织。例如,临床确诊的卒中患者中,发现梗死区组织内钠离子浓度值在 6 小时后可以超过 70 mmol·L^{-1}(Thulborn et al.,1999)。另外,测量组织内钠离子浓度值的动态变化,原则上可以估计卒中发生的时间和确定患者是否需要进行溶栓治疗(Jones et al.,2006)。

多发性硬化(MS)是一种累及有髓轴突的中枢神经系统自身免疫性疾病。引起疾病症状产生的主要原因是炎症和后续的脱髓鞘导致的沿有髓轴突神经信号传导中断。髓鞘轴突作为一种以动作电位为基础的通信线路,主要通过钠离子传递信号。因此,钠通道的损坏或者功能丧失将破坏正常的信息流动(Smith,2007;Waxman,2006)。在多发性硬化患者中,灰质、白质和白质病变表现出钠离子浓度升高,且灰质钠离子浓度随疾病症状的加重而升高(Inglese et al.,2010;Paling et al.,2013;Zaaraoui et al.,2012)。根据多发性硬化发病情况的个体差异,将其分为四个不同的病程:临床孤立综合征、复发—缓解型多发性硬化、原发进展性多发性硬化、继发进展性多发性硬化。不同类型的多发性硬化,可以观察到脑内不同区域钠离子浓度的升高。例如,继发进展性多发性硬化患者中发现,包括但不限于运动和视觉皮质的一些脑区钠离子浓度升高。相反,原发进展性多发性硬化患者仅在运动皮质区域出现钠离子浓度升高(Maarouf et al.,2014)。

亨廷顿舞蹈病(Huntington's disease,HD)是一种遗传病,可以引起脑内特定亚区的神经细胞进行性破坏,如尾状核和壳核区域的神经细胞(Vonsattel et al., 1985)。神经细胞的破坏会导致钠浓度升高。钠浓度升高可见于已知病变区域和看似无病变的区域。雷茨(Reetz et al., 2012)等进行的一项研究比较了健康对照组和 HD 患者脑内组织钠浓度,在 HD 患者中,双侧纹状体、壳核、苍白球、丘脑、海马、岛叶、楔前叶和枕叶皮质钠浓度显著升高,最主要的是双侧尾状核钠离子浓度升高,但是,脑内少部分区域如杏仁核、中央前回或中央后回、额叶或颞叶皮质、小脑发现未被累及(见图 13.3)。有趣的是,^{23}Na MR 成像可以探测到脑内受累和未受累的组织钠浓度升高,这使得该方法可用于 HD 的早期诊断。

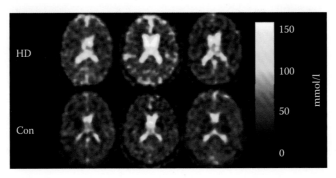

图 13.3 亨廷顿舞蹈病(HD)患者和健康对照者相比脑内多个区域出现钠水平升高。(经许可转载自 Reetz, K., et al., NeuroImage, 63, 517 - 24, 2012.)

　　脑肿瘤以病理性细胞分裂和异常组织生长为特点,其中最常见的恶性肿瘤是胶质瘤。细胞分裂前,颅内肿瘤患者细胞膜电位由于去极化而发生改变。钠的内流使细胞净电荷低于正常值,表现为细胞内和组织内钠离子浓度升高(Ouwerkerk et al., 2003)。因此,钠离子浓度是发现肿瘤和反映肿瘤活性的一个可行的生物标志物。但是,需要指出的是肿瘤附近特征,如水肿和坏死区,可能也会引起钠离子浓度的变化。钠离子浓度的变化不能直接归因于肿瘤生长,因此,需要准确地将患者体内测量到的钠浓度变化与病理联系起来。飞格(Fiege et al., 2013a)等对比了三名肿瘤患者的 ^{23}Na MRI、^{18}F-FET-PET 和质子 MRI,在 SIS-TINA 数据集的 UTE 部分和 TQF 图像对比中,每一例患者肿瘤组织内钠离子升高均可在钠图像上显示,见图 13.4。在 TQF 图像中,通常认为坏死时出现低信号,而肿瘤组织生长时出现高信号(Madelin and Regatte,2013)。

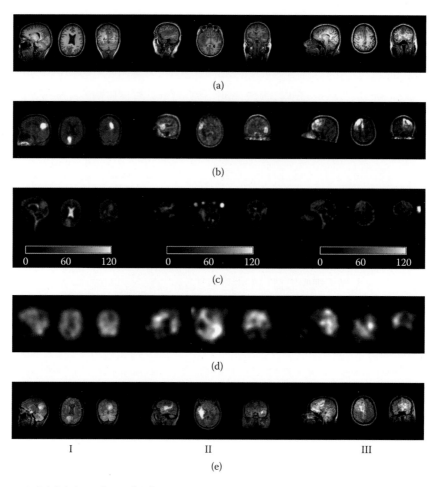

图13.4　三个脑肿瘤患者 MR 和 PET 的比较：(a) T_1-weighted MP-RAGE:黑色阴影；(b) FET PET:摄取提高；(c) SISTI-NA UTE:高信号(钠浓度的色度表,单位为 mmol/L)；(d) SISTINA TQF:低信号；(e) FLAIR:肿瘤区域呈高信号。(经许可转载自 Fiege D. P., et al., Magn. Reson. Med., 69, 1691-1696, 2013a.)

13.6　锂

^{7}Li 治疗用于急性躁狂症和双相情感障碍,锂 MRS 是唯一可用来测量活体脑组织中^{7}Li 浓度的技术。由于信号强度低,应用集中在使用双自旋回波的局部 MRS。在简化模型中,假设为双指数衰减,并暂且分为细胞内锂和细胞外锂。在 7 T 条件下,鼠脑 T_2 弛豫时间为 14.8±4.3 ms(细胞内)、295±61 ms(细胞外),细胞内平均分数为(54.5±6.7)%(Komoroski et al., 2013)。^{7}Li 在脑内的空间分布图谱技术尚在开发中(Ramaprasad,2005)。科莫罗夫斯基(Komoroski,2005)发表了关于锂的生物医学应用的综述。

在其他 MRS 应用中,林德奎斯特和科莫罗夫斯基(Lindquist and Komoroski,2005)以及梅森和克里斯托(Mason and Krystal,2006)总结了 ^{7}Li 在人体中的研究进展,他们更多聚焦于精神疾病。近年来,马查多-维埃拉(Machado-Vieira et al.,2016)等在 3 T 条件进行了一项关于脑内锂水平的研究,而利奥(Lyoo,2003)更早地发表了 1.5 T 条件下的研究。

13.7　钾和氯

活体内 K$^+$和 Cl$^-$的运输和稳态与多种疾病的病理生理过程有关。维持跨膜离子浓度梯度对于保持突触的效能至关重要,而 K 和 Cl 的浓度和流动在其中起着重要作用(Chamma et al.,2012)。K$^+$主要位于细胞内,而 Cl$^-$主要位于细胞外。这些原子核的成像是一项具有挑战性的任务,因为它们组织浓度低且弛豫迅速:^{39}K 在 7 T 条件下,T$_2^*$ = 2.4 ms(快)、12.9 ms(慢),T$_1$ = 14 ms(Augath et al.,2009;Stevens et al.,1992);脑内^{35}Cl 在 7 T 条件下,T$_2^*$ = 1.2 ms(快)、7 ms(慢),T$_1$ = 9.2 ms(Nagel et al.,2014)。事实上,并非所有生物组织中的 K 都能被 NMR 检测到,这使得 K 原子核的定量更加困难。在大脑中,大约只有 60%的钾能被 NMR 检测到(Adam et al.,1987)。即使在非常高的场强下,最近才在人体中进行了这两种元素的成像验证(Atkinson et al.,2014;Nagel et al.,2014;Umathum et al.,2013;Weber et al.,2016),是对先前关于波谱(Adam et al.,1987;Stevens et al.,1992;Wellard et al.,1993)和小动物成像(Augath et al.,2009)研究的补充。

13.8　氧

13.8.1　成像和波谱

氧-17(^{17}O)是唯一可被 MRI 探测的、稳定的氧同位素(NMR 相关内容见表 13.1)。即使它的自然丰度非常低(0.037%)、敏感性低,活体^{17}O MRI 或 MRS 是一个不断发展的对现存确立已久的代谢研究方法的替代选项(Gordji-Nejad et al.,2014)。在自然丰度下能被活体^{17}O MRI 技术很好检测的唯一分子是^{17}O-水分子,这是由于组织中水的含量高。所幸这正是我们最感兴趣的分子。产生代谢水是氧化磷酸化的最后一步,脑耗氧代谢率(CMRO$_2$)是反映脑代谢健康的极好指标。活体^{17}O 成像的一个独有优势是可以对呼吸^{17}O 气体后产生的

代谢 ^{17}O-水进行空间解析和定量。

13.8.2 直接探测

使用 ^{17}O MRI 或 MRS 进行活体 CMRO$_2$ 测量开始于 20 世纪 80 年代晚期(Arai et al., 1990,1991; Mateescu, 2003; Pekar et al., 1991),与基于 ^{15}O 的 PET 技术发展并行(Mintun et al., 1984; Ter-Pogossian et al., 1970)。从那时起,使用活体 ^{17}O MRI 或 MRS 的案例逐渐增多 Zhu, 2005a; Zhu and Chen, 2011; Gordji-Nejad et al., 2014; Zhu and Chen, 2016)。^{15}O-PET 成像使用寿命很短的氧同位素(^{15}O 半衰期约 2 min),需要使用时现场生产,而 MRI 使用了稳定同位素 ^{17}O。通过直接探测呼吸运输的 ^{17}O 获得的 CMRO$_2$ 值与 PET 定量测量的数值相吻合(Atkinson and Thulborn, 2010; Hoffmann et al., 2011),例如由 ^{17}O 获得的灰质和白质的 CMRO$_2$ 值分别为 1.42±0.05 μmol·g^{-1}·min^{-1} 和 0.75±0.11 μmol·g^{-1}·min^{-1}(Atkinson and Thulborn, 2010),而由 PET 获得的 CMRO$_2$ 值分别为 1.44±0.21 μmol·g^{-1}·min^{-1} 和 0.56±0.09 μmol·g^{-1}·min^{-1}(Leenders et al., 1990)。

由 ^{17}O MRI 进行高分辨率 CMRO$_2$ 定量分析仍然存在挑战,这是因为它的信号低,即使吸入富含 ^{17}O 的气体 20~30 min 可以将脑组织内的 ^{17}O-水浓度较自然丰度提高约 20%(Hoffmann et al., 2011),^{17}O-水最终的浓度仍远低于 0.1%。^{17}O 的弛豫时间与场强无关(场强 3~16.4 T 时 T_2^* 约 1.8 ms;场强大于 16.4 T 时,T_2 约 3 ms,T_1 = 4.8~6.8 ms)(Borowiak et al., 2014; Wiesner et al., 2016; Zhu et al., 2001),这与这些原子核主要的弛豫机制是四极作用的概念是一致的。

在 9.4 T 时的 ^{17}O NMR 敏感性大约是 4.7 T 时的 4 倍(Zhu et al., 2001)。这在很大程度上是由于敏感性不会因一些弛豫时间的不利变化而降低,与氢质子的情况一致。但是由于部分容积效应、基线和代谢信息的低解析度,通过直接探测进行 CMRO$_2$ 定量分析是困难的。为了量化"代谢活性"体素和准确反映浓度变化,应校正部分容积效应。图 13.5 展示了一个简化的路径(Gordji-Nejad et al., 2014):由 3 T 条件下 H$_2^{16}$O 分布的量化分析图谱演化而来的自然丰度下 H$_2^{17}$O 分布的高分辨率量化分析图谱(Oros-Peusquens et al., 2014)。在每 mg/g 组织中 H$_2^{16}$O 以百分比向 H$_2^{17}$O 的转化,该转化是按照组织密度为 1.04 g·cm^{-3} 和 ^{17}O 自然丰度为 0.037% 进行的。H$_2^{17}$O 水分子质量大概 19 g·mol^{-1},1 μmol ^{17}O 水与每 g 组织的转换因子为 52.6。健康人群平均含水量为 70%(白质)和 83%(灰质),生理变化范围约 1.5%(Oros-Peusquens et al., 2014)。类似的不变性可被转移至 H$_2^{17}$O 基线(白质平均值约 0.24 mg/g 组织、灰质平均值约 0.29 mg/g 组织)。

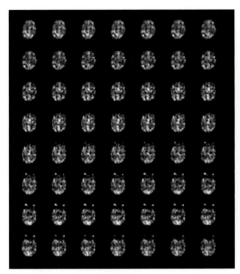 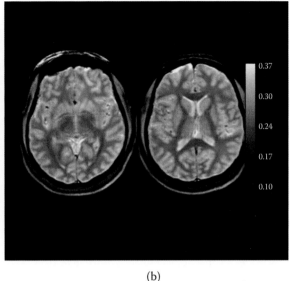

(a)　　　　　　　　　　　　　　　　(b)

图 13.5 （a）自然丰度[17]O-水在 9.4 T 条件下扭曲投影成像图像，像素分辨率为 5 mm^3，采集时间为 10 min。（b）[17]O-水成像，单位为 mg/g 组织，来源于 3 T 条件下（1×1×1.5）mm^3 的[16]O-水[1]HMRI 图像。（经许可转载自 OrosPeusquens，A. M.，et al.，Nucl. Instr. Methods Phys. Res. A.，734，185-190，2014.）

　　[17]O 直接成像的主要进展来自射频技术的改进，例如多通道采集阵列线圈和/或压缩感知等快速采集技术（Maguire et al.，2015）。鉴于菲亚特（Fiat et al.，1993,2004）等已报道了 1.5 T 条件下[17]O 直接成像的开创性工作，似乎在一定程度上确定了 3 T 条件下也是可行的（Borowiak et al.，2014），但是超高场强的测量具有更广的研究前景（Budinger and Bird，2017）。

13.8.3　间接测量

　　水分子内[1]H 和[17]O 间的标量耦合的特点是耦合常数 J = 92.5 Hz（Burnett and Zeltmann，1974），影响质子的 T_2 和旋转坐标系自旋晶格弛豫时间（$T_1\rho$），同时与 pH 有关（Meiboom，1961）。在此基础上，[17]O 浓度改变可通过质子弛豫率 T_2 和/或 $T_1\rho$ 的变化间接测量。

　　为了增加对[17]O 水质子 T_2 或 $T_1\rho$ 变化的敏感度，分别在[17]O 频率照射后或在和质子频率轻度偏共振的自旋锁定照射后测量这些指标。这两种方法都有效减少或者消除质子和[17]O 间 J 耦合的影响（de Crespigny et al.，2000；Mellon et al.，2009；Reddy et al.，1996；Ronen et al.，1997；Stolpen et al.，1997）。因此，氧输送、脑血流和局部耗氧量可通过间接[17]O 测量来确定（de Crespigny et al.，2000；Kwong et al.，1991；Mellon et al.，2009；Reddy et al.，1996；Ronen and Navon,1994；Ronen et al.，1997,1998；Stolpen et al.，1997）。间接测量得到

的平均 $CMRO_2$ 值也和 [15]O PET 报道相一致（Leenders et al.，1990）。

从实践角度考虑，基于 $T_1\rho$ 途径（Mellon et al.，2009）是唯一不需要额外硬件（线圈或射频放大器）的方法，可以很容易地在临床设备中执行。但是，$T_1\rho$ 成像的序列现在还无法从设备制造商那里获得标准。另外，生物标本中产生 $T_1\rho$ 对比度的因素并没有被完全了解，可能与 [17]O 引起的 $T_1\rho$ 对比相竞争有关。

13.9 氘

氘是一个稳定但是稀有（自然丰度为 0.0156%）的氢同位素，有着自旋-1 原子核和小四极矩（表 13.1）。它对于水的主要作用是在半重水（HDO）分子中通过抑制偶极相互作用延长 [1]H 的 T_1 值。这一机制使氘的间接探测和成像成为可能。重水中 [2]H 的 T_1 值（D_2O，T_1 约 400 ms）比 H_2O 中 [1]H 的少一个数量级（Koenig et al.，1975；Mantsch et al.，1977），因此可以有效地进行信号平均。在猫的脑组织中观察到多室 T_2 弛豫（9、43 和 369 ms）（Ewy et al.，1986）。D_2O 作为示踪剂的主要优势是没有放射活性，能快速到达全身腔室、组织和细胞。目前，直接探测 [2]H 成像主要应用于眼科学，高浓度的重水可以安全到达活体眼部（Kinsey et al.，1942）。

库什纳（Kushner et al.，1999）等对氘的一系列令人兴奋的生物学效应进行了综述，其中包括对神经系统、有丝分裂和细胞膜功能的影响。D_2O 为探索生物现象基础机制提供了极其独特的途径（Sunde et al.，2009），并为我们提供了更全面的水在生物组织中的微环境（Koenig et al.，1975）。因此，利用氘 NMR 和 MRI 可以区分致密骨中不同类型的水（孔隙和胶原结合水）（Ong et al.，2012），还可以在离体、活体和原位鼠脑组织中鉴别不同的水（Assaf and Cohen，1996；Assaf et al.，1997）（在单量子和三量子滤过的 ^{2}H NMR 中三个扩散池已被确认）。另外，在小鼠体内铁过载也会影响活体 [2]H 的 T_1 弛豫时间（Irving et al.，1987）。考虑到 [2]H 作为标记的能力，以重水或标记葡萄糖的形式使用，它的应用都很广泛。此外，氘可用于检测细胞增殖（但是用 MRS 以外的方法探测，例如质谱分析；Busch et al.，2007），还能检测肥胖者的代谢和脂肪转化（Brereton et al.，1986）。

参考文献

Adam WR，Koretsky AP，Weiner MW. Measurement of tissue potassium in vivo using [39]K nuclear magnetic resonance. Biophys J 1987; 51: 265-71.

Allis JL, Seymour AML, Radda GK. Absolute quantification of intracellular Na+ sing triple-quantum-filtered ^{23}Na NMR. J Magn Reson 1991; 93: 71-6.

Arai T, Mori K, Nakao S, Watanabe K, Kito K, Aoki M, et al. In vivo oxygen-17 nuclear magnetic resonance for the estimation of cerebral blood flow and oxygen consumption. Biochem Biophys Res Commun 1991; 179: 954-61.

Arai T, Nakao S, Mori K, Ishimori K, Morishima I, Miyazawa T, et al. Cerebral oxygen utilization analyzed by the use of oxygen-17 and its nuclear magnetic resonance. Biochem Biophys Res Commun 1990; 169: 153-8.

Ardenkjaer-Larsen JH, Fridlund B, Gram A, Hansson G, Hansson L, Lerche MH, et al. Increase in signal-to-noise ratio of >10000 times in liquid-state NMR. Proc Natl Acad Sci 2003; 100: 10158-63.

Assaf Y, Cohen Y. Detection of different water populations in brain tissue using ^{2}H single- and double-quantum-filtered diffusion NMR spectroscopy. J Magn Reson Imaging B 1996; 112: 151-9.

Assaf Y, Navon G, Cohen Y. In vivo observation of anisotropic motion of brain water using ^{2}H double quantum filtered NMR spectroscopy. Magn Reson Med 1997; 37: 197-203.

Atkinson IC, Claiborne TC, Thulborn KR. Feasibility of 39-potassium MR imaging of a human brain at 9.4 Tesla. Magn Reson Med 2014; 71: 1819-25.

Atkinson IC, Thulborn KR. Feasibility of mapping the tissue mass corrected bioscale of cerebral metabolic rate of oxygen consumption using 17-oxygen and 23-sodium MR imaging in a human brain at 9.4 T. Neuroimage 2010; 51: 723-33.

Augath M, Heiler P, Kirsch S, Schad LR. In vivo ^{39}K, ^{23}Na and ^{1}H MR imaging using a triple resonant RF coil setup. J Magn Reson 2009; 200: 134-6.

Bansal N, Germann MJ, Seshan V, Shires GT 3rd, Malloy CR, Sherry AD. Thulium 1, 4, 7, 10-tetraazacyclododecane-1, 4, 7, 10-tetrakis(methylene phosphonate) as a ^{23}Na shift reagent for the in vivo rat liver. Biochemistry 1993; 32: 5638-43.

Bartha R, Menon RS. Long component time constant of ^{23}Na T2 * relaxation in healthy human brain. Magn Reson Med 2004; 52: 407-410.

Battiste J, Newmark RA. Applications of F-19 multidimensional NMR. Prog Nucl Magn Reson Spectrosc 2006; 48: 1-23.

Befroy DE, Rothman DL, Petersen KF, Shulman GI. 31P-magnetization transfer magnetic resonance spectroscopy measurements of in vivo metabolism. Diabetes 2012; 61: 2669-78.

Blüml S. In vivo quantitation of cerebral metabolite concentrations using natural abundance ^{13}C MRS at 1.5T. J Magn Reson 1999; 136: 219-225.

Blüml S, Moreno A, Hwang JH, Ross BD. 1-^{13}C glucose magnetic resonance spectroscopy of pediatric and adult brain disorders. NMR Biomed 2001; 14: 19-32.

Boada FE, Qian YX, Nemoto E, Jovin T, Jungreis C, Jones SC, et al. Sodium MRI and the assessment of irreversible tissue damage during hyper-acute stroke. Transl Stroke Res 2012; 3: 236-45.

Borowiak R, Groebner J, Haas M, Hennig J, Bock M. Direct cerebral and cardiac [17]O-MRI at 3 Tesla: Initial results at natural abundance. MAGMA 2014; 27: 95-9.

Brereton IM, Irving MG, Field J, Doddrell DM. Preliminary studies on the potential of in vivo deuterium NMR spectroscopy. Biochem Bioph Res Co 1986; 137: 579-84.

Brindle KM, Bohndiek SE, Gallagher FA, Kettunen MI. Tumor imaging using hyperpolarized ^{13}C magnetic resonance spectroscopy. Magn Reson Med 2011; 66: 505-19.

Brix G, Bellemann ME, Haberkorn U, Gerlach L, Lorenz WJ. Assessment of the biodistribution and metabolism of 5-fluorouracil as monitored by ^{18}F PET and ^{19}F MRI: A comparative animal study. Nucl Med Biol 1996; 23: 897-906.

Budinger TF, Bird MD. MRI and MRS of the human brain at magnetic fields of 14T to 20T: Technical feasibility, safety, and neuroscience horizons. Neuroimage 2017. doi: 10.1016/j.neuroimage.2017.01.067.

Burnett LJ, Zeltmann AH. 1H-[17]O spin-spin coupling constant in liquid water. J Chem Phys 1974; 60: 4636-7.

Busch R, Neese RA, Awada M, Hayes GM, Hellerstein MK. Measurement of cell proliferation by heavy water labeling. Nat Protoc 2007; 2: 3045-57.

Chamma I, Chevy Q, Poncer JC, Lévi S. Role of the neuronal K-Cl co-transporter KCC2 in inhibitory and excitatory neurotransmission. Front Cell Neurosci 2012; 6: 5.

Chen J, Lanza GM, Wickline SA. Quantitative magnetic resonance fluorine imaging: Today and tomorrow. Wires Nanomed Nanobi 2010; 2: 431-40.

Chmelik M, Schmid AI, Gruber S, Szendroedi J, Krssak M, Trattnig S, et al. Three-dimensional high-resolution magnetic resonance spectroscopic imaging for absolute quantification of ^{31}P metabolites in human liver. Magn Reson Med 2008；60：796-802.

Chung CW, Wimperis S. Optimum detection of Spin-3/2 biexponential relaxation using multiple-quantum filtration techniques. J Magn Reson 1990；88：440-7.

de Crespigny AJ, D'Arceuil HE, Engelhorn T, Moseley ME. MRI of focal cerebral ischemia using [17]O-labeled water. Magn Reson Med 2000；43：876-83.

de Graaf RA. In Vivo NMR Spectroscopy：Principles and Techniques. 2nd Ed：John Wiley & Sons, Chichester, 2007.

Doddrell DM, Pegg DT, Bendall MR. Distortionless enhancement of NMR signals by polarization transfer. J Magn Reson 1982；48：323-7.

Doi Y, Shimmura T, Kuribayashi H, Tanaka Y, Kanazawa Y. Quantitative 19F imaging of nmol-level F-nucleotides/-sides from 5-FU with T2 mapping in mice at 9.4T. Magn Reson Med 2009；62：1129-39.

Du F, Cooper AJ, Thida T, Sehovic S, Lukas SE, Cohen BM, et al. In vivo evidence for cerebral bioenergetic abnormalities in Schizophrenia measured using ^{31}P magnetization transfer spectroscopy. JAMA Psychiat 2014；71：19-27.

Du F, Zhu XH, Qiao H, Zhang X, Chen W. Efficient in vivo ^{31}P magnetization transfer approach for noninvasively determining multiple kinetic parameters and metabolic fluxes of ATP metabolism in the human brain. Magn Reson Med 2007；57：103-14.

Ewy CS, Babcock EE, Ackerman JJH. Deuterium nuclear magnetic resonance spin-imaging of D_2O：A potential exogenous MRI label. Magn Reson Imaging 1986；4：407-11.

Fiat D, Dolinsek J, Hankiewicz J, Dujovny M, Ausman J. Determination of regional cerebral oxygen consumption in the human：[17]O natural abundance cerebral magnetic resonance imaging and spectroscopy in a whole body system. Neurol Res 1993；15：237-48.

Fiat D, Hankiewicz J, Liu S, Trbovic S, Brint S. [17]O magnetic resonance imaging of the human brain. Neurol Res 2004；26：803-8.

Fiege DP, Romanzetti S, Mirkes CC, Brenner D, Shah NJ. Simultaneous single-quantum and triple-quantum-filtered MRI of [23]Na（SISTINA）. Magn Reson Med 2013a；69：1691-6.

Fiege DP, Romanzetti S, Tse DHY, Brenner D, Celik A, Felder J, et al. B_0 insensitive multiple-quantum resolved sodium imaging using a phase-rotation scheme. J Magn Reson 2013b；228：32-6.

Fleysher L, Oesingmann N, Brown R, Sodickson DK, Wiggins GC, Inglese M. Noninvasive quantification of intracellular sodium in human brain using ultrahigh-field MRI. NMR Biomed 2013; 26: 9-19.

Fleysher L, Oesingmann N, Stoeckel B, Grossman RI, Inglese M. Sodium long-Component T_2^* mapping in human brain at 7 tesla. Magn Reson Med 2009; 62: 1338-41.

Golman K, Olsson LE, Axelsson O, Mansson S, Karlsson M, Petersson JS. Molecular imaging using hyperpolarized ^{13}C. Br J Radiol 2003; 76: S118-27.

Golman KP, Petersson JS. Metabolic imaging and other applications of hyperpolarized ^{13}C. Acad Radiol 2006; 13: 932-42.

Gordji-Nejad A, Mollenhoff K, Oros-Peusquens AM, Pillai DR, Shah NJ. Characterizing cerebral oxygen metabolism employing oxygen-17 MRI/MRS at high fields. MAGMA 2014; 27: 81-93.

Gruetter R, Adriany G, Choi IY, Henry P, Lei H, Oz G. Localized in vivo ^{13}C NMR spectroscopy of the brain. NMR Biomed 2003; 16: 313-338.

Gupta RK, Gupta P. Direct observation of resolved resonances from intracellular and extracellular ^{23}Na Ions in NMRstudies of intact-Cells and tissues using dysprosium(Iii) tripolyphosphate as paramagnetic shift-reagent. Biophys J 1982; 37: A76.

Ha DH, Choi S, Oh JY, Yoon SK, Kang MJ, Kim KU. Application of ^{31}P MR spectroscopy to the brain tumors. Korean J Radiol 2013; 14: 477-86.

Haneder S, Konstandin S, Morelli JN, Nagel AM, Zoellner FG, Schad LR, et al. Quantitative and qualitative ^{23}Na MR imaging of the human kidneys at 3 T: Before and after a water load. Radiology 2011; 260: 857-65.

Hausmann D, Konstandin S, Wetterling F, Haneder S, Nagel AM, Dinter DJ, et al. Apparent diffusion coefficient and sodium concentration measurements in human prostate tissue via hydrogen-1 and sodium-23 magnetic resonance imaging in a clinical setting at 3T. Invest Radiol 2012; 47: 677-82.

Heerschap A. In Vivo F-19 magnetic resonance spectroscopy.eMagRes 2016; 5: 1283-9.

Hoffmann SH, Begovatz P, Nagel AM, Umathum R, Schommer K, Bachert P, et al. A measurement setup for direct ^{17}O MRI at 7 T. Magn Reson Med 2011; 66: 1109-15.

Hussain MS, Stobbe RW, Bhagat YA, Emery D, Butcher KS, Manawadu D, et al. Sodium imaging intensity increases with time after human ischemic stroke. Ann Neurol 2009; 66: 55-62.

Inglese M, Madelin G, Oesingmann N, Babb JS, Wu W, Stoeckel B, et al. Brain tissue sodium concentration in multiple sclerosis: A sodium imaging study at 3 Tesla. Brain 2010; 133:

847-57.

Irving MG, Brereton IM, Field J, Doddrell DM. In vivo determination of body iron stores by natural-abundance deuterium magnetic resonance spectroscopy. Magn Reson Med 1987; 4: 88-92.

Ivchenko N, Hughes CE, Levitt MH. Multiplex phase cycling. J Magn Reson 2003; 160: 52-8.

Jones SC, Kharlamov A, Yanovski B, Kim DK, Easley KA, Yushmanov VE, et al. Stroke onset time using sodium MRI in rat focal cerebral ischemia. Stroke 2006; 37: 883-8.

Keltner JR, Wong ST, Roos MS. Three-dimensional triple-quantumfiltered imaging of 0.012 and 0.024 M sodium-23 using short repetition times. J Magn Reson B 1994; 104: 219-29.

Kemp GJ. Non-invasive methods for studying brain energy metabolism: What they show and what it means. DevNeurosci 2000; 22: 418-28.

Kinsey VE, Grant M, Cogan DG. Water movement and the eye. Arch Ophthalmol 1942; 27: 242-52.

Klomp DWJ, Renema WK, van der Graaf M, de Galan BE, Kentgens AP, Heerschap A. Sensitivity-enhanced ^{13}C MR spectroscopy of the human brain at 3 Tesla. Magn Reson Med 2006; 55: 271-8.

Klomp DWJ, Wijnen JP, Scheenen TWJ, Heerschap A. Efficient ^{1}H to ^{31}P polarization transfer on a clinical 3T MR system. Magn Reson Med 2008; 60: 1298-305.

Koenig SH, Hallenga K, Shporer M. Protein-water interaction studied by solvent ^{1}H, ^{2}H, and ^{17}O magnetic relaxation. Proc Natl Acad Sci U S A 1975; 72: 2667-71.

Komoroski RA. Biomedical applications of ^{7}Li NMR. NMR Biomed 2005; 18: 67-73.

Komoroski RA, Lindquist DM, Pearce JM. Lithium compartmentation in brain by ^{7}Li MRS: Effect of total lithium concentration. NMR Biomed 2013; 26: 1152-7.

Konstandin S, Nagel AM. Measurement techniques for magnetic resonance imaging of fast relaxing nuclei. Magn Reson Mater Phy 2014; 27: 5-19.

Kurhanewicz J, Bok R, Nelson SJ, Vigneron DB. Current and potential applications of clinical ^{13}C MR spectroscopy. J Nucl Med 2008; 49: 341-4.

Kushner DJ, Baker A, Dunstall TG. Pharmacological uses and perspectives of heavy water and deuterated compounds. Can J Physiol Pharmacol 1999; 77: 79-88.

Kwong KK, Hopkins AL, Belliveau JW, Chesler DA, Porkka LM, McKinstry RC, et al. Proton NMR imaging of cerebral blood flow using $H_2^{17}O$. Magn Reson Med 1991; 22: 154-8.

Lagemaat MW, van de Bank BL, Sati P, Li S, Maas MC, Scheenen TW. Repeatability of ^{31}P MRSI in the human brain at 7T with and without the nuclear Overhauser effect. NMR Biomed 2016; 29: 256-63.

Leenders KL, Perani D, Lammertsma AA, Heather JD, Buckingham P, Healy MJ, et al. Cerebral blood flow, blood volume and oxygen utilization. Normal values and effect of age. Brain 1990; 113 (Pt 1): 27-47.

Lei H, Zhu XH, Zhang XL, Ugurbil K, Chen W. In vivo ^{31}P magnetic resonance spectroscopy of human brain at 7T: An initial experience. Magn Reson Med 2003; 49: 199-205.

Lin AP, Shic F, Enriquez C, Ross BD. Reduced glutamate neurotransmission in patients with Alzheimer's disease-an in vivo ^{13}C magnetic resonance spectroscopy study. MAGMA 2003; 16: 29-42.

Lindon JC, Wilson ID. ^{19}F NMR Spectroscopy: Applications in Pharmaceutical Studies. In: eMagRes. Chichester, UK: Wiley; 2007.

Lindquist DM, Komoroski RA. MRI and MRS of nuclei other than ^{1}H. In: Jagannathan N, editor. Biomedical Magnetic Resonance: Proceedings of the International Workshop. New Delhi, India: Jaypee Brothers Medical Publishers (P), 2005: 217-32.

Lu M, Zhu XH, Zhang Y, Chen W. Intracellular redox state revealed by in vivo ^{31}P MRS measurement of NAD$_+$ and NADH contents in brains. Magn Reson Med 2014; 71: 1959-72.

Maarouf A, Audoin B, Konstandin S, Rico A, Soulier E, Reuter F, et al. Topography of brain sodium accumulation in progressive multiple sclerosis. Magn Reson Mater Phy 2014; 27: 53-62.

Machado-Vieira R, Otaduy MC, Zanetti MV, De Sousa RT, Dias VV, Leite CC, et al. A selective association between central and peripheral lithium levels in remitters in bipolar depression: A 3T-^{7}Li magnetic resonance spectroscopy study. Acta Psychiatr Scand 2016; 133: 214-20.

Madelin G, Regatte RR. Biomedical applications of sodium MRI in vivo. J Magn Reson Imaging 2013; 38: 511-29.

Maguire ML, Geethanath S, Lygate CA, Kodibagkar VD, Schneider JE. Compressed sensing to accelerate magnetic resonance spectroscopic imaging: Evaluation and application to ^{23}Na-imaging of mouse hearts. J Cardiovasc Magn Reson 2015; 17: 45.

Mantsch HH, Saito H, Smith ICP. Deuterium magnetic-resonance, applications in chemistry, physics and biology. Prog Nucl Magn Reson Spectrosc 1977; 11: 211-71.

Maril N, Rosen Y, Reynolds GH, Ivanishev A, Ngo L, Lenkinski RE. Sodium MRI of the human kidney at 3 Tesla. Magn Reson Med 2006; 56: 1229-34.

Mason GFK, J.H. MR spectroscopy: Its potential role for drug development for the treatment of psychiatric diseases. NMR Biomed 2006; 19: 690-701.

Mateescu GD. Functional Oxygen-17 Magnetic Resonance Imaging and Localized Spectroscopy. In: Wilson DF, Evans SM, Biaglow J and Pastuszko A, editors. Adv Exp Med Biol. Boston, MA: Springer, 2003: 213-18.

Meiboom S. Nuclear magnetic resonance study of the proton transfer in water. J Chem Phys 1961; 34: 375-388.

Mellon EA, Beesam RS, Baumgardner JE, Borthakur A, Witschey WR, 2nd, Reddy R. Estimation of the regional cerebral metabolic rate of oxygen consumption with proton detected ^{17}O MRI during precision ^{17}O$_2$ inhalation in swine. J Neurosci Meth 2009; 179: 29-39.

Meyerspeer M, Robinson S, Nabuurs CI, Scheenen T, Schoisengeier A, Unger E, et al. Comparing localized and nonlocalized dynamic ^{31}P magnetic resonance spectroscopy in exercising muscle at 7 T. Magn Reson Med 2012; 68: 1713-23.

Mintun MA, Raichle ME, Martin WR, Herscovitch P. Brain oxygen utilization measured with ^{15}O radiotracers and positron emission tomography. J Nucl Med 1984; 25: 177-87.

Mirkes C, Shajan G, Chadzynski G, Buckenmaier K, Bender B, Scheffler K. ^{31}P CSI of the human brain in healthy subjects and tumor patients at 9.4 T with a three-layered multinuclear coil: Initial results. MAGMA 2016; 29: 579-89.

Modo MMJJ, Bulte JWM. Magnetic Resonance Neuroimaging: Methods and Protocols. New York: Humana Press, 2011.

Moreno A, Ross BD, Blüml S. Direct determination of the N-acetyl-L-aspartate synthesis rate in the human brain by ^{13}C MRS and [1-^{13}C] glucose infusion. J Neurochem 2001; 77: 347-50.

Nagel AM, Lehmann-Horn F, Weber MA, Jurkat-Rott K, Wolf MB, Radbruch A, et al. In vivo ^{35}Cl MR imaging in humans: A feasibility study. Radiology 2014; 271: 585-95.

Naritomi H, Kanashiro M, Sasaki M, Kuribayashi Y, Sawada T. In vivo measurements of intra- and extracellular Na$^+$ and water in the brain and muscle by nuclear magnetic resonance spectroscopy with shift reagent. Biophys J 1987; 52: 611-6.

Near J, Bartha R. Quantitative sodium MRI of the mouse prostate. Magn Reson Med 2010; 63: 822-7.

Niess F, Fiedler GB, Schmid AI, Goluch S, Kriegl R, Wolzt M, et al. Interleaved multivoxel ^{31}P MR spectroscopy. Magn Reson Med 2016; 77: 921-7.

Ong HH, Wright AC, Wehrli FW. Deuterium nuclear magnetic resonance unambiguously quantifies pore and collagen-bound water in cortical bone. J Bone Miner Res 2012; 27: 2573-81.

Oros-Peusquens AM, Keil F, Langen KJ, Herzog H, Stoffels G, Weiss C, et al. Fast and accurate water content and T_2^* mapping in brain tumours localised with FET-PET. Nucl Instrum Meth A 2014; 734: 185-90.

Ouwerkerk R, Bleich KB, Gillen JS, Pomper MG, Bottomley PA. Tissue sodium concentration in human brain tumors as measured with ^{23}Na MR imaging. Radiology 2003; 227: 529-37.

Ouwerkerk R, Bottomley PA, Solaiyappan M, Spooner AE, Tomaselli GF, Wu KC, et al. Tissue sodium concentration in myocardial infarction in humans: A quantitative ^{23}Na MR imaging study. Radiology 2008; 248: 88-96.

Paling D, Solanky BS, Riemer F, Tozer DJ, Wheeler-Kingshott CA, Kapoor R, et al. Sodium accumulation is associated with disability and a progressive course in multiple sclerosis. Brain 2013; 136: 2305-17.

Pekar J, Ligeti L, Ruttner Z, Lyon RC, Sinnwell TM, van Gelderen P, et al. In vivo measurement of cerebral oxygen consumption and blood flow using ^{17}O magnetic resonance imaging. Magn Reson Med 1991; 21: 313-9.

Perman WH, Thomasson DM, Bernstein MA, Turski PA. Multiple short-Echo (2.5-Ms) quantitation of invivo sodium T_2 relaxation. Magn Reson Med 1989; 9: 153-160.

Prior MJW, Maxwell RJ, Griffiths JR. Fluorine-^{19}F NMR Spectroscopy and Imaging In-Vivo. In: Rudin M, editor. In-Vivo Magnetic Resonance Spectroscopy III: In-Vivo MR Spectroscopy: Potential and Limitations. Berlin, Heidelberg: Springer, 1992: 101-130.

Provencher SW. Estimation of metabolite concentrations from in vivo Proton NMR Spectra. Magn Reson Med 1993; 30: 672-9.

Qian YX, Stenger VA, Boada FE. Parallel imaging with 3D TPI trajectory: SNR and acceleration benefits. Magn Reson Imaging 2009; 27: 656-63.

Qiao H, Zhang X, Zhu XH, Du F, Chen W. In vivo ^{31}P MRS of human brain at high/ultrahigh fields: A quantitative comparison of NMR detection sensitivity and spectral resolution between 4T and 7T. Magn Reson Imaging 2006; 24: 1281-6.

Reddy R, Insko EK, Noyszewski EA, Dandora R, Kneeland JB, Leigh JS. Sodium MRI of human articular cartilage in vivo. Magn Reson Med 1998; 39: 697-701.

Reddy R, Stolpen AH, Charagundla SR, Insko EK, Leigh JS. ^{17}O-decoupled ^{1}H detection using a double-tuned coil. Magn Reson Imaging 1996; 14: 1073-8.

Reetz K, Romanzetti S, Dogan I, Sass C, Werner CJ, Schiefer J, et al. Increased brain tissue sodium concentration in Huntington's Disease—a sodium imaging study at 4T. Neuroimage 2012; 63: 517-24.

Ren J, Sherry AD, Malloy CR. (31)P-MRS of healthy human brain: ATP synthesis, metabolite concentrations, pH, and T_1 relaxation times. NMR Biomed 2015; 28: 1455-62.

Rodrigues TBC, S. 13C MRS: An outstanding tool for metabolic studies. Concept Magnetic Res A 2005; 27: 1-16.

Roig ES, Magill AW, Donati G, Meyerspeer M, Xin L, Ipek O, et al. A double-quadrature radiofrequency coil design for proton-decoupled carbon-13 magnetic resonance spectroscopy in humans at 7T. Magn Reson Med 2015; 73: 894-900.

Romanzetti S, Halse M, Kaffanke J, Zilles K, Balcom BJ, Shah NJ. A comparison of three SPRITE techniques for the quantitative 3D imaging of the ^{23}Na spin density on a 4 T wholebody machine. J Magn Reson 2006; 179: 64-72.

Ronen I, Lee J-H, Merkle H, Ugurbil K, Navon G. Imaging $H_2^{17}O$ distribution in a phantom and measurement of metabolically produced $H_2^{17}O$ in live mice by proton NMR. NMR Biomed 1997; 10: 333-40.

Ronen I, Merkle H, Ugurbil K, Navon G. Imaging of $H_2^{17}O$ distribution in the brain of a live rat by using proton-detected ^{17}O MRI. Proc Natl Acad Sci U S A 1998; 95: 12934-9.

Ronen I, Navon G. A new method for proton detection of $H_2^{17}O$ with potential applications for functional MRI. Magn Reson Med 1994; 32: 789-93.

Rooney WD, Springer CS. A comprehensive approach to the analysis and interpretation of the resonances of spins 3/2 from living systems. NMR Biomed 1991; 4: 209-26.

Ross BD, Lin A, Harris K, Bhattacharya P, Schweinsburg B. Clinical experience with ^{13}C MRS in vivo. NMR Biomed 2003; 16: 358-69.

Shah NJ, Oros-Peusquens AM, Arrubla J, Zhang K, Warbrick T, Mauler J, et al. Advances in multimodal neuroimaging: Hybrid MR-PET and MR-PET-EEG at 3 T and 9.4 T. J Magn Reson 2013; 229: 101-15.

Shah NJ, Worthoff WA, Langen KJ. Imaging of sodium in the brain: A brief review. NMR Biomed 2016; 29: 162-74.

Sharma R. Sodium weighted clinical brain magnetic resonance imaging at 4.23 tesla and inversion recovery pulse sequence. InformaticaMedica Slovenica 2005; 10: 56-72.

Smith K. Sodium channels and multiple sclerosis: Roles in symptom production, damage and therapy. Brain Pathol 2007; 17: 345-345.

Stevens A, Paschalis P, Schleich T. Sodium-23 and potassium-39 nuclear magnetic resonance relaxation in eye lens. Examples of quadrupole ion magnetic relaxation in a crowded protein environment. Biophys J 1992; 61: 1061-75.

Stobbe R, Beaulieu C. Sodium relaxometry (part 2): Towards the characterisation of the sodium NMR environment in the human brain using a novel relaxometry technique. Proc Intl Soc Mag Reson Med 2006; 436.

Stolpen AH, Reddy R, Leigh JS. ^{17}O-decoupled proton MR spectroscopy and imaging in a tissue model. J Magn Reson 1997; 125: 1-7.

Stone NJ. Table of nuclear magnetic dipole and electric quadrupole moments. Atom DataNucl Data 2005; 90: 75-176.

Sunde EP, Setlow P, Hederstedt L, Halle B. The physical state of water in bacterial spores. Proc Natl Acad Sci U S A 2009; 106: 19334-9.

Ter-Pogossian MM, Eichling JO, Davis DO, Welch MJ. The measure in vivo of regional cerebral oxygen utilization by means of oxyhemoglobin labeled with radioactive oxygen-15. J Clin Invest 1970; 49: 381-91.

Thulborn KR, Gindin TS, Davis D, Erb P. Comprehensive MR imaging protocol for stroke management: Tissue sodium concentration as a measure of tissue viability in nonhuman primate studies and in clinical studies. Radiology 1999; 213: 156-66.

Umathum R, Rosler MB, Nagel AM. In vivo 39K MR imaging of human muscle and brain. Radiology 2013; 269: 569-76.

van de Bank BL, Orzada S, Smits F, Lagemaat MW, Rodgers CT, Bitz AK, et al. Optimized ^{31}P MRS in the human brain at 7 T with a dedicated RF coil setup. NMR Biomed 2015; 28: 1570-8.

van der Kemp WJM, Boer VO, Luijten PR, Stehouwer BL, Veldhuis WB, Klomp DWJ. Adiabatic multi-echo ^{31}P spectroscopic imaging (AMESING) at 7 T for the measurement of transverse relaxation times and regaining of sensitivity in tissues with short T_2^* values. NMR Biomed 2013；26：1299-307.

Van der Maarel JRC. Thermal relaxation and coherence dynamics of spin 3/2. I. Static and fluctuating quadrupolar interactions in the multipole basis. Concept Magnetic Res A 2003；19a：97-116.

van Gorp JS, Seevinck PR, Andreychenko A, Raaijmakers AJ, Luijten PR, Viergever MA, et al. ^{19}F MRSI of capecitabine in the liver at 7 T using broadband transmit-receive antennas and dual-band RF pulses. NMR Biomed 2015；28：1433-42.

van Laarhoven HW, Klomp DW, Rijpkema M, Kamm YL, Wagener DJ, Barentsz JO, et al. Prediction of chemotherapeutic response of colorectal liver metastases with dynamic gadolinium-DT-PA-enhanced MRI and localized ^{19}F MRS pharmacokinetic studies of 5-fluorouracil. NMR Biomed 2007；20：128-40.

Vanhamme L, van den Boogaart A, Van Huffel S. Improved method for accurate and efficient quantification of MRS data with use of prior knowledge. J Magn Reson 1997；129：35-43.

Vonsattel JP, Myers RH, Stevens TJ, Ferrante RJ, Bird ED, Richardson EP, Jr. Neuro-pathological classification of Huntington's disease. J Neuropathol Exp Neurol 1985；44：559-77.

Waxman SG. Axonal conduction and injury in multiple sclerosis：The role of sodium channels. Nat RevNeurosci 2006；7：932-41.

Weber MA, Nagel AM, Marschar AM, Glemser P, Jurkat-Rott K, Wolf MB, et al. 7-T [35]Cl and [23]Na MR imaging for detection of mutation-dependent alterations in muscular edema and fat fraction with sodium and chloride concentrations in muscular periodic paralyses. Radiology 2016；280：848-59.

Wellard RM, Shehan BP, Adam WR, Craik DJ. NMR measurement of [39]K detectability and relaxation constants in rat tissue. Magn Reson Med 1993；29：68-76.

Wiesner HM, Balla DZ, Shajan G, Scheffler K, Ugurbil K, Chen W, et al. [17]O relaxation times in the rat brain at 16.4 Tesla. Magn Reson Med 2016；75：1886-93.

Wijnen JP, Klomp DW, Nabuurs CIHC, de Graaf RA, van Kalleveen IML, van der Kemp WJM, et al. Proton observed phosphorus editing（POPE）for in vivo detection of phospholipid me-tabolites. NMR Biomed 2016；29：1222-30.

Winkler SS.[23]Na magnetic-resonance brain imaging. Neuroradiology 1990；32：416-20.

Winkler SS, Thomasson DM, Sherwood K, Perman WH. Regional T_2 and sodium concentration estimates in the normal human-brain by ^{23}Na MR imaging at 1.5 T. JCAT 1989；13：561-6.

Zhu XH, Zhang N, Zhang Y, Zhang X, Ugurbil K, Chen W. In vivo ^{17}O NMR approaches for brain study at high field. NMR Biomed 2005；18：83-103.

Yuksel C, Du F, Ravichandran C, Goldbach JR, Thida T, Lin P, et al. Abnormal high-energy phosphate molecule metabolism during regional brain activation in patients with bipolar disorder. Mol Psychiatr 2015；20：1079-84.

Yushmanov VE, Kharlamov A, Yanovski B, LaVerde G, Boada FE, Jones SC. Inhomogeneous sodium accumulation in the ischemic core in rat focal cerebral ischemia by ^{23}Na MRI. J Magn Reson Imaging 2009；30：18-24.

Zaaraoui W, Konstandin S, Audoin B, Nagel AM, Rico A, Malikova I, et al. Distribution of brain sodium accumulation correlates with disability in multiple sclerosis：A cross-sectional ^{23}Na MR imaging study. Radiology 2012；264：859-67.

Zhu XH, Chen W. In vivo oxygen-17 NMR for imaging brain oxygen metabolism at high field. Prog Nucl Magn Reson Spectrosc 2011；59：319-35.

Zhu XH, Chen W. In vivo ^{17}O MRS imaging-Quantitative assessment of regional oxygen consumption and perfusion rates in living brain. Anal Biochem 2016；529：171-8.

Zhu XH, Merkle H, Kwag JH, Ugurbil K, Chen W. ^{17}O relaxation time and NMR sensitivity of cerebral water and their field dependence. Magn Reson Med 2001；45：543-9.

Zhu XH, Zhang N, Zhang Y, Zhang X, Ugurbil K, Chen W. In vivo ^{17}O NMR approaches for brain study at high field. NMR Biomed 2005；18：83-103.

14

T_1 加权 DCE MRI [1]

李奥尼大·乔治乌(Leonidas Georgiou)和大卫·L.巴克利(David L. Buckley)

利兹大学

1　由保罗·S.托夫茨(Paul S. Tofts)编辑和审查。

14.5　临床应用

多发性硬化的增强模式 · 脑卒中和神经胶质瘤的曲线下面积 · 血脑
屏障微小变化的示踪动力学建模 · 脑卒中的示踪动力学建模 · 多发
性硬化的示踪动力学建模 · 肿瘤的示踪动力学建模

14.6　挑战与新方向

参考文献

14.1　引言

动态对比增强(Dynamic contrast-enhanced,DCE)MRI 旨在利用对比剂对组织的纵向弛豫时间(T_1)的影响,并通过监测体内静脉注射对比剂的分布,从而对组织的血流动力学进行测量。信号强度—时间序列的定量分析可以提供组织灌注的测量值,例如脑微血管系统的脑血流量(Cerebral blood flow,CBF)和脑血容量(Cerebral blood volume,CBV),同时它也可以通过提供通透性的测量值以及有关对比剂在细胞外血管间隙(Extracellular extravascular space,EES)中的分布信息表征血脑屏障(Blood-brain barrier,BBB)完整性。本章概述了DCE-MRI 技术,并重点介绍了其在脑病理学血脑屏障破坏评估中的应用。

14.1.1　血脑屏障

血脑屏障是高度选择性的多细胞半透膜结构,可将循环血液与中枢神经系统中的细胞外液分开。与大多数解剖屏障相似,血脑屏障由内皮细胞形成,但与其他组织相比,血脑屏障中的内皮细胞具有一定的独特性。血脑屏障内皮细胞的排他性归因于其连续的细胞间紧密连接,缺乏开窗(小孔),白细胞黏附分子的低表达以及细胞旁和跨细胞胞吞率极低(Abbott et al.,2006;Obermeier et al.,2013)。这些特性使血脑屏障能够主动调节外源性和内源性分子的流入和流出,从而维持微环境,使神经元回路正常运行。

14.1.2　血脑屏障破坏

血脑屏障的发育和维持受细胞和非细胞成分(如星形胶质细胞、周细胞、小胶质细胞、神经元和细胞外基质成分)的调控,它们与内皮细胞相互作用从而形成细胞复合物。血脑屏障的破坏会导致分子、离子和/或细胞的交换不受调控,从而扰乱神经元突起的正常功能。根据病理的不同,血脑屏障破坏的机制及其后果是多种多样的。

识别血脑屏障破坏及其与疾病的关系是具有挑战性的。然而这种破坏使低分子量 MRI

对比剂可以局部进入大脑间质[1]。在 T_1 加权图像上，对比剂的积累会导致组织信号强度增加（图 14.1），从而提供了另一种替代工具来探测体内的脑组织病理状态，例如颅内肿瘤、局部缺血、肺炎链球菌性脑膜炎、多系统萎缩、Ⅱ型糖尿病、多发性硬化（multiple sclerosis, MS）、认知障碍、小血管疾病等（Heye et al., 2014）。

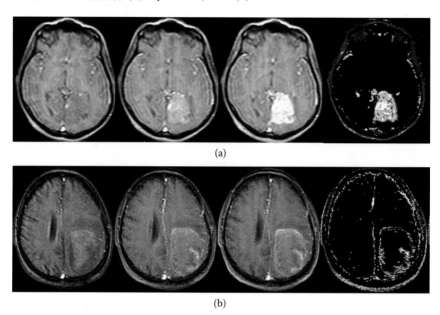

(a)

(b)

图 14.1　脑膜瘤患者的 DCE 图像。（a）注射钆喷酸葡胺（Gd-DTPA）后 $t = 0, 8$ 和 260 s 的图像。在血脑屏障破坏的情况下，对比剂快速通过血脑屏障相对均匀分布于病灶内。但是，右侧相应的 K^{trans} 图显示了病变的固有异质性。（b）一位Ⅳ级神经胶质瘤患者，注射 Gd-DTPA 后在 $t = 0, 16$ 和 260 s 时的动态对比增强图像，并使用定量分析估算了相应的 K^{trans} 图。从增强和参数图可以看到两个脑部病变（a）和（b）的不同特征。

14.1.3　团注对比剂增强的基础

临床应用于大脑的低分子对比剂大多数是顺磁性的钆对比剂，具有线性化学结构：Gd-DTPA（钆喷酸葡胺），Gd-DTPA-BMA（钆双胺），Gd-DTPA-BMEA（钆弗塞胺），Gd-BOPTA（钆贝葡胺）；或者环状结构：Gd-DOTA（钆特酸葡胺），Gd-BT-DO3A（钆布醇），Gd-HP-DO3A（钆特醇）。所有上述对比剂对人类相对安全。但是自 2010 年以来，欧洲药品管理局（EMA）建议在严重肾病患者或接受肝移植的患者中不要或尽量减少使用这些对比剂，因为这些患者可能存在由对比剂中的钆引发肾源性系统性纤维化的危险。此外，越来越多的证据表明，多次注射对比剂后，大脑中可能会积聚少量钆，因此欧洲药品管理局在 2017 年 3 月建议暂停四种线性结构药物的上市许可。因此，未来的研究可能只会使用环状结构对比剂。

1　在健康的大脑中，对比剂不会传递至大脑间质，脉络丛等少数区域除外（Gibby, 2000）。

当对比剂团注[1]进入血液循环时,它被暂时限制在血管腔内,并在此停留多个心动周期,这一阶段称为"第一期"(Padhani,2002)。在没有完整的血脑屏障的情况下,由于血管腔与大脑间质之间形成了对比剂浓度差异,对比剂会从血池扩散到大脑的血管外细胞外间隙。积聚的速率和程度取决于潜在的病理生理状态,例如组织灌注、毛细血管通透性和渗漏血管的表面积。对比剂不会进入构成脑组织的细胞,因此其分布体积为血管外细胞外间隙。在持续数分钟至数小时的时间内,对比剂会扩散回血管系统中,并从血管系统排泄(通常是通过肾脏)。

对比剂主要积聚在脑血管外细胞外间隙[2]中,在 T_1 加权图像上,T_1 的缩短会导致 MRI 信号增加(信号增强)。因此,在 DCE-MRI 实验中,对比剂的积累和排出可以作为 MR 信号强度的变化来观察。由于药物分布的动力学(如增强速率,增强峰值和信号衰减)取决于病理状态,DCE-MRI 可以通过分析信号强度-时间特征来研究在体脑病理生理学(Gribbestad et al.,2005)。

14.2　DCE-MRI 数据分析

为了测量血脑屏障破坏,许多技术已被应用于信号-时间曲线的分析中。这些技术包括对时间空间增强模式的简单视觉评估和,到半定量和定量技术,再到复杂的示踪动力学模型的使用。此外,对于半定量和定量技术,通常有两种测量方法:预定义的感兴趣区(region of interest,ROI)和生成参数图的逐个体素分析。在以下各小节中,将讨论最常用的定量技术,重点是示踪剂动力学模型分析。

14.2.1　增强模式的视觉评估

该技术基于对信号-时间曲线的主观评估,并且根据评估系统对曲线进行分类,或通过描述在预定时间点对比增强后 T_1 加权图像中的强化特征进行分类。对于信号时间序列,有四种常见曲线模式:(1)无增强;(2)缓慢增强,即在扫描期间信号在感兴趣区内缓慢上升;(3)快速增强,然后达到平稳状态;(4)快速增强,随后是流出阶段。在一项关于新发多发性硬化病变的研究中,病变的初始增强模式是根据 T_1 加权动态增强后第一期的体积确定的,

---

[1]　团注是一种短暂的注射,通常使用高压注射器在几秒钟内完成(请参阅第 14.3.5 节)。

[2]　在某些脑部病理情况(如肿瘤)中,对比剂在血管中的影响也可能十分明显。

分为结节形(整个病变中均质的高信号,即亮的),闭环形(完整的边缘高信号包围中心低信号,即暗的)和开环形(半月形不完整的高信号边缘,即半月状)。此外,动态增强模式被定义为离心型(从中心到边缘增强)或向心型(从边缘到中心增强)(Gaitán et al., 2011)。但是,仅这些信息不能提供对所研究病理生理学的详细描述。

14.2.2　增强序列的半定量分析

使用一系列指标对增强曲线进行经验性的描述,可能是提供有关对比度累积动力学的可靠且敏感信息的最简单方法。这些特征包括强化峰值,初始流入斜率,达峰时间,流出斜率和在预定义的时间段内(例如前 90 s 内)增强曲线下的初始面积(Initial area under the enhancement curve, IAUC)(Parker and Buckley, 2005)。但是,这种简化的方法无法区分影响信号增强的生理因素或物理因素。在 MRI 扫描期间,包括扫描序列,扫描参数,机器的调谐和缩放系数,感兴趣组织的天然 T_1,对比剂的剂量和给药方式(如团注,输注),患者的全身性状态(如心输出量)以及对比剂浓度与信号强度变化之间的非线性关系等特征,都对信号强度-时间曲线的形成至关重要。这些强调了有必要将技术标准化,以便考虑由于在不同研究中心或多个 MRI 检查中选择不同的物理因素而导致的增强振幅或斜率的差异(Gribbestad et al., 2005; Padhani, 2002)。

克服这些局限性的方法包括利用参考组织进行标准化,该组织被认为是健康并且不受后续程序(如肌肉)的影响;或者使用浓度-时间序列而不是信号强度作为参考。即便如此,现在仍无法对这些参数进行明确的解释。例如,IAUC 或初始流入斜率反映的动力学受血流量、内皮通透性、血容量和血管外细胞外间隙体积的综合影响(Evelhoch, 1999; Walker-Samuel et al., 2006)。此外,即使在单个体素内的信号增强曲线也可以表示来自血管、血管外细胞外间隙或这两者组合的信号。因此,很难区分来自每个室的信号进而研究这些室之间的相互作用。这就是示踪剂动力学模型可能有益的地方,并为病理学提供新的见解。

14.2.3　使用示踪动力学建模进行定量分析

定量分析可以使用示踪剂动力学模型来描述对比剂团注通过感兴趣组织的过程。这些模型旨在通过反映体内生理过程的参数(如 CBF、血脑屏障渗漏、血管外细胞外间隙体积和血管间隙体积)来描绘在浓度-时间曲线中观察到的时间特征(表 14.1)。

表 14.1 示踪动力学模型中使用的量和符号

量	定义	单位
C_a	动脉全血中对比剂浓度[a]	mM[b]
C_e	EES 中对比剂浓度[c]	mM
C_p	动脉血浆中对比剂浓度[a]	mM
C_t	组织中对比剂浓度	mM
C_v	静脉全血中对比剂浓度	mM
E	初始提取分数	无
Hct	红细胞压积	无
F_b	单位体积组织的全血灌注（或流量），CBV[d]	$mL \cdot min^{-1} \cdot mL^{-1}$
F_p	单位体积组织的血浆灌注（或流量）	$mL \cdot min^{-1} \cdot mL^{-1}$
K^{trans}	血浆与 EES 的体积传递常数	min^{-1}
P	毛细管壁总通透率	$cm \cdot min^{-1}$
PS	单位体积组织的通透性与表面积的乘积	$mL \cdot min^{-1} \cdot mL^{-1}$
S	单位体积组织的表面积	cm^{-1}
v_b	单位体积组织全血体积，CBV[e]	无
v_p	单位组织体积的血浆容量	无
v_e	单位组织体积的 EES 体积	无

[a] $C_a = (1-Hct)C_p$。

[b] $mM = 1 \ mmol \cdot L^{-1}$。

[c] EES：extravascular extracellular space，血管外细胞外间隙。

[d] CBF：cerebral blood flow，脑血流量。

[e] CBV：cerebral blood volume，脑血容量。

DCE-MRI 中使用的大多数示踪动力学模型都设定组织（如大脑）由多个室组成（图 14.2）。对室的数量以及其他任何假设取决于所用对比剂的性质以及所研究的组织生理学或病理学特征。健康完整的血脑屏障使得低分子量对比剂大多被限制在血管腔（V_b）内。但血脑屏障破坏使对比剂能够从血管间隙扩散到血管外细胞外间隙（V_e）中。扩散速率取决于局部血流量（F_b），血脑屏障通透性（P）和表面积（S）（Tofts，1997；Tofts et al.，1999）。血管和血管外细胞外间隙之间对比剂的交换通常由转移常数 K^{trans} 来描述，其解释取决于模型中的假设，通常是血脑屏障通透性与表面积乘积（PS）和 CBF 的组合。对比剂扩散回血管间隙,并最终通过血液循环从肾脏排出。在任何给定的时间内,体素或感兴趣区内对比剂的总浓度为每个单独室内浓度的加权总和,可以表示为:

$$C_t(t) = v_p C_p(t) + v_e C_e(t) \qquad (14.1)$$

其中 C_t 是整个组织中对比剂的浓度, C_p 和 C_e 分别是血管血浆空间和血管外细胞外间隙中对比剂的浓度。上面描述的功能参数提供了一种简化的方法,可以来模拟对比剂在感兴趣区分布的影响机制。但是有几个因素未纳入考虑,例如容器中活塞流和室内对比剂的混合,而更复杂的建模方法试图将这些因素考虑在内。

大多数示踪动力学模型用一个简单的速率方程来描述对比剂在室间的交换,即物质在半透膜上的扩散传输。该方程描述了由两个室之间的浓度梯度驱动的对比剂通量,速率常数取决于膜的性质(如限制性)(Kety, 1951)。因此,两个室之间对比剂的通量 J 可以表示为:

$$J = PS(C_1 - C_2) \qquad (14.2)$$

其中(C_1-C_2)是室之间的浓度差。在血脑屏障破坏的情况下,屏障的限制性受到破坏,从而使对比剂从血管扩散到血管外细胞外间隙。这里需要注意的是 P 考虑了跨越半透性屏障的任何形式的被动或主动运输。

下一步是描述所提及的室间如何相互作用。这是通过将每个室中对比剂的浓度描述为进出室的入口和出口之和来实现的。例如,一个室的出口可以形成另一室的入口。这是室模型的基础,并假设室对流入的响应是线性且固定的,即与所给药物剂量成正比,而与到达时间无关。此外,为了使这些假设成立,还假定在室内没有对比剂的产生或破坏。然后,用描述入口和出口通量的微分方程的形式来表示每个室中对比剂的动力学。解决这些问题后,可使用公式14.1来描述组合系统中的浓度曲线。这形成了室示踪剂动力学建模的基础。室模型的复杂性和用于描述它们的参数数量取决于以下因素:采集的数据质量,采样频率,采集时间长短,疾病的病理生理学等。为了生成真实且可靠的模型,必须考虑这些限制。在以下各节中,我们将介绍用于评估血脑屏障完整性最常见的示踪动力学模型。

14.2.3.1 Tofts 模型

其中一种应用最广泛的模型是基于凯蒂(Kety)提出的方法,他描述了惰性气体在肺中的分布(Kety, 1951)。使用公式14.2并替换DCE-MRI中常用的术语(表14.1),在示踪剂瞬时充分混合的前提下,血管外细胞外间隙中对比剂的积累和流出速率可以使用速率方程的一般形式描述:

$$v_e \frac{dC_e(t)}{dt} = K^{trans}(C_p(t) - C_e(t)) \qquad (14.3)$$

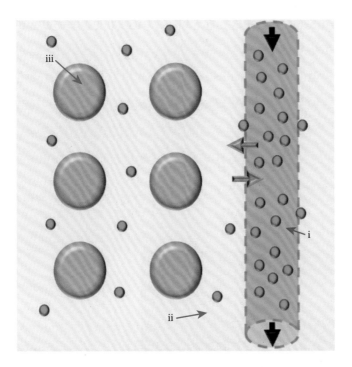

图 14.2　组织腔室分区的一般模型。黑色粗体箭头表示通过血管(i)的血液流动方向,其分数体积为 V_p。灰色箭头表示对比剂(绿色圆圈)从血管向细胞外间隙(ii 血管外细胞外间隙)的双向渗漏,反之亦然。大多数对比剂不会进入细胞内间隙(iii 金色圆盘)。

体积转移常数 K^{trans} 的生理学解释取决于血脑屏障通透性和组织中血流之间的平衡。在混合灌注和通透状态的一般情况下,K^{trans} 由下式给出:

$$K^{trans} = EFp \tag{14.4}$$

其中 F_p 是血浆流量(每单位组织体积每分钟的血浆量:mL·min^{-1}·mL^{-1}),E 是对比剂的提取分数(即对比剂在单次通过毛细管床时提取到的 v_e 的比例):

$$E = \frac{PS}{PS + F_p} \tag{14.5}$$

PS 的单位为组织每分钟每体积(mL·min^{-1}·mL^{-1})。如果对比剂向血管外细胞外间隙的输送受到流量的限制(即 $PS \gg F_p$),则

$$K^{trans} = F_p \tag{14.6}$$

相反,如果对比剂向血管外细胞外间隙的输送受到血脑屏障通透性的限制($F_p \gg PS$),则

$$K^{trans} = PS \tag{14.7}$$

使用上述方法进行示踪剂动力学建模,是研究人员最常用的描述对比剂通过血脑屏障渗漏的模型基础。脑定量分析最早出现在 20 世纪 90 年代初(Brix et al., 1991;Larsson et al., 1990；Tofts and Kermode，1991）。近十年后，专家组才发表了一篇旨在规范使用量和符号的共识性文件（Tofts et al.，1999）。

传统的 Tofts 模型（Tofts and Kermode，1991）首先用于描述多发性硬化患者的示踪剂动力学，但假设血管空间对 C_t 的贡献可忽略不计（v_p 约为 0）。求解 14.3，并代入 14.1，可得出弱血管化病变的单室模型：

$$C_t(t) = K^{trans} \int_0^t C_p(\tau) \exp\left(-\frac{K^{trans}(t-\tau)}{v_e}\right) d\tau \tag{14.8}$$

Tofts 模型的应用举例如图 14.3 所示，显示了表现为不同增强曲线的两个脑部增强病灶。

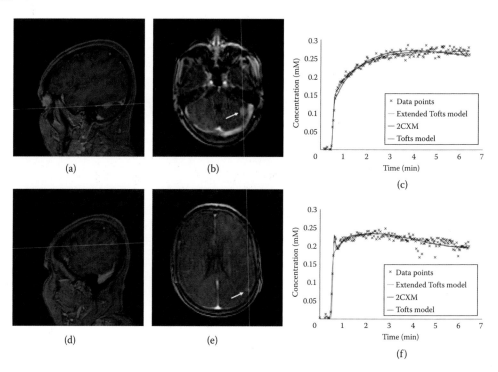

(a)　　(b)　　(c)

(d)　　(e)　　(f)

图 14.3　使用 Tofts 模型、扩展 Tofts 模型（extended Tofts model，ETM）和两室交换模型（two-compartment exchange model，2CXM）对来自大脑中两个增强病灶（上排和下排）动态数据进行的定量分析示例：（a，d）在矢状面中获取并用作参考的高空间分辨率梯度回波图像；（b，e）推注加乐显后，每个增强病灶对应的一幅动态增强后图像；（c，f）说明了不同模型在增强病灶中的应用。对于缓慢增强的病灶（c），2CXM：$F_b = 0.24$ mL·min^{-1}·mL^{-1}，$PS = 0.02$ mL·min^{-1}·mL^{-1}，$v_e = 0.09$，$v_p = 0.18$；ETM：$K^{trans} = 0.21$ min^{-1}，$v_e = 0.38$，$v_p = 0.00$；Tofts：$K^{trans} = 0.21$ min^{-1}，$v_e = 0.38$。对于快速增强病灶（f），2CXM：$F_b = 0.67$ mL·min^{-1}·mL^{-1}，$PS = 0.22$ mL·min^{-1}·mL^{-1}，$v_e = 0.11$，$v_p = 0.06$ETM：$K^{trans} = 0.27$ min^{-1}，$v_e = 0.28$，$v_p = 0.02$；Tofts：$K^{trans} = 0.28$ min^{-1}，$v_e = 0.29$。以上数据采集于 3T 飞利浦 MRI 系统。

14.2.3.2　扩展 Tofts 模型

尽管假设 v_p 约为 0 在血管空间对总浓度的贡献很小的病理状态中可能成立，但在肿瘤

等疾病中必须考虑 v_p 的贡献。在高灌注状态下，F_p 趋于 ∞ [1]（Sourbron and Buckley, 2011），扩展的 Tofts 模型仅包括血浆中对比剂的浓度：

$$C_t(t) = v_p C_p(t) + K^{trans}\int_0^t C_p(\tau)\exp\left(-\frac{K^{trans}(t-\tau)}{v_e}\right)\mathrm{d}\tau \tag{14.9}$$

扩展 Tofts 模型的血管成分效应如图 14.3 所示。

14.2.3.3 Patlak 模型

上述两种模型均假设对比剂在血管间隙和血管外细胞外间隙之间双向传输（图 14.2）。但是，在某些情况下，可以通过假定对比剂从血浆到血管外细胞外间隙是单向运输的来进一步简化两个室之间的相互作用。如果动态扫描的持续时间较短，对比剂进入 v_e 的流量不足以填充该空间，则此假设是可接受的。Patlak 模型（Patlak et al., 1983）描述了这种情况，表示为：

$$C_t(t) = v_p C_p(t) + K^{trans}\int_0^t C_p(\tau)\mathrm{d}\tau \tag{14.10}$$

方程 14.10 也可以用线性形式表示，用 $C_p(t)$ 除每一项，它允许简单快速的数据后处理。

14.2.3.4 两室交换模型

最新提出的模型代表了更通用的两室交换模型（2CXM）的边界状态：（1）弱血管化的（方程 14.8）和（2）高灌注的（方程 14.9 和 14.10）病变。2CXM 可应用于混合灌注和通透性的一般情况（Brix et al., 2004；Sourbron and Buckley, 2011, 2013）。在有足够数据支持的条件下，2CXM 允许从数据中提取 PS 和 F_p 的单独估计值，该解可以表示为脉冲响应函数 $H(t)$ 与动脉血浆浓度的卷积（$\otimes$），即所谓的动脉输入函数（arterial input function, AIF）。对于 2CXM，$H(t)$ 与生理参数有关的项（α, β, A, F_p）是双指数的：

$$C_t(t) = F_p C_p(t) \otimes (Ae^{-\alpha t} - (1-A)e^{-\beta t})$$

$$v_p = F_p/(A\cdot(\alpha-\beta)+\beta)$$

$$v_e = PS\cdot F_p/(\alpha\beta v_p)$$

$$PS = [v_p(\alpha+\beta-\alpha\beta v_p/F_p)-F_p] \tag{14.11}$$

图 14.3 中 2CXM 的应用说明了更复杂的模型如何适用于具有不同动力学曲线的病变。

以上是定量分析血脑屏障功能最常用的示踪动力学模型。选择最能描述所采集数据的模型取决于多种因素。在以下各节中，我们总结了采集要求和误差来源，误差通常会导致模型的不恰当应用，并可能产生不准确且不一致的结果。

1　例如，从测量角度来看，当 F_p 足够大时，组织中的任何团注扩展都太小而无法测量，要么是因为注射速度慢、时间分辨率低，要么是因为数据中的噪声干扰。

14.3　数据采集要求

DCE-MRI 使用 T_1 加权图像来检测对比剂通过组织时对该组织中水的 T_1 弛豫特性的短期影响，如大脑中的病变。采集方案在确定对比剂的动力学曲线以及用于分析的定量技术方面起着重要作用。在本节中，我们将讨论数据采集的一些要求。

14.3.1　从信号到浓度

使用定量分析来监测对比剂，我们必须提供信号变化（相对于基线）和对比剂浓度之间的联系。一种简单的方法是假设信号（或相对信号）的变化与对比剂浓度成正比；然而，这种线性关系在高浓度对比剂情况下不成立。非线性程度取决于采集参数（如翻转角度、重复时间、病变的固有 T_1）。解决这个问题的方法是测量病变或组织的基线 T_1 弛豫时间，并监测动态采集期间 T_1 的变化。某时刻对比剂浓度 $C(t)$ 可能与 T_1 弛豫速率的变化有关：

$$C(t) = \frac{\frac{1}{T_1(t)} - \frac{1}{T_{10}}}{\gamma_1} \qquad (14.12)$$

式中，γ_1 为对比剂的纵向弛豫度[1]，T_{10} 为无对比剂时的纵向弛豫时间。

尽管这种方法在理论上看似简单，但在测量 T_1 时存在困难。T_1 测量必须快速且准确，以便以高时间分辨率对对比剂浓度变化进行采样。此外，在大范围内测量的 T_1 值必须是可靠的，因为组织在对比剂注射之前有很长的弛豫时间（在血液中 1.5 T 时为秒级），随着对比剂进入血液，弛豫时间大大减少（降低到 100 ms）。为了满足这些要求，最常用的方法是使用已建立的 T_1 量化技术测量基线 T_1，然后使用快速 T_1 加权序列在给药期间获取组织的图像数据。使用对比前 T_{10} 和根据所使用的序列参数描述 MRI 信号的方程式，可以间接地估计动态 T_1。

多种技术可用于 T_1 定量，包括反转恢复成像序列和具有不同重复时间（TR）或翻转角（θ）的多次采集，参见第 5 章。DCE-MRI 中最常用的数据采集技术基于 3D 梯度回波序列，因为它们的采集时间短。从具有横向磁化干扰的常用梯度回波序列获得的信号强度是：

$$S = \Omega PD \frac{\sin(\theta)(1 - \exp(-TR/T_1))}{(1 - \cos(\theta)\exp(-TR/T_1))} \exp(-TR/T_2^*) \qquad (14.13)$$

1　弛豫度是衡量对比剂催化质子弛豫能力的指标，其值取决于场强、对比剂的化学性质、温度和组织成分。

其中 Ω 取决于扫描仪的设置，PD 为质子密度，TR 为回波时间。当采用短 TR 时，T$_2^*$ 对信号的影响可以忽略不计。因此，利用对比剂给药前的动态信号(S_0)和组织的预对比剂 T$_{10}$，可以用方程 14.13 估计动态 T$_1$。假设对比剂对 PD 无影响，我们可以利用纵向弛豫率的变化来估计对比剂的浓度。

14.3.2 空间–时间要求

信号–时间序列采样的时间频率对于示踪剂动力学建模至关重要，它决定了模型的选择以及定量分析的准确性。这在团注对比剂通过供血动脉采样时尤为重要(被称为 AIF)，尤其是在注射对比剂后的早期阶段，此时信号表现出快速的时间变化。时间欠采样会给参数估计带来不确定性，先前的研究表明，要将这些误差控制在真实值的 10% 以内，AIF 应每 1 s 进行一次采样，组织至少每 4 s 进行一次采样(Cramer and Larsson，2014；Henderson et al.，1998)。这些建议可能并不是通用的，而是取决于感兴趣的组织和应用的模型，以及团注给药的持续时间。

通常建议采样间隔短于待测量过程的时间尺度(Henderson et al.，1998；Lopata et al.，2007)。例如，Gd-DTPA 在灰质和白质中通过毛细血管床的平均通过时间[1] 为 1~2 s，而在脑肿瘤(转移瘤，脑膜瘤和淋巴瘤)中约为数十秒(Sourbron et al，2009)。在这些情况下[2]，为了获得 CBF 测量值需要的时间分辨率为秒量级。相反，相同对比剂在肿瘤 EES 中的平均转运时间为分钟级。因此，如果关注的是血脑屏障通透性，则时间分辨率可能会放宽(Sourbron，2010；Sourbron et al.，2009)。总采集时间也需要仔细考虑，因为它决定了可以从定量分析中提取的信息范围。对于 CBF 的测量，短时间的采集(包括血液中对比剂的早期再循环)就足够了；但是，对于血脑屏障通透性和 v_e 测量，需要更长的采集时间(Sourbron and Buckley，2013)，尤其对于缓慢增强的病变，如多发性硬化(Kermode et al.，1990；Tofts，1996)。

对高时间分辨率的需求促使研究人员大多采用二维或三维梯度回波技术。并行成像和其他加速方案等技术的发展使得这些要求更加可行。尽管如此，高时间分辨率的 DCE 数据通常是以牺牲空间分辨率为代价获取的。例如，拉松(Larsson)等利用饱和恢复梯度调用序列(在 3T MRI 扫描仪上)获得了空间分辨率为 $(2.5{\times}3.1{\times}8)$ mm^3、时间分辨率为 1 s 的 4 个

---

[1] 平均转运时间是平均对比剂分子通过入口进入室和通过出口离开室所需的时间(Sourbron and Buckley，2013)。

[2] 如果 AIF 是增量函数，则这种假设完全正确。实际上，AIF 的有限宽度和组织扩展可能会稍微放宽这些时间要求。但重要的是，了解引入采样要求是为了满足对 AIF 本身进行采样的需求。

层面(Larsson et al., 2009)，当时美国放射学学会(American College of Radiology，ACR)指南建议以至少$(1×1.2×5)$ mm^{3}的空间分辨率采集高维空间数据(临床图像质量见 ACR 指南)。虽然时间取样很重要，但如果通过脑内动脉测量 AIF，或者需要探测病理异质性或小范围病变，则需要较高的空间分辨率，因为部分容积效应会导致参数估计不准确。与时间和空间分辨率密切相关的是成像体积的总覆盖率。如果需要监测整个大脑的病理学(如多发性硬化患者)，时间分辨率和空间分辨率之间的折衷是不可避免的。此外，成像体积需要包括相对较大的供血动脉或静脉，以便从中采集血液信号(见第 14.3.4 节)。

14.3.3　图像对比噪声比

对比噪声比(Contrast-to-noise ratio，CNR)是 DCE-MRI 数据的关键。CNR 是注射对比剂后参照基线噪声信号强度变化的量度，取决于组织类型(固有 T_1)、序列参数(翻转角度、TR)、对比剂剂量和 MRI 扫描仪的场强。所有这些都应在序列优化过程中加以考虑，因为参数估计的质量取决于信号-时间序列的质量。

14.3.4　动脉输入函数

示踪剂动力学建模的一个核心要求，通常也是最具挑战性的部分是提供准确的 AIF 表示，即传递的对比剂剂量。如第 14.3.2 节所述，AIF 的时间采样对参数估计的准确性以及模型的选择有重要影响。此外，空间分辨率的限制可能会在生成的 AIF 中引入部分容积效应，这些效应将作为误差传递到参数估计中。因为供血动脉相对较小，上述效应在大脑的 DCE-MRI 中尤其重要。因此，尽管 AIF 应该直接在病理入口处的动脉进行采样，但实际上它是在血管直径更大的动脉树的上游采集的。大多数研究中，AIF 采集于颈内动脉(Larsson et al.，2009)，在某些情况下，来自静脉流出(通常是矢状窦)的信号被用来校正部分容积伪影(Hansen et al.，2009；Sourbron et al.，2009)。图 14.4 展示了使用静脉流出进行 AIF 采样和重新标度的示例。在所获取的图像无法进行动脉测量的情况下，按照大脑动脉和静脉之间几乎没有分散的假设，对矢状窦进行采样并用其替代 AIF(Jelescu et al.，2011；Li et al.，2000)。层面定位是获得准确 AIF 的关键，MRI 扫描的目标应是在采集病变的同时获取供血动脉信号。将最尾侧层面与颈内动脉垂直放置或在动脉水平获得单独层面可用于减少部分容积效应(Cramer and Larsson，2014)。

然而在某些情况下，由于数据采集的限制无法对单个 AIF 进行测量(如部分容积和流入效应，参见第 14.4 节)。最简单的解决方法是假设 AIF 是由多名志愿者的平均血浆浓度的时间过程推导出的。大量研究已经报道了可以用作替代品的 AIF 的功能形式(Horsfield et al., 2009; Orton et al., 2009; Parker et al., 2006; Tofts and Kermode, 1991), 但并未考虑个体差异, 例如由于心动周期, 推注持续时间和对比剂剂量差异。另一种解决方案是将感兴趣组织曲线与参考区域曲线进行比较, 从而规避直接进行 AIF 测量的需要(Yankeelov et al., 2005), 并已应用于大鼠神经胶质瘤研究(Quarles et al., 2012)。尽管有替代方案可供选择, 但精确测量的 AIF 在参数估计的质量方面更具优势(McGrath et al., 2009; Port et al., 2001; Yankeelov et al., 2007)。

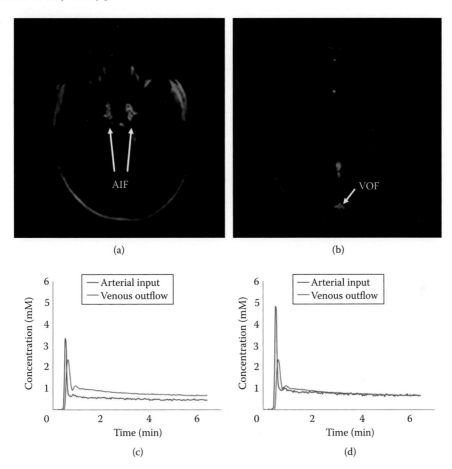

图 14.4　DCE 数据中典型动脉输入函数(arterial input function, AIF)和静脉流出函数(venous outflow function, VOF)示例。(a,b)对应于在 $t = 30$ s(a)和 $t = 34$ s(b)下, 团注加乐显(5 mL·s^{-1}, 0.1 mmol·kg^{-1})后的动态图像。MR 图像以彩色显示, 以使 AIF(从颈动脉取样)和 VOF(从矢状窦取样)更清晰。根据采集的时间分辨率(约 2 s), 可以看到对比剂首先到达动脉, 然后到达静脉。由于部分容积效应, 动脉中的浓度通常会被低估(c)。VOF 常用于通过匹配 AIF 和 VOF 曲线下的区域来重新标度 AIF(d)。数据采集于 3T 飞利浦 MRI 系统。

14.3.5　对比剂使用

影响 DCE-MRI 的重要因素是对比剂的选择、给药剂量和注射方案。对比剂的药代动力学特性可能会对病理学研究产生影响。例如，当研究血脑屏障通透性时，应避免使用部分结合白蛋白的对比剂（如 MS-325，钆膦维司），因为通透性的估计值将反映结合和未结合白蛋白对比剂的渗漏（Richardson et al.，2015）。此外，由于通过血脑屏障的渗漏受到限制，使得检测和量化血脑屏障通透性的细微变化变得困难，因此所用对比剂的剂量在脑 DCE-MRI 中尤为重要。在这种情况下，使用较高剂量（或在较高场强下成像）可能会有所帮助；但是剂量选择应谨慎，也应取决于 MR 序列的动态范围，因为在高浓度下信号会达到饱和状态。注射的持续时间也很重要，对比剂可以静脉团注或输注，但前者是定量分析的最常用方法，并且显示出更高的敏感性（Tofts and Berkowitz，1994）。对于团注给药，理想的持续时间应当小于 10 s，以产生锐利的 AIF 并减少参数估计中的误差，但这需要高时间分辨率采样来满足 AIF 的获取（Henderson et al.，1998）。

14.4 误差的来源

虽然定量分析有助于加强我们对血脑屏障破坏及其与疾病关系的理解，但为了实现对基本生理学的真实描述，还需要满足一系列实际要求。在这一节，我们将总结最常见的误差来源，这些误差会降低分析准确性，并阻碍定量分析在临床实践中的应用。

14.4.1 信号非线性

最重要的误差来源之一是信号强度变化与对比剂浓度之间的关系。如第 14.3.1 节所述，我们常假设这二者是线性关系，但在高浓度情况下并非如此，尤其是在早期给药期间的动脉血液中，但许多研究还是采用了这种方法，要么是由于采集的限制（例如缺乏对天然组织 T_1 弛豫的估计），要么是因为使用信号变化和浓度之间的线性关系较为容易，并且通常将系统误差引入动力学参数的估计中。一种更精确的方法是进行 T_1 测量，并将 T_1 的变化与浓度关联起来，但也存在误差。时间采样要求（第 14.3.2 节）意味着要在短时间内进行 T_1 测量。最常见的方法是在使用对比剂之前，使用稳定的量化技术（如反转恢复方法）或基于可变翻转角的快速采集梯度回波技术来获得 T_1 测量值，然后如第 14.3.1 节所述估计动态 T_1。然而，B_1 的不均匀性会导致组织中的实际翻转角度（在 T_1 测量及动态采集期间）与预设角度不同。发射射频的不均匀性取决于几个因素（解剖位置、场强、不理想的层面投影），并且可能在 T_1 测量和信号转换为动态 T_1 信号时引入误差（公式 14.13）。这些误差将在分析中延续，并使药代动力学参数产生偏差。该问题可以通过绘制空间变化的翻转角并校正这些不均匀性来解决,或者通过使用书立式 T_1 测量法来解决(在采集期间的多个时间点进行 T_1 测量)。获得的额外信息可用于校准公式 14.13(Cron et al., 1999)。另一个可能的误差来自 T_2^* 效应,即使使用非常短的回波时间时,T_2^* 效应在高对比剂浓度下也可能产生显著影响。如果在动态采集过程中遇到较高浓度范围,则信号的响应可能不同,可使用双回波序列来校正这些误差(Kleppestø et al., 2014)。

14.4.2　水交换

预估浓度和 T_1 测量的误差,是所研究的室之间水交换的混淆因素。公式 14.12 假设组织只包含单一的水,在对比剂积累之后经历均匀的 T_1 变化。然而,组织中的水存在于不同的环境中(细胞内、间质和血管内),并且每种环境都可能具有不同的 MR 特性,如不同的 T_1 弛豫时间(Hazlewood et al., 1974)。水不是静止的,而是不断地从一个环境移动到另一个环境,因此测得的 T_1 是水在每个子空间中停留时间的加权平均值。如果室之间的水交换率与每个子空间中固有 T_1 弛豫速率的差值之比很高,则单个 T_1 值是系统的有效表示(Donahue et al., 1994)。然而,如果弛豫速率差增大(由于对比剂累积),则应考虑每个子空间的弛豫特性可能会变得不同(Donahue et al., 1997)。这一点在大脑中尤其重要,例如在团注首次通过期间,对比剂保留在血管内,很少或没有渗透到间质中,但如果所研究的病变是一种首次通过摄取程度较高的肿瘤,则相关性可能较小(Buckley, 2002;Larsson et al., 2001)。如果水交换作用显著,会导致 CBF 和 CBV 被低估。已有研究提出了计算血管-间质水交换(Larsson et al., 2001;Schwarzbaue et al., 1997)和细胞-间质水交换(Buckley et al., 2008;Yankeelov et al., 2003)的方法,通过将这些方法结合到分析中将减少对最小化水交换测量的依赖性(如短 TR、高翻转角度、低对比剂剂量)。

14.4.3　动脉输入函数测量

AIF 测量也容易出现误差,如流入伪影会导致动脉血液中的信号在增强前的图像中表现为强化,而低估产生的增强曲线(Roberts et al., 2011)。流入效应也会影响血液 T_1 的测量,并可能导致 CBF 和血容量估计的误差。可以通过优化采集方案(如选择 3D 采集,使用非选择性饱和预脉冲)或通过适当定位激发层块以使采样的动脉在其中延伸较长距离,从而使误差最小化(Buckley et al., 2004)。AIF 测量的另一个要求是从靠近组织的位置采样信号,使难以校正的分散误差最小化(Calamante et al., 2003),然而,大脑中的动脉非常细小,有可能会因部分容积效应而产生一定的误差,特别是当需要高时间分辨率时,将以牺牲空间分辨率为代价。

14.4.4　血细胞比容

同样值得注意的是，血液中的浓度估计反映的是血浆室，而不是全血，因为对比剂不进入血细胞（如红细胞）[1]。因此，需要使用 $c_p = c_b/(1 - Hct)$ 来校正 AIF 测量，以描述血浆（c_p）而不是全血（c_b）中的浓度。在许多研究中血细胞 Hct 的测量被忽略并使用标准值代替，这可能导致动力学参数的误差，因为没有考虑患者的个体间差异，甚至同一患者由于治疗而导致体内 Hct 随时间的变化。此外，测量的血细胞比容通常反映大血管血细胞比容，而小血管血细胞比容也是有需要的，因为它可以更精确地反映毛细血管中的血浆体积（Tofts et al.，2012）。大血管和小血管中的 Hct 值可能不同，使用前者代替后者将在药代动力学参数上引入系统误差。

14.4.5　时间分辨率与扫描时间

定量分析的时间分辨率要求已在第 14.3.2 节中讨论过，它们与空间分辨率、体积覆盖和 CNR 密切相关。这些相互关联特性之间的折中取决于建模方法以及所研究的病理学特性。例如，要对 CBF 和 CBV 进行建模，高时间分辨率是必不可少的，并且可以缩短采集持续时间。在这种情况下，增强曲线可以准确表征潜在的动力学；然而，由于噪声的增加，估计值的精确度将受到影响。相反，如果感兴趣的对象是通透性和血管外细胞外间隙，则需要更长的采集时间，但可以放宽采样率。就病理学而言，如果病变是高度血管化的（如肿瘤），与考虑血管间隙的更复杂模型相比，简单的单室模型描述对比剂的动力学的准确性较低。由于简单模型使用较少的参数来描述潜在的生理特征，这些参数将受到没有纳入模型的过程的干扰，从而导致药代动力学评估中的系统性误差。对于慢速强化病变（如多发性硬化），需要较长的扫描持续时间才能准确地应用单室模型并提供准确的血管外细胞外间隙估计。

因为脑部的病理解剖尺度较小，需要较高的空间分辨率，这种情况下，想要取得较高的时间分辨率就变得困难。对于该矛盾的解决方案是将高空间和高时间分辨率采集合并到单个动态方案中。研究表明，在对比剂注射早期，当血液和组织信号表现出快速的时间变化时，采样率更为重要，但稍后其重要性降低，从而能够获得高空间分辨率的数据（Jelescu et al.，2011；Georgiou et al.，2017）。研究证明了当 AIF 的初始部分欠采样或部分采样时遇到的误差，以及组织曲线类型（如慢速或快速增强病理）对参数估计的影响。

1　红细胞和血浆之间的水交换很快，单个 T_1 值用于表征血液的弛豫特性（Herbst and Goldstein，1989）。

14.4.6 其他误差来源

其他误差来源包括一般的成像伪影,例如由于 k-空间欠采样或混叠效应引起的点扩展函数,并受成像参数、运动伪影的影响;运动引起的伪影可以通过图像配准和信号强度漂移进行校正,但长时间采集中会变得更加棘手(Armitage et al.,2011)。此外,如果 ROI 选择过程不够客观,并且对所有患者使用类似的 ROI 选择过程,则可能会在参数估计中引入误差。ROI 分析没有考虑病变的空间异质性而对这些影响进行了平均处理,将会隐藏关于病理进展的额外信息。图 14.1 为通透性参数图的例子,它显示了病变的异质性。另一方面,参数图允许对区域变量进行研究,但更容易受到噪声干扰,缺乏 ROI 分析的精确性和简便性,并且更难量化。

14.4.7 可重复性

到目前为止,大多数讨论都集中在测量误差上,这些误差可能会导致参数估计的变化;然而,几次测量之间内在的生理变化也可能会对结果产生影响。因此,有必要将正常和病理组织的可重复性纳入临床研究,以便在监测治疗效果或病理进展之前或同时评估预期的生理变化(Galbraith et al.,2002;Padhani et al.,2002;Wong et al.,2017)。

显而易见的是,在进行 DCE-MRI 研究之前,有许多实际问题需要仔细考虑和设计。这些问题中大多数都有相互冲突的要求,故而折中是不可避免的。然而对研究人员来说,有必要认识到这些限制,并尽可能地采取合理且规范的方法将误差降至最低,还要避免引入额外的误差。值得一提的是,最近的研究利用各种商用 DCE-MRI 分析软件对定量分析的可重复性进行了调查,发现定量和半定量药代动力学参数之间存在相当大的变异性,其原因是每个供应商使用的分析方法不同(Beuzit et al.,2016;Heye et al.,2013a,2013b),因此强调了在将 DCE-MRI 参数确定为广泛的成像生物标志物之前标准化的必要性。

14.5 临床应用

颅脑 DCE-MRI 已通过不同的采样方案、扫描协议和分析方法广泛应用于各种病理中。在本节中,我们总结了一些研究概况,旨在揭示所用技术的优势和局限性,并提供一系列参数以及这些参数与所研究的病理学关系。

14.5.1　多发性硬化的增强模式

分析大脑 DCE-MRI 数据的最简单方法是对 T_1 加权图像上的增强模式进行视觉分析，如第 14.2.1 节所述,可以依据第一张动态 T_1 加权图像上的表现或在动态增强检查完成后整体增强过程如何变化来对增强模式进行分组。由于这些方法对时间分辨率的要求并不严格,因此可以获取高空间分辨率图像。

盖坦(Gaitan)等通过血脑屏障通透性的演变研究了多发性硬化患者新发病变的发展和扩大(Gaitán et al., 2011, 2013)。报告称,结节状病变(对比后第一张 T_1 加权图像)尺寸较小,呈离心性增强,而环状病变尺寸较大,呈向心性增强,大多数病变在 60 分钟后变为结节状。此外,在随后几天的核磁共振扫描中发现,离心性增强的病灶变大并演变成向心性增强病灶。这些发现表明结节状或环状病变受到大小和扫描时间的影响,并且观察到的不同增强模式实际上代表了多发性硬化的不同阶段,而不是不同的病变类型。

此外,不同阶段图像的变化表明血脑屏障破坏最初发生在中央静脉,而受影响区域内的周围血管保持完整的血脑屏障。脱髓鞘和组织损伤随后呈放射状扩散,如离心性增强模式所示。随着疾病进展病变逐渐扩大,周围静脉的血脑屏障被破坏,增强模式变为向心性。据推测,中央增强的减少可能是由于中央静脉中血脑屏障的关闭或部分关闭;中央核心区域的血液灌注减少是因为流向外周毛细血管的血流改道,这些血管的血脑屏障仍处于破坏状态。在多发性硬化患者中,这种病变进展模式已通过免疫组织化学得到证实(Henderson et al., 2009)。尽管增强模式的视觉检查提供了部分信息,但缺乏定量信息,例如灌注在新形成的多发性硬化病变中的作用,使得可以提取的结论受到限制。

14.5.2　脑卒中和神经胶质瘤的曲线下面积

信号强度-时间序列的半定量分析已被用于检测细微的血脑屏障渗漏,例如腔隙性卒中患者和皮质缺血性卒中患者的对照试验(Wardlaw et al., 2009)。与皮质性卒中患者相比,腔隙性卒中患者白质和脑脊液中的最大信号增强程度明显更高;然而,腔隙性卒中患者渗漏增加的原因尚不清楚。在另一项研究中发现,腔隙性卒中和脑白质疏松患者的信号强度-时间曲线下面积高于对照组,此外,曲线下面积与脑白质疏松程度相关。尽管这些指标很敏感,并且与模型无关,但是解释仍然存在分歧(Walker-Samuel et al., 2006)。

定量技术可以提供新的见解,以了解 CBF 变化是由小血管壁增厚引起的,还是由白质损伤和血脑屏障通透性增加所致。在神经胶质瘤患者中,可以使用浓度-时间序列通过

IAUC 和其他半定量参数来对肿瘤进行分级,如肿瘤增强分数(Enhancing fraction,EnF)、EnF/IAUC 曲线的初始斜率、IAUC 阈值增加时肿瘤廓清速率(∂EnF)以及 Pronin 和 Tofts 测量值(Mills et al.,2009)。所有指标都有助于区分低级别和高级别胶质瘤,但它们之间的关系以及它们对肿瘤内生理过程的解释尚不明确。

14.5.3 血脑屏障微小变化的示踪动力学建模

通过示踪动力学模型进行定量分析已广泛应用于脑 DCE-MRI。在许多情况下,研究通过分析健康大脑或患者正常组织的细微变化来报告血脑屏障渗漏的正常范围。根据采集技术和使用的模型,正常大脑报告的 K^{trans} 值范围有所不同。在大多数使用 Patlak 模型的情况下,K^{trans} 介于 0.1×10^{-3} 和 1.0×10^{-3} min^{-1} 之间(Cramer and Larsson,2014;Heye et al.,2016;Taheri et al.,2011;Zhang et al.,2012)。使用 Patlak 模型测量血脑屏障细微变化时,DCE-MRI 动态采集协议使用了较大范围的时间分辨率(1.25~73 s),但大多数研究采用了较长的采集时间(>15 min)。如第 14.2.3 节所述,Patlak 模型假设对比剂从血液单向转移到大脑,即对比剂进入 v_e 的流量不足以量化 v_e,这一假设适用于短时间采集,但如果通透性较小,也适用于长时间采集。

克莱默(Cramer)等的研究表明,对于低血脑屏障通透性,长时间采集比短时间采集能产生更准确和更精确的结果,而随着通透性的增加时间分辨率变得更加重要。这可以解释拉松(Larsson)等用 2CXM 对正常大脑估计的较高通透性($K^{trans} = 5.2 \times 10^{-3}$ min^{-1}),他们使用的总采集时间仅为 180 s(Larsson et al.,2009)。当采集持续时间较短时,特别是对于高灌注病变,即使时间分辨率为 1.2 s,扩展的 Tofts 模型也会对低血脑屏障通透性作系统性高估(Cramer and Larsson,2014;Zhang et al.,2012)。正常大脑中血脑屏障通透性的估计值与 PET 的报道一致(Iannotti et al.,1987),甚至在血管性认知障碍和阿尔茨海默病等疾病的早期阶段,DCE-MRI 也能检测到血脑屏障渗漏的细微变化。

14.5.4 脑卒中的示踪动力学建模

定量 DCE-MRI 的另一个应用是在缺血性卒中患者中。梅拉利(Merali)等研究了急性缺血性脑卒中血脑屏障通透性的演变,他们在卒中症状出现后的数小时内(1.3~90.7 小时)检查患者,使用短时间采集(<5 min)和 Patlak 模型,结果显示超急性卒中(<6 小时,$K^{trans} = 7.2 \times 10^{-3} \pm 3.7 \times 10^{-3}$ min^{-1})与急性期(6~48 小时,$K^{trans} = 9.4 \times 10^{-3} \pm 6.9 \times 10^{-3}$ min^{-1})相比,K^{trans} 显著降低;并且持续的血脑屏障渗漏达 90.7 小时(Merali et al.,2017)。这些发现与在大鼠中发现的血脑屏障破坏的双相行为相矛盾,即一段时间内通透性增加,随后回到基线,然后开

始第二段时间的增加（Huang et al.，1999；Rosenberg et al.，1998），但与最近在大鼠卒中模型中的研究结果一致（Abo-Ramadan et al.，2009）。

急性缺血性脑卒中（acute ischaemic stroke，AIS）患者的一个主要问题是出血转化（haemorrhagic transformation，HT）的风险，它限制了溶栓疗法的普遍使用。一系列研究已证明了与未出现出血并发症的患者相比，出血转化的患者具有明显更高的 K^{trans} 值（Kassner et al.，2005，2009；Thornhill et al.，2010）。另外，评估血脑屏障通透性的 DCE-MRI 技术有可能被用作早期急性缺血性脑卒中制订治疗计划的替代方法。这些研究中报告的急性缺血性脑卒中的 K^{trans} 估计范围为 $3×10^{-3} \sim 8.4×10^{-3}$ min^{-1}，并且都使用了类似的方案及 Patlak 模型；而轻度缺血性卒中的通透性较低，为 $0.6×10^{-3}$ min^{-1}（Heye et al.，2016）。维达尔森（Vidarsson）等证明，在急性缺血性脑卒中患者中使用 Patlak 模型的线性表达时，重要的一点是以足够长的时间来测量血脑屏障的通透性，而且考虑到一些血管梗塞的延迟，即延迟定量分析的起点也至关重要，以便将通透性估计值从团注首次通过期间发生的流入动力学中分离出来（Vidarsson et al.，2009），否则可能会导致对 K^{trans} 的高估。

除了用于估计通透性之外，在某些情况下估计 CBF 也很重要，例如检查脑卒中后的再灌注。拉松（Larsson）等使用无反卷积模型来估计两例脑卒中患者的 CBF（时间分辨率为 1 s，采集持续时间为 180 s）。这两名患者的 CBF 值相差很大，分别为 0.09 mL·min^{-1}·mL^{-1} 和 1.4 mL·min^{-1}·mL^{-1}，而岛叶灰质的平均 CBF 值为 0.59 mL·min^{-1}·mL^{-1}（与 PET 报告的范围 0.40～0.60 mL·min^{-1}·mL^{-1} 相匹配）。这可能说明了脑卒中后不同的再灌注过程，低 CBF 值患者患有语言障碍，有严重动脉硬化疾病的迹象，而另一名患者恢复较快（Larsson et al.，2008）。另一项研究采用与之类似的方法，3 名患者在卒中后 4～5 天，平均 CBF 估计为 0.56 mL·min^{-1}·mL^{-1}（Nadav et al.，2017）。作者还证明，需要高时间分辨率来避免 CBF 估算中的误差，而需要较长的扫描时间来提高血脑屏障通透性的估算。

14.5.5　多发性硬化的示踪剂动力学建模

DCE-MRI 在大脑中的最早应用之一是拉松（Larsson）和托夫茨（Tofts）两个独立小组在多发性硬化症患者中的研究。使用单室示踪动力学模型（两者都假设来自血管空间的影响可以忽略不计），他们报告的血脑屏障通透性估计值介于 $2.4×10^{-3} \sim 24×10^{-3}$ min^{-1}（Larsson and Tofts，1992）。这种巨大的差异归因于所研究的多发性硬化病变的异质性，包括缓慢、快速强化以及渗漏速率很快的急性多发性硬化斑块。此外，这两项研究使用了不同的 AIF 假设（Tofts 使用来自 10 名健康志愿者的总体平均输入，而 Larsson 使用直接动脉导管插入后 AIF 的测量值）、Gd-DTPA 弛豫性和磁共振采集技术。

在传统 Tofts 模型的最新应用中,热列斯库(Jelescu)等使用了连续的两部分采集协议,该协议包括高时间分辨率(5 s)的初始阶段和低时间分辨率(32 s)的第二阶段,该技术既保留了小病灶所需的高空间分辨率数据,又保留了在早期团注过程中采样 AIF 的快速时间变化所需的高时间分辨率(Jelescu et al., 2011)。通过仿真实验,基于双重采集估计的平均 K^{trans} 为 $9 \times 10^{-3} \pm 2 \times 10^{-3}$ min^{-1},他们证明了当 AIF 的早期通道采样不足时,K^{trans} 被高估了 33%。模型选择也会影响 K^{trans} 估计的准确性。克莱姆(Cramer)等通过仿真实验和多发性硬化患者的数据表明,随着血脑屏障通透性的增加,Patlak 和扩展的 Tofts 模型逐渐低估了 2CXM 的通透性(Cramer and Larsson, 2014)。例如,使用 Patlak 模型和时间分辨率为 3.5 min 的 T$_1$ 采样方法,塔赫里(Taheri)等估计多发性硬化病变的平均 K^{trans} 为 2.3×10^{-3} min^{-1}(Taheri et al., 2011)。

定量评估多发性硬化患者血脑屏障渗漏对监测复发或治疗效果十分重要。一项研究表明,在 3 个月内有一次或多次临床复发的多发性硬化患者中,脑室周围看似正常的白质(Normal-appearing white matter, NAWM)的血脑屏障通透性估计值高于同期无复发患者,该区域更易出现新的多发性硬化病变。此外,在无复发并接受免疫调节治疗的多发性硬化患者中,非增强病变的通透性较低(Cramer et al., 2014)。

CBF 测量在多发性硬化病变检测中也发挥重要作用。假设血脑屏障破坏是由炎症引起的,其结果会导致 CBF 的局部变化。英格瑞施等(Ingrisch et al., 2012)使用高时间分辨率采集并使用吸收模型[1]拟合 DCE 数据的研究表明,多发性硬化患者的强化病变的 CBF 高于 NAWM(分别为 0.23 mL·min^{-1}·mL^{-1} 和 0.16 mL·min^{-1}·mL^{-1})。此外,在先前的动态磁敏感对比 MRI 研究中,与健康对照组相比,多发性硬化患者的 NAWM 中的 CBF 显著降低(Inglese et al., 2008),但在最近使用定量 DCE-MRI 的研究中未观察到这一现象(Ingrisch et al., 2016)。

14.5.6 肿瘤的示踪动力学建模[2]

脑 DCE-MRI 定量分析的大多数临床应用是在涉及颅内肿瘤的研究中发现的(Heye et al., 2014)。哈里斯(Haris)等使用传统 Tofts 模型得出的 K^{trans} 估计值能够区分脑部感染性(2.10 ± 0.46 min^{-1})和肿瘤性病变。此外,这些估计值能够区分高级别和低级别的胶质瘤(分别为 1.24 ± 0.16 min^{-1} 和 0.75 ± 0.19 min^{-1})。胶质瘤的分级由组织病理学分析得到证

---

[1] 由于低通透性、大的间质空间、短的采集时间或这些因素的混合作用,该模型假设间质空间中对比剂的浓度很小。除了组织没有高度灌注,其余与 Patlak 相似(即 $F_p \neq \infty$)。

[2] 肿瘤是一种新的、通常不受控制的异常生长组织。

实,其中高级别胶质瘤具有较高的血管内皮生长因子和微血管密度(Haris et al.,2008a)。在使用扩展 Tofts 模型的其他研究中也证明了低级别(Ⅰ,Ⅱ)和高级别(Ⅲ,Ⅳ)胶质瘤之间的区别,但其他研究所报告的 K^{trans} 估计值与哈里斯(Haris)等有很大不同,如一项研究结果报告的范围为 $0.002 \sim 0.21 \text{ min}^{-1}$(从低级别到高级别的胶质瘤)(Zhang et al.,2012)。差异可能是由于模型的选择不同,因为传统的 Tofts 模型没有考虑血管空间对病变的影响,该模型可能适用于多发性硬化患者,但不适用于以血管生成为特征的肿瘤病变;此外,哈里斯(Haris)使用了基于魏因曼(Weinmann)等研究的平均 AIF 数据值,可能给参数估计带来额外的误差(McGrath et al.,2009;Singh et al.,2007;Weinmann et al.,1984)。

定量的 DCE-MRI 还被用于监测胶质母细胞瘤的疗效(K^{trans} 在抗血管生成药物贝伐单抗治疗后显著降低;Ferl et al.,2010),星形细胞瘤的组织病理学分级(Jia et al.,2013),神经纤维瘤病 2 型相关前庭神经鞘瘤患者血脑屏障渗漏的特征(Li et al.,2012),以及脑结核瘤中 K^{trans} 估计值与基质金属蛋白酶 9 表达的相关性(Haris et al.,2012)。更复杂的 2CXM 也已用于计算脑膜瘤、淋巴瘤、星形细胞瘤和胶质母细胞瘤患者 CBF 和血脑屏障通透性估计值(F_b:$0.42 \sim 0.56$,PS:$0.02 \sim 0.03 \text{ mL} \cdot \text{min}^{-1} \cdot \text{mL}^{-1}$;Larsson et al.,2009;Sourbron et al.,2009)。CBF 和血脑屏障通透性估算对药物治疗的临床决策至关重要,因为它们可以通过检查药物如何传递到大脑病灶中来提供有关所用药物的预期生物利用度的信息。

14.6 挑战与新方向

显然,T_1 加权 DCE-MRI 在大脑中有广泛的应用。在最近一项侧重于应用这些技术评估血脑屏障的系统综述中,作者报告了 70 项研究,涉及 417 只动物和 1564 名人类(Heye et al.,2014)。然而在过去 10 年中,这些技术的采用明显不是以结构化和有组织的方式实现的。研究表明,在图像采集方法和后处理策略方面存在相当大的异质性。这种异质性在某种程度上是意料之中的,因为病理学的混杂性质,在相似的时间范围内增强特征可能表现出极大的差异;但在许多情况下,异质性是由分析技术的选择引入的。为了能够进行研究间的比较和广泛的临床应用,研究者需要达成一致的共识。

通过对定量分析的各个技术方面提出有据可查的建议,提出一个统一的示踪动力学模型系统,以及使用标准化的名称和符号,是研究者们努力的方向(Leach et al.,2012;Sourbron and Buckley,2011,2013;Tofts et al.,1999)。因此,DCE-MRI 技术在方法开发和其他理论方面已经成熟。此外,技术的发展,如更快的图像采集和更好的图像质量,将有可能促进定量技术的使用乃至在临床实践中的应用。数据质量的提高也将允许构建更复杂的模型,这些模型能够解释更多已知发生在体内的过程。如果 DCE-MRI 技术标准化,并且采集和分析的质量提高,将有可能促进鲁棒性且可重复性更强的成像生物标志物在大脑中的大量临床应用;应用范围从评估肿瘤分级和患者预后、监测疗效和对治疗的响应,到量化与衰老、痴呆或脑微血管疾病相关的血脑屏障破坏的细微变化等(Jain, 2013)。

参考文献

Abbott NJ, Rönnbäck L, Hansson E. Astrocyte-endothelial interactions at the blood-brain barrier. Nature Rev Neurosci 2006; 7: 41-53.

Abo-Ramadan U, Durukan A, Pitkonen M, Marinkovic I, Tatlisumak E, Pedrono E, et al. Post-ischemic leakiness of the blood-brain barrier: a quantitative and systematic assessment by Patlak plots. Exp Neurol 2009; 219: 328-33.

Armitage PA, Farrall AJ, Carpenter TK, Doubal FN, Wardlaw JM. Use of dynamic contrast-enhanced MRI to measure subtle blood-brain barrier abnormalities. Magn Reson Imaging 2011; 29: 305-14.

Beuzit L, Eliat P-A, Brun V, Ferré J-C, Gandon Y, Bannier E, et al. Dynamic contrast-enhanced MRI: study of intersoftware accuracy and reproducibility using simulated and clinical data. J Magn Reson Imaging 2016; 43: 1288-300.

Brix G, Kiessling F, Lucht R, Darai S, Wasser K, Delorme S, et al. Microcirculation and microvasculature in breast tumors: pharmacokinetic analysis of dynamic MR image series. Magn Reson Med 2004; 52: 420-9.

Brix G, Semmler W, Port R, Schad LR, Layer G, Lorenz WJ. Pharmacokinetic parameters in CNS Gd-DTPA enhanced MR imaging. J Comput Assist Tomogr 1991; 15: 621-8.

Buckley DL. Transcytolemmal water exchange and its affect on the determination of contrast agent concentration in vivo. Magn Reson Med 2002; 47: 420-4.

Buckley DL, Kershaw LE, Stanisz GJ. Cellular-interstitial water exchange and its effect on the determination of contrast agent concentration in vivo: dynamic contrast-enhanced MRI of human internal obturator muscle. Magn Reson Med 2008; 60: 1011-9.

Buckley DL, Roberts C, Parker GJM, Logue JP, Hutchinson CE. Prostate cancer: evaluation of vascular characteristics with dynamic contrast-enhanced T1-weighted MR Imaging—Initial experience. Radiology 2004; 233: 709-15.

Calamante F, Yim PJ, Cebral JR. Estimation of bolus dispersion effects in perfusion MRI using image-based computational fluid dynamics. NeuroImage 2003; 19: 341-53.

Cramer SP, Larsson HB. Accurate determination of blood-Brain barrier permeability using dynamic contrast-Enhanced T1-Weighted MRI: a simulation andin vivo study on healthy subjects and multiple sclerosis patients. J Cereb Blood Flow Metab 2014; 34: 1655-65.

Cramer SP, Simonsen H, Frederiksen JL, Rostrup E, Larsson HBW. Abnormal blood-brain barrier permeability in normal appearing white matter in multiple sclerosis investigated by MRI. NeuroImage: Clinical 2014; 4: 182-9.

Cron GO, Santyr G, Kelcz F. Accurate and rapid quantitative dynamic contrast-enhanced breast MR imaging using spoiled gradient-recalled echoes and bookend T1 measurements. Magn Reson Med 1999; 42: 746-53.

Donahue KM, Burstein D, Manning WJ, Gray ML. Studies of Gd-DTPA relaxity and proton exchange rates in tissues. Magn Res Med 1994; 32: 66-76.

Donahue KM, Weisskoff RM, Burstein D. Water diffusion and exchange as they influence contrast enhancement. J Magn Reson Imaging 1997; 7: 102-10.

Evelhoch JL. Key factors in the acquisition of contrast kinetic data for oncology. J Magn Reson Imaging 1999; 10: 254-9.

Ferl GZ, Xu L, Friesenhahn M, Bernstein LJ, Barboriak DP, Port RE. An automated method for nonparametric kinetic analysis of clinical DCE-MRI data: application to glioblastoma treated with bevacizumab. Magn Reson Med 2010; 63: 1366-75.

Gaitán MI, Shea CD, Evangelou IE, Stone RD, Fenton KM, Bielekova B, et al. Evolution of the blood-brain barrier in newly forming multiple sclerosis lesions. Ann Neurol 2011; 70: 22-29.

Gaitán MI, Sati P, Inati SJ, Reich DS. Initial investigation of the blood-brain barrier in lesions at 7 tesla. Mult Scler J 2013; 19: 1068-73.

Galbraith SM, Lodge MA, Taylor NJ, Rustin GJS, Bentzen SS, Stirling JJ, et al. Reproducibility of dynamic contrast-enhanced MRI in human muscle and tumours: comparison of quantitative and semi-quantitative analysis. NMR Biomed 2002; 15: 132-42.

Georgiou L, Sharma N, Broadbent DA, Wilson DJ, Dall BJ, Gangi A, Buckley DL. Estimating breast tumor blood flow during neoadjuvant chemotherapy using interleaved high temporal and high spatial resolution MRI. Magn Reson Med 2017; In Press.

Gibby WA. MRI Contrast Agents. In: Zimmerman RA, Gibby WA, Carmody RF, editors. Neuroimaging: Clinical and Physical Principles. New York, NY: Springer New York; 2000. p 313-364.

Gribbestad IS, Gjesdal KI, Nilsen G, Lundgren S, Hjelstuen MHB, Jackson A. An Introduction to Dynamic Contrast-Enhanced MRI in Oncology. In: Jackson A, Buckley DL, Parker GJM, editors. Dynamic Contrast-Enhanced Magnetic Resonance Imaging in Oncology. Berlin, Heidelberg: Springer Berlin Heidelberg; 2005. p 1-22.

Hansen AE, Pedersen H, Rostrup E, Larsson HBW. Partial volume effect (PVE) on the arterial input function (AIF) in T1-weighted perfusion imaging and limitations of the multiplicative rescaling approach. Magn Reson Med 2009; 62: 1055-9.

Haris M, Gupta RK, Singh A, Husain N, Husain M, Pandey CM, et al. Differentiation of infective from neoplastic brain lesions by dynamic contrast-enhanced MRI. Neuroradiology 2008a; 50: 531-40.

Haris M, Husain N, Singh A, Awasthi R, Rathore RKS, Husain M, et al. Dynamic contrast-enhanced (DCE) derived transfer coefficient (k trans) is a surrogate marker of matrix metalloproteinase 9 (MMP-9) expression in brain tuberculomas. J Magn Reson Imaging 2008b; 28: 588-97.

Hazlewood CF, Chang DC, Nichols BL, Woessner DE. Nuclear magnetic resonance transverse relaxation times of water protons in skeletal muscle. Biophys J 1974; 14: 583-606.

Henderson APD, Barnett MH, Parratt JDE, Prineas JW. Multiple sclerosis: distribution of inflammatory cells in newly forming lesions. Ann Neurol 2009; 66: 739-53.

Henderson E, Rutt BK, Lee TY. Temporal sampling requirements for the tracer kinetics modeling of breast disease. Magn Reson Imaging 1998; 16: 1057-73.

Herbst MD, Goldstein JH. A review of water diffusion measurement by NMR in human red blood cells. Am J Physiol 1989; 256: C1097-104.

Heye AK, Culling RD, Valdés Hernández MDC, Thrippleton MJ, Wardlaw JM. Assessment of blood-brain barrier disruption using dynamic contrast-enhanced MRI. A systematic review. NeuroImage Clin 2014; 6: 262-74.

Heye AK, Thrippleton MJ, Armitage PA, Valdés Hernández MdC, Makin SD, Glatz A, et al. Tracer kinetic modelling for DCEMRI quantification of subtle blood-brain barrier permeability. NeuroImage 2016; 125: 446-55.

Heye T, Davenport, Horvath JJ, Feuerlein S, Breault SR, Bashir MR, et al. Reproducibility of dynamic contrast-enhanced MR Imaging. Part I. Perfusion characteristics in the female pelvis by using Multiple computer-aided diagnosis perfusion analysis solutions. Radiology 2013a; 266: 801-11.

Heye T, Merkle EM, Reiner CS, Davenport, Horvath JJ, Feuerlein S, et al. Reproducibility of dynamic contrast-enhanced MR imaging. Part II. Comparison of intra- and interobserver variability with manual region of interest placement versus semiautomatic lesion segmentation and histogram analysis. Radiology 2013b; 266: 812-21.

Horsfield MA, Thornton JS, Gill A, Jager HR, Priest AN, Morgan B. A functional form for injected MRI Gd-chelate contrast agent concentration incorporating recirculation, extravasation and excretion. Phys Med Biol 2009; 54: 2933-49.

Huang ZG, Xue D, Preston E, Karbalai H, Buchan AM. Biphasic opening of the blood-brain barrier following transient focal ischemia: effects of hypothermia. Can J Neurol Sci 1999; 26: 298-304.

Iannotti F, Fieschi C, Alfano B, Picozzi P, Mansi L, Pozzilli C, et al. Simplified, noninvasive PET measurement of bloodbrain barrier permeability. J Comput Assist Tomogr. Vol 11, 1987: 390-7.

Inglese M, Adhya S, Johnson G, Babb JS, Miles L, Jaggi H, et al. Perfusion magnetic resonance imaging correlates of neuropsychological impairment in multiple sclerosis. J Cereb Blood Flow Metab 2008; 28: 164-71.

Ingrisch M, Sourbron S, Herberich S, Schneider MJ, Kümpfel T, Hohlfeld R, et al. Dynamic contrast-enhanced magnetic resonance imaging suggests normal perfusion in normal-appearing white matter in multiple sclerosis. Invest Radiol 2016; 52: 135-41.

Ingrisch M, Sourbron S, Morhard D, Ertl-Wagner B, Kümpfel T, Hohlfeld R, et al. Quantification of perfusion and permeability in multiple sclerosis. Invest Radiol 2012; 47: 252-8.

Jain R. Measurements of tumor vascular leakiness using DCE in brain tumors: clinical applications. NMR Biomed 2013; 26: 1042-9.

Jelescu IO, Leppert IR, Narayanan S, Araújo D, Arnold DL, Pike GB. Dual-temporal resolution dynamic contrast-enhanced MRI protocol for blood-brain barrier permeability measurement in enhancing multiple sclerosis lesions. J Magn Reson Imaging 2011; 33: 1291-300.

Jia Z, Geng D, Liu Y, Chen X, Zhang J. Microvascular permeability of brain astrocytoma with contrast-enhanced magnetic resonance imaging: correlation analysis with histopathologic grade. Chin Med J 2013; 126: 1953-6.

Kassner A, Roberts T, Taylor K, Silver F, Mikulis D. Prediction of hemorrhage in acute ischemic stroke using permeability MR imaging. AJNR Am J Neuroradiol 2005; 26: 2213-7.

Kassner A, Roberts TPL, Moran B, Silver FL, Mikulis DJ. Recombinant tissue plasminogen activator increases blood-brain barrier disruption in acute ischemic stroke: an MR imaging permeability study. AJNR Am J Neuroradiol 2009; 30: 1864-69.

Kermode AG, Tofts PS, Thompson AJ, MacManus DG, Rudge P, Kendall BE, et al. Heterogeneity of blood-brain barrier changes in multiple sclerosis: an MRI study with gadolinium-DTPA enhancement. Neurology 1990; 40: 229-35.

Kety SS. The theory and applications of the exchange of inert gas at the lungs and tissues. Pharmacol Rev 1951; 3: 1-41.

Kleppestø M, Larsson C, Groote I, Salo R, Vardal J, Courivaud F, et al. T2 * -correction in dynamic contrast-enhanced MRI from double-echo acquisitions. J Magn Reson Imaging 2014; 39: 1314-9.

Larsson HB, Tofts PS. Measurement of blood-brain barrier permeability using dynamic Gd-DTPA scanning-a comparison of methods. Magn Reson Med 1992; 24: 174-6.

Larsson HBW, Courivaud F, Rostrup E, Hansen AE. Measurement of brain perfusion, blood volume, and blood-brain barrier permeability, using dynamic contrast-enhanced T1-weighted MRI at 3 tesla. Magn Reson Med 2009; 62: 1270-81.

Larsson HBW, Hansen AE, Berg HK, Rostrup E, Haraldseth O. Dynamic contrast-enhanced quantitative perfusion measurement of the brain using T1-weighted MRI at 3T. J Magn Reson Imaging 2008; 27: 754-62.

Larsson HBW, Rosenbaum S, Fritz-Hansen T. Quantification of the effect of water exchange in dynamic contrast MRI perfusion measurements in the brain and heart. Magn Reson Med 2001; 46: 272-81.

Larsson HBW, Stubgaard M, Frederiksen JL, Jensen M, Henriksen O, Paulson OB. Quantitation of blood-brain barrier defect by magnetic resonance imaging and gadolinium-DTPA in patients with multiple sclerosis and brain tumors. Magn Reson Med 1990; 16: 117-31.

Leach MO, Morgan B, Tofts PS, Buckley DL, Huang W, Horsfield Ma, et al. Imaging vascular function for early stage clinical trials using dynamic contrast-enhanced magnetic resonance imaging. Eur Radiol 2012；22：1451-64.

Li KL，Buonaccorsi G，Thompson G，Cain JR，Watkins A，Russell D，et al. An improved coverage and spatial resolutiona-using dual injection dynamic contrast-enhanced（ICE-DICE）MRI：a novel dynamic contrast-enhanced technique for cerebral tumors. Magn Reson Med 2012；68：452-62.

Li KL，Zhu XP，Waterton J，Jackson A. Improved 3D quantitative mapping of blood volume and endothelial permeability in brain tumors. J Magn Reson Imaging 2000；12：347-57.

Lopata RGP，Backes WH，van den Bosch PPJ，van Riel NAW. On the identifiability of pharmacokinetic parameters in dynamic contrast-enhanced imaging. Magn Reson Med 2007；58：425-9.

McGrath DM，Bradley DP，Tessier JL，Lacey T，Taylor CJ，Parker GJM. Comparison of model-based arterial input functions for dynamic contrast-enhanced MRI in tumor bearing rats. Magn Reson Med 2009；61：1173-84.

Merali Z，Huang K，Mikulis D，Silver F，Kassner A. Evolution of blood-brain-barrier permeability after acute ischemic stroke. PLoS One 2017；12：e0171558.

Mills SJ，Soh C，O'Connor JPB，Rose CJ，Buonaccorsi GA，Cheung S，et al. Tumour enhancing fraction（EnF）in glioma：relationship to tumour grade. Eur Radiol 2009；19：1489-98.

Nadav G，Liberman G，Artzi M，Kiryati N，Bashat DB. Optimization of two-compartment-exchange-model analysis for dynamic contrast-enhanced mri incorporating bolus arrival time. J Magn Reson Imaging 2017；45：237-49.

Obermeier B，Daneman R，Ransohoff RM. Development，maintenance and disruption of the blood-brain barrier. Nat Med 2013；19：1584-96.

Orton MR，Miyazaki K，Koh D-M，Collins DJ，Hawkes DJ，Atkinson D，et al. Optimizing functional parameter accuracy for breath-hold DCE-MRI of liver tumours. Phys Med Biol 2009；54：2197-215.

Padhani AR. Dynamic contrast-enhanced MRI in clinical oncology：current status and future directions. J Magn Reson Imaging 2002；16：407-22.

Padhani AR，Hayes C，Landau S，Leach MO. Reproducibility of quantitative dynamic MRI of normal human tissues. NMR Biomed 2002；15：143-53.

Parker GJM，Buckley DL. Tracer Kinetic Modelling for T1- Weighted DCE-MRI. In：Jackson A，Buckley DL and Parker GJM，editors. Dynamic Contrast-Enhanced MRi in oncology. Berlin：Springer，2005：81-92.

Parker GJM, Roberts C, Macdonald A, Buonaccorsi GA, Cheung S, Buckley DL, et al. Experimentally-derived functional form for a population-averaged hightemporal-resolution arterial input function for dynamic contrast-enhanced MRI. Magn Reson Med 2006; 56: 993-1000.

Patlak CS, Blasberg RG, Fenstermacher JD. Graphical evaluation of Blood-to-Brain transfer constants from multipleTime uptake data. J Cereb Blood Flow Metab 1983; 3: 1-7.

Port RE, Knopp MV, Brix G. Dynamic contrast-enhanced MRI using Gd-DTPA: interindividual variability of the arterial input function and consequences for the assessment of kinetics in tumors. Magn Reson Med 2001; 45: 1030-8.

Quarles CC, Gore JC, Xu L, Yankeelov TE. Comparison of dual-echo DSC-MRI- and DCE-MRI-derived contrast agent kinetic parameters. Magn Reson Imaging 2012; 30: 944-53.

Richardson OC, Bane O, Scott MLJ, Tanner SF, Waterton JC, Sourbron SP, et al. Gadofosveset-based biomarker of tissue albumin concentration: technical validation in vitro and feasibility in vivo. Magn Reson Med 2015; 73: 244-53.

Roberts C, Little R, Watson Y, Zhao S, Buckley DL, Parker GJM. The effect of blood inflow andB(1)-field inhomogeneity on measurement of the arterial input function in axial 3D spoiled gradient echo dynamic contrast-enhanced MRI. Magn Reson Med 2011; 65: 108-19.

Rosenberg GA, Estrada EY, Dencoff JE. Matrix metalloproteinases and TIMPs are associated with blood-brain barrier opening after reperfusion in rat brain. Stroke 1998; 29: 2189-95.

Schwarzbauer C, Morrissey SP, Deichmann R, Hillenbrand C, Syha J, Adolf H, et al. Quantitative magnetic resonance imaging of capillary water permeability and regional blood volume with an intravascular {MR} contrast agent. Magn Reson Med 1997; 37: 769-77.

Singh A, Haris M, Rathore D, Purwar A, Sarma M, Bayu G, et al. Quantification of physiological and hemodynamic indices using T1 dynamic contrast-enhanced MRI in intracranial mass lesions. J Magn Reson Imaging 2007; 26: 871-80.

Sourbron S. Technical aspects of MR perfusion. Eur J Radiol 2010; 76: 304-13.

Sourbron S, Ingrisch M, Siefert A, Reiser M, Herrmann K. Quantification of cerebral blood flow, cerebral blood volume, and blood-brain-barrier leakage with DCE-MRI. Magn Reson Med 2009; 62: 205-17.

Sourbron SP, Buckley DL. Tracer kinetic modelling in MRI: estimating perfusion and capillary permeability. Phys Med Biol 2012; 57: R1-R33.

Sourbron SP, Buckley DL. Classic models for dynamic contrast-enhanced MRI. NMR Biomed

2013；26：1004-27.

Taheri S，Gasparovic C，Shah NJ，Rosenberg GA. Quantitative measurement of blood-brain barrier permeability in human using dynamic contrast-enhanced MRI with fast T1 mapping. Magn Reson Med 2011；65：1036-42.

Thornhill RE，Chen S，Rammo W，Mikulis DJ，Kassner A. Contrast-enhanced MR imaging in acute ischemic stroke：T_2^* measures of blood-brain barrier permeability and their relationship to T1 estimates and hemorrhagic transformation. AJNR Am J Neuroradiol 2010；31：1015-22.

Tofts PS. Optimal detection of blood-brain barrier defects with Gd-DTPA MRI—The influences of delayed imaging and optimised repetition time. Magn Reson Imaging 1996；14：373-80.

Tofts PS. Modeling tracer kinetics in dynamic Gd-DTPA MR imaging. J Magn Reson Imaging 1997；7：91-101.

Tofts PS，Berkowitz BA. Measurement of capillary permeability from the Gd enhancement curve：a comparison of bolus and constant infusion injection methods. Magn Reson Imaging 1994；12：81-91.

Tofts PS，Brix G，Buckley DL，Evelhoch JL，Henderson E，Knopp MV，et al. Estimating kinetic parameters from dynamic contrast-enhancedT(1)-weighted MRI of a diffusable tracer：standardized quantities and symbols. J Magn Reson Imaging 1999；10：223-32.

Tofts PS，Cutajar M，Mendichovszky IA，Peters AM，Gordon I. Precise measurement of renal filtration and vascular parameters using a two-compartment model for dynamic contrast-enhanced MRI of the kidney gives realistic normal values. Eur Radiol 2012；22：1320-30.

Tofts PS，Kermode AG. Measurement of the blood-brain barrier permeability and leakage space using dynamic MR imaging. 1. Fundamental concepts. Magn Reson Med 1991；17：357-67.

Vidarsson L，Thornhill RE，Liu F，Mikulis DJ，Kassner A. Quantitative permeability magnetic resonance imaging in acute ischemic stroke：how long do we need to scan? Magn Reson Imaging 2009；27：1216-22.

Walker-Samuel S，Leach M，Collins D. Evaluation of response to treatment usingDCE-MRI：the relationship between initial area under the gadolinium curve（IAUGC）and quantitative pharmacokinetic analysis. Phys Med Biol 2006；51：3593-602.

Wardlaw JM，Doubal F，Armitage P，Chappell F，Carpenter T，Muñoz Maniega S，et al. Lacunar stroke is associated with diffuse Blood-Brain barrier dysfunction. Ann Neurol 2009；65：

194-202.

Weinmann HJ, Laniado M, Mützel W. Pharmacokinetics of GdDTPA/dimeglumine after intravenous injection into healthy volunteers. Physiol Chem Phys Med NMR 1984; 16: 167-72.

Wong SM, Jansen JFA, Zhang CE, Staals J, Hofman PAM, van Oostenbrugge RJ, et al. Measuring Subtle leakage of the blood-Brain barrier in cerebrovascular disease with DCEMRI: test-retest reproducibility and its influencing factors. J Magn Reson Imaging 2017; 46(1): 159-166.

Yankeelov TE, Cron GO, Addison CL, Wallace JC, Wilkins RC, Pappas BA, et al. Comparison of a reference region model with direct measurement of an AIF in the analysis of DCEMRI data. Magn Reson Med 2007; 57: 353-61.

Yankeelov TE, Luci JJ, Lepage M, Li R, Debusk L, Lin PC, et al. Quantitative pharmacokinetic analysis of DCE-MRI data without an arterial input function: a reference region model. Magn Reson Imaging 2005; 23: 519-29.

Yankeelov TE, Rooney WD, Li X, Springer CS. Variation of the Relaxographic "Shutter-Speed" for transcytolemmal water exchange affects the CR Bolus-Tracking curve shape. Magn Reson Med 2003; 50: 1151-69.

Zhang N, Zhang L, Qiu B, Meng L, Wang X, Hou BL. Correlation of volume transfer coefficient Ktrans with histopathologic grades of gliomas. J Magn Reson Imaging 2012; 36: 355-63.

15

功能和代谢磁共振成像[1]

高蒂尔·J.克劳丁(Claudine J. Gauthier)

康考迪亚大学

法恩奥·P.德丽(Audrey P. Fan)

斯坦福大学

---

1 由马拉·塞尚尼(Mara Cercignani)编辑；理查德·怀斯(Richard Wise)校审，英国卡迪夫大学心理学院大脑成像研究中心。

15.1　血氧水平依赖（BOLD）对比与生理学

BOLD 对比现象源于氧合血红蛋白和脱氧血红蛋白具有不同的磁性这一原理:氧合血红蛋白是逆磁性的,而脱氧血红蛋白(dHb)是顺磁性的。由于脱氧血红蛋白的顺磁性,在未完全氧合的血液中自旋的水分子逐渐失相位,这就削弱了来自静脉血以及包含 dHb 组织的 T_2^* 加权信号(Ogawa et al., 1990a, 1990b)。在执行功能性任务期间,活跃的脑区消耗额外的氧气,导致局部 dHb 浓度增加。同时邻近血管扩张,局部血流增加。由于流入的血液是完全氧合的,增加的血流量有效地稀释了局部 dHb 浓度,致使 BOLD 信号增强。

因此,BOLD 信号综合反映了氧化代谢、血流量和血容量对神经活动的变化反应。虽然人们认为这种血流动力反应在健康大脑中会受到严格的调控,但在人体衰老和疾病过程中神经血管耦合的变化会导致不同组之间 BOLD 信号的对比出现问题(Ances et al., 2008, 2009;Gauthier et al., 2013;Hutchison et al., 2013;Liu et al., 2013;Peng et al., 2014)。这种问题源于 BOLD 信号在生理上的模糊性,以及 BOLD 测量的是未知基线的相关信号变化。因此,耦合或基线脑血流量(CBF)、脑血容量(CBV)及耗氧量的任何变化都可能导致 BOLD 信号发生的变化不同。因此,在任务态功能磁共振成像(fMRI)实验和静息态连接中,若要对神经活动进行准确描述,还需要考虑血管成分和基线氧化代谢对 BOLD 信号的影响。

然而,磁共振成像的优点之一是其多功能性。虽然在多数情况下,BOLD 信号具有灵敏性和有效性,但在 BOLD 成像不确定时,还需使用可替代性的定量技术。实际上,BOLD 信号的每一个生理成分都可以通过 MRI 来测定。本章描述了测定这些生理成分的主要技术和最新进展。

15.2　脑血流量

替代 BOLD 检测的定量功能 MRI 方法中,最成熟的一类是利用动脉自旋标记(ASL)的方法测定脑血流量（CBF）（Detre et al.，2012）。大多数动脉自旋标记技术在颈动脉平面利用反转射频（RF）脉冲磁化标记流入的血液。一旦自旋被反转，"标记"图像会有一个预先设定的标记后延迟（PLD）时间，以允许标记的血液到达成像体积。在大脑图像中，标记（反转）的血液信号强度低于成像体积中的血液信号强度（静态信号）。在后续"对照"像中，在没有标记的情况下重复该过程，以便所有血液具有相同的信号强度。通过对照和标记图像相减，可以从颈部水平标记的流入血液信号中分离出与流动相关的组分（Detre et al.，2012；Williams et al.，1992）。在最大纵向弛豫时快速获取分离图像，可以将灌注影像标定为以 mL/100 g/min 为单位的脑血流量（图 15.1）。

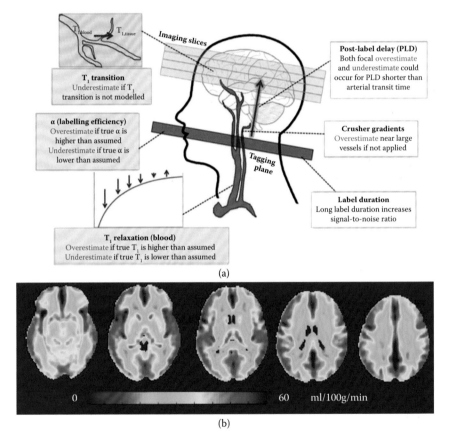

图 15.1　（a）测量脑血流量（CBF）的动脉自旋标记（ASL）技术及精确定量注意事项示意图（经许可转载自 Fan，A. P.，et al.，J. Cereb. Blood Flow Metab.，36，842-861，2016a.）；（b）由动脉自旋标记（ASL）技术测量的脑血流量（CBF）具有包括 PLD 为 2025 s 在内的一致参数（20 名年轻健康志愿者的平均值）。

在 ASL 序列中，目前主要使用脉冲式和连续式 ASL（Edelman et al.，1994；Williams et al.，1992；Wong et al.，1998）。脉冲式 ASL（PASL）是在颈部水平进行单次射频脉冲，反转大层块血液（Edelman et al.，1994；Wong et al.，1998）。而连续序列则标记的是薄层片血液，但持续时间更长（Williams et al.，1992）。因此，真正的连续式 ASL 在技术上很难把控，这使得如今伪连续式 ASL 技术(pCASL)得到发展,该技术使用一系列短射频脉冲来实现近乎连续的标记。pCASL 标记法有着优越的信噪比(SNR),潜在控制着标记的持续时间,并能兼容标准机器的射频硬件(Dai et al., 2008;Detre et al., 2012;Wu et al., 2007)。该领域在技术标准化方面的研究达成了一个共识,那就是 pCASL 在操作中更受青睐,因为其 SNR 优于 PASL,并提出了一组在临床上更具可行性的参数(Alsop et al., 2015)。

在临床诊疗中,多数情况下用 ASL 进行 CBF 的定量测量是具有挑战性的,需要先进的方法。脑血管疾病(如狭窄闭塞性疾病或烟雾病)患者往往侧支通路存在异常,动脉通过时间长。如果不考虑较长时间的传输延误,ASL 的 PLD 可能过短而难以捕捉被标记的动脉血液,导致 CBF 被低估(标记的血液在成像时未到达成像区)或高估(标记的血液停留在大血管中并产生高信号)。为了应对这些挑战,多延迟 ASL 需要在多个 PLD 时间获取灌注信号(Dai et al., 2012)。多延迟方法允许直接定量动脉传输时间以校正延长的动脉传输时间的 CBF 值,但代价是更长的采集时间或降低的空间分辨率。速度选择性 ASL 技术不再通过位置标记,而是基于速度编码和流动特性来标记自旋,在极具挑战性的缓慢流动条件下也显示了其测定血流量的鲁棒性(Wong et al., 2006)。德瑞克(Detre, 2009)和彼得森(Petersen, 2006)总结了一些先进的 ASL 技术以及在临床的应用情况。

表 15.1　量化脑生理机能的磁共振成像技术

生理学	方法	正常值	优点/缺点
脑血流量 (CBF)	单延迟动脉自旋标记	灰质 40~100 mL/100 g/min; 白质 10~15 mL/100 g/min	定量且已经用于临床使用的参数,但是在动脉传输时间较长的病人中容易出错
	多延迟动脉自旋标记	灰质 40~100 mL/100 g/min; 白质 10~15 mL/100 g/min	绘制动脉传输时间图,并校正 CBF 延迟时间,但需要更长的扫描时间或更低的空间分辨率
脑血管反应性(CVR)	BOLD CVR	$0.2\%~0.3\%$ $\Delta BOLD/mmHg$ $\Delta ETCO_2$	对气体或药物引起的血液动力学变化敏感,但代表了血容量、氧化作用、血流量和代谢效应的组合
	ASL CVR	$3\%~7\%$ $\Delta CBF/mmHg$ $\Delta ETCO_2$	具体到脑血流量;SNR 较低,但对比噪声比相似
脑血容量 (CBV)	VASO	变化 20%~30% 5~7 mL 血液/100 g 实质基线	功能成像工具,对总血量变化敏感,但需要对比剂进行基线 CBV 测量,并受到 CBF、BOLD、CSF 和流入效应的干扰

续表

生理学	方法	正常值	优点/缺点
	iVASO	0.7~2 mL 血液/100 mg 实质基线（动脉 CBV）	动脉 CBV 定量评估，但 SNR 较低，对生理混杂因素以及序列中是否有信号屏蔽较敏感
	VERVE	变化 16%	具体到静脉血容量，与 BOLD 信号关系更大，但仅用于研究血容量的变化
脑氧代谢率（$CMRO_2$）：诱发变化	高血碳酸方法	13%~25% $CMRO_2$ 增长（运动和视觉任务）	$CMRO_2$ 的定量变化，但需要气体校准，并假设在血碳酸过多期间代谢保持不变
	高氧方法	5%~20% $CMRO_2$ 增长	$CMRO_2$ 定量变化及高氧更容易被患者接受，但低估了 M，需要气体校准以及假设基线氧提取分数
	广义校正模型	约 30% $CMRO_2$ 增长	伴有高碳酸血症和高氧症任意组合，$CMRO_2$ 的定量变化，但需要气体校准
$CMRO_2$：基线	呼吸系统校准	145~185 $\mu molO_2$/100 g/min	基线 $CMRO_2$ 成像；需要多次气体校准，并且对低信噪比 ASL 方法更敏感
	T_2' 和定量 BOLD（血管外技术）	160 $\mu molO_2$/100 g/min	基线 $CMRO_2$ 成像没有成像对比或气体的问题，但是定量 BOLD 模型复杂，并且难以将氧化作用和 CBV、场强不均效应分开
	血管内 T_2	125~130 $\mu molO_2$/100 g/min	基线 $CMRO_2$ 成像，但主要受限于较大的引流血管，在组织体素中 SNR 较低
	磁化率	153~160 $\mu molO_2$/100 g/min	基线 $CMRO_2$ 成像，但对于较小的血管需要高空间分辨率，并且对磁化率成像的残余方向效应敏感

注：BOLD = 血氧水平依赖；SNR = 信噪比；$ETCO_2$ = 呼气末 CO_2 浓度；ASL = 动脉自旋标记；VASO = 血管空间占用；iVASO = 流入型血管空间占用；CSF = 脑脊液；VERVE = 静脉重聚体积估计。

与 BOLD 相比，ASL 更具优势，它能产生一个绝对和明确的生理量测量值。然而，由于 ASL 本身是一种低 SNR 的功能性成像技术，使其不能得到广泛应用。在使用中，ASL 依赖于小效应量的图像减影（大约百分之几的数量级），以实现功能性对比。这种低 SNR 的情况容易在测量中产生额外的误差，或者需要多个平均值参与定量，这需要较长的采集时间，CBF

图的空间分辨率也会降低。背景抑制法可以通过降低静态组织的信号强度（通过自旋反转）来提高 SNR,并且不会干扰 ASL 差异信号（Garcia et al., 2005）。

15.3 脑血容量

目前存在多种 MRI 技术可以测量 CBV 的变化。有注射外源性对比剂的成像技术,如单晶氧化铁纳米颗粒。也有利用内源性对比成像的无创成像技术。这些技术中应用最广泛的是血管空间占用（vascular space occupancy, VASO）,它可以测量总血容量（Lu et al., 2003）。血管空间占用技术使用非特异性反转恢复序列使血液信号失效,并将其从非血液信号中剔除。在大脑激活期间,血容量增加,随着更多标记血液进入空血液腔室,血管空间占用信号出现功能性增强。因此,血管空间占用可用作功能激活中 CBV 变化的生理特异性定量标记（Donahue et al., 2006; Lu and van Zijl, 2012; Lu et al., 2003）。

最近的研究表明血管空间占用可能与层流功能性磁共振成像（fMRI）相关（Guidi et al., 2016; Huber et al., 2015, 2016）。BOLD 的层流 fMRI 本质上存在局限性,因为主要的 BOLD 信号变化发生在靠近皮质表面的大软膜静脉。另一方面,血管空间占用已被证明在神经活动上具有更明显的空间特异性,特别是在更高的场强下,比如 7T 的场强（Huber et al., 2015, 2016）。然而,在较高的场强区域,由于血液和组织的 T_1 值相似,场强和激发的不均匀性,以及较长 T_1 时间所导致的更大流入效应,都将使标准血管空间占用产生的对比度降低（Huber et al., 2014）。为解决这些高场强带来的限制,现已开发出了一种被称为层面饱和带反转血管空间占用成像（SS-SI-VASD）的改进技术（Huber et al., 2014）。

标准血管空间占用技术,虽然于 CBV 有特定性,比 BOLD 技术更加定量化,但表示的仍然是未知基线的相对变化。一种称为流入型血管空间占用成像（iVASD）的扩展技术,被开发用于测量基线动脉血容量（Donahue et al., 2010; Hua et al., 2011）。该测量技术通过反转成像层面或带外的血液信号,在流入血液的回零时间内获取图像。到目前为止,流入型血管空间占用成像仍然是一种新兴技术,应用于小部分精神分裂或癌症患者的研究中（Hua et al., 2016; Talati et al., 2016; Wu et al., 2016）。

为了更明确地针对影响 BOLD 的 CBV 变化,可以用一种称作静脉重聚容量估计（VERVE）的序列来测量静脉血容量变化（Chen and Pike, 2009, 2010; Stefanovic and Pike, 2005）。该序列利用静脉血对 T_2 以及对弛豫时间编辑（CPMG）序列中的重新聚焦间隔两者的依赖性,分离出静脉腔室的脑血容量变化。对于任务态和高碳酸血症的血流变化（Grubb et al.，1974），可用静脉重聚容量估计更好地描述血流动和（静脉）血容量之间存在的幂律关系（Chen and Pike，2009，2010）。

15.4 脑血管反应性

神经血管耦合取决于血管的顺应性及其对血管舒张刺激的反应性（Girouard and Iadecola，2006）。脑血管反应是对血管刺激（如吸入 CO_2）的血管舒张反应，通常使用血流动力学成像方法进行测量。人们认为脑血管反应性的影响因素通常包含衰老（Gauthier et al.，2013）等多种疾病，如颈动脉闭塞（De Vis et al.，2015a）、脑血管疾病（Mandell et al.，2008；Rodan et al.，2015）、冠心病（Anazodo et al.，2015）、烟雾病（Donahue et al.，2013）和痴呆症（Cantin et al.，2011）。

可控的轻度高碳酸血症（吸入 CO_2 浓度轻度增加）引起 BOLD 信号改变时，通常需要测量脑血管反应性（CVR）（Anazodo et al.，2015；Ances et al.，2009；De Vis et al.，2015b；Donahue et al.，2012；Driver et al.，2010；Gauthier et al.，2013；Liu et al.，2013；Smeeing et al.，2016；Tancredi and Hoge，2013）。CO_2 是一种有效的血管扩张剂，吸入适量的 CO_2 会导致全脑 CBF 产生变化，从而改变 BOLD 信号。在脑血管反应性研究中，高碳酸血症通常是通过使用固定 CO_2 浓度来管理的（Anazodo et al.，2015；Ances et al.，2009；Hare et al.，2013；Liu et al.，2013；Warnert et al.，2014）。大部分情况 CO_2 浓度为5%左右；另一种则是使用一种装置，通过前馈方式（Bhogal et al.，2014；De Vis et al.，2015a，2015b；Driver et al.，2010；Gauthier et al.，2013）或反馈方式（Wise et al.，2007）控制呼气末 CO_2 浓度。屏气也有可能诱发血碳酸过多症，虽然这种方法更容易实施，但对患者而言不易控制（Murphy et al.，2011；Tancredi and Hoge，2013）。静脉注射或口服乙酰唑胺可以代替呼吸干预来诱导血管舒张（Bokkers et al.，2011；Smeeing et al.，2016）。最近，刘（Liu et al.，2016c）等基于静息态 BOLD 效应中的 CO_2 自然波动，提出了对脑血管反应性的测量方法，该方法无须外部刺激。

虽然 BOLD 较灵敏，且相对容易操作，但 ASL 在测量脑血管反应性时更为定量化，生理特异性更明显。然而，血液气体调节等引起的全局血流变化，会带给 ASL 独有的挑战。在血管扩张过程中，血液流速增加，对于规定的标记流程而言，会影响血流到达成像体素的传输时间（Donahue et al.，2012）。唐克雷蒂（Tancredi）等研究表明，与 pASL 相比，pCASL 对 CBF 变化的测定敏感性和准确性更高（Tancredi et al.，2012）。这可能是由于颈动脉中血流速度增加，导致 pASL 中有问题的标记产生压缩效应。虽然这种速度的提高可能会降低 pCASL

采集中的标记效率,但 pCASL 测量的脑血管反应性可与 PET 相媲美(Heijtel et al.，2014)。

15.5　大脑氧代谢

15.5.1　校正功能磁共振成像(fMRI)

校正 fMRI 是指使用 BOLD 信号模型和呼吸校正来估量大脑中氧化代谢的一系列技术。校正 fMRI 技术的演变经历了两次发展浪潮。最初,此项技术被开发用于测量任务激发的大脑氧代谢率($CMRO_2$)的变化。近来,有人提出新的技术来测量基线氧化代谢。任务诱发测量提供了功能性 $CMRO_2$ 变化的定量分数估计值。该方法适用于不同组间进行的比较,例如老年人与年轻人之间的比较(Ances et al.，2009;Gauthier et al.，2013;Mohtasib et al.，2012),也可用于某些疾病的比较中,如痴呆症和艾滋病(Ances et al.，2011)。基线氧化代谢成像也广泛应用于临床,从氧摄取指数(oxygen extraction fraction,OEF)预计升高的缺血半暗带,到颈动脉闭塞、衰老、痴呆和其他脑血管疾病(Aanerud et al.，2012;De Vis et al.，2015a,2015b;Ishii et al.，1996a;Lu et al.，2011;Yamauchi et al.，2009)。

校正 fMRI 框架最先由戴维斯(Davis，1998)等提出,然后霍格(Hoge，1999)等深入描述了其 BOLD 信号模型。该技术利用高碳酸血症法改变纯血管 BOLD 信号。对于该技术而言,主要基本假设之一是吸入低浓度 CO_2(5%左右)会引起血管舒张,且在不影响氧化代谢的情况下增加脑血流量。所有需借助高碳酸血症法的校正 fMRI 技术都假定代谢贯穿呼吸全程,但这个假定仍有争议(Yablonskiy，2011)。在高碳酸状态下,经常同时使用双回波序列和 ASL 技术(短回波)以及长回波(3 T 时约 30 ms)BOLD 技术测量脑血流量,以优化 BOLD 信号。在生物物理模型中利用 CBF 和 BOLD 测量值(Davis et al.，1998;Hoge et al.，1999)计算一个校正参数 M,M 以百分比表示 BOLD 信号可能变化的最大值。如果在基线体素中的所有 dHb 自行完全稀释,产生氧饱和静脉血,M 参数即为此时出现的 BOLD 信号。戴维斯模型(Davis model)将之联系起来,表示为如下的等式:

$$\frac{CMRO_2}{CMRO_2|_0} = \left(1 - \frac{\Delta BOLD/BOLD_0}{M}\right)^{1/\beta} \cdot \left(\frac{CBF}{CBF_0}\right)^{1-\alpha/\beta}$$

该模型假设了三个参数。由于 CBV 的变化与神经活动中 CBF 的变化密切相关,所以用参数 α 表示 CBV 和 CBF 的耦合指数。在最初的麻醉高碳酸血症灵长类动物模型实验中,发现 CBV 以及 CBF 之间存在着一种幂律关系(Grubb et al.，1974)。最近的研究重新测量了

CBV 和 CBF 相关的指数（如 VERVE），将重心从总血容量转移到了静脉血容量上（Chen and Pike，2010）。参数 β 表示 dHb 的横向弛豫的场强依赖性影响（Boxerman et al.，1995），一般在 3T 场强下该参数假定为 1.3~1.5（Bulte et al.，2009；Gauthier et al.，2013；Hare et al.，2015）。最后动脉血的基线氧饱和度一般设定为 1。现在一些先进的建模方式都将 α 和 β 作为没有特定生理解释的启发式常量（Gagnon et al.，2016；Griffeth and Buxton，2011）。

考虑到吸入 CO_2 给患者带来的潜在不适，一些研究小组已经探索了使用高氧而不是高 CO_2 来进行校准。高氧法（Chiarelli et al.，2007）的模型与原本的高碳酸血模型相似，也假定呼吸操作并不会影响氧化代谢的速率。因为吸入的 O_2 浓度对 CBF 并没有太大的影响，所以在该技术的应用中，经常将 CBF 变化视作零值。大多数研究使用的都是 50%~60% 浓度的 O_2，以避免由固定吸入高氧而伴随的低碳酸血症引发较明显的血管收缩（Chiarelli et al.，2007；Mark et al.，2011）及 CBF 的下降（Fan et al.，2016b；Gauthier and Hoge，2012a）。在高氧模型中，利用测量得到的呼气末 O_2 浓度、BOLD 信号、假定常数（包括用于计算静脉 dHb 浓度的基线氧摄取指数）可计算得到 M。这些假设体现了高氧法的主要缺点，目前的工作重心将放在降低对这些假设参数的依赖性上。当从高氧校正中计算得到 M 之后，即可以从戴维斯模型中得到所诱发的 $CMRO_2$ 变化（Davis et al.，1998）。高氧技术一直用于研究认知（Goodwin et al.，2009）以及衰老过程中的认知变化（Mohtasib et al.，2012）。与高碳酸法校正相比，高氧法校正的测量差异更小（Gauthier and Hoge，2012a；Mark et al.，2011），可能是因为其流量变化是由假设而非测量得到，但这也导致需要解决参数 M 的系统性低估问题（Gauthier and Hoge，2012a）。

高蒂尔（Gauthier）和霍格（Hoge）随后提出广义校正模型（generalised calibration model，GCM）（Gauthier and Hoge，2012a）。广义校正模型拓展了高氧校正模型，以解释血流变化对动脉和静脉 O_2 浓度的影响。该变动使得广义校正模型能够用于高碳酸、高氧以及任何气体结合法。因为在计算 M 时需要同时用到流量和呼气末值，所以广义校正模型测量结果比之前的模型结果更稳定（Gauthier and Hoge，2012a），且与 M 的直接测量值更为接近（Gauthier et al.，2011）。

15.5.2 采用呼吸校正和 BOLD 的基线 $CMRO_2$ 成像

基线代谢被认为在各种疾病中均受到影响，但目前并没有使用 MRI 无创测量 $CMRO_2$ 的金标准。目前较成熟的技术为三重 ^{15}O-PET 技术，使用 ^{15}O 标记的 H_2O、O_2 和 CO 来测量氧摄取指数、CBF 以及脑氧代谢率（$CMRO_2$）（Ishii et al.，1996a，1996b；Ito et al.，2004；Nagata et al.，2000；Yamaguchi et al.，1986）。使用该技术的 PET 研究能显示出卒中（Yamaguchi et al., 1986)、痴呆(Nagata et al., 2000)以及阿尔茨海默病(Ishii et al., 1996a)的代谢变化。但可惜^{15}O放射示踪剂的半衰期很短(2分钟),因此使用^{15}O-PET技术需要专用的设备、复杂的程序和侵入性的采血进行量化,较难在临床上应用。近年来,已经开发出一些基于校正fMRI模型以及其他实物成像的先进技术用以量化基线氧代谢。

测定BOLD信号的高氧模型和广义校正模型中,明确地设定了静息时的氧摄取指数。一些研究小组通过使用多次呼吸校准,修改了BOLD模型来测量氧摄取指数,而不是假设氧摄取指数。这使得校正fMRI不仅可用于任务诱发型代谢成像,也可用于基线代谢成像(Bulte et al., 2012;Gauthier and Hoge,2012b;Wise et al., 2013)。两种使用校正fMRI模型来测量氧摄取指数的方法被同时提出,但基础假设略有不同。

布尔特(Bulte, 2012)等提出了双校准法,这项技术需要进行两种呼吸操作(高碳酸和高氧),同时还要测量BOLD、ASL和呼气末O_2值。在使用高碳酸法时,首先利用戴维斯模型,用BOLD信号和ASL信号测量M值(Davis et al., 1998)。然后将M值与高氧法中的BOLD、呼气末O_2测量值结合,估计得到基线氧摄取指数,以此取代原来高氧模式中假定氧摄取指数的做法。氧摄取指数可以和静息CBF(由基线ASL测量得到)结合,根据菲克原则来估计$CMRO_2$(Kety and Schmidt, 1948)。该方法依托于两组假设(源自高碳酸和高氧模型)来测量M值以及氧摄取指数,且已用于衰老和颈动脉闭塞的研究(De Vis et al., 2015a, 2015b)。布洛克利(Blockley, 2015)已经研究了该双校准法的技术可行性及其对代谢测量值的影响。

高蒂尔(Gauthier)和霍格(Hoge)提出了一种基于广义校正模型用于替代基线$CMRO_2$成像方法,该方法通过使用两个或多个呼吸操作同时测量氧摄取指数和M值(Gauthier and Hoge, 2012b)。广义校正模型可以表征定量参数(BOLD信号、ASL信号和呼气末O_2)与M值和氧摄取指数之间的关系,得到一个含有两个未知量的方程。任何呼吸操作(含CO_2、O_2或两者的变化)都可以由此公式构建(图15.2)。因此通过两个或多个呼吸操作,可同时估计出氧摄取指数和M值。由于测量值依赖于ASL等低信噪比测量的非线性组合,有时会使用三种气体来提高估计的可靠性(Fan et al., 2016b;Gauthier et al., 2012;Gauthier and Hoge,2012b)。拉乔依(Lajoie, 2016)和法恩(Fan, 2016b)最近对该技术的可重复性和可靠性进行了研究。

随后,怀斯(Wise, 2013)提出了一种相类似的广义校正fMRI,使用更复杂的呼吸操作以同时测量M值、氧摄取指数和$CMRO_2$。该呼吸操作结合了不同水平的O_2和CO_2吸入量,以描绘出BOLD、CBF、呼气末O_2以及需量化的代谢参数之间更为完整的关系。此外,该法还可估计α和β参数或两者的启发式组合(Merola et al., 2016)。这种一般化模型已在贝叶斯框架中实现,可以得到M、氧摄取指数及$CMRO_2$在生理上准确和稳定的估计值(Germuska et al., 2016)。

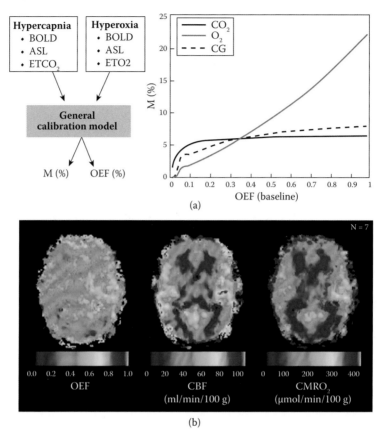

(a)

(b)

图15.2 BOLD呼吸校正测量基线脑氧代谢率(CMRO$_2$)。(a)广义校正模型利用BOLD、CBF和呼气末气体测量，将参数M(%)与基线氧摄取指数(OEF；%)联系起来(CG：混合氧)。(b)7名健康志愿者的氧摄取指数估计值与基线CBF按照菲克原则相结合，以获得静息CMRO$_2$。(经许可转载自NeuroImage，60，Gauthier，C.J.，and Hoge，R.D.，Magnetic resonance imaging of resting OEF and CMRO2 using a generalized calibration model for hypercapnia and hyperoxia，1212-1225.)

15.5.3 基线 CMRO$_2$ 成像——非呼吸技术

15.5.3.1 组织氧合的定量 BOLD 和 R2′ 成像

基线氧合成像还可以通过直接测量组织中的信号强度和弛豫时间(T_2^*、T_2、T_2')完成，这是由微血管中dHb分子产生的局部磁场不均匀调节的。虽然有些MRI弛豫时间对氧合水平较敏感，但研究表明T_2'参数与氧合关系最为直接(Yablonskiy and Haacke，1994)。T_2'是横向弛豫的可逆分量，可表示为$1/T_2' = 1/T_2^* - 1/T_2$。结合梯度采集和自旋回波(多回波)采集的新混合序列可在同一次扫描中测量T_2^*、T_2和T_2'(Ni et al.，2015；Yablonskiy and Haacke，1997)。这些混合序列能够定量大脑潜在的氧合状态敏感的弛豫参数。

血管外 BOLD 的一个主要问题是弛豫参数并不特定于脑氧合。例如，即使是 T'_2 也是血容量和 dHb 诱导的频率变化的产物。因此，通常需要复杂的生物物理模型来解释基线氧合的 BOLD 信号。早期的定量 BOLD（qBOLD）着重研究梯度采集和自旋回波采集而来的 T'_2 信号。这些方法将脑实质内的毛细血管模拟成一个随机排列的柱状网络来描述 dHb 存在下 MRI 信号的失相位。通过拟合每个体素的信号模型，qBOLD 建立了静脉血氧饱和度（venous oxygen saturation，SvO_2）和 CMRO$_2$ 参数图。在有些 qBOLD 应用过程中会假定单个血管外组织腔室（An and Lin，2000；An et al.，2001），而其他应用过程中则视模型中的血液和脑脊液（CSF）隔室的模型与每个体素相匹配（Christen et al.，2012；He and Yablonskiy，2007；He et al.，2008）。

在未来，用于氧合成像的 BOLD 可能会与新的指纹技术很好地结合。克里斯滕（Christen）提出了一种血管指纹技术，为不同的 CBV、平均血管半径和 SvO_2 建立一个信号曲线字典（利用梯度回波和自旋回波混合扫描）（Christen et al.，2014）。每个体素的测量信号曲线与一条字典曲线相匹配，表示体素组织中一个特定的 SvO_2（%）定量值。血管指纹的准确性取决于控制这些信号曲线的生物物理模型是否准确地模拟了大脑的生理活动。

15.5.3.2 基于血管内 R2 的氧合测量

与研究血管外脑组织中的信号不同，血管内 MRI 寻求直接在静脉血中量化 T_2 弛豫时间。如果提取更多的氧气，则会有更多的 dHb 分子存在于静脉血中，导致 T_2 值降低。如果红细胞比容已知，血液弛豫时间 T_2 一经测量，生物物理模型即可将静脉血 T_2 转化为定量 SvO_2（%）（van Zijl et al.，1998）。

该技术主要的挑战是分离纯静脉血信号用于 T_2 测量，因为大多数脑体素是脑脊液、组织和血液信号的混合。很多早期血管内氧合的研究都选择了只含有纯静脉血的大静脉（Golay et al.，2001；Oja et al.，1999）。

应用最广的血管内测量法是自旋标记下的 T_2 弛豫测量技术（TRUST），该方法测量矢状窦的 T_2 以评估整体 SvO_2（Lu and Ge，2008）。TRUSTMR 应用反转脉冲在不同回波时间内收集有或无静脉血标记的图像。这种方法与 ASL 相似，不同之处在于其标记平面高于成像体积，以瞄准流出的静脉血液信号。通过这种方式，可以剔除脑脊液和静态组织信号，只对矢状窦静脉血进行 T_2 测量。TRUST 技术效率很高，在几分钟内就能给出在不同的生理条件下的校正（Lu et al.，2012），并在多个位点测试（Liu et al.，2016b）得到的绝对、全脑 SvO_2 值（%）。最近的研究使用速度编码梯度来针对较小静脉中基于 T_2 的氧合测量，这些静脉更能代表局部脑功能（Krishnamurthy et al.，2014）。

T_2 方法扩展应用于描绘脑组织氧合作用，即每个体素的微血管系统。摄取氧气和组织消耗的定量（QUIXOTIC）MRI 使用速度选择型射频脉冲来选择静脉血液（Bolar et al.，2011）。当血液通过微血管系统时，这些脉冲利用已知的血流速度和加速度阈值仅测量小静脉血液的 T_2 值和血氧饱和度。QUIXOTIC 技术的主要局限性是信噪比低，因为典型的组织体素只有 5% 的 CBV。已经有人提出对该成像技术的改进方案，以解决由扩散导致的污染问题，从而提高氧合测量的信噪比（Guo and Wong，2012）。

15.5.3.3 血液氧合的磁敏感磁共振成像

与周围脑组织相比，由于 dHb 的存在，不同的氧合 MR 对比机制导致静脉内的磁化率变化。这种磁化率的变化造成了 MR 相位图像上表现出磁场扰动（$\Delta B_{vein-tissue}$）。因此，MRI 相位图像提供了磁化率变化的信息，从而能够量化单个血管中潜在的 SvO_2（Haacke et al.，1997；Weisskoff and Kiihne，1992）。尽管磁化率与氧摄取指数呈线性相关，但 MRI 无法直接反映磁化率。磁场和 MR 相位的关系以一种复杂、非局部的方式依赖于血管方位和几何形状。因此，磁化率测量是有意义的，但需要解决一个困难的数学反演问题。此外，要分辨较小的脑静脉，必须获得足够的空间分辨率，这就延长了 MR 扫描时间。

韦尔利（Wehrli，2016）对有关磁化率的氧合研究进行了概述。第一相位的 MR 氧合研究将大脑静脉近似为平行于主磁场的长圆柱体来估计磁化率。对于平行血管的几何结构而言，静脉中的测量相位与其磁化率之间有一个简单的关系。MR 磁化率测量法被用于研究大型引流静脉的氧合，如颈内静脉（Fernandez-Seara et al.，2006）和大脑矢状窦（Jain et al.，2010）。与 TRUST MRI 技术类似，MRI 相位对 SvO_2 的测量快速且可重复。这些快速磁化率测量法可以在同一序列中与全脑血流相结合，以高时间分辨率量化功能性 SvO_2 的变化（Barhoum et al.，2015；Rodgers et al.，2013）。

最近的研究也试图评估小静脉中基于相位的氧合作用（Fan et al.，2011），将更好地反映大脑局部生理情况。对于这些较小的血管，校正部分容积效应（Hsieh et al.，2015；McDaniel et al.，2016）和血管相对于主场倾斜所产生的定向效应（Langham et al.，2009）尤为重要。

为了将基于磁化率的 SvO_2 评估扩展到任意曲率和方向的静脉，定量磁敏感成像（QSM）可以直接重建测量区域的三维磁化率分布图。一旦建立起 QSM 图，沿着所有解析过的脑血管，磁化率差异就可以转化为绝对 SvO_2，即脑氧合静脉图（Fan et al.，2014，2015a）。为了保证测量的精准和稳定，需要做更多的工作来了解 QSM 的重建过程以及血管内流动旋转的二阶效应可能会造成对氧摄取指数的低估（Xu et al.，2014）。使用 QSM 来评估基于组织的（而不是血管）基线 $CMRO_2$ 的新方法也处于开发之中（Zhang et al.，2015，2016），但在目前的实施中需要面对多种挑战。

15.5.3.4 应用与未来方向

为了提升基线氧合 MRI 的临床应用价值，图像采集必须易于实现且扫描时间必须较短。BOLD 成像广泛应用于临床，部分原因是静息态功能扫描的普及。然而，由于 BOLD 图像是大脑生理学的复杂组合，因此，对脑缺血（Dani et al.，2010；Mandell et al.，2008）和肿瘤（Taylor et al.，2001）患者的 BOLD 研究要在不同气体状态下进行扫描，以分离氧合信息。定量呼吸校正法也需要多次气体吸入，且受益于更短的扫描时间。

由于扫描时间短（约 30 s），采用 TRUST 矢状窦定量氧摄取指数评估的全局 T_2 测量已应用于诸多患者群体，包括新生儿（Liu et al.，2014）、不同年龄段的志愿者（Peng et al.，2014）和多发性硬化等神经退行性疾病患者（Ge et al.，2012）。在屏气任务期间通过 MRI 对阻塞性睡眠呼吸暂停患者进行了动态全脑氧摄取指数测量（Rodgers et al.，2016）。相位磁化率测定还显示，先天性心脏病新生儿的大脑生理受损，与早产儿类似，甚至可预测最终的白质损伤（Jain et al.，2014）。

虽然全局测量快速且可靠，但是对于诸多脑部疾病评估来说，最终区域氧摄取指数信息仍是必不可少的。磁化率对比可直接从梯度回波 MRI 扫描中获取，并能够提供单一静脉的局部氧合信息。通过与健康侧大脑半球对比，磁敏感加权成像广泛用于脑卒中（Jensen-Kondering and Bohm，2013；Xia et al.，2014）、创伤性脑损伤（Liu et al.，2016a）和多发性硬化（Fan et al.，2015b）患者患侧脑氧合成像。全脑氧合图像必须考虑因附近磁敏感伪影（如出血）引起的图像重建。同时，获得基于局部磁化率的氧摄取指数信息可能得益于血管外（组织）技术的发展。然而，早期患者的基线氧合 MRI 研究表明了极具前景的生理学发现，并指出了未来将新方法应用于临床实践的技术发展方向。

参考文献

Aanerud J，Borghammer P，Chakravarty MM，Vang K，Rodell AB，Jonsdottir KY，et al. Brain energy metabolism and blood flow differences in healthy aging. J Cereb Blood Flow Metab 2012；32：1177-87.

Alsop DC，Detre JA，Golay X，Gunther M，Hendrikse J，Hernandez-Garcia L，et al. Recommended implementation of arterial spin-labeled perfusion MRI for clinical applications：a consensus of the ISMRM perfusion study group and the European consortium for ASL in dementia. Magn Reson Med 2015；73：102-16.

An H, Lin W. Quantitative measurements of cerebral blood oxygen saturation using magnetic resonance imaging. J Cereb Blood Flow Metab 2000; 20: 1225-36.

An H, Lin W, Celik A, Lee YZ. Quantitative measurements of cerebral metabolic rate of oxygen utilization using MRI: a volunteer study. NMR Biomed 2001; 14: 441-7.

Anazodo UC, Shoemaker JK, Suskin N, Ssali T, Wang DJ, St Lawrence KS. Impaired cerebrovascular function in coronary artery disease patients and recovery following cardiac rehabilitation. Front Aging Neurosci 2015; 7: 224.

Ances B, Vaida F, Ellis R, Buxton R. Test-retest stability of calibrated BOLD-fMRI in HIV- and HIV+ subjects. NeuroImage 2011; 54: 2156-62.

Ances BM, Leontiev O, Perthen JE, Liang C, Lansing AE, Buxton RB. Regional differences in the coupling of cerebral blood flow and oxygen metabolism changes in response to activation: implications for BOLD-fMRI. NeuroImage 2008; 39: 1510-21.

Ances BM, Liang CL, Leontiev O, Perthen JE, Fleisher AS, Lansing AE, et al. Effects of aging on cerebral blood flow, oxygen metabolism, and blood oxygenation level dependent responses to visual stimulation. Hum Brain Mapp 2009; 30: 1120-32.

Barhoum S, Langham MC, Magland JF, Rodgers ZB, Li C, Rajapakse CS, et al. Method for rapid MRI quantification of global cerebral metabolic rate of oxygen. J Cereb Blood Flow Metab 2015; 35: 1616-22.

Bhogal AA, Siero JC, Fisher JA, Froeling M, Luijten P, Philippens M, et al. Investigating the non-linearity of the BOLD cerebrovascular reactivity response to targeted hypo/hypercapnia at 7T. NeuroImage 2014; 98: 296-305.

Blockley NP, Griffeth VE, Stone AJ, Hare HV, Bulte DP. Sources of systematic error in calibrated BOLD based mapping of baseline oxygen extraction fraction. NeuroImage 2015; 122: 105-13.

Bokkers RP, van Osch MJ, Klijn CJ, Kappelle LJ, Hendrikse J. Cerebrovascular reactivity within perfusion territories in patients with an internal carotid artery occlusion. J Neurol Neurosurg Psychiatry 2011; 82: 1011-16.

Bolar DS, Rosen BR, Sorensen AG, Adalsteinsson E. Quantitative Imaging of eXtraction of oxygen and TIssue consumption (QUIXOTIC) using venular-targeted velocity-selective spin labeling. Magn Reson Med 2011; 66: 1550-62.

Boxerman JL, Hamberg LM, Rosen BR, Weisskoff RM. MR contrast due to intravascular magnetic susceptibility perturbations. Magn Reson Med 1995；34：555-66.

Bulte DP，Drescher K，Jezzard P. Comparison of hypercapnia-based calibration techniques for measurement of cerebral oxygen metabolism with MRI. Magn Reson Med 2009；61：391-8.

Bulte DP，Kelly M，Germuska M，Xie J，Chappell MA，Okell TW，et al. Quantitative measurement of cerebral physiology using respiratory-calibrated MRI. NeuroImage 2012；60：582-91.

Cantin S，Villien M，Moreaud O，Tropres I，Keignart S，Chipon E，et al. Impaired cerebral vasoreactivity to CO_2 in Alzheimer's disease using BOLD fMRI. NeuroImage 2011；58：579-87.

Chen JJ，Pike GB. BOLD-specific cerebral blood volume and blood flow changes during neuronal activation in humans. NMR Biomed 2009；22：1054-62.

Chen JJ，Pike GB. MRI measurement of the BOLD-specificflowvolume relationship during hypercapnia and hypocapnia in humans. NeuroImage 2010；53：383-91.

Chiarelli PA，Bulte DP，Wise R，Gallichan D，Jezzard P. A calibration method for quantitative BOLD fMRI based on hyperoxia. NeuroImage 2007；37：808-20.

Christen T，Pannetier NA，Ni WW，Qiu D，Moseley ME，Schuff N，et al. MR vascular fingerprinting：a new approach to compute cerebral blood volume，mean vessel radius，and oxygenation maps in the human brain. NeuroImage 2014；89：262-70.

Christen T，Schmiedeskamp H，Straka M，Bammer R，Zaharchuk G. Measuring brain oxygenation in humans using a multiparametric quantitative blood oxygenation level dependent MRI approach. Magn Reson Med 2012；68：905-11.

Dai W，Garcia D，deBazelaire C，Alsop DC. Continuous flowdriven inversion for arterial spin labeling using pulsed radio frequency and gradient fields. Magn Reson Med 2008；60：1488-97.

Dai W，Robson PM，Shankaranarayanan A，Alsop DC. Reduced resolution transit delay prescan for quantitative continuous arterial spin labeling perfusion imaging. Magn Reason Med 2012；67：1252-65.

Dani KA，Santosh C，Brennan D，McCabe C，Holmes WM，Condon B，et al. T2 $*$ -weighted magnetic resonance imaging with hyperoxia in acute ischemic stroke. Ann Neurol 2010；68：37-47.

Davis TL，Kwong KK，Weisskoff RM，Rosen BR. Calibrated functional MRI：mapping the dynamics of oxidative metabolism. Proc Natl Acad Sci U S A 1998；95：1834-9.

De Vis JB，Hendrikse J，Bhogal A，Adams A，Kappelle LJ，Petersen ET. Age-related changes in brain hemodynamics；a calibrated MRI study. Hum Brain Mapp 2015a；36：3973-87.

De Vis JB，Petersen ET，Bhogal A，Hartkamp NS，Klijn CJ，Kappelle LJ，et al. Calibrated

MRI to evaluate cerebral hemodynamics in patients with an internal carotid artery occlusion. J Cereb Blood Flow Metab 2015b; 35: 1015-23.

Detre JA, Rao H, Wang DJ, Chen YF, Wang Z. Applications of arterial spin labeled MRI in the brain. J Magn Reson Imaging 2012; 35: 1026-37.

Detre JA, Wang J, Wang Z, Rao H. Arterial spin-labeled perfusion MRI in basic and clinical neuroscience. Curr Opin Neurol 2009; 22: 348-55.

Donahue MJ, Ayad M, Moore R, vanOsch M, Singer R, Clemmons P, et al. Relationships between hypercarbic reactivity, cerebral blood flow, and arterial circulation times in patients with moyamoya disease. J Magn Reson Imaging 2013; 38: 1129-39.

Donahue MJ, Lu H, Jones CK, Edden RA, Pekar JJ, van Zijl PC. Theoretical and experimental investigation of the VASO contrast mechanism. Magn Reson Med 2006; 56: 1261-73.

Donahue MJ, Sideso E, MacIntosh BJ, Kennedy J, Handa A, Jezzard P. Absolute arterial cerebral blood volume quantification using inflow vascular-space-occupancy with dynamic subtraction magnetic resonance imaging. J Cereb Blood Flow Metab 2010; 30: 1329-42.

Donahue MJ, Strother MK, Hendrikse J. Novel MRI approaches for assessing cerebral hemodynamics in ischemic cerebrovascular disease. Stroke 2012; 43: 903-15.

Driver I, Blockley N, Fisher J, Francis S, Gowland P. The change in cerebrovascular reactivity between 3 T and 7 T measured using graded hypercapnia. NeuroImage 2010; 51: 274-9.

Edelman RR, Siewert B, Darby DG, Thangaraj V, Nobre AC, Mesulam MM, et al. Qualitative mapping of cerebral blood flow and functional localization with echo-planar MR imaging and signal targeting with alternating radio frequency. Radiology 1994; 192: 513-20.

Fan AP, Benner T, Bolar DS, Rosen BR, Adalsteinsson E. Phasebased regional oxygen metabolism (PROM) using MRI. Magn Reson Med. 2011; 67(3): 669-78.

Fan AP, Bilgic B, Gagnon L, Witzel T, Bhat H, Rosen BR, et al. Quantitative oxygenation venography from MRI phase. Magn Reson Med 2014; 72: 149-59.

Fan AP, Evans KC, Stout JN, Rosen BR, Adalsteinsson E. Regional quantification of cerebral venous oxygenation from MRI susceptibility during hypercapnia. NeuroImage 2015a; 104: 146-55.

Fan AP, Govindarajan ST, Kinkel RP, Madigan NK, Nielsen AS, Benner T, et al. Quantitative oxygen extraction fraction from 7-Tesla MRI phase: reproducibility and application in multiple sclerosis. J Cereb Blood Flow Metab 2015b; 35: 131-9.

Fan AP, Jahanian H, Holdsworth SJ, Zaharchuk G. Comparison of cerebral blood flow measurement with [15O]-water positron emission tomography and arterial spin labeling magnetic resonance imaging: a systematic review. J Cereb Blood Flow Metab 2016a; 36: 842-61.

Fan AP, Schafer A, Huber L, Lampe L, von Smuda S, Moller HE, et al. Baseline oxygenation in the brain: correlation between respiratory-calibration and susceptibility methods. NeuroImage 2016b; 125: 920-31.

Fernandez-Seara MA, Techawiboonwong A, Detre JA, Wehrli FW. MR susceptometry for measuring global brain oxygen extraction. Magn Reson Med 2006; 55: 967-73.

Gagnon L, Sakadzic S, Lesage F, Pouliot P, Dale AM, Devor A, et al. Validation and optimization of hypercapnic-calibrated fMRI from oxygen-sensitive two-photon microscopy. Philos Trans R Soc Lond B Biol Sci 2016; 371.

Garcia DM, Duhamel G, Alsop DC. Efficiency of inversion pulses for background suppressed arterial spin labeling. Magn Reson Med 2005; 54: 366-72.

Gauthier CJ, Desjardins-Crepeau L, Madjar C, Bherer L, Hoge RD. Absolute quantification of resting oxygen metabolism and metabolic reactivity during functional activation using QUO2 MRI. NeuroImage 2012; 63: 1353-63.

Gauthier CJ, Hoge RD. A generalized procedure for calibrated MRI incorporating hyperoxia and hypercapnia. Hum Brain Mapp 2012a; 34: 1053-69.

Gauthier CJ, Hoge RD. Magnetic resonance imaging of resting OEF and CMRO2 using a generalized calibration model for hypercapnia and hyperoxia. NeuroImage 2012b; 60: 1212-25.

Gauthier CJ, Madjar C, Desjardins-Crepeau L, Bellec P, Bherer L, Hoge RD. Age dependence of hemodynamic response characteristics in human functional magnetic resonance imaging. Neurobiol Aging 2013; 34: 1469-85.

Gauthier CJ, Madjar C, Tancredi FB, Stefanovic B, Hoge RD. Elimination of visually evoked BOLD responses during carbogen inhalation: implications for calibrated MRI. NeuroImage 2011; 54: 1001-11.

Ge Y, Zhang Z, Lu H, Tang L, Jaggi H, Herbert J, et al. Characterizing brain oxygen metabolism in patients with multiple sclerosis with T2-relaxation-under-spin-tagging MRI. J Cereb Blood Flow Metab 2012; 32: 403-12.

Germuska M, Merola A, Murphy K, Babic A, Richmond L, Khot S, et al. A forward modelling approach for the estimation of oxygen extraction fraction by calibrated fMRI. NeuroImage 2016;

139: 313-23.

Girouard H, Iadecola C. Neurovascular coupling in the normal brain and in hypertension, stroke, and Alzheimer disease. J Appl Physiol 2006; 100: 328-35.

Golay X, Silvennoinen MJ, Zhou J, Clingman CS, Kauppinen RA, Pekar JJ, et al. Measurement of tissue oxygen extraction ratios from venous blood $T(2)$: increased precision and validation of principle. Magn Reson Med 2001; 46: 282-91.

Goodwin JA, Vidyasagar R, Balanos GM, Bulte D, Parkes LM. Quantitative fMRI using hyperoxia calibration: reproducibility during a cognitive Stroop task. NeuroImage 2009; 47: 573-80.

Griffeth VE, Buxton RB. A theoretical framework for estimating cerebral oxygen metabolism changes using the calibrated-BOLD method: modeling the effects of blood volume distribution, hematocrit, oxygen extraction fraction, and tissue signal properties on the BOLD signal. NeuroImage 2011; 58: 198-212.

Grubb RL Jr., Raichle ME, Eichling JO, Ter-Pogossian MM. The effects of changes in PaCO2 on cerebral blood volume, blood flow, and vascular mean transit time. Stroke 1974; 5: 630-9.

Guidi M, Huber L, Lampe L, Gauthier CJ, Moller HE. Laminadependent calibrated BOLD response in human primary motor cortex. NeuroImage 2016.

Guo J, Wong EC. Venous oxygenation mapping usingvelocityselective excitation and arterial nulling. Magn Reson Med 2012; 68: 1458-71.

Haacke EM, Lai S, Reichenbach JR, Kuppusamy K, Hoogenraad FG, Takeichi H, et al. In vivo measurement of blood oxygen saturation using magnetic resonance imaging: a direct validation of the blood oxygen level-dependent concept in functional brain imaging. Hum Brain Mapp 1997; 5: 341-6.

Hare HV, Blockley NP, Gardener AG, Clare S, Bulte DP. Investigating the field-dependence of the Davis model: calibrated fMRI at 1.5, 3 and 7T. NeuroImage 2015; 112: 189-96.

Hare HV, Germuska M, Kelly ME, Bulte DP. Comparison of CO2 in air versus carbogen for the measurement of cerebrovascular reactivity with magnetic resonance imaging. J Cereb Blood Flow Metab 2013; 33: 1799-805.

He X, Yablonskiy DA. Quantitative BOLD: mapping of human cerebral deoxygenated blood volume and oxygen extraction fraction: default state. Magn Reson Med 2007; 57: 115-26.

He X, Zhu M, Yablonskiy DA. Validation of oxygen extraction fraction measurement by qBOLD technique. Magn Reson Med 2008; 60: 882-8.

Heijtel DF, Mutsaerts HJ, Bakker E, Schober P, Stevens MF, Petersen ET, et al. Accuracy and precision of pseudo-continuous arterial spin labeling perfusion during baseline and hypercapnia: a head-to-head comparison with (1)(5)O H(2)O positron emission tomography. NeuroImage 2014; 92: 182-92.

Hoge RD, Atkinson J, Gill B, Crelier GR, Marrett S, Pike GB. Investigation of BOLD signal dependence on cerebral blood flow and oxygen consumption: the deoxyhemoglobin dilution model. Magn Reson Med 1999; 42: 849-63.

Hsieh CY, Cheng YC, Xie H, Haacke EM, Neelavalli J. Susceptibility and size quantification of small human veins from an MRI method. Magn Reson Imaging 2015; 33: 1191-204.

Hua J, Brandt AS, Lee S, Blair NI, Wu Y, Lui S, et al. Abnormal grey matter arteriolar cerebral blood volume in schizophrenia measured with 3D inflow-based vascular-spaceoccupancy MRI at 7T. Schizophr Bull 2016.

Hua J, Qin Q, Donahue MJ, Zhou J, Pekar JJ, van Zijl PC. Inflowbased vascular-space-occupancy (iVASO) MRI. Magn Reson Med 2011; 66: 40-56.

Huber L, Goense J, Kennerley AJ, Trampel R, Guidi M, Reimer E, et al. Cortical lamina-dependent blood volume changes in human brain at 7 T. NeuroImage 2015; 107: 23-33.

Huber L, Ivanov D, Handwerker DA, Marrett S, Guidi M, Uludag K, et al. Techniques for blood volume fMRI with VASO: from low-resolution mapping towards sub-millimeter layer-dependent applications. NeuroImage 2016.

Huber L, Ivanov D, Krieger SN, Streicher MN, Mildner T, Poser BA, et al. Slab-selective, BOLD-corrected VASO at 7 Tesla provides measures of cerebral blood volume reactivity with high signal-to-noise ratio. Magn Reson Med 2014; 72: 137-48.

Hutchison JL, Shokri-Kojori E, Lu H, Rypma B. A BOLD perspective on age-related neuro-metabolic-flow coupling and neural efficiency changes in human visual cortex. Front Psychol 2013; 4: 244.

Ishii K, Kitagaki H, Kono M, Mori E. Decreased medial temporal oxygen metabolism in Alzheimer's disease shown by PET. J Nucl Med 1996a; 37: 1159-65.

Ishii K, Sasaki M, Kitagaki H, Sakamoto S, Yamaji S, Maeda K. Regional difference in cerebral blood flow and oxidative metabolism in human cortex. J Nucl Med 1996b; 37: 1086-8.

Ito H, Kanno I, Kato C, Sasaki T, Ishii K, Ouchi Y, et al. Database of normal human cerebral blood flow, cerebral blood volume, cerebral oxygen extraction fraction and cerebral metabolic rate of oxygen measured by positron emission tomography with 15O-labelled carbon dioxide or water, carbon monoxide and oxygen: a multicentre study in Japan. Eur J Nucl Med Mol Imaging 2004; 31: 635-43.

Jain V, Buckley EM, Licht DJ, Lynch JM, Schwab PJ, Naim MY, et al. Cerebral oxygen metabolism in neonates with congenital heart disease quantified by MRI and optics. J Cereb Blood Flow Metab 2014; 34: 380-8.

Jain V, Langham MC, Wehrli FW. MRI estimation of global brain oxygen consumption rate. J Cereb Blood Flow Metab 2010; 30: 1598-607.

Jensen-Kondering U, Bohm R. Asymmetrically hypointense veins on T2 * w imaging and susceptibility-weighted imaging in ischemic stroke. World J Radiol 2013; 5: 156-65.

Kety SS, Schmidt CF. The effects of altered arterial tensions of carbon dioxide and oxygen on cerebral blood flow and cerebral oxygen consumption of normal young men. J Clin Invest 1948; 27: 484-92.

Krishnamurthy LC, Liu P, Ge Y, Lu H. Vessel-specific quantification of blood oxygenation with T2-relaxation-underphase-contrast MRI. Magn Reson Med 2014; 71: 978-89.

Lajoie I, Tancredi FB, Hoge RD. Regional reproducibility of BOLD calibration parameter M, OEF and resting-state CMRO2 measurements with QUO2 MRI. PLoS One 2016; 11: e0163071.

Langham MC, Magland JF, Floyd TF, Wehrli FW. Retrospective correction for induced magnetic field inhomogeneity in measurements of large-vessel hemoglobin oxygen saturation by MR susceptometry. Magn Reson Med 2009; 61: 626-33.

Liu J, Xia S, Hanks R, Wiseman N, Peng C, Zhou S, et al. Susceptibility weighted imaging and Mapping of Micro-Hemorrhages and Major Deep Veins after Traumatic Brain injury. J Neurotrauma 2016a; 33: 10-21.

Liu P, Dimitrov I, Andrews T, Crane DE, Dariotis JK, Desmond J, et al. Multisite evaluations of a T2 -relaxation-under-spintagging (TRUST) MRI technique to measure brain oxygenation. Magn Reson Med 2016b; 75: 680-7.

Liu P, Hebrank AC, Rodrigue KM, Kennedy KM, Section J, Park DC, et al. Age-related differences in memory-encoding fMRI responses after accounting for decline in vascular reactivity. NeuroImage 2013; 78: 415-25.

Liu P, Huang H, Rollins N, Chalak LF, Jeon T, Halovanic C, et al. Quantitative assessment of global cerebral metabolic rate of oxygen (CMRO2) in neonates using MRI. NMR Biomed 2014;

27: 332-40.

Liu P, Li Y, Pinho M, Park DC, Welch BG, Lu H. Cerebrovascular reactivity mapping without gas challenges. NeuroImage 2016c; 146: 320-6

Lu H, Ge Y. Quantitative evaluation of oxygenation in venous vessels using T2-Relaxation-Under-Spin-Tagging MRI. Magn Reson Med 2008; 60: 357-63.

Lu H, Golay X, Pekar JJ, Van Zijl PC. Functional magnetic resonance imaging based on changes in vascular space occupancy. Magn Reson Med 2003; 50: 263-74.

Lu H, van Zijl PC. A review of the development of Vascular-Space-Occupancy (VASO) fMRI. NeuroImage 2012.

Lu H, Xu F, Grgac K, Liu P, Qin Q, van Zijl P. Calibration and validation of TRUST MRI for the estimation of cerebral blood oxygenation. Magn Reson Med 2012; 67: 42-9.

Lu H, Xu F, Rodrigue KM, Kennedy KM, Cheng Y, Flicker B, et al. Alterations in cerebral metabolic rate and blood supply across the adult lifespan. Cereb Cortex 2011; 21: 1426-34.

Mandell DM, Han JS, Poublanc J, Crawley AP, Stainsby JA, Fisher JA, et al. Mapping cerebrovascular reactivity using blood oxygen level-dependent MRI in Patients with arterial steno-occlusive disease: comparison with arterial spin labeling MRI. Stroke 2008; 39: 2021-8.

Mark CI, Fisher JA, Pike GB. Improved fMRI calibration: precisely controlled hyperoxic versus hypercapnic stimuli. NeuroImage 2011; 54: 1102-11.

McDaniel P, Bilgic B, Fan AP, Stout JN, Adalsteinsson E. Mitigation of partial volume effects in susceptibility-based oxygenation measurements by joint utilization of magnitude and phase (JUMP). Magn Reson Med 2016.

Merola A, Murphy K, Stone AJ, Germuska MA, Griffeth VE, Blockley NP, et al. Measurement of oxygen extraction fraction (OEF): an optimized BOLD signal model for use with hypercapnic and hyperoxic calibration. NeuroImage 2016; 129: 159-74.

Mohtasib RS, Lumley G, Goodwin JA, Emsley HC, Sluming V, Parkes LM. Calibrated fMRI during a cognitive Stroop task reveals reduced metabolic response with increasing age. NeuroImage 2012; 59: 1143-51.

Murphy K, Harris AD, Wise RG. Robustly measuring vascular reactivity differences with breath-hold: normalizing stimulus-evoked and resting state BOLD fMRI data. NeuroImage 2011; 54: 369-79.

Nagata K, Maruya H, Yuya H, Terashi H, Mito Y, Kato H, et al. Can PET data differentiate

Alzheimer's disease from vascular dementia? Ann N Y Acad Sci 2000；903：252-61.

Ni W, Christen T, Zun Z, Zaharchuk G. Comparison of R2′ measurement methods in the normal brain at 3 Tesla. Magn Reson Med 2015；73：1228-36.

Ogawa S, Lee TM, Kay AR, Tank DW. Brain magnetic resonance imaging with contrast dependent on blood oxygenation. Proc Natl Acad Sci U S A 1990a；87：9868-72.

Ogawa S, Lee TM, Nayak AS, Glynn P. Oxygenation-sensitive contrast in magnetic resonance image of rodent brain at high magnetic fields. Magn Reson Med 1990b；14：68-78.

Oja JM, Gillen JS, Kauppinen RA, Kraut M, van Zijl PC. Determination of oxygen extraction ratios by magnetic resonance imaging. J Cereb Blood Flow Metab 1999；19：1289-95.

Peng SL, Dumas JA, Park DC, Liu P, Filbey FM, McAdams CJ, et al. Age-related increase of resting metabolic rate in the human brain. NeuroImage 2014；98：176-83.

Petersen ET,Zimine I, Ho YC, Golay X. Non-invasive measurement of perfusion：a critical review of arterial spin labelling techniques. Br J Radiol 2006；79：688-701.

Rodan LH, Poublanc J, Fisher JA, Sobczyk O, Wong T, Hlasny E, et al. Cerebral hyperperfusion and decreased cerebrovascular reactivity correlate with neurologic disease severity in MELAS. Mitochondrion 2015；22：66-74.

Rodgers ZB, Jain V, Englund EK, Langham MC, Wehrli FW. High temporal resolution MRI quantification of global cerebral metabolic rate of oxygen consumption in response to apneic challenge. J Cereb Blood Flow Metab 2013；33：1514-22.

Rodgers ZB, Leinwand SE, Keenan BT, Kini LG, Schwab RJ, Wehrli FW. Cerebral metabolic rate of oxygen in obstructive sleep apnea at rest and in response to breath-hold challenge. J Cereb Blood Flow Metab 2016；36：755-67.

Smeeing DP, Hendrikse J, Petersen ET, Donahue MJ, de Vis JB. Arterial spin labeling and blood oxygen level-dependent MRI cerebrovascular reactivity in cerebrovascular disease：a systematic review and meta-analysis. Cerebrovasc Dis 2016；42：288-307.

Stefanovic B, Pike GB. Venous refocusing for volume estimation：VERVE functional magnetic resonance imaging. Magn Reson Med 2005；53：339-47.

Talati P, Rane S, Donahue MJ, Heckers S. Hippocampal arterial cerebral blood volume in early psychosis. Psychiatry Res 2016；256：21-25.

Tancredi FB, Gauthier CJ,Madjar C, Bolar DS, Fisher JA, Wang DJ, et al. Comparison of pulsed and pseudocontinuous arterial spin-labeling for measuring $CO(2)$ -induced cerebrovascular reactivity. J Magn Reson Imaging 2012.

Tancredi FB, Hoge RD. Comparison of cerebral vascular reactivity measures obtained using breath-holding and CO2 inhalation. J Cereb Blood Flow Metab 2013; 33: 1066-74.

Taylor NJ, Baddeley H, Goodchild KA, Powell ME, Thoumine M, Culver LA, et al. BOLD MRI of human tumor oxygenation during carbogen breathing. J Magn Reson Imaging 2001; 14: 156-63.

vanZijl PC, Ulug AM, Eleff SM, Ulatowski JA, Traystman RJ, Oja JM, et al. [Quantitative assessment of blood flow, blood volume and blood oxygenation effects in functional magnetic resonance imaging]. Duodecim 1998; 114: 808-9.

Warnert EA, Harris AD, Murphy K, Saxena N, Tailor N, Jenkins NS, et al. In vivo assessment of human brainstem cerebrovascular function: a multi-inversion time pulsed arterial spin labelling study. J Cereb Blood Flow Metab 2014; 34: 956-63.

Wehrli FW, Fan AP, Rodgers ZB, Englund EK, Langham MC. Susceptibility-based time-resolved whole-organ and regional tissue oximetry. NMR Biomed 2016.

Weisskoff RM, Kiihne S. MRI susceptometry: image-based measurement of absolute susceptibility of MR contrast agents and human blood. Magn Reson Med 1992; 24: 375-83.

Williams DS, Detre JA, Leigh JS, Koretsky AP. Magnetic resonance imaging of perfusion using spin inversion of arterial water. Proc Natl Acad Sci U S A 1992; 89: 212-16.

Wise RG, Harris AD, Stone AJ, Murphy K. Measurement of OEF and absolute CMRO: MRI-based methods using interleaved and combined hypercapnia and hyperoxia. NeuroImage 2013; 83C: 135-47.

Wise RG, Pattinson KT, Bulte DP, Chiarelli PA, Mayhew SD, Balanos GM, et al. Dynamic forcing of end-tidal carbon dioxide and oxygen applied to functional magnetic resonance imaging. J Cereb Blood Flow Metab 2007; 27: 1521-32.

Wong EC, Buxton RB, Frank LR. Quantitative imaging of perfusion using a single subtraction (QUIPSS and QUIPSS II). Magn Reson Med 1998; 39: 702-8.

Wong EC, Cronin M, Wu WC, Inglis B, Frank LR, Liu TT. Velocity-selective arterial spin labeling. Magn Reson Med 2006; 55: 1334-41.

Wu WC, Fernandez-Seara M, Detre JA, Wehrli FW, Wang J. A theoretical and experimental investigation of the tagging efficiency of pseudocontinuous arterial spin labeling. Magn Reson Med 2007; 58: 1020-7.

Wu Y, Agarwal S, Jones CK, Webb AG, van Zijl PC, Hua J, et al. Measurement of arteriolar blood volume in brain tumors using MRI without exogenous contrast agent administration at 7T. J Magn Reson Imaging 2016；44：1244-55.

Xia S, Utriainen D, Tang J, Kou Z, Zheng G, Wang X, et al. Decreased oxygen saturation in asymmetrically prominent cortical veins in patients with cerebral ischemic stroke. Magn Reson Imaging 2014；32：1272-6.

Xu B, Liu T, Spincemaille P, Prince M, Wang Y. Flow compensated quantitative susceptibility mapping for venous oxygenation imaging. Magn Reson Med 2014；72：438-45.

Yablonskiy DA. Cerebral metabolic rate in hypercapnia：controversy continues. J Cereb Blood Flow Metab 2011；31：1502-3.

Yablonskiy DA, Haacke EM. Theory of NMR signal behavior in magnetically inhomogeneous tissues：the static dephasing regime. Magn Reson Med 1994；32：749-63.

Yablonskiy DA, Haacke EM. An MRI method for measuring T2 in the presence of static and RF magnetic field inhomogeneities. Magn Reson Med 1997；37：872-6.

Yamaguchi T, Kanno I, Uemura K, Shishido F, Inugami A, Ogawa T, et al. Reduction in regional cerebral metabolic rate of oxygen during human aging. Stroke 1986；17：1220-8.

Yamauchi H, Nishii R, Higashi T, Kagawa S, Fukuyama H. Hemodynamic compromise as a cause of internal border-zone infarction and cortical neuronal damage in atherosclerotic middle cerebral artery disease. Stroke 2009；40：3730-5.

Zhang J, Liu T, Gupta A, Spincemaille P, Nguyen TD, Wang Y. Quantitative mapping of cerebral metabolic rate of oxygen（CMRO2）using quantitative susceptibility mapping（QSM）. Magn Reson Med 2015；74：945-52.

Zhang J, Zhou D, Nguyen TD, Spincemaille P, Gupta A, Wang Y. Cerebral metabolic rate of oxygen（CMRO2）mapping with hyperventilation challenge using quantitative susceptibility mapping（QSM）. Magn Reson Med 2016.

16

ASL：动脉自旋标记测量血流灌注[1]

丽莎·A.范德克莱(Lisa A. van der Kleij)

乌得勒支大学医学中心

埃斯本·塞德·彼得森(Esben Thade Petersen)

丹麦磁共振研究中心

1　由尼古拉斯·G.道尔(Nicholas G. Dowell)编辑，由英国曼彻斯特大学影像科学中心劳拉·帕克斯(Laura Parkes)博士审校。

16.5　ASL：应用

神经科学 · 临床医学

16.6　图像质量和量化质量

缺陷 · 质量保证和正常灌注值

16.7　可重复性

验证和可重复性研究 · 共识论文

16.8　ASL：前景

新方法 · 结束语

参考文献

16.1   引言

血管系统确保组织有充足的氧气和营养物质供应，同时清除废物，将热量、激素和其他信使物质运输到全身。这个复杂的运输系统保证了体内及器官的稳态。血液持续向组织毛细血管床输送营养物质的稳态过程称为灌注。因此，准确测量灌注的成像技术可用于疾病诊断，例如评估缺血器官是否存活。灌注成像方式包括正电子发射断层扫描（positron emission tomography，PET），单光子发射计算机断层扫描（single photon emission computerised tomography，SPECT），计算机断层扫描（computed tomography，CT）和磁共振成像（magnetic resonance imaging，MRI）。这些成像方法通常需要静脉注射对比剂。在临床上，MRI 是最常用的灌注成像检查手段，因为它可以获得评估患者所需要的高软组织对比度的解剖图像。MRI 灌注成像方法有两种，第一种成像方法是通过静脉团注外源性对比剂评估组织灌注，第二种成像方法是动脉自旋标记（arterial spin labelling，ASL），依靠磁标记的水质子作为内源性示踪剂。ASL 不需要注射对比剂，具有广泛的临床应用前景，特别是肾衰竭或儿童患者。此外，MRI 检查无创、无辐射，使其成为健康志愿者、需反复随访患者灌注研究的有力工具。ASL 发明于 1992 年（Williams et al.，1992），但多年来，它仍然是少数人的研究工具，部分原因是硬件和软件的限制，但最主要还是由于 ASL 信噪比（signal-to-noise ratio，SNR）低和鲁棒性差。近年来，随着硬件性能提高和序列优化，ASL 已得到广泛应用，尤其是在神经科学研究领域，同时在临床的应用也迅速增加。

本章将首先介绍了 ASL 不同实现方式、如何利用采集数据对灌注进行定量以及整个过程中容易出现的问题和存在的缺陷。然后我们回顾了 ASL 的研究和临床应用。最后我们对 ASL 的前景进行了展望。

16.2 灌注成像

16.2.1 专业术语与单位

血液通过动脉和小动脉流动进入毛细血管床，使氧气和营养物质交换到组织的过程称为灌注。血液的流体动力学研究被称为血液动力学，而血流的实际流动特性及其成分的研究称为血液流变学。两者都会影响血流的真实灌注，但在灌注成像中，我们的目标是评估不依赖于潜在的血流动力学系统和血液成分的灌注信息。脑血流速率（cerebral blood flow，CBF）是描述灌注最基本的参数，其单位是每 100 克组织每分钟的血毫升数，或 mL/100 g/min。CBF 表示血流速率（s^{-1}）而不是血流容量（m^3/s）。在 ASL 成像中，可以快捷测量任意容积每一体素的 CBF。其他的灌注参数有脑血容量（cerebral blood volume，CBV），它是一个无量纲参数（%）或以 mL/100 g 表示，用于描述一个体素中的血液分数；平均通过时间（mean transit time，MTT），是血流通过一个体素中脉管系统所需的平均时间（s）。CBV 和 MTT 也是非常重要的临床参数，可以评估潜在的血流动力学状态。例如在大血管疾病患者中，CBV 增加提示机体通过自动调节使血管扩张，保证相应组织充足的 CBF。

16.2.2 定量原理

组织血流灌注的示踪剂有两种：自由扩散示踪剂和血管内示踪剂。自由扩散示踪剂可以畅通地由血管内到达组织血管床，并通过大脑选择性血脑屏障自由扩散。早期的研究者使用了自由扩散的示踪剂，如氧化亚氮（N_2O）（Kety and Schmidt，1948）。在大脑正常生理流速为 40~60 mL/100 g/min 的条件下，它们在整个组织体积中分布的 MTT 约为几分钟；从而有充足的时间进行动态动脉和静脉采样，并使用菲克（Fick）原理进行量化：

$$\frac{dC_t(t)}{dt} = CBF \cdot (C_a(t) - C_v(t)) \tag{16.1}$$

其中 $C_t(t)$、$C_a(t)$ 和 $C_v(t)$ 分别代表组织、动脉和静脉血管床中的示踪剂浓度。

另一方面，血管内示踪剂由于分子量相对较大而局限于血管内，这限制了它们在血管中的分布体积。与自由扩散示踪剂相反，血管内示踪剂可以测量 CBF 以及 CBV。中心容积定理表明，示踪剂分布容积与流量之比等于平均通过时间（对于血管内示踪剂，MTT = CBV/CBF）。因此，如果已知其中任意两个参数，就可以计算另一个参数。基于钆剂的团注追踪实验(Ostergard et al.,1996)利用了这一点,在其首次通过动脉和组织间隙期间,利用 MRI 估计示踪剂浓度。已知动脉输入函数 $C_a(t)$ 与组织浓度曲线 $C_t(t)$,$R(t) \cdot CBF$ 就可以通过反褶积计算:

$$C_t(t) = CBF \cdot \int_0^t C_a(\tau)R(t - \tau)\,\mathrm{d}\tau \tag{16.2}$$

其中 $R(t)$ 是残差函数,描述了到达后 t 时刻血管系统中剩余的对比剂,因此它是一个衰减函数,其中 $R(0) = 1$。反褶积的结果:$R(t) \cdot CBF = CBF$,表示在 $t = 0$ 时的 CBF。此外,组织浓度曲线下的面积用于评估 CBV:

$$CBV = \frac{\int_{-\infty}^{\infty} C_t(t)\,\mathrm{d}t}{\int_{-\infty}^{\infty} C_a(t)\,\mathrm{d}t} \tag{16.3}$$

上述两种示踪技术构成了当今灌注成像技术的基础。当示踪剂存在于有限制的渗漏或渗透的情况时,可以混合使用两种示踪剂技术,并可用适当的 $R(t)$ 建模进行量化(Tofts and Kermode,1991)。ASL 实际上属于哪个方案目前还存在争议,稍后我们将会讲到。

16.3 ASL：采集方案

ASL 成像测量包括两部分:标记像和控制像。通过控制像减去标记像消除静止的组织信号,得到的差异图 ΔM 与从标记区流入的血液成正比,可以反映局部灌注(图 16.1 和图 16.2)。第一部分是标记像部分,在标记后延迟(post-labelling delay,PLD)和最终图像读出前使用反转或饱和脉冲改变流入血液的磁化强度。第二部分是控制像部分,基本上对流入血液不做任何处理,仅使用与标记像类似的实验条件采集。差异信号 ΔM(t)取决于潜在的血流动力学(图 16.3)和 PLD 的采样时间。通常使用单个 PLD,可以在图像采集之前使标记的血液自旋有足够时间到达感兴趣的体素内毛细血管。其他序列在多个 PLD 处获取数据,以允许对整个动力学曲线进行采样,并通过该采样获得定量的灌注估计。由于 ΔM 中的信号大约只有完整信号的 1%,需要取多组标记-控制像的平均值以获得足够 SNR。

文献中描述了大量的 ASL 成像技术,根据它们在空间上如何标记血液,基本上可以分为四种主要类型:(1)连续式 ASL,平面选择法;(2)脉冲式 ASL,层块选择法;(3)速度和加速度选择 ASL,具有血管选择性;(4)区域性 ASL,具有血管选择性。但无论哪种标记方法,单个或多个 PLD 图像采样和图像读出方法是没有差异的。

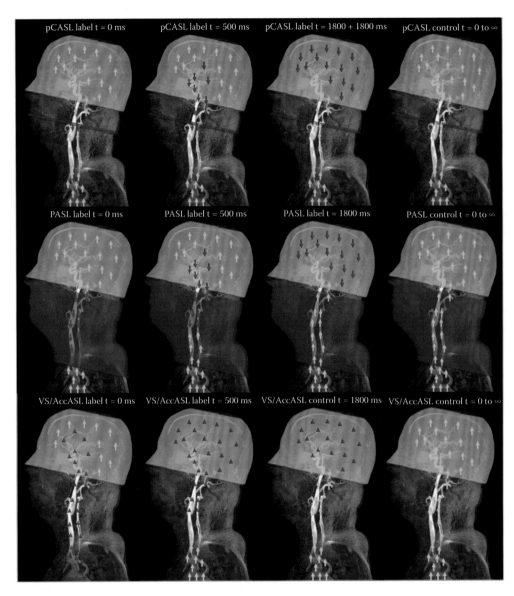

图 16.1　第一行：在颈部垂直于颈动脉平面以上行伪连续 ASL（pseudo-continuous ASL，pCASL）。标记平面通常保持 1800 ms，在此期间，通过标记平面的血流被反转。随后，使用 1800 ms 标记后延迟时间，将标记的血液在成像前从血管系统中清除并到达组织。在右边的控制像中，血流磁化强度保持不变，否则实验类似于标记像实验。控制像减去标记像消除了静态组织信号，得到了由灌注引起的磁化信号差异 ΔM。第二行：脉冲 ASL（pulsed ASL，PASL）在一个时间点（10~15 ms）标记颈部区域层块中的血液，然后在采集前插入 PLD。为了在 PASL 实验中获得一个明确的标注血流持续时间，可以在标记区域内施加一个 QUIPSSII 饱和脉冲，必须在标记区域血流后缘离开标记区域之前施加，例如图中所示的 500 ms 处。第三行：速度选择性 ASL 或加速度选择性 ASL，即分别标记高于特定速度或加速度阈值的血流，因此，成像区域本身存在标记血流，会导致非常短的动脉通过时间。在这些技术中，标记区域血流引起的是饱和而不是反转。全图：蓝色箭头代表没有反转的血液，红色箭头或三角形代表反转或饱和血液。红色的区域是空间选择区域，绿色区域是成像区域。

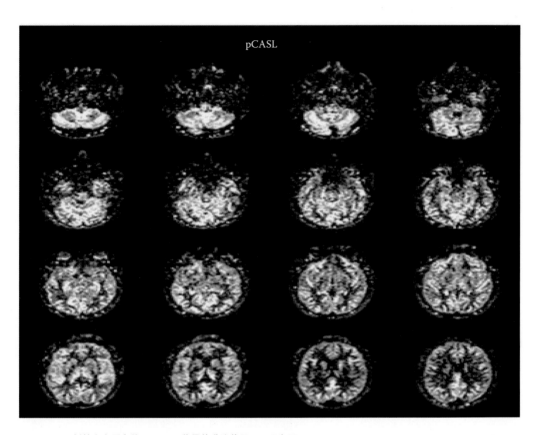

图 16.2 一例健康志愿者使用 pCASL 获得的灌注信号 ΔM 示意图。

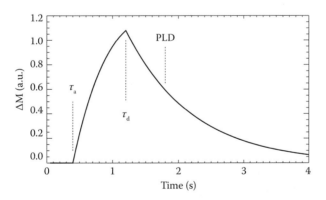

图 16.3 PASL 的动力学模型，假设快速交换，因此是一个单一的良好混合的室。从多个 PLD 获得数据后，脑血流量（cerebral blood flow，CBF），动脉通过时间（arterial transit time，ATT，在图中被标记为 τ_a）以及标记血流持续时间（$\tau_d - \tau_a$）可以用公式 16.7 拟合。如果只采集单个 PLD 数据，则目的是将其设置得足够晚，以确保整个标记血流已经到达，然后用公式 16.9 进行量化。

16.3.1 连续式 ASL（层面选择）

连续式 ASL（continuous ASL，CASL），顾名思义，在成像区域下方的标记平面上连续标记流入的血液(图 16.1)。它是基于连续血流驱动的血液通过标记平面时的绝热反转,这种方法以前用于血管造影(Dixon et al., 1986)。之后它被用作无创灌注成像方法(Williams et al., 1992)。典型的 CASL 序列在流动方向上施加磁场梯度的同时,施加连续的低振幅射频(radiofrequency, RF)脉冲。通过优化 RF 振幅和梯度强度,使其与供血血管平均流速相匹配,提高标记效率 α 至 70%~90%的范围内(Zhang et al., 1993; Trampel et al., 2004)。典型的标记持续时间是 1.5~2 s,之后应用一个类似持续时间的 PLD,以确保产生的标注血流的后缘在读出数据前能够到达组织。但是,对于成像层面来说,这样长的偏共振标记脉冲成像区域会引起大分子池饱和,类似于磁化传递(magnetisation transfer, MT)成像(Henkelman et al., 1993)。如果这种效应在控制像没有完全被复制,MT 造成的人工信号强度差会导致灌注被高估。为了克服这个问题,人们提出了各种方法,从使用局部标记线圈到在控制像实验中应用两个紧密间隔的反转平面。小的外部标记线圈,具有有限的射频场,只覆盖颈部的供血血管,可避免脑内 MT 效应(Zhang et al., 1995)。另一方面,双绝热反转方法(Alsop and Detre, 1998)旨在通过反转和再灌注血液来保持流入的血液不受影响,同时保持射频功率及频率偏移与标记像相似。尽管如此,CASL 还是存在一些问题,比如射频放大器和 100% 负载循环长时脉冲应用的问题。最近提出了一个很好的解决方案(Dai et al., 2008),被称为伪连续式 ASL 或 pCASL,它依赖于 RF 脉冲链和变化的梯度,共同确保与 CASL 实验中相同的血流驱动绝热反转。除了对放大器更有利的负载循环外,另一优势是控制像实验只需切换脉冲标记链中每个其他脉冲的极性即可实现(图 16.4a),这确保了标记像和控制像实验之间类似的 MT 效果,同时使流入的血液不受干扰。由于这些原因,这项技术具有巨大的吸引力,毫无疑问的成为 ASL 首选成像技术。

16.3.2　脉冲式 ASL(层块选择)

第二类标记方法称为脉冲式 ASL 或 PASL。PASL 通常使用绝热层块选择性反转脉冲(Edelman et al., 1994),在颈部区域反转 10~15 cm 厚的层块中的血流(图 16.1)。根据供血血管中的血液流速,标记的血流的持续时间一般为 0.5~0.8 s;与 CASL 不同,其确切持续时间是未知的。随后,使用与 CASL 类似持续时间的 PLD,以确保标记血流尾端在读出之前到达组织(图 16.4b)。同样,偏共振标记脉冲通过 MT 效应引起成像区域信号饱和;因此,控制像的 MT 效应也要与标记像匹配。有文献(Petersen et al., 2006)报道了各种各样的 PASL 序列,主要区别在于如何处理这种补偿。有两种主要的 PASL 标记方法,一种是爱德曼(Edelman et al, 1994)等提出的图像层面近端的原始层块选择,该方法后来为避免 MT 效应,进行了多个版本的改进(Wong et al., 1997; Golay et al., 1999);第二种方法由两个团队

（Kim，1995；Kwong et al.，1995）分别提出，将标记和反转层块直接置于图像区域的中心，只需在标记像与控制像实验之间改变层块厚度，就可以抵消 MT 效应。但是在如今的 PASL 序列中，由于在标记脉冲之前应用了预饱和脉冲方案，使成像区域中的静态组织饱和，因此 MT 效应是可以忽略的。

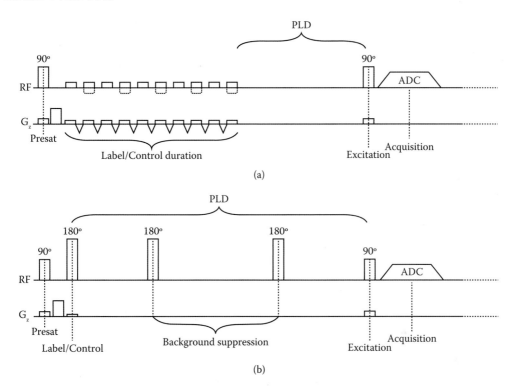

图 16.4　（a）pCASL 序列的示意图，该序列从图像区域的预饱和开始，以避免任何自旋历史。随后，一系列脉冲和梯度确保通过标记平面的血液的流动驱动绝热反转执行伪连续标记。在控制像中，每隔一个脉冲相位施加一个 180°脉冲（脉冲序列中的虚线）来取消标记，同时使磁化传递效应与标记像保持一致。然后在最终的激发和读出（ADC＝analogue to digital conversion，模数转换）之前添加 PLD。（b）PASL 序列示意图。同样，在标记之前对图像区域应用预饱和，即在颈部区域使用大约 10 cm 宽的层块选择性反转来完成的。控制像并没有反转血流，但是它的目的是与标记像的磁化传递效应保持一致。在 PASL 序列中，显示了两个全脑选择性背景抑制脉冲，其目的是在保持 ΔM 信号不受干扰的同时，消除激发脉冲时的静态组织信号，如灰质和白质。这种方法也可以应用于 pCASL 序列中，使序列对运动和生理噪声具有更强的鲁棒性。使用背景抑制，理想情况下减去静态组织信号后就只剩下灌注加权信号 ΔM。

与 CASL 序列相比，PASL 序列获得的反转效率通常可达 95％以上。然而，标记血流持续时间受限于反转层块厚度和动脉血流速度。受限于体线圈的长度，层块厚度不能超过 15 cm。此外，与在狭窄平面内产生标记血流的 CASL 不同，在 PASL 中，标记血流后端到达成像组织时间比前端长，导致反转血流额外的 T_1 弛豫。总之，上述因素导致 CASL 在 SNR 方面优于 PASL。在易于实现方面，PASL 确实比 CASL 有一些优势，但自从引入现有的扫描设备也容易实现 pCASL 后，PASL 受欢迎程度已经有所下降，因为 pCASL 与 PASL 一样容易在现有的扫描仪硬件上实现。然而，正如我们将在后面的章节中所述，当涉及在多个时间点采集图像时，PASL 仍有一定的优势。

16.3.3　速度和加速度选择 ASL（血管选择）

第三类标记方法不是传统意义上的空间选择性，其标记取决于血管内血液的流动（图 16.1）。此类标记方法有两种，第一种是速度选择性 ASL 或 VSASL，即运动速度超过预定速度阈值（通常设置在 1～4 cm/s 范围内）的血液被速度选择性标记脉冲饱和（Wong et.al., 2006；Wu and Huang, 2007）。在控制像中，使用类似的速度选择性标记脉冲模块，但这种脉冲具有非常高的或者说无限的速度阈值，将会使所有血液不受干扰，同时仍然补偿由脉冲导致的直接饱和效应。在 CASL 和 PASL 中，可在读出之前应用适当的标记后延迟。由于 VSASL 利用的是饱和效应而不是反转效应，因此它生成的标记信号强度大约是 CASL 和 PASL 的一半，将导致灌注评估时 SNR 降低。然而，VSASL 具有在图像区域内进行标记的巨大优势，这意味着在标记后，标记血流瞬间就会到达组织。非常短的动脉通过时间（arterial transit time, ATT）使到达组织前的标记血流 T_1 弛豫时间最小化。从而在 ATTs 达到 1 s 情况下，获得与 CASL 和 PASL 类似的 SNR。在健康志愿者中，VSASL 成像质量稍低于 pCASL，而在 ATT 较长的患者中，VSASL 成像质量优于 pCASL（Qiu et al., 2012；Schmid et al., 2015）。

第二种标记方法与 VSASL 类似，只不过标记的不是流速，而是决定饱和效果的血流加速度和/或减速度。因此加速度选择性 ASL（acceleration selective ASL, AccASL）既针对心动周期引起的加速和减速血液，也针对血管解剖变化引起的血流速度改变（Schmid et al., 2014, 2016）。例如，血流减速存在于从小动脉到毛细血管的过程中，期间血流减慢到非常低的速度。这项技术似乎比 VSASL 标记更接近组织的血液，同时仍然标记更大的血管系统（Schmid et al., 2016），导致 SNR 增高。虽然最初的 AccASL 研究看起来很有前景（Schmid et al., 2014, 2015, 2016），但考虑到 SNR，需要通过进一步的研究来确定 CBF 评估的准确性。

目前，MRI 供应商不提供 VSASL 或 AccASL 序列，但可以使用后续阐述的序列进行处理。

16.3.4　区域 ASL（血管选择）

第四类标记方法通过标记单个供血血管，以获得其供血区域的灌注信息（Hartkamp et al., 2013）。因此，区域 ASL（territorial ASL, TASL）提供了有关脑血流以及灌注区域变化的直接临床信息。例如，这些变化可以发生在动脉硬化阻塞血管。最初的方法基于 PASL，使用专用笔形束（Davies and Jezzard，2003）或选择层块（Hendrikse et al.，2004）覆盖感兴趣的血管。最近，pCASL 标记方案调整为在标记平面内允许标记效率呈正弦空间变化（Huang，2007）。通过施加一系列不同的方向和空间频率，可以生成大脑主要供血血管的血流区域图（图 16.5）。这种方法基于 CASL 类似原理（Werner et al.，2005）可选择性标记单支血管，甚至是脑内血管（Helle et al.，2010）。

　　MRI 供应商目前不提供 TASL 序列，区域数据处理是用自己的或序列供应商提供的工具完成的。

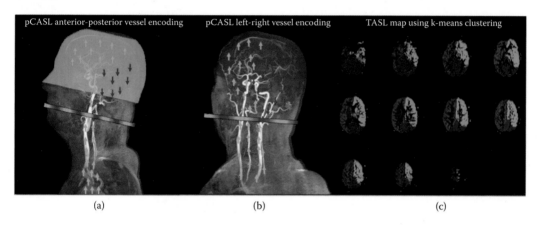

图 16.5　在 pCASL 标记链中，通过在标记平面内施加时变梯度，实现了标记效率空间变化（正弦变化）。（a）前一后方向编码允许标记椎动脉，同时保持颈动脉不受干扰。（b）左一右方向编码允许标记右侧颈动脉和椎动脉，同时保持左侧颈动脉和椎动脉不受干扰。（c）基于三个不同编码方向 k-means 聚类以及标准的标记像和控制像的区域 ASL（territorial ASL，TASL）图。这种组合允许鲁棒的无须计划的 TASL。

16.3.5　控制 ASL 采集信号

　　上述所有类别标记方法都可自由选择任何可用的读出方法，使用或不使用血管信号破坏进行扫描，使用或不使用背景抑制进行扫描。健康志愿者和患者的 ASL 基本扫描参数推荐如表 16.1。遵循这些指南将确保数据采集符合当前 ASL 共识（Alsop et al.，2015）。有几个软件包可以用于 ASL 处理，包括 FSL-BASIL（Chappell et al.，2009），基于 Matlab 的 ASLtbx（Wang et al.，2008）和 ASAP 工具箱（Mato Abad et al.，2016）。这些可以直接对 pCASL 和 PASL 数据做量化处理，也可以调整处理 VSASL 和 AccASL 数据。

表 16.1　推荐扫描参数

参数	内容及原因
场强	尽可能 3 T,因为 3 T SNR 高于 1.5 T,同时场强越高血流的 T_1 越长,也会提高信噪比
硬件	用体线圈发射 RF,采用 ≥8 接受线圈快速读出、加速因子为 2~3 的并行采集
序列	pCASL,因为它由所有供应商提供,并且有非常好的 SNR,它是 ASL 的当前主力。如果允许调整,应瞄准 1 mT/m 的平均标记梯度、10 mT/m 的层面选择标记梯度和 1.5 μT 的平均 B_1。为了量化,除了实际的 ASL 扫描之外,还需要质子密度加权或 M_0 图。它通常是一个没有标记的扫描,具有长 TR(> 5 s),否则需使用与 pCASL 扫描相同的矩阵、TE 等,以保持两个图像中的失真相同
标记持续时间	推荐标记持续时间 1800 ms
标记延迟时间(PLD)	PLD 应该足够长,以便标记的血液到达组织,但又足够短,以避免由于血液的 T_1 衰减而导致不可接受的信号损失。对于临床扫描,推荐使用 2000 ms 的 PLD,而如果需要,在 70 岁以下的健康成年受试者中可以减少到 1800 ms。多个 PLD 可以确定 ATT
背景抑制	强烈推荐背景抑制,减少运动等引起的噪声;但是,请始终记住需在没有背景抑制的情况下获取 M_0 扫描,以进行后续量化
空间分辨率	层面分辨率 3~4 mm,层厚 6~8 mm,以获得好的 SNR
读出	3D 梯度回波和自旋回波,3D 空间螺旋或多层 2D EPI。3D 多次激发(≥4 次)序列通常是标准临床评估的首选。建议将多层 EPI 用于功能性 ASL 研究,因为读出与经常伴随的 BOLD 采集相匹配,并且它们可以作为单次激发在每个 TR 内完成。事实上,如果关闭背景抑制,控制像可以同时提供 BOLD 对比度。当前的单次 3D 读出选项对于任何临床或功能评估都具有不可接受的点扩展功能。应该为给定的序列选择尽可能短的 TR 和 TE
标记层面设置	标记平面通常固定在图像堆叠下方的预定义距离处。如果可能,应借助快速相位对比血管造影使标记平面垂直于供血动脉(颈动脉和椎动脉)

注:SNR = signal-to-noise ratio,信噪比;RF = radiofrequency,射频;ASL = arterial spin labelling,动脉自旋标记;pCASL = pseudo-continuous ASL,伪连续 ASL;ATT = arterial transit time,动脉通过时间;EPI = echo planar imaging,平面回波成像;BOLD = blood oxygen level dependent,血氧水平依赖。

16.3.5.1　背景抑制

ASL 考虑到图像差异 ΔM,其信号强度仅为组织平衡信号的 1%。由于 ΔM 非常小,标记和控制像之间小的运动偏移就会引起严重的减影错误形式的伪影。这种伪影主要表现为在大脑边缘以及不同组织交界区的高信号。有以下四个解决方案可减轻伪影：

1.前瞻性运动校正，即在运动时更正图像层块，可利用基于导航器或外部跟踪方法实现，如使用光学。

2.回顾性运动校正，即在减影前重新排列容积，包含在大多数后处理软件中，是更常用的方法。这种校正方法的缺点就是形变和稳定信号中的小扰动仍然存在于校正后的标记像和控制像中，特别是在使用 2D 多层读出时。此外，对于通常使用多次激励填充整个 k−空间的 3D 序列，运动的影响发生在容积采集中，使回顾性校正不可行。

3.背景抑制，是减轻伪影的可靠方案，通过在读出时消除静态组织信号（Dixon et al.，1991），只对 ΔM 信号进行采样，使其对运动和生理噪声更加鲁棒（Ye, Fran et al.，2000）。在这种情况下运动只会导致 ΔM 图稍微模糊，而不是因严重的运动伪影导致图像不可辨识。背景抑制原理是在标记延迟期间适当施加几个全局反转脉冲，如图 16.4b 所示。每个反转脉冲只抑制一种组织类型或 T_1 值。事实证明，这种技术对于 ASL 中的分段 3D 采集至关重要。虽然前瞻性运动校正可以与背景抑制相结合，但由于被抑制图像的信号强度很低，导致回顾性运动校正的成功率有限。

4.离群值检测，通常是 ASL 数据处理的一部分，标记−控制像图像对中的离群值被舍弃。它可以基于时间信号变化，也可基于回顾性运动校正获得的旋转和平移的幅度。离群值剔除可对部分减影图像存在严重伪影的数据进行挽救；否则离群值被纳入计算平均值将导致整体灌注图像无效。

16.3.5.2 血流饱和

在 PASL、VSASL 和 AccASL 标记方案中，我们无法控制标记血流的持续时间，就像 CASL 中预定义的情况一样。当我们想要量化 CBF 时，就提出一个问题，因为未知的标记血流持续时间将在估计中引入误差。因此，这些技术标记方案应该采用血流饱和方案，在标记一段预定时间后，切断血流尾端。在 PASL 中，通过在标记像（或控制像）后约 5~800 ms 的标记区域内应用饱和层块来获得明确的标记血流持续时间，假设在应用时所有供血血管仍包含在饱和区域内的标记。在图 16.1（第二行）中，标记后大约 500 ms 处应用红色标记区域饱和的方法，被称为 QUIPSSII（Wang et al.，1998）。类似的方法可用于 VSASL 和 AccASL。然而，这是实际用于标记像和控制像的血流饱和的标记模块。如果要获得多个 PLD，则需要改变血流饱和方案以匹配血流持续时间，这一点稍后将会讨论。

16.3.5.3 血管屏蔽

采集图像时，除运动和生理噪声外，还需要考虑另一个伪影，就是来自供血动脉的潜在信号干扰。灌注的定义是将血液输送到组织毛细血管床的速率，因此，它不包括来自较大动脉血管的信号，这些信号可能输送到或不输送到观察体素以外的其他区域。动脉信号干扰可以通过选择足够长的 PLD 时间来限制，以确保血流在采集时已从动脉中清除。然而，如果 CBF 的量化依赖于多个 PLD，则有必要屏蔽动脉信号，这在短 PLD 中尤为突出。一种方法是通过应用双极破碎梯度来实现，它可以根据速度对移动较快的血管中的信号进行失相位（Ye et al., 1997），通常应用于激发脉冲之后和读出之前；或者，它可以是一个类似于 VSASL 标记模块的专用抑制模块，且应用于标记像和控制像激发脉冲之前。另一种方法是保留动脉血流信号，并将其纳入动力学模型（Chappell et al., 2009）。

16.3.5.4　信号读出

信号读出方式的选择与标记方法无关，与分辨率和潜在的点差函数相关。信号采集同样需要考虑整体 SNR，是否需要血管抑制，以及是否需要在每次重复时间内多次读出。

传统的读取方式是多层 2D 平面回波成像（echo planar imaging，EPI）和螺旋成像，它们都能在很短的时间内（400~600 ms）覆盖整个大脑。这些技术的优点是血管抑制很容易在激发和读出之间实现。此外，它们允许多次低翻转角度读出，也称为 Look-Locker 读出。Look-Locker 读出能够在每个重复时间内采集多个 PLD（Günther et al., 2001），有利于拟合整个动力学曲线（图 16.3）。这对于 PASL 是最可行的，因为其标记间隔以几毫秒依次进行，因此可以在标记到达成像区前开始采样。快速 3D 读出序列越来越受欢迎，包括 3D 梯度回波和自旋回波（Günther et al., 2005）和 3D 螺旋叠加（Ye, Frank et al., 2000）；与 2D EPI 读出相比，它们提供了更好的 SNR 和更少的磁敏感伪影。它们依赖于在快速自旋回波读出中分别插入一个 EPI 或螺旋读数，好处是由于更大的 3D 体积激发而不是单个层面，因此可以获得更高的 SNR。与其他 3D 序列（如快速自旋回波和梯度回波）相比，特殊 3D 序列的优势之一是初始 90° 激发脉冲的激发时间明确，它不仅使量化更容易，而且还增强了对这些序列背景抑制的效果。为避免过度模糊，图像采集分 4 到 8 个片段。如果不进行背景抑制，在间隔数秒而获得的这些不同片段之间，即使很小的运动也会造成严重的图像伪影。

16.4　ASL：定量

16.4.1　药代动力学建模法

在获得了具有合适序列参数的 ASL 图像后，即不受上文所讨论的 MT 污染、血管伪影或运动的干扰,我们得到了灌注加权图像 ΔM。为了将其转换为脑血流量(mL/100 g/min)的定量测量,我们需要应用某种动力学模型,因为 ΔM 与灌注的关系取决于各种局部和全局参数,包括到达时间、血流和组织弛豫参数、平衡磁化率、血流持续时间和反转效率。应用模型的复杂性也需要考虑到其与所获得数据的关系,例如是对多个还是单个 PLD 进行采样等。

16.4.1.1　单室模型

最简单和最常见的方法是将 ASL 信号视为源于单室系统,即标记的血流到达毛细血管床后立即与组织进行交换。描述 MR 信号随时间变化的布洛赫(Bloch)方程可以修改为:

$$\frac{\mathrm{d}M_t(t)}{\mathrm{d}t} = \frac{M_{t,0} - M_t(t)}{T_{1t}}CBF \cdot (M_a(t) - M_v(t)) \tag{16.4}$$

其中 M_t、$M_{t,0}$、M_a 和 M_v 分别表示组织、平衡、动脉和静脉磁化率。T_{1t} 表示组织的 T_1 弛豫时间。因为我们假设存在快速交换机制,M_v 等于由血脑分配系数 λ 校正的组织磁化率,即 $M_v = M_t/\lambda$。请注意公式 16.4 与公式 16.1 的相似性,实际上,当考虑到水的自由扩散时,ASL 定量类似于早期的 N_2O 方法,主要区别在于 ASL 定量是基于体素的,而不是作为全脑测量。多年来,人们提出了许多详细的分析方法(Kwong et al., 1995；Calamante et al., 1996)将 ΔM 转换为 CBF,并将组织和血液的 T_1 值差异、动脉通过时间 τ_a 和实际血流持续时间 τ_b 考虑在内。

巴克斯顿(Buxton)模型是 ASL 的一般动力学模型(Buxton et al., 1998),它根据方程 16.2 中的卷积积分来描述 ΔM,它包含了 T_1 衰减的影响:

$$\Delta M(t) = 2 \cdot M_{a,0} \cdot CBF \cdot \int_0^t c(\tau) r(t-\tau) m(t-\tau) \mathrm{d}\tau \tag{16.5}$$

其中 $M_{a,0}$ 是血液填充体素的平衡磁化率,$c(t)$ 是传递函数或部分动脉输入函数(fractional arterial input function, AIF),$r(t-\tau)$ 是体素内 τ 时刻到达标记血流与 t 时刻残留标记血流的残差函数。磁化弛豫项 $m(t-\tau)$ 量化了标记自旋到达体素内 τ 时刻的标记血流与 t 时刻残留血流的纵向磁化率分数。求解 PASL 并假设单室动力学和活塞流是通过如下设置完成的:

$$c(t) = \begin{cases} 0, & t < \tau_a \\ \alpha \cdot e^{-t \cdot R_{1a}}, & \tau_a \leq t < \tau_d \\ 0, & t > \tau_d \end{cases}$$

$$r(t) = e^{-\frac{t \cdot CBF}{\lambda}}$$

$$m(t) = e^{-t \cdot R_{1t}} \tag{16.6}$$

其中 R_{1a} 和 R_{1t} 分别为动脉血液和组织弛豫率,α 为反转效率。血流尾端时间 τ_d 等于动

脉通过时间 τ_a 加上血流标记时间 τ_b。这就产生了一个逐步定义的函数：

$$\Delta M(t)=\begin{cases}0, & t<\tau_a \\ \dfrac{-2\cdot\alpha\cdot M_{a,0}\cdot CBF}{\delta R}\cdot e^{-t\cdot R_{1a}}\cdot(1-e^{(t-\tau_a)\cdot\delta R}), & \tau_a\leq t<\tau_d \\ \dfrac{-2\cdot\alpha\cdot M_{a,0}\cdot CBF}{\delta R}\cdot e^{-t_d\cdot R_{1a}}\cdot(1-e^{\tau_b\cdot\delta R})\cdot e^{-(t-\tau_a)\cdot R_{1app}}, & t>\tau_d\end{cases} \quad (16.7)$$

其中 $\delta R=R_{1a}-R_{1app}$，$R_{1app}=R_{1t}+CBF/\lambda$，也称为表观组织弛豫率。如果要解 CASL，那么公式 16.6 中的 $c(t)$ 在血流标记持续时间内缺少额外的 T_1 衰减，即 $\alpha\cdot e^{-t\cdot R_{1a}}$ 变为 $\alpha\cdot e^{-\tau_a\cdot R_{1a}}$。如果对多个标记后延进行采样，这将是最简单的动力学模型拟合，而且，各种参数，如动脉通过时间 τ_a，血液-组织分配系数 λ、$M_{a,0}$、R_{1a} 和 R_{1t} 都需要估计或测量以获得定量的 *CBF* 值。

尽管如此，目前大多数的 ASL 临床检查都是在单个 PLD 上使用 pCASL 或 PASL 进行的，共识（Alsop et al.，2015）是将量化简化为：

在 pCASL 中，

$$CBF=\frac{6000\cdot\lambda\cdot\Delta M\cdot e^{PLD\cdot R_{1a}}}{2\cdot\alpha\cdot T_{1a}\cdot M_{t,0}\cdot(1-e^{-\tau_b\cdot R_{1a}})}[\text{mL}/100\text{ mg}/\text{min}] \quad (16.8)$$

在 PASL 中，

$$CBF=\frac{6000\cdot\lambda\cdot\Delta M\cdot e^{PLD\cdot R_{1a}}}{2\cdot\alpha\cdot\tau_b\cdot M_{t,0}}[\text{mL}/100\text{ mg}/\text{min}] \quad (16.9)$$

在这种方法中，假定标记时只存在血流 T_1 衰减，没有血流离开体素，这意味着我们认为它是一种缓慢的交换系统，相应地，在 ASL 的几秒钟时间内，血流停留在血管床中。即使标记血流在组织中发生交换，由于 T_1 差异引起的误差也很小，至少在灰质中是如此（Parkes and Tofts，2002）。通过保证 PLD 有相当长的时间（约为 2 秒），我们可以假设，对于大多数未患血管疾病的受试者而言有相对正常的传输时间范围（<2 秒）；由于动脉通过时间未知，误差可以忽略不计。如果由于疾病导致动脉通过时间异常长，*CBF* 定量将不准确，在灌注图表现为存在血管伪影。系数 6000 将单位从 mL/g/s 转换为 mL/100 g/min。

16.4.1.2 多室模型

水通道蛋白通过血脑屏障或毛细血管壁选择性地来回转运水分子。这就导致了标记水在血管与组织的交换受到限制，因此单室模型不是对该系统的最佳描述。实际上，这意味着水在血管中停留的时间更长，因此信号随血液 T_1 衰减的时间比随组织 T_1 衰减的时间更长，导致了 CBF 的低估。各种各样的多室模型被提出来用于纠正限制渗透性的影响（St Lawrence et al.，2000；Zhou et al.，2001；Parkes and Tofts，2002）。该系统将渗透性表面产物并入两个或多个腔室系统中，很像用于动态对比增强灌注成像（Tofts and Kermode，1991）。

一般来说,这些更先进的动力学模型的最大局限性是需要在几个不同的具有良好 SNR 的 PLD 上获得数据,以便拟合附加参数。多腔室模型目前在临床扫描时间下很难实现,因此很少用于临床研究。然而,这些技术有潜在的发展前景,甚至有必要在 7 T 或更高场强下进行精确的 CBF 定量,超高场强将提供更高的 SNR,与 1.5 T 和 3 T 相比,动脉血和静脉血的 T_1、T_2 弛豫差异更大。

16.4.1.3 自由模型

动力学模型的替代方案是使用获得组织信号曲线和动脉输入曲线的采样方案(Petersen et al., 2006),提供了关于动脉输入函数或方程 16.5 中的 $2 \cdot M_{a,0} \cdot c(t)$ 的信息,同时获得了组织信号 $\Delta M(t)$ 后即可使用公式 16.5 中的反卷积计算组织残差函数 $r(t)m(t)$。这与动态磁敏感对比增强灌注成像(Ostergaard et al., 1996)类似,当 $r(0)m(0) = 1$ 时,从残差函数的峰值中提取 CBF。"自由模型"方法的优势就是不需要对基础动力学建模进行事先假设,例如假设单室系统还是多室系统。

在 ASL 中,可以通过逐个像素地考虑动脉信号来局部提取 AIF。这是通过将两个 ASL 实验与多个 PLD 的采集交织在一起实现的,一个有血管抑制,一个没有血管抑制。由于两个实验结合,AIF 的提取以增加 33% 采集时间为代价(Petersen et al., 2006; Peterson et al., 2010)。在非抑制实验中,插值信号 $\Delta M_{ncr}(t)$ 由组织信号 $\Delta M(t)$ 加上 $\Delta M_{art}(t)$ 组成,$\Delta M_{art}(t)$ 是动脉在给定体素中的贡献。另一方面,抑制实验给出了一个差值信号 ΔM_{cr},它等于预期的组织信号 $\Delta M(t)$。因此,所需信息 $2 \cdot M_{a,0} \cdot c(t)$ 来源于 $\Delta M_{art}(t)$,即 $\Delta M_{ncr}(t) - \Delta M_{cr}(t)$。由于 $\Delta M_{art}(t)$ 来源于动脉血容量(arterial blood volume, aBV)和非纯动脉体素 $2 \cdot M_{a,0} \cdot c(t)$,需要对曲线下面积进行缩放,可使用具有 QUIPSSII 血流饱和及 Look-Locker 多个 PLD 读出的 PASL 序列。在这个序列中,标记血流已知是 $2 \cdot M_{a,0} \cdot \alpha \cdot \tau_b$,因此,可以在去卷积之前进行相应地缩放。它还有助于利用这种关系在逐个体素的基础上评估 aBV:

$$aBV = \frac{\int_0^\infty \Delta M_{art}(t) \cdot e^{t/T_{1a}}\mathrm{d}t}{2 \cdot M_{a,0} \cdot \tau_b \cdot \alpha} \qquad (16.10)$$

该技术以 aBV 和 ATT 的形式为 CBF 提供额外的信息,这些信息可以从多 PLD 采集中提取。

16.4.2 参数估计

对于灌注量化,我们需了解除最初获得的 ΔM 外的其他参数,如平衡磁化强度、标记血流形状和到达时间,它们都取决于动力学模型的复杂性。表 16.2 罗列了常用参数量化处理步骤和经典参数假设。

表 16.2 推荐处理步骤和参数假设

处理步骤	内容、方法及原因
图像采集	基本的 ASL 实验要求使用足够数量的标记-控制图像对进行 ASL 扫描(典型扫描持续时间为 3~4 min)。始终导出所有标记-控制图像对。这允许后续的配准、减影和离群值剔除。供应商在控制台上会提供一些预处理;但是,建议仅将其用于初始质量的控制,因为底层处理并不总是清晰的。此外,后续的 *CBF* 量化需要无背景抑制的 M_0 扫描,它应该与 ASL 扫描相匹配,但是没有标记或背景抑制,并且质子密度加权的 TR 很长
配准、减影和离群值剔除	如果图像中有足够的信号,则可以在受试者移动的情况下选择时间序列的配准。但是,有效的背景抑制条件下,时间序列配准不可行。然后可以使用前瞻性运动校正,但目前供应商不提供,必须由研究人员实施。另一方面,离群值检测可以始终用于监督式或自动检测以查看单个减影对
CBF 定量	在初始质量控制和离群值检测之后,即可平均标记-控制对并使用方程式 16.8 量化 *CBF*。每个研究中心都倾向于使用自己的软件包来完成所有的处理步骤。浏览互联网可查到 FSL 的 BASIL 软件包(Chappell et al., 2009)或 SPM 的 ASL 工具箱(Wang et al., 2008)等,但也有大量其他软件包。因此,由研究人员来判断哪种软件包最适合现有的加工过程。除非被调查人群有其他信息,否则应使用以下参数:血脑分配系数 $\lambda = 0.9\text{mL}/\text{g}$,血液 $T_1 = 1\,500$ ms,标记效率 $\alpha = 0.85$,均用于 3 T 时的 pCASL
解释和分析	在临床上,灌注图像的评价通常是定性的,即放射科医师排除伪影,并根据参考(如对侧)评价低或高血流区域。由于 ASL 成像中白质灌注一般较低,特别是 SNR 较低,灌注评价通常主要关注灰质。在研究中,组分析是最常用的方法。体素分析是图像分析中常用的一种方法,但它并不总是对 ASL 有利。原因是 ASL 图的 SNR 相对较低,加上多重比较校正,需要非常大的组或非常大的效应量来保证实验效能。因此,在存在明确假设的研究中,预先定义更大的感兴趣区可能是更好的选择。此外,必须很好地控制全脑的影响。*CBF* 会随着咖啡因等物质的摄入和一天中的时间而改变,甚至扫描时的焦虑程度也会起作用。因此,分析通常针对各组之间的空间变化,可以对定量图进行标准化,例如全脑灌注,从而可以避免 *CBF* 短暂波动

注:*CBF* = cerebral blood flow,脑血流量。

16.4.2.1 血液和组织平衡磁化率和弛豫时间

无论选择哪种标记方案和建模方法,平衡磁化率幅度 $M_{a,0}$ 都需绝对量化。理论上是可从完全充满血液的体素中提取;然而,由于单个体素内的血液分数通常较低且未知,因此在实践中很难提取。取而代之,我们通常测量组织的质子密度,依靠已知的血液和组织的含水量差异,也就是血脑分配系数 λ,给出关系式 $M_{a,0} = M_{t,0}/\lambda$。组织质子密度或平衡磁化率很容易从具有长重复时间的扫描以及与 ASL 采集类似的读数中估计。目前使用的血脑分配系数参照的是 H_2O^{15} PET 指南(Herscovitch and Raichle, 1985)。整个大脑:λ = 0.9 mL/g;灰质:$\lambda_g = 0.98$ mL/g;白质:$\lambda_w = 0.82$ mL/g。通常,使用单一的全脑值,因为组织分类并不总是可用,而且已经证明空间变异也存在于单一组织类型中(Roberts et al., 1996)。虽然 $M_{a,0}$ 应该是一个全脑参数,但是这种方法会随 $M_{t,0}$ 的变化而产生空间差异。这样也有一个好处,即它自动校正了全脑线圈灵敏度差异和大脑的其他不均匀性,否则就需要单独校正。另一种替代方法是使用全局 $M_{t,0}$ 和 λ,可以避免由 λ 的空间变化引起的误差;但是,它不能纠正线圈的不均匀性,因为扫描设备和方案差异难以控制,所以前一种方法仍是首选。

通过假设 λ 建立了 $M_{a,0}$,但血液 T_{1a} 弛豫时间同样需要定量。在大多数情况下,T_{1a} 弛豫时间在整体人群中被认为是一个常数,3 T 下均是 1650 ms(Alsop et al., 2015)。但实际上这种方法会引起一些误差,因为它依赖于检查者当前的红细胞压积(Varela et al., 2011;Zhang et al., 2013;De Vi et al., 2014)。因此,更可取的方法是测量每个检查者血液 T_1 值,或者如果有血液样本,则将红细胞压积转化为 T_{1a} 值。组织的 T_1 值主要用于有多个 PLD 的更高级定量方案,其中 $M_{t,0}$ 和 T_{1t} 的信息可自动出现。如果使用背景抑制,这两个参数都必须从扫描中单独提取。

16.4.2.2　动脉通过时间

血液从标记区域流入感兴趣组织的实际时间称为 ATT 或以上公式中的 τ_a。在多个 PLD 采集中,它作为量化的一部分进行拟合,使用公式 16.7,但它也可以通过组织曲线上升边缘来估计。在单个 PLD 采集中,无法估计 ATT 可依赖长 PLD 采集,假设长 PLD 比两个标记血流持续时间 τ_b 和 ATT 加起来都长。在这种情况下,与其他来源的一般误差相比,如 $M_{a,0}$ 和 T_{1a},误差是可以忽略不计的。

16.4.2.3　标记血流形态、分布和衰减

标记血流或 AIF 的形态对定量有影响。在这种情况下,只要满足条件 PLD>τ_a+τ_b,主要是多个 PLD 采集方法对标记血流分布敏感,而单个 PLD 方法相对不敏感。分布模型可以集成在动力学模型拟合中(Hrabe and Lewis, 2004)。对于自由模型,使用足够大的 aBV 在所有体素中测量血流形态(Petersen et al., 2006)。

16.5　ASL：应用

ASL 作为一种研究工具已得到了广泛的应用,尤其是在神经科学领域。最近,像 pCASL

序列这样鲁棒的技术已普遍应用于大多数扫描设备上,无论是作为供应商的临床软件包,还是作为研究者的共享序列,使得研究人员可以在标准结构和功能图像的基础上,通过增加几分钟的 ASL 扫描获取有价值的灌注信息。在接下来的一节中,我们将回顾基础神经科学到临床研究中的一些应用。这并不是一份详尽的清单,因为截至 2017 年,PubMed 中关于 ASL 研究的文献有 2000 多篇,且这个数字还在迅速增长。

16.5.1 神经科学

ASL 成像完全无创,使其成为许多神经科学应用中监测灌注变化的首选。神经元激活,特别是脑氧代谢率(cerebral metabolic rate of oxygen,$CMRO_2$)增加,相应脑区 CBF 增加,以保证充足的氧气供应给线粒体。用 MRI 描绘神经元激活的经典方法称为血氧水平依赖(blood oxygen level dependent,BOLD)对比(Ogawa et al.,1990)。顾名思义,神经元激活引起的信号变化来源于体素内血氧饱和度改变引起的 T_2^* 变化。血氧饱和度的变化源于 $CMRO_2$、CBF 和 CBV 变化引起的复杂相互作用,因此很难解释 BOLD 信号。ASL 同样可以通过定量测量局部 CBF 变化来检测神经元的激活,定量方面使得功能性 ASL 在时间和受试者之间比 BOLD 更具可重复性(Detre and Wang,2002;Wang,Aguirre et al.,2003)。此外,与 BOLD 相比,信号更好地定位于激活区域(Duong et al.,2001);在 BOLD 成像中,远离激活区域的引流静脉血也会引起明显的信号变化,尽管这种效应依赖于场强。神经元有多种激活模式,最简单的是组块设计,它意味着在长达几分钟的时间内,重复开启和关闭刺激条件,激活可以包含简单的视觉棋盘或手指敲击,或更复杂的认知行为。因此,后续的回归分析需要连续的信号采样。类似于 BOLD 成像,它可以通过连续的标记-控制图像对完成后续的分析。由于漂移,BOLD 最优的组块持续时间为 16 s;与之相反,ASL 的定量性质使得组块持续时间非常长,可能达到数天(Wang,Aguirre,et al.,2003),这使得研究不同的认知模式成为可能,其中包括随时间缓慢变化的某种"状态"或慢效药物的影响。

然而,由于 ASL 需要标记后延迟和采集标记-控制图像对,其时间分辨率低于 BOLD。BOLD 和 ASL 均不能直接对神经元激活引起的 $CMRO_2$ 变化进行映射。可以通过一种新的成像方案校准 BOLD,该方案结合 BOLD 和 ASL 成像,利用生物物理模型从 CBF 和 BOLD 信号提取了 $\Delta CMRO_2$(Hoge et al.,1999;Chiarell et al.,2007;Bulte et al.,2012;De vis et al.,2015)。需要额外的全脑 CBF,通常是吸入富含 CO_2 的空气,导致基线 CBF 增加,而 $CMRO_2$ 保持恒定(图 16.6)。但使用这种方法时要保持警惕,因为它的设置更复杂且在某些敏感受试者中较难执行。因此,需要努力简化校准过程(Blockley et al.,2012)以避免高碳酸血症带来的挑战。

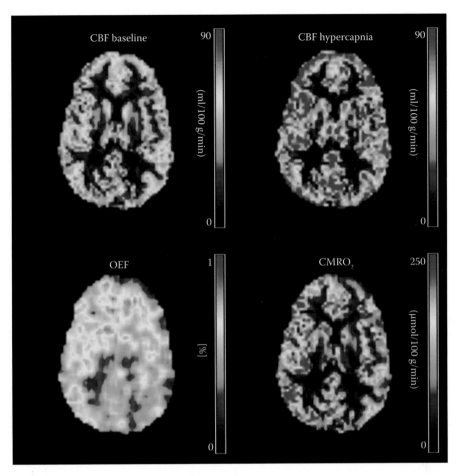

图 16.6   一名健康志愿者在高碳酸血症前后以及高氧刺激下进行校正 ASL 及 BOLD 测定的示例。除 CBF 外,还能够量化氧摄取指数(oxygen extraction fraction,OEF)和脑氧代谢率定量。

综上,ASL 正成为帮助理清大脑复杂行为的重要工具,既有助于更好地理解伴随激活的生理事件,也有助于在认知神经科学领域更好地理解大脑如何处理事件。

16.5.2   临床医学

大多数神经系统疾病都有灌注方面的问题,如卒中、大血管疾病、痴呆以及癌症。举例来说,阿尔茨海默病以低灌注为特征(Austin et al.,2011),而高级别脑肿瘤的特征是高灌注(Dangouloff-Ros et al.,2016)。灌注成像可以帮助诊断或随访这些疾病。此外,大脑拥有最先进的自动调节系统,可以在任何时候保持足够的灌注,包括神经元激活期间(De Vis et al.,2015)。其中一个例子就是大脑通过扩张血管,增加血流灌注,以对抗高碳酸血症(CO_2 水平升高)。ASL 为标准结构 MRI 成像提供了重要的补充信息。ASL 因为没有电离辐射和不需要对比剂,儿童尤其受益。有几项新生儿(De Vi et al.,2016)和儿童(Oguz et al.,2003;

Wang，Licht et al.，2003；Dangouloff-Ros et al.，2016）各种疾病的全脑灌注评估研究显示，ASL 无可替代，特别是新生儿。ASL 也被应用于有关衰老（Parkes et al.，2004；De Vis et al.，2015a）以及神经退行性疾病的研究中（Mak et al.，2012；Fernández-Seara et al.，2015；Leeuwis et al.，2016），在不同疾病的分组分析中很容易发现区域差异。灌注是代谢的间接标记物，事实上，在这些患者中观察到的低灌注区域与直接测量代谢的氟脱氧葡萄糖 PET 结果相吻合（Haller et al.，2016）。然而，现在有相关研究正在探索如何充分提高其灵敏度，以便在个体基础上对灌注模式的细微变化进行鲁棒的识别，这对临床诊断和疾病监测十分有必要（Collij et al.，2016）。经证明 ASL 在脑血管疾病领域也适用，ASL 不仅提供灌注成像信息，而且还提供有关供血血管区域范围信息（Hartkamp et al.，2013）。此外，如果在注射乙酰唑胺前后进行扫描（Bokkers et al.，2010），也能对脑血管储备功能进行评估。因此，ASL 可以提供卒中（Hernandez et al.，2012；Wang et al.，2013）和大血管疾病患者（Chng et al.，2008；Hendrikse et al.，2009；Bokkers et al.，2016）血流动力学状态的综合临床图像（图 16.7）。对于癌症，ASL 有助于癌症分期（Yang et al.，2016）和治疗反应监测，特别是在如何区分放射性坏死和复发性肿瘤的临床研究中（Ye et al.，2016）。使用 ASL 技术的灌注评估还可用于许多其他脑部疾病，如癫痫、偏头痛和一些精神疾病（Haller et al.，2016）。

16.6　图像质量和量化质量

16.6.1　缺陷

在临床或研究中解读 ASL 灌注图时，需要注意以下几件事。

第一，必须认识到生成的标记持续时间有限，仅几秒钟，而钆对比剂在几分钟的实验时间内并不能完全清除，将影响那些患有动脉狭窄或闭塞而导致血流不足患者的图像，这些患者需要通过替代途径进行侧支灌注，从而使得通过时间非常长。如果 ATT 比单次 PLD 还要长，则该区域将会呈现近乎黑色或无灌注，从而无法量化血流。然而在临床中，这些信息可以与患者的扩散和结构图像相结合，帮助确定是到达过晚还是梗死等原因造成的无血流。使用多个 PLD 的序列对 ATT 的延长并不敏感，延长时间可能过长，以至于 ASL 无法进行。在多数情况下，信号在较大的血管系统中表现为明亮，说明信号正在传递，但在采样时仍未到达脑实质。

第二，运动伪影会破坏 ASL 灌注图。它们通常被视为大脑边缘高信号环，如果最终出现在定量图上，就需要重复扫描；如果已经无法重复，则检查单个标记-控制对，看丢弃一些出现运动伪影的标记-控制对是否可以挽救数据。

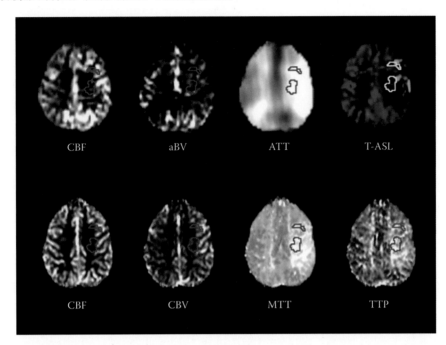

图 16.7 一名脑卒中患者 ASL 和基于钆对比剂灌注 MRI 得到的各种血流动力学示意图。上排：从左到右依次为 ASL 脑血流（cerebral blood flow，CBF）、动脉血容量（arterial blood volume，aBV）、动脉通过时间（arterial transit time，ATT）、区域 ASL（territorial ASL，TASL），其中可见左侧大脑中动脉灌注区变化。红色的轮廓表示从扩散加权图像中提取的梗死核心。下排：注射钆对比剂后动态磁敏感加权灌注 MRI。从左到右依次为 CBF、脑血容量（cerebral blood volume，CBV）、平均通过时间（mean transit time，MTT）和组织曲线达峰时间（time-to-peak of the tissue curve，TTP）。

第三，如果使用 pCASL 技术，需密切关注标记效率。该技术对标记区准确的 B_0 较敏感，血管须垂直于标记平面。这两种情况在不同的靶血管之间可能有所不同，如果在整个灌注区域出现血流减少的情况，则在得出结论前需要多加考虑。再次尝试重新定位标记平面，如果可能的话，也调整下匀场。如果观察到该情况仍然存在，需比较灌注图与其他临床图像，特别是血管造影，以确认观察到的现象。

最后比较重要的一点是，虽然通常只使用血细胞比容和血液 T_1 值来对整个群体进行量化（Alsop et al.，2015），但在比较不同人群时需要谨慎对待，因为群体间的血细胞比容不同。尤其是在新生儿群体中，因为不同受试者受出生时间的影响，差异会很大（Varela et al.，2011；De Vis et al.，2014），对于镰状细胞病患者也是如此（Václavu et al.，2016）。因此，为了获取这些群体的定量灌注，要么直接通过 MRI 评估血液 T_1，要么通过血液中的红细胞比容测量间接评估血液 T_1。

16.6.2　质量保证和正常灌注值

除上述因素外，ASL 图像的质量还取决于系统和线圈的功能。因此，定期检查系统和线圈是保证高质量 ASL 数据的必要条件。除了供应商每周的特定质量保证外，还应考虑在标准化体模中进行稳定性测试，如 FBIRN 提出的稳定性测试（Greve et al., 2011）。在临床系统中引入多达 64 个通道的接收线圈，使得检测单个线圈故障变得更加困难。因此，如果系统允许，可以考虑随时间测试单个接收元件的 SNR。

即使在稳定的系统中，仍然可以观察到不同系统和不同序列之间定量灌注的差异。使用供应商提供的标准 ASL 序列扫描同一受试者，不仅会观察到整体灌注值的差异，而且还会发现不同区域的空间差异（Mutsaerts et al., 2015）。在具有类似的标记模块、读出和分辨率的扫描仪上实现几乎相同的序列，使这种情况得以改善（Mutsaerts et al., 2015），但这些序列并不是在所有系统上都可获得。使用 ASL 的金标准血流体模，可以在不同 ASL 序列、研究中心和供应商之间校正整体灌注值。然而，硬件和读出造成的空间差异仍未解决，与其他灌注成像方式类似，"正常"灌注值几乎不存在。因此，在多中心研究中，在每个中心获取匹配的对照组是很重要的。换句话说，应该在给定设置下确定"正常"灌注值。文献中报道的灰质灌注值主要在 $30 \sim 80$ mL/100 g/min 之间变化，但很难确定特定序列的灌注值应该是多少。

最后，脑灌注取决于一系列因素，包括各种疾病、年龄和性别。衰老与 CBF 的下降有关（Parkes et al., 2004；Liu et al., 2012），而且与男性相比，女性的 CBF 更高，ATT 更短（Petersen et al., 2010；Liu et al., 2012）。在解读数据时，需要注意脑萎缩的影响，例如阿尔茨海默病患者与年龄匹配的对照组，或年轻人和老年人之间，经常会出现这样的问题：血流减少是否单纯由于 CSF 部分容积增加所致，还是脑萎缩，或是同时存在灰质和白质灌注减低。目前已有基于结构信息的部分容积校正方法（Asllani et al., 2008；Ahlgren et al., 2014），然而，应该在什么条件使用尚未达成共识。此外，基线 CBF 波动很容易受到药物和咖啡因等物质的影响，研究发现咖啡因会使全脑灌注减少约 20%（Haller et al., 2013）。

16.7 可重复性

16.7.1 验证和可重复性研究

无论是出于临床还是研究的目的，了解该方法的鲁棒性以及与现有方法的比较都很重要。对于 ASL 而言，有相关研究使用放射性微球和 ^{14}C-碘安替比林放射自显影技术在动物身上进行了验证（Walsh et al.，1994；Ewing et al.，2003），也有研究使用 PET 在人体中进行了验证（Ye，Berman，et al.，2000；Heijtel et al.，2014，2016；Fan et al.，2016），在基线和血管刺激期间，都观察到了良好的相关性，这表明 ASL 在临床和研究中的定量使用极具潜力。

对各种 ASL 技术进行的多次重复测试研究也证明了 ASL 是可重复的（Petersen et al.，2010；Gevers et al.，2011；Mutsaerts et al.，2014，2015；Wu et al.，2014）。受试者内和受试者间的变异系数分别约为 10% 和 15%，与 ^{15}O-PET 研究完全一致（Fan et al.，2016）。

16.7.2 共识论文

最近发表了一篇旨在指导供应商、研究人员和临床医生建立一套标准 ASL 序列的共识论文（Alsop et al.，2015），为临床和灌注研究的最低要求提供了很好的参考。通过不同供应商获取具有类似默认参数的 ASL 序列将允许临床结果更快地统一，从而使整个领域受益。尽管如此，研究可能涉及更复杂的 ASL 技术版本，这些版本通常必须由研究人员进行实践，就如当前的情况一样。

16.8 ASL：前景

ASL 的未来是光明的，使用 ASL 的临床研究的数量正在迅速增加，临床应用也在增加。该技术可重复性好，对于如何进行基本的 PASL 和 pCASL 实验也已达成共识。与此同时，一系列先进的新技术也在不断涌现。

16.8.1 新方法

ASL 是一种非常通用的方法，正如我们上面所看到的：它不仅可用于测量 CBF，还可以用于测量 ATT、aBV，还可以提供区域信息。目前已经开发出改进 CBF 定量的新方法，如哈达玛（Hadamard）编码的 pCASL 序列（Teeuwisse et al.，2014；von Samson-Himmelstjerna et al.，2016），在同一序列扫描中使用该编码矩阵进行 ATT 和 CBF 的映射效率更高。另一种高效采集 CBF、ATT 和 aBV 信息的方法是快速 QUASAR 序列，它依赖于在两个序列之间连续采样产生的一系列标记血流（Petersen et al.，2013）。

然而，发展并不止于此，从 ASL 技术中不断涌现出更先进的序列。通过使用 PASL 标记方法和一系列 T_2 预备脉冲分离矢状窦血液（Lu and Ge，2008），可以确定整体静脉氧合情况，再结合全脑灌注信息，可用于评估整体 $CMRO_2$，为基于 ASL 的氧合技术开辟了一个新的领域；最近的发展旨在从体素水平上将血管腔室与组织分离，以评估氧摄取（Bolar et al.，2011；Guo and Wong，2012）或组织氧饱和度（Alderliesten et al.，2016）；磁共振指纹技术也被应用于 ASL 中，可允许在一次扫描中估计更多的参数（Su et al.，2016）；ASL 成像的另一个新方向是试图在更短的采集时间内获得更可靠的灌注估计值。

16.8.2　结束语

在过去的十年里，ASL 技术取得了巨大的进步。pCASL 序列等鲁棒的序列，结合一些重大的科技进步，比如 3 T MR 扫描仪、16 或更多并行接收通道，为临床和研究中获得鲁棒地灌注评估铺平了道路，而用户也获得了一种无创、准确、可重复的定量灌注成像方法。

参考文献

Ahlgren A, Wirestam R, Petersen ET, Stahlberg F, Knutsson L. Partial volume correction of brain perfusion estimates using the inherent signal data of time-resolved arterial spin labeling. NMR Biomed 2014；27：1112-22.

Alderliesten T, De Vis JB, Lemmers PMA, van Bel F, Benders MJNL, Hendrikse J, et al. T2-prepared velocity selective labelling：a novel idea for full-brain mapping of oxygen saturation. NeuroImage 2016；139：65-73.

Alsop DC, Detre JA. Multisection cerebral blood flow MR imaging with continuous arterial spin labeling. Radiology 1998；208：410-6.

Alsop DC, Detre JA, Golay X, Günther M, Hendrikse J, Hernandez-Garcia L, et al. Recommended implementation of arterial spin-labeled perfusion MRI for clinical applications：a consensus of the ISMRM perfusion study group and the European consortium for ASL in dementia.Magn Reson Med 2015；73：102-16.

Asllani I, Borogovac A, Brown TR. Regression algorithm correcting for partial volume effects in arterial spin labeling MRI. Magn Reson Med 2008；60：1362-71.

Austin BP, Nair VA, Meier TB, Xu G, Rowley HA, Carlsson CM, et al. Effects of hypoperfusion in Alzheimer's disease. JAlzheimers Dis JAD 2011；26 Suppl 3：123-33.

Blockley NP, Griffeth VEM, Buxton RB. A general analysis of calibrated BOLD methodology for measuring CMRO2 responses：comparison of a new approach with existing methods.NeuroImage 2012；60：279-89.

Bokkers RPH, De Cocker LJ, van Osch MJP, Hartkamp NS, Hendrikse J. Selective arterial spin labeling：techniques and neurovascular applications. Top Magn Reson Imaging TMRI 2016；25：73-80.

Bokkers RPH, van Osch MJP, van der Worp HB, de Borst GJ, Mali WPTM, Hendrikse J. Symptomatic carotid artery stenosis：impairment of cerebral autoregulation measured at the brain tissue level with arterial spin-labeling MR imaging. Radiology 2010；256：201-8.

Bolar DS, Rosen BR, Sorensen AG, Adalsteinsson E.QUantitative Imaging of eXtraction of oxygen and TIssue consumption (QUIXOTIC) using venular-targeted velocity-selective spin labeling. Magn Reson Med 2011；66：1550-62.

Bulte DP, Kelly M, Germuska M, Xie J, Chappell MA, Okell TW, et al. Quantitative measurement of cerebral physiology using respiratory-calibrated MRI. NeuroImage 2012；60：582-91.

Buxton RB, Frank LR, Wong EC, Siewert B, Warach S, Edelman RR. A general kinetic model for quantitative perfusion imaging with arterial spin labeling. Magn Reson Med 1998；40：383-96.

Calamante F, Williams SR, van Bruggen N, Kwong KK, Turner R. A model for quantification of perfusion in pulsed labelling techniques. NMR Biomed 1996；9：79-83.

Chappell MA, Groves AR, Whitcher B, Woolrich MW. Variational Bayesian Inference for a nonlinear forward model. Trans Sig Proc 2009；57：223-36.

Chiarelli PA, Bulte DP, Gallichan D, Piechnik SK, Wise R, Jezzard P. Flow-metabolism coupling in human visual, motor, and supplementary motor areas assessed by magnetic resonance imaging. Magn Reson Med 2007；57：538-47.

Chng SM, Petersen ET,Zimine I, Sitoh Y-Y, Lim CCT, Golay X. Territorial arterial spin labeling in the assessment of col- lateral circulation：comparison with digital subtraction angiography. Stroke J Cereb Circ 2008；39：3248-54.

Collij LE, Heeman F, Kuijer JPA, Ossenkoppele R, Benedictus MR, Möller C, et al. Application of machine learning to arterial spin labeling in mild cognitive impairment and Alzheimer disease. Radiology 2016；281：865-75.

Dai W, Garcia D, deBazelaire C, Alsop DC. Continuous flow-driven inversion for arterial spin labeling using pulsed radio frequency and gradient fields. Magn Reson Med 2008；60：1488-97.

Dangouloff-Ros V, Deroulers C, Foissac F, Badoual M, Shotar E, Grévent D, et al. Arterial spin labeling to predict brain tumor grading in children：correlations between histopathologic vascular density and perfusion MR imaging. Radiology 2016；281：553-66.

Davies NP, Jezzard P. Selective arterial spin labeling（SASL）：perfusion territory mapping of selected feeding arteries tagged using two-dimensional radiofrequency pulses. Magn Reson Med 2003；49：1133-42.

De Vis JB, Alderliesten T, Hendrikse J, Petersen ET, Benders MJNL. Magnetic resonance imaging based noninvasive measurements of brain hemodynamics in neonates：a review.Pediatr Res 2016；80：641-50.

De Vis JB, Hendrikse J, Bhogal A, Adams A, Kappelle LJ, Petersen ET. Age-related changes in brain hemodynamics；a calibrated MRI study. Hum Brain Mapp. 2015；36：3973-87.

De Vis JB, Hendrikse J, Groenendaal F, de Vries LS, Kersbergen KJ, Benders MJNL, et al. Impact of neonatehaematocrit variability on the longitudinal relaxation time of blood：implications for arterial spin labelling MRI. NeuroImage Clin 2014；4：517-25.

De Vis JB, Petersen ET,Bhogal A, Hartkamp NS, Klijn CJM, Kappelle LJ, et al. Calibrated MRI to evaluate cerebral hemodynamics in patients with an internal carotid artery occlusion. J Cereb Blood Flow Metab Off J Int Soc Cereb Blood Flow Metab 2015；35：1015-23.

Detre JA, Wang J. Technical aspects and utility of fMRI using BOLD and ASL. ClinNeurophysiol Off J Int Fed Clin Neurophysiol 2002；113：621-34.

Dixon WT, Du LN, Faul DD,Gado M, Rossnick S. Projection angiograms of blood labeled by adiabatic fast passage. Magn Reson Med 1986；3：454-62.

Dixon WT,Sardashti M, Castillo M, Stomp GP. Multiple inversion recovery reduces static tissue signal in angiograms. Magn Reson Med 1991；18：257-68.

Duong TQ, Kim DS,Uǧurbil K, Kim SG. Localized cerebral blood flow response at submillimeter columnar resolution. Proc Natl Acad Sci U S A 2001；98：10904-9.

Edelman RR，Siewert B，Darby DG，Thangaraj V，Nobre AC，Mesulam MM，et al. Qualitative mapping of cerebral blood flow and functional localization with echo-planar MR imaging and signal targeting with alternating radio frequency. Radiology 1994；192：513-20.

Ewing JR，Wei L，Knight RA，Pawa S，Nagaraja TN，Brusca T，et al. Direct comparison of local cerebral blood flow rates measured by MRI arterial spin-tagging and quantitative autoradiography in a rat model of experimental cerebral ischemia. JCereb Blood Flow Metab Off J Int Soc Cereb Blood Flow Metab 2003；23：198-209.

Fan AP，Jahanian H，Holdsworth SJ，Zaharchuk G. Comparison of cerebral blood flow measurement with［15O］-water positron emission tomography and arterial spin labeling magnetic resonance imaging：a systematic review. J Cereb Blood Flow Metab Off J Int Soc Cereb Blood Flow Metab 2016；36：842-61.

Fernández-Seara MA，Mengual E，Vidorreta M，Castellanos G，Irigoyen J，Erro E，et al. Resting state functional connectivity of the subthalamic nucleus in Parkinson's disease assessed using arterial spin-labeled perfusion fMRI. Hum.Brain Mapp 2015；36：1937-50.

Gevers S，van Osch MJ，Bokkers RPH，Kies DA，Teeuwisse WM，Majoie CB，et al. Intra- and multicenter reproducibility of pulsed，continuous and pseudo-continuous arterial spin labeling methods for measuring cerebral perfusion. J Cereb Blood Flow Metab Off J Int Soc Cereb Blood Flow Metab 2011；31：1706-15.

Golay X，Stuber M，Pruessmann KP，Meier D，Boesiger P. Transfer insensitive labeling technique（TILT）：application to multislice functional perfusion imaging. J Magn Reson Imaging JMRI 1999；9：454-61.

Greve DN，Mueller BA，Liu T，Turner JA，Voyvodic J，Yetter E，et al. A novel method for quantifying scanner instability in fMRI. Magn Reson Med 2011；65：1053-61.

Günther M，Bock M，Schad LR. Arterial spin labeling in combi- nation with a look-locker sampling strategy：inflow turbo- sampling EPI-FAIR（ITS-FAIR）.Magn Reson Med 2001；46：974-84.

Günther M，Oshio K，Feinberg DA. Single-shot 3D imaging techniques improve arterial spin labeling perfusion measurements.Magn Reson Med 2005；54：491-8.

Guo J，Wong EC. Venous oxygenation mapping using velocity- selective excitation and arterial nulling.Magn Reson Med 2012；68：1458-71.

Haller S, Rodriguez C, Moser D, Toma S, Hofmeister J, Sinanaj I, et al. Acute caffeine administration impact on working memory-related brain activation and functional connectivity in the elderly: a BOLD and perfusion MRI study. Neuroscience 2013; 250: 364-71.

Haller S, Zaharchuk G, Thomas DL, Lovblad K-O, Barkhof F, Golay X. Arterial spin labeling perfusion of the brain: emerging clinical applications. Radiology 2016; 281: 337-56.

Hartkamp NS, Petersen ET, De Vis JB, Bokkers RPH, Hendrikse J. Mapping of cerebral perfusion territories using territorial arterial spin labeling: techniques and clinical application. NMR Biomed 2013; 26: 901-12.

Heijtel DFR, Mutsaerts HJMM, Bakker E, Schober P, Stevens MF, Petersen ET, et al. Accuracy and precision of pseudo-continuous arterial spin labeling perfusion during baseline and hypercapnia: a head-to-head comparison with ^{15}O H_2O positron emission tomography. NeuroImage 2014; 92: 182-92.

Heijtel DFR, Petersen ET, Mutsaerts HJMM, Bakker E, Schober P, Stevens MF, et al. Quantitative agreement between [(15)O] H_2O PET and model free QUASAR MRI- derived cerebral blood flow and arterial blood volume. NMR Biomed 2016; 29: 519-26.

Helle M, Norris DG, Rüfer S, AlThe K, Jansen O, van Osch MJP. Superselective pseudocontinuous arterial spin labeling. Magn Reson Med 2010; 64: 777-86.

Hendrikse J, van der Grond J, Lu H, van Zijl PCM, Golay X. Flow territory mapping of the cerebral arteries with regional perfusion MRI. Stroke 2004; 35: 882-7.

Hendrikse J, Petersen ET, Chèze A, Chng SM, Venketasubramanian N, Golay X. Relation between cerebral perfusion territories and location of cerebral infarcts. Stroke J Cereb Circ 2009; 40: 1617-22.

Henkelman RM, Huang X, Xiang QS, Stanisz GJ, Swanson SD, Bronskill MJ. Quantitative interpretation of magnetization transfer. Magn Reson Med 1993; 29: 759-66.

Hernandez DA, Bokkers RPH, Mirasol RV, Luby M, Henning EC, Merino JG, et al. Pseudocontinuous arterial spin labeling quantifies relative cerebral blood flow in acute stroke. Stroke 2012; 43: 753-8.

Herscovitch P, Raichle ME. What is the correct value for the brain-blood partition coefficient for water? J Cereb Blood Flow Metab Off J Int Soc Cereb Blood Flow Metab 1985; 5: 65-9.

Hoge RD, Atkinson J, Gill B, Crelier GR, Marrett S, Pike GB. Linear coupling between cerebral blood flow and oxygen consumption in activated human cortex. Proc NatlAcad Sci 1999; 96:

9403-8.

Hrabe J, Lewis DP. Two analytical solutions for a model of pulsed arterial spin labeling with randomized blood arrival times. JMagn Reson San Diego Calif 1997 2004；167：49-55.

Kety SS, Schmidt CF. The nitrous oxide method for the quantitative determination of cerebral blood flow in man：theory, procedure and normal values. J Clin Invest 1948；27：476-83.

Kim SG. Quantification of relative cerebral blood flow change by flow-sensitive alternating inversion recovery（FAIR）technique：application to functional mapping.Magn Reson Med 1995；34：293-301.

Kwong KK,Chesler DA, Weisskoff RM, Donahue KM, Davis TL, Ostergaard L, et al. MR perfusion studies with T1-weighted echo planar imaging. Magn Reson Med 1995；34：878-87.

Leeuwis AE, Benedictus MR, Kuijer JPA, Binnewijzend MAA, Hooghiemstra AM, Verfaillie SCJ, et al. Lower cerebral blood flow is associated with impairment in multiple cognitive domains in Alzheimer's disease. Alzheimers Dement J Alzheimers Assoc 2017；13（5）, 531-40.

Liu Y, Zhu X, Feinberg D, Guenther M, Gregori J, Weiner MW, et al. Arterial spin labelingMRI study of age and gender effects on brain perfusion hemodynamics. Magn Reson Med 2012；68：912-22.

Lu H, Ge Y. Quantitative evaluation of oxygenation in venous vessels using T2-Relaxation-Under-Spin-Tagging MRI.Magn Reson Med 2008；60：357-63.

Mak HKF, Chan Q, Zhang Z, Petersen ET, Qiu D, Zhang L, et al. Quantitative assessment of cerebral hemodynamic parameters by QUASAR arterial spin labeling in Alzheimer's disease and cognitively normal Elderly adults at 3-tesla.J. Alzheimers Dis. JAD 2012；31：33-44.

Mato Abad V, García-Polo P,O'Daly O, Hernández-Tamames JA, Zelaya F. ASAP（Automatic Software for ASL Processing）：a toolbox for processing Arterial Spin Labeling images. Magn Reson Imaging 2016；34：334-44.

Mutsaerts HJMM, Steketee RME, Heijtel DFR, Kuijer JPA, van Osch MJP, Majoie CBLM, et al. Inter-vendor reproducibility of pseudo-continuous arterial spin labeling at 3 Tesla. PLoS One 2014；9：e104108.

Mutsaerts HJMM, van Osch MJP, Zelaya FO, Wang DJJ, Nordhøy W, Wang Y, et al. Multivendor reliability of arterial spin labeling perfusion MRI using a near-identical sequence：implications for multi-center studies. NeuroImage 2015；113：143-52.

Ogawa S, Lee TM, Kay AR, Tank DW. Brain magnetic resonance imaging with contrast dependent on blood oxygenation. Proc NatlAcad Sci U S A 1990; 87: 9868-72.

Oguz KK, Golay X, Pizzini FB, Freer CA, Winrow N, Ichord R, et al. Sickle cell disease: continuous arterial spin-labeling perfusion MR imaging in children. Radiology 2003; 227: 567-74.

Ostergaard L, Weisskoff RM, Chesler DA, Gyldensted C, Rosen BR. High resolution measurement of cerebral blood flow using intravascular tracer bolus passages. Part I: mathematical approach and statistical analysis. Magn Reson Med 1996; 36: 715-25.

Parkes LM, Rashid W, Chard DT, Tofts PS. Normal cerebral per- fusion measurements using arterial spin labeling: reproducibility, stability, and age and gender effects. Magn Reson Med 2004; 51: 736-43.

Parkes LM, Tofts PS. Improved accuracy of human cerebral blood perfusion measurements using arterial spin labeling: accounting for capillary water permeability. Magn Reson Med 2002; 48: 27-41.

Petersen ET, De Vis JB, van den Berg CAT, Hendrikse J. Turbo- QUASAR: a signal-to-noiseoptimal arterial spin labeling and sampling strategy. ISMRM 21st Annual Meeting & Exhibition in Salt Lake City, USA, #2146. 2013.

Petersen ET, Lim T, Golay X. Model-free arterial spin labeling quantification approach for perfusion MRI.Magn Reson Med 2006; 55: 219-32.

Petersen ET, Mouridsen K, Golay X, all named co-authors of the QUASAR test-retest study. The QUASAR reproducibility study, Part II: results from a multi-center Arterial Spin Labeling test-retest study.NeuroImage 2010; 49: 104-13.

Petersen ET, Zimine I, Ho Y-CL, Golay X. Non-invasive measurement of perfusion: a critical review of arterial spin labelling techniques. Br J Radiol 2006; 79: 688-701.

Qiu D, Straka M, Zun Z, Bammer R, Moseley ME, Zaharchuk G. CBF measurements using-multidelay pseudocontinuous and velocity-selective arterial spin labeling in patients with long arterial transit delays: comparison with xenon CT CBF. J Magn Reson Imaging JMRI 2012; 36: 110-9.

Roberts DA, Rizi R, Lenkinski RE, Leigh JS. Magnetic resonance imaging of the brain: blood partition coefficient for water: application to spin-tagging measurement of perfusion. J Magn Reson Imaging JMRI 1996; 6: 363-6.

Schmid S, Ghariq E, Teeuwisse WM, Webb A, van Osch MJP. Acceleration-selective arterial spin labeling. Magn Reson Med 2014; 71: 191-9.

Schmid S，Heijtel DFR，Mutsaerts HJMM，Boellaard R，Lammertsma AA，Nederveen AJ，et al. Comparison of velocity- and acceleration-selective arterial spin labeling with ［15O］H2O positron emission tomography. J Cereb Blood Flow Metab Off J Int Soc Cereb Blood Flow Metab 2015；35：1296-303.

Schmid S，Petersen ET，VanOsch MJP. Insight into the labeling mechanism of acceleration selective arterial spin labeling. MAGMA. 2017；30（2）：165-74.

St Lawrence KS，Frank JA，McLaughlin AC. Effect of restricted water exchange on cerebral blood flow values calculated with arterial spin tagging：a theoretical investigation.Magn Reson Med 2000；44：440-9.

Su P，Mao D，Liu P，Li Y，Pinho MC，Welch BG，et al. Multiparametric estimation of brain hemodynamics with MR fingerprinting ASL. Magn Reson Med 2016.

Teeuwisse WM，Schmid S，Ghariq E，Veer IM，van Osch MJP. Time-encoded pseudocontinuous arterial spin labeling：basic properties and timing strategies for human applications. Magn Reson Med 2014；72：1712-22.

Tofts PS，Kermode AG. Measurement of the blood-brain barrier permeability and leakage space using dynamic MR imaging. 1. Fundamental concepts. Magn Reson Med 1991；17：357-67.

Trampel R，Jochimsen TH，Mildner T，Norris DG，Möller HE. Efficiency of flow-driven adiabatic spin inversion under realistic experimental conditions：a computer simulation. Magn Reson Med 2004；51：1187-93.

Václavu L，van der Land V，Heijtel DFR，van Osch MJP，Cnossen MH，Majoie CBLM，et al. In Vivo T1 of blood measurements in children with sickle cell disease improve cerebral blood flow quantification from arterial spin-labeling MRI. AJNR Am J Neuroradiol 2016；37：1727-32.

Varela M，Hajnal JV，Petersen ET，Golay X，Merchant N，Larkman DJ. A method for rapid in vivo measurement of blood T1. NMR Biomed 2011；24：80-8.

von Samson-Himmelstjerna F，Madai VI，Sobesky J，Guenther M. Walsh-ordered hadamard time-encoded pseudocontinuous ASL（WH pCASL）. Magn Reson Med 2016；76：1814-24.

Walsh EG，Minematsu K，Leppo J，Moore SC. Radioactive micro- sphere validation of a volume localized continuous saturation perfusion measurement. Magn Reson Med 1994；31：147-53.

Wang DJJ，Alger JR，Qiao JX，Gunther M，Pope WB，Saver JL，et al. Multi-delay multiparametric arterial spin-labeled perfusion MRI in acute ischemic stroke - Comparison with dynamic susceptibility contrast enhanced perfusion imaging.NeuroImage Clin 2013；3：1-7.

Wang J, Aguirre GK, Kimberg DY, Roc AC, Li L, Detre JA. Arterial spin labeling perfusion fMRI with very low task frequency.Magn Reson Med 2003；49：796-802.

Wang J, Licht DJ, Jahng G-H, Liu C-S, Rubin JT, Haselgrove J, et al. Pediatric perfusion imaging using pulsed arterial spin labeling. JMagn Reson Imaging JMRI 2003；18：404-13.

Wang Z, Aguirre GK, Rao H, Wang J, Fernández-Seara MA, Childress AR, et al. Empirical optimization of ASL data analysis using an ASL data processing toolbox：ASLtbx. Magn Reson Imaging 2008；26：261-9.

Werner R, Norris DG,AlThe K, Mehdorn HM, Jansen O. Continuous artery-selective spin labeling（CASSL）. Magn Reson Med 2005；53：1006-12.

Williams DS, Detre JA, Leigh JS, Koretsky AP. Magnetic resonance imaging of perfusionusing spin inversion of arterial water. Proc Natl Acad Sci U S A 1992；89：212-6.

Wong EC. Vessel-encoded arterial spin-labeling using pseudo-continuous tagging.Magn Reson Med 2007；58：1086-91.

Wong EC, Buxton RB, Frank LR. Implementation of quantitative perfusion imaging techniques for functional brain mapping using pulsed arterial spin labeling. NMR Biomed 1997；10：237-49.

Wong EC, Buxton RB, Frank LR. Quantitative imaging of perfusion using a single subtraction（QUIPSS and QUIPSS II）.Magn Reson Med 1998；39：702-8.

Wong EC, Cronin M, Wu W-C, Inglis B, Frank LR, Liu TT. Velocity-selective arterial spin labeling.Magn Reson Med 2006；55：1334-41.

Wu B, Lou X, Wu X, Ma L. Intra- andinterscanner reliability and reproducibility of 3D whole-brain pseudo-continuous arterial spin-labeling MR perfusion at 3T. J Magn Reson Imaging JMRI 2014；39：402-9.

Wu W-C, Wong EC. Feasibility of velocity selective arterial spin labeling in functional MRI. JCereb Blood Flow Metab Off J Int Soc Cereb Blood Flow Metab 2007；27：831-38.

Yang S, Zhao B, Wang G, Xiang J, Xu S, Liu Y, et al. Improving the grading accuracy of astrocytic neoplasms noninvasively by combining timing information with cerebral blood flow：a multi-TI arterial spin-labeling MR imaging study. AJNR Am JNeuroradiol 2016；37：2209-16.

Ye FQ, Berman KF, Ellmore T, Esposito G, van Horn JD, Yang Y, et al.H（2）（15）O PET validation of steady-state arterial spin tagging cerebral blood flow measurements in humans. Magn Reson Med 2000；44：450-6.

Ye FQ, Frank JA, Weinberger DR, McLaughlin AC. Noise reduction in 3D perfusion imaging by attenuating the static signal in arterial spin tagging（ASSIST）. Magn Reson Med 2000；44：92-100.

Ye FQ, Mattay VS, Jezzard P, Frank JA, Weinberger DR, McLaughlin AC. Correction for vascular artifacts in cerebral blood flow values measured by using arterial spin tagging techniques. Magn Reson Med 1997；37：226-35.

Ye J, Bhagat SK, Li H, Luo X, Wang B, Liu L, et al. Differentiation between recurrent gliomas and radiation necrosis using arterial spin labeling perfusion imaging. Exp Ther Med 2016；11：2432-6.

Zhang W, Silva AC, Williams DS, Koretsky AP. NMR measurement of perfusion using arterial spin labeling without saturation of macromolecular spins. Magn Reson Med 1995；33：370-6.

Zhang W, Williams DS, Koretsky AP. Measurement of rat brain perfusion by NMR using spin labeling of arterial water：in vivo determination of the degree of spin labeling. Magn Reson Med 1993；29：416-21.

Zhang X, Petersen ET, Ghariq E, De Vis JB, Webb AG, Teeuwisse WM, et al. In vivo blood T(1) measurements at 1.5 T, 3 T, and 7 T. Magn Reson Med 2013；70：1082-6.

Zhou J, Wilson DA, Ulatowski JA, Traystman RJ, van Zijl PC. Two-compartment exchange model for perfusion quantification using arterial spin tagging. J Cereb Blood Flow Metab Off J Int Soc Cereb Blood Flow Metab 2001；21：440-55.

17

图像分析[1]

穆罕默迪·西亚伍什（Siawoosh Mohammadi），
汉堡大学埃彭多夫医学中心
卡拉汉·玛蒂娜夫（Martina F. Callaghan），
伦敦大学学院

---

1 由尼古拉斯·G.道尔（Nicholas G. Dowell）编辑。

17.6 附录：图像配准

参考文献

17.1 定量 MRI 数据的实用性及其缺陷

神经影像学研究的目标是确定一个标记物，该标记物可以捕捉个体间行为、功能、功能障碍或病理学方面的差异。它可以通过比较两组（如患者和对照组）或通过检验神经影像学指标和一些参数，描述年龄、行为评分、临床结果等之间的关系来实现。公认的神经影像学参数就是通过在标准结构 MRI 扫描（如 T_1 加权磁共振图像）上测得大脑或脊髓的体积，其神经影像学指标的变化，例如在海马体（Woollett et al.，2008；Bonnici et al.，2012）、丘脑（Keller et al.，2012）和脊髓（Freund et al.，2013），可以随着时间的推移或在个体之间进行评估。这种方法的实用性体现在它对人脑的可塑性（Maguire et al.，1997；Draganski et al.，2004），对癫痫（Keller et al.，2011）、创伤性脑损伤（Freund et al.，2013）或脊髓（Martin et al.，2016）等疾病发生的病理过程的深入了解。

然而，通常用于形态测量分析的常规加权 MR 图像，其信号强度受不同 MRI 属性、扫描仪架构（如接收或发射场不均匀性）和所用成像协议的特定性（如 TR、TE、翻转角度等的选择）等方面的影响。形态测量对组织多种固有物理 MRI 属性的依赖性较复杂，很难精确而可靠地评估解剖区域体积或解释这些体积的变化。一个典型的例子是基于 MRI 的体积估计中可出现的误差，即对感觉运动皮层厚度的低估，其中，T_1 和 T_2 加权图像的皮质对比度主要是由髓鞘室驱动的，因此导致白质边界的对比度降低（Zilles and Amunts，2015）。

与传统 MRI 不同，定量 MRI（quantitative MRI，qMRI）测量的是绝对物理参数，如弛豫时间（Koenig et al.，1993）、扩散 MRI 中水的扩散率估计值（Le Bihan，2003）或功能 MRI 中的 BLOD 信号变化（Logothetis，2008），这些参数根据仪器误差进行了校正（Lutti et al.，2010；Weiskopf et al.，2013）。标准化的属性便于在不同地点、时间点（Weiskopf et al.，2013）和参与者之间进行比较，从而实现多中心研究。此外，与标准解剖图像（如 T_1 加权成像）相比，qMRI 参数图与组织单一物理特性的直接关系，增加了其对微观组织特性的敏感性（Kleffner et al.，2008；Lutti et al.，2014；Yeatman et al.，2014；Gomez et al.，2017）。例如，从脑和颈椎脊髓的多参数定量指标（multiparameter mapping，MPM）协议中产生的髓磷脂敏感神经影像学生物标志物,为脊髓损伤中萎缩相关病理的潜在过程提供了新的见解(Freund et al.,2013;Grabher et al.,2015)。此外,qMRI 参数图高组织对比度不仅可以提高大脑解剖结构的自动评估(如深部灰质区,Helms et al.,2009;Callaghan et al.,2006b),而且更高的特异性也有助于识别由于标准解剖图像中信号变化引起的假体积变化,而这些变化实际上是由微结构组织变化驱动的(如在衰老过程中铁积累的结果;Lorio et al.,2016)。

尽管 qMRI 提高了对微观组织变化的敏感性,但每个 qMRI 指标都受到微观结构水平上存在的多种潜在生物学特征的影响。因此,对于 qMRI 参数变化的原因可以有多种解释。例如,脱髓鞘和轴突丢失会导致扩散 MRI 的各向异性分数降低(Deppe et al.,2007;Wheeler-Kingshott et al.,2014),而铁浓度的增加或髓鞘形成的增加会导致纵向弛豫时间(T_1)的缩短(Rooney et al.,2007;Callaghan et al.,2015)。因此多种 qMRI 测量的结合可以更好地解释观察到的体积变化,特别是作为组织间室的生物学标记物时,如表观横向弛豫时间(T_2^*)作为衰老过程中铁含量标记物的(Draganski et al.,2011;Callaghan et al.,2014;Lorio et al.,2014)。

最后,qMRI 测量还可以与 MR 信号的生物物理模型相结合,获取更具生物学特异性的脑组织微观结构的定量组织学数据,这被称为活体组织学 MRI(in vivo histology using MRI,hMRI;Weiskopf et al.,2015)。解释这种多特征关系的一种方法是使用多变量模型,将定量 T_1、T_2^* 和磁化传递(Magnetisation transfer,MT)饱和度作为髓鞘和铁的生物标志物(STüber et al.,2014;Callaghan et al.,2015a;Mangeat et al.,2015)。也可以使用描述基础解剖结构的简单几何关系来推导多模态生物物理模型,例如基于髓磷脂和纤维密度生物标记物的 MR g-ratio 模型(描述纤维的相对厚度,包括其髓鞘相对于和轴突的厚度;Stikov et al.,2015),或者结合弛豫测量和扩散 MRI(diffusion MRI,dMRI)的梯度回波信号衰减的空心圆柱体模型(Wharton and Bowtell,2012,2013;Gil et al.,2016)。在不同图像的组合过程中,准确的空间对应是实现生物物理组织特性可靠量化的关键步骤。鉴于每种定量 MRI 技术都有特定伪影,后一类模型结合了来自不同 MRI 采集技术的数据,最易受成像技术特异性伪影的影响。

在本章中,我们将讨论利用 qMRI 数据及组合的图像分析方法,关注定量数据的潜在缺陷,重点关注多模态 qMRI 数据组合中的人为因素,如研究对象的运动、空间畸变和热噪声,而特定 qMRI 技术中可能遇到的相关伪影不在本章讨论范围之内(Bammer et al.,2005;Le Bihan et al.,2006;Johansen Berg and Behrens,2009;Jones,2010)。在提出了解决这些人为因素的方法后,我们将讨论在组水平上分析 qMRI 标记的一些方法,以便确定在功能上或行为上相关的个体间差异。

17.2 通过处理使数据质量最优化

17.2.1 动机

MRI 参数的量化通常依赖于具有不同对比度的多个图像的组合（例如使用不同翻转角度采集的多个梯度回波图像来定量 T_1 时间）。为了实现最佳组合，任何由于研究对象运动而引起的空间错位都必须最小化；也有必要使用不同的读出方案，将不同的 MRI 技术获得的多模态图像结合起来。例如，g-ratio hMRI 模型需要在逐个体素水平上将 2D 回波平面成像（Echo planar imaging，EPI）数据（基于 dMRI 的纤维密度生物标记物）与 3D 梯度回波数据（基于磁化传递的髓鞘密度生物标记物）相结合。然而，使用不同的读出方案意味着空间图像畸变的表现将不同，这对基于 EPI 的数据有更严重的影响，因为该技术对与磁敏感相关场的不均匀性非常敏感。如果不加以修正，这些差异效应会导致随局部而变化的空间失配。还应注意的是，磁化率畸变随磁场强度的变化而变化，即在 7 T 时比在 3 T 和 1.5 T 时大。图 17.1 显示了在 3 T 时如果伪影没有得到适当的纠正所产生的错位，以及解决这个问题的收益。如果存在这种错位，则会严重影响估计的 MR g-ratio 图，例如胖胀体膝部（参见图 17.1 中的十字准线）。

hMRI 模型需要更高的空间分辨率，以更好地解析皮质细节，如皮质的层状结构、描绘具有特定功能的小核团，或在复杂纤维结构的中央连接处分离功能相关的纤维（Schmahmann and Pandya，2006；Roebroeck et al.，2008；Weiskopf et al.，2015）。因此，每种 qMRI 技术都应该以尽可能高的分辨率获得。当空间分辨率达到极限时，热噪声在 MRI 数据中的作用变得更加重要。而基于快速小角度激发（Fast-low-angle-shot，FLASH）的磁化传递或弛豫率估计，可以在非常高的分辨率下获得，例如，使用多参数定量技术（Helms et al.，2008a，2008b；Weiskopf et al.，2013），在 3 T 时可以常规获得 800 μm 的各向同性分辨率（Lutti et al.，2014）。由于扩散加权过程中固有的低信噪比（Signal-to-noise ratio，SNR），以及实现图像采集所需的时间（规定最小回波时间 TE），要获取体素尺寸小于 1.5 mm 的活体 dMRI 数据仍具有挑战性。低信噪比不仅会使 qMRI 估计值产生误差（详见 17.2.4 节），还会降低图像质量。去噪（即平滑）是一种利用图像处理来回顾性地提高图像质量的方法。但去噪通常会导致图像模糊（例如高斯去噪），从而降低图像的有效分辨率。基于自适应去噪法有希望在不降低有效分辨率的情况下降低噪声水平。图 17.2 展示了自适应去噪法如何实现超高分辨率的 qMRI,例如,1 mm 各向同性分辨率下的扩散 MRI(Becker et al.,2014)和 500 μm 各向同性分辨率的纵向弛豫率(Tabelow et al.,2016)。

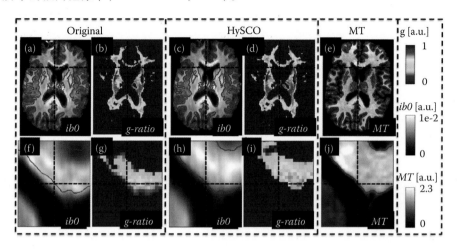

图 17.1　一个典型的例子,扩散磁共振成像(dMRI)数据中磁敏感诱发的几何畸变及其对 MR g-ratio 图的影响。将原始 dMRI 数据(a,b,f,g)和随后的超弹性磁化率-畸变校正(Hyperelastic susceptibility-distortion-correction,HySCO)(c,d,h,I)的 MR g-ratio 和对比度反转 b0 图(Contrast-inverted b0 maps,ib0),与一个很大程度上对畸变不敏感的基于 FLASH 的髓鞘密度生物标志物进行比较(e,j),这里我们使用了半定量磁化传递饱和(Helms,2008b)。磁化率校正后,dMRI 和磁化传递数据中解剖结构之间的空间不匹配(见红色轮廓)大大减少。未校正的 dMRI 图和磁化传递图之间与磁化率相关的失配导致 g-ratio 图中产生严重的局部变化误差,例如,十字准线在胼胝体膝部(g)的边缘以不切实际的 g≈1 凸显其中一个体素。(经许可转载自 Mohammadi,S.,et al.,Front. Neurosci.,9,441,2015.)

17.2.2　受试者运动

在 MRI 临床应用中,受试者运动是不可避免的,也是图像质量降低的最主要原因(Andre et al.,2015)。运动发生在从毫秒到秒的多个时间尺度上。它可以是刚性运动(缓慢的头部运动,如点头)或非线性运动(如心脏搏动产生的摆动伪影)。在数据采集的过程中,运动的幅度及类型,运动的时间尺度都是导致图像质量下降的重要因素。运动的影响取决于它是发生在采集之间(扫描间运动)还是发生在采集期间(扫描内运动)。此外,扫描内的运动影响还取决于影响多少行 k-空间,以及它是发生在采集中央 k-空间线还是发生在外部 k-空间线的过程中。扫描之间的运动可通过回顾性刚性图像共配准(即估计和反转三个平移和三个旋转自由度)得到极大的改善。主流的开源神经成像工具(SPM、FSL 等),根据是否需要在不同模态或相同模态之间进行空间对齐,而使用不同的优化功能来估计所需的刚性转换。如要配准 EPI 和 T_1 加权图像,可以使用互信息,而功能 MRI(functional MRI,fMRI)时间序列上图像配准是可使用归一化和平方差(Friston et al.,1995)。在 2D 成像中,通过逐层配准可以部分地校正层平面之间的伪影。虽然不如刚性配准准确且更耗时，但可用于脊髓定量 MRI 中（Mohammadi et al., 2013a; Xu et al., 2013）由于生理性运动导致层与层之间的错配（Yannakas et al., 2012）。最后，具有高度非均匀灵敏度分布的高密度接收器阵列的出现，意味着图像中的信号强度是由线圈的位置特异性净灵敏度参数调制的。刚性联合配准不考虑这种位置特异性的调制，因此，必须单独估计净敏感度概况（在参与者和位置特异性的基础上）并将其删除，这样可以避免 qMRI 参数估计中的误差（Papp et al., 2016），否则即使是小幅度的扫描内运动也会引起误差。

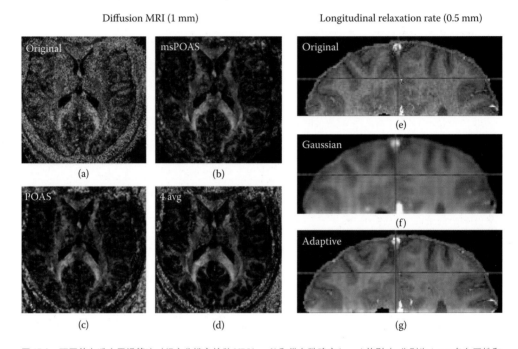

图 17.2　不同的自适应平滑算法对超高分辨率扩散 MRI（a~d）和纵向弛豫率（e~g）的影响，分别为 1 mm 各向同性和 0.5 mm 采集。左边的四幅图像描绘了彩色编码的分数各向异性（Fractional anisotropy, FA）图（来自在 7T MR 系统上采集的单壳数据；Becker et al., 2014）：（a）原始噪声数据，（b）多壳位置定向自适应平滑（Multishell position orientation adaptive smoothing, msPOAS）重建，（c）POAS 重建（Becker et al., 2013），（d）通过花费四倍的时间扫描和平均数据实现的金标准。右边的三幅图像分别描绘了原始的（e），高斯去噪的（f）和自适应去噪的（g）纵向弛豫率图，这些图是在 3T 下的 0.5 mm 各向同性分辨率多参数定量协议获得的（Tabelow et al., 2016）。请注意，与高斯去噪（f）不同，自适应去噪在不去除 qMRI 模式（g）中结构边界的情况下显著降低了噪声水平（a~d）。（经许可转载自 Becker S.M.A., et al., NeuroImage, 95, 90-105, 2014.）

运动可以改变 MRI 信号，从而导致形态计量学结果（Tisdall et al., 2016）及 qMRI 指标（Callaghan et al., 2015b）出现误差。3D 梯度回波序列扫描时间通常为几分钟，并且将受到此期间发生的任何类型运动的影响。对于运动伪影敏感的 MRI 模态（如扩散 MRI；Wedeen et al., 1994; Storey et al., 2007）和/或需要对整个大脑进行高时间采样率（如功能 MRI），EPI

因其速度快而受到青睐。在单次激发 2D EPI 中,可以在不到 100 ms 的时间内获得整个图像平面(Bernstein et al., 2004)。2D EPI 因其较快的速度,对慢运动具有一定的鲁棒性。然而,它对快速旋转式运动更为敏感。这种运动将在整个组织中引入线性相位变化,从而导致 k-空间中数据的位移,该位移与旋转运动的角速度大小以及激发和读出之间施加梯度的时刻成正比(Wedeen et al., 1994)。因此,这种类型的运动可导致 2D EPI 序列中的信号丢失,该序列应用具有高第一时刻的梯度,例如,在 dMRI 中研究对象运动(Storey et al., 2007)、扫描床振动(Gallichan et al., 2010;Mohammadi et al., 2012a)或心脏搏动(Skare and Andersson et al., 2001;Nunes et al., 2005;Mohammadi et al., 2013b)。

三维梯度回波采集技术有几种回顾性扫描内运动校正方法,旨在扭转刚性运动引起的 MRI 信号调制。一些研究的目的是从复杂的 MR 信号中估计运动轨迹(Atkinson et al., 1997,1999;Batchelor et al., 2005;Cheng et al., 2012),而另一些是在从导航回波的交错采集中进行估计(Fu et al., 1995;Welch et al., 2002;Magerkurth et al., 2011;Cheng et al., 2012;Nöth et al., 2014)。虽然这些回顾性的方法已被证明可以改善图像质量,但它们的广泛使用受到以下限制:它们需要大量的计算工作;不能改善自旋历史效应影响;不能在扫描结束前提供最终图像质量的参数;并且数据的重新获取将需要对检查者重新扫描。导航回波还有一个额外的缺点,即在采集过程中需要停滞时间,在这种情况下,导航必须在不干扰磁化的情况下获得(如干扰稳态)。使用导航回波的前瞻性校正方法(Welch et al., 2002;van der Kouwe et al., 2006;White et al., 2010)或外部监视设备(Zaitsev et al., 2006;Maclaren et al., 2012, 2013;Callaghan et al., 2015b)也可用于补偿数据采集期间的运动,它们通过实时估计运动并使用该信息更新成像梯度以及射频(radiofrequency, RF)场的频率和相位。但这些方法仍然受到限制,因为它们无法补偿所有与运动相关的影响,例如接收场、发射场、B_0 匀场和非刚性运动带来的变化(Greitz et al., 1992)。另一种方法是利用所采集数据中的任何冗余。如果 qMRI 模型被高估,即可用的数据点多于模型拟合所需的数据点,则可以使用数据驱动的方法来检测和移除运动损坏的数据点,例如,dMRI(Chang et al., 2005)、fMRI(Diedrichsenand Shadmehr, 2005)、T_2^* 模型(Weiskopf et al., 2014)或 T_1 模型(Callaghan et al., 2016b)。对于 2D EPI 时间序列,可以将运动回归变量添加到 qMRI 模型以估计这些信号变化的贡献,例如,可以在 fMRI(Friston et al., 1996)或 dMRI(Mohammadi et al., 2013b)的一般线性建模框架内完成。

17.2.3　空间图像畸变

如上所述,2D EPI 一次激发就能获取全平面的数据,因此扫描速度极快,可以应用到多种场景当中。但是它的缺点是沿相位编码方向的带宽低，该方向上相邻 k-空间点的采样通常比频率编码方向慢两个数量级（回波间隔或沿相位编码方向的采样间隔在 500 μs 时，采样间隔时间或沿频率编码方向的采样间隔可能是 5 μs）。这种较低的带宽会导致在相位编码方向上出现各种伪影，例如，化学位移伪影、尼奎斯特（Nyquist）重影和图像畸变（Bernstein et al., 2004）。在这些伪影中，EPI 的图像畸变尤其不利于多模态 qMRI 数据的联合（如图 17.1 所示）。这些畸变是由偏共振效应（如主磁场不均匀性、磁敏感性变化和涡流）引起的。偏共振效应在图像中转化为空间畸变的程度，取决于它们相对于线性编码梯度带宽的大小，线性编码梯度的带宽决定了相邻空间点在频率空间中的距离。这种关系如图 17.3 所示：绿色和蓝色曲线分别表示由相位和频率编码梯度引入的图像空间和频率空间之间的关系。注意，绿色曲线的斜率远低于蓝色曲线的斜率，因此绿色曲线受外加偏共振场的干扰更大（参见红色曲线）。

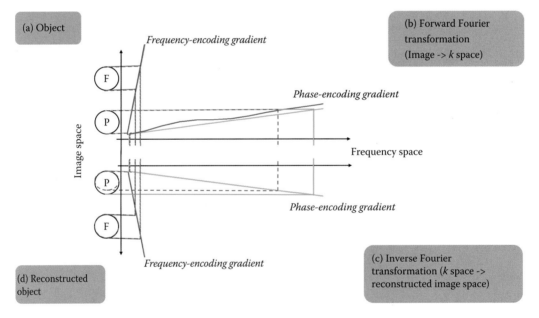

图 17.3　线性成像梯度在扫描对象位置（a）和 MRI 信号频率（b）之间产生线性关系。在这种线性关系不受干扰的理想情况下，通过对 MR 信号（c）进行傅里叶逆变换，可以（d）精确地重建扫描对象（黑色圆圈）。该线性曲线的斜率（与图像和 k-空间相关）取决于通过成像编码梯度对数据进行采样的带宽。频率编码梯度的高带宽导致该梯度的斜率（蓝线）比相位编码方向的斜率（绿线）大得多，从而导致对非线性偏共振干扰的不同影响（红色曲线）。因此，扫描对象沿频率编码梯度方向（黑色圆圈 F）的投影可获得精确的重建（红色虚线圆圈 F），但该投影导致沿相位编码方向的畸变（黑色圆圈 P，失真的红色虚线圆圈 P）。然而，如果已知偏共振场（扰动的成像梯度的形状），那么对于这些畸变，可以通过修改重建本身、使用不同的变换或者使用偏共振场作为体素方向的位移图对畸变图像进行重采样来进行校正。

　　由于图像畸变是 EPI 中最容易理解和建模的现象之一，可以使用各种处理方法回顾性地校正这类影响。场的不均匀性和磁敏感变化可以通过附加的 MRI 序列"场图"进行测量

（Jezzard and Balaban，1995；Reber et al.，1998；Hutton et al.，2002），或者使用物理模型对畸变的图像本身进行估算（Chang and Fitzpatrick，1992），在场的不均匀性的基础上通过展平程序逆转畸变（Hutton et al.，2002；Markl et al.，2003）。虽然这种方法已被证明是主流的，但比较具有挑战性的是需要准确的相位展开，特别是在相位变化迅速的磁敏感界面。近年来，人们开发了替代方法，例如，获取一种模态的对比度和另一种模态的畸变相匹配的中间图像（Renvall et al.，2016），使用点扩展函数估计和校正畸变（Zaitsev et al.，2004；In et al.，2016），或使用具有相反相位编码方向的两个 EPI 图像来鲁棒地估计场图（Andersson et al.，2003；Holland et al.，2010；Ruthotto et al.，2012）。后一种方法可以在开源工具箱中使用（Andersson et al.，2003；Ruthotto et al.，2012，2013）。偏共振场的另一个组成部分为涡流，因为使用了强扩散加权梯度，所以 dMRI 数据在不同扩散编码梯度方向获得的图像之间表现不同（Jezzard et al.，1998）。如果将涡流导致的偏共振场建模为一阶模型，其导致的图像畸变可以用 4 种仿射变换来描述（Mohammadi et al.，2010）；如果建模到二阶模型，其导致图像的畸变可以用 10 个变换参数描述（Rohde et al.，2004）；而建模到三阶模型，其导致图像的畸变则需要 20 个参数来描述（Andersson and Sotiropoulos，2016）。这些变换参数可以与刚性共配准相结合，同时校正涡流和受试者运动引起的图像畸变（如 FSL、SPM-ACID）。尽管新的方法有希望同时校正运动和涡流引起的图像畸变（Andersson and Sotiropoulos，2016；Andersson et al.，2017），但它们的交互作用也具有挑战性。例如，存在梯度非线性的运动不仅会导致不同的图像畸变，还会导致信号强度变化（Bammer et al.，2003；Mohammadi et al.，2012b）。尽管人们应该注意到这种畸变的来源（Schmitt et al.，2012），但硬件的进步意味着现代人类梯度系统显示出较轻的非线性程度，大大降低了这种伪影的影响。

只有少数的比较研究发表在同行评议的论文中，因此很难指定最佳的畸变校正方法，可以在 2013 年苏亚雷斯（Soares et al.，2013）等的论文中找到 dMRI 预处理工具的摘要，而最近的一项研究比较了不同的涡流校正工具的性能（Graham et al.，2016）。

17.2.4　MRI 噪声

受试者运动以前述不希望的信号波动形式将噪声引入 MRI 信号中，与此同时，热噪声也会通过降低信噪比和对比噪声比来影响所采集数据的质量，从而限制在数据中可以检测到的最小可能效应量，这在检测细微差别时是有问题的，例如在疾病的前驱阶段。在 MRI 中，噪声这一术语可以根据上下文有不同的含义。在本章中，我们将讨论在 MRI 信号采集过程中，热噪声导致检测电压变化带来的效应，该效应主要由接收链或受试者的随机波动（即由于分子的随机运动）引发。在获取的信号中存在噪声是一个问题，它不仅影响图像的辨别能力(临床评估的效应量以及视觉评估)，而且可能干扰进一步的图像处理，例如分割和共配准。此外，噪声会使观测到的 MR 信号产生偏倚，例如通过获取信号幅度来引入莱斯(Rician)噪声偏倚，从而影响来源于采集数据中任何量化模型的估计。

MRI 中噪声的表征非常具有挑战性，尤其是在引入多个接收器线圈和并行采集技术的情况下。在近似一阶建模时，可以将噪声模拟为累积高斯分布的复杂噪声，该噪声对所获得的复合 MR 信号的真实和虚拟部分都有影响。传统观点将幅度图作为首选，但是人们逐渐意识到，尤其是在较高的场强下升高的磁化率对比，通过额外检测 MRI 的相位信号，可以收集到关于组织微观结构的重要信息(Haacke et al., 2004, 2015; Duyn et al., 2007)。对于单通道采集，振幅重建形成了信号呈莱斯分布(Rician-distributed)的图像。如今，优于正交接收线圈的多通道接收线圈成为常规应用，因为它提供了更高的信噪比，并且通过使用并行采集技术有望减少采集时间和几何畸变(Deshmane et al., 2012)。噪声特性受所使用的任何并行成像技术和重建滤波器的影响。利用先进的并行成像方法，噪声的分布变得具有空间依赖性，其信号特性需要更复杂的建模(Aja-Fernandez et al., 2008; Robson et al., 2008; Landman et al., 2009; Maximov et al., 2012; Veraart et al., 2013)。在迪特里希(Dietrich)等的综述中可以找到这些不同配置下的噪声特性(Dietrich et al., 2008)。

MR 幅度图像中的莱斯噪声会导致噪声矫正现象。因此，随着真实 MR 信号振幅的减小，所获得的信号趋向于一个正的非零值，而不是一个趋向于零的平均值。这种效应被称为非零"本底噪声"，可以使模型估计产生偏倚，尤其是当 MR 信号与噪声的幅度相同(低SNR)时。在扩散 MRI 中，这种情况经常发生，因为扩散加权梯度施加的额外信号削减，本底噪声会使信号衰减小于实际值，从而导致扩散系数被低估(Dietrich et al., 2001)。对追踪、各向异性(Jones and Basser, 2004)和超张量扩散特性如扩散峰度(André et al., 2014)的估计也可能存在偏倚。这些噪声偏倚可以在模型拟合之前，通过对复杂数据求平均值(Eichner et al., 2015)或模拟其对幅度数据的影响来校正(Sijbers et al., 1998; Sijbers and den Dekker, 2004; Aja-Fernandez et al., 2008; André et al., 2014)。同时，它也可以在建模层面进行校正(Basu et al., 2006; Andersson, 2008; Koay et al., 2009; Landman et al., 2009; Zhang et al., 2012; Tabelow et al., 2015; Polzehl and Tabelow, 2016)。在弛豫时间中，特别是在 MR 信号迅速衰减的富铁区域，T_2(Bjarnason et al., 2010; Bai et al., 2014; Bouhrara et al., 2015)和 T_2^*(Yokoo et al., 2015)的估计可以从莱斯偏倚校正中获益。此外，高阶生物物理模型(Wharton and Bowtell, 2013; Gil et al., 2016; Callaghan et al., 2016a)可以探测弱信号的变化，所以可以从噪声偏倚校正中获益。

为了最大限度地提高图像分辨率，同时尽量减少扫描时间(通过使用并行成像方法对数据进行二次采样），定量 MRI 往往受 SNR 偏低影响。为了提高 SNR,同时尽量减少空间分辨率的损失,可以采用边缘保护去噪法（图 17.4）。已经提出了几种边缘保护去噪的方法（Ding et al., 2005; Aja-Fernandez et al., 2008; Lohmann et al., 2010; Manjón et al., 2010）,但对于此类方法而言,它们的性能（平滑核对局部解剖边界的自适应）取决于初始图像 SNR 和组织边界处信号改变的幅度。定量 MRI 协议通常会获得具有不同对比度的多个加权量,例如多个翻转角以量化 T_1 或多个扩散权重。这提供了冗余的结构信息,如果可以同时使用整个 qMRI 数据集中的总信号及其在组织边界的变化,则边缘保护去噪法可以利用这些信息（见图 17.2）。典型的例子是 dMRI 和 fMRI。这两种成像技术也体现了对 SNR 的两种截然不同的要求。在 fMRI 中,单个图像的 SNR 非常高,而感兴趣效应（BOLD 效应）振幅很低,如 1.5 T 时为 0.5% ~ 3%（Jezzard et al., 2003）,而 3 T 时增加了 2 倍（Triantafyllou et al., 2011）。因此,整个时间序列上的时间 SNR,其功能灵敏度必须最大化。在 dMRI 中,除了成像梯度外,还应用了很强的扩散加权梯度,使得图像的 SNR 很低。然而,dMRI 中效应量可能相当高（特别是在白质中）,允许从较低 SNR 的图像中估计扩散参数。通过利用 MRI 参数定量所需采集的多重对比度特性,自适应去噪也可用于其他定量 MRI 技术,如高分辨率弛豫测量学（Callaghan et al., 2016b; Tabelow et al., 2016）。在图 17.2 和图 17.4 中,展示了不同的自适应去噪方法。在图 17.4 中,单个 T_1 加权图像的自适应去噪在很大程度上消除了白质和灰质中的微小解剖变异（图 17.4c）,但图 17.2 的示例更好地保留了白质和灰质中的微小解剖变异,这是因为图 17.2 的示例使用了整个 dMRI 数据集（图 17.2 a~d）或多参数定量（图 17.2 e~g）。

通常,可以使用两种不同类别的边缘保护去噪法:(1)基于信号模型的方法,例如 fMRI 中的一般线性模型（Tabelow et al., 2006）,dMRI 中的扩散张量模型（Arsigny et al., 2006; Tabelow et al., 2008）和多参数定量模型（Tabelow et al., 2016）。(2)独立于信号模型但依赖于数据内对称性的方法,例如关于图像和 q-空间中的邻域信息（Duits and Franken, 2011; Becker et al., 2012, 2014）。

17.2.5　图像伪影校正方法

根据所使用的图像采集技术,图像的伪影表现形式有所不同。在 qMRI 中有两类重要的采集技术必须根据伪影加以区分:3D 梯度回波技术常用于弛豫、磁化传递和定量相位成像,而 2D EPI 经常用于 dMRI 和 fMRI。表 17.1 总结了 2D EPI 和 3D 梯度回波采集相关的显著伪影。应该注意的是,当提到 3D 梯度回波方法不受与磁敏感相关畸变的影响时,这预示着伪影水平远小于 2D EPI。表 17.2 呈现了可以用来减少这些伪影影响的工具。

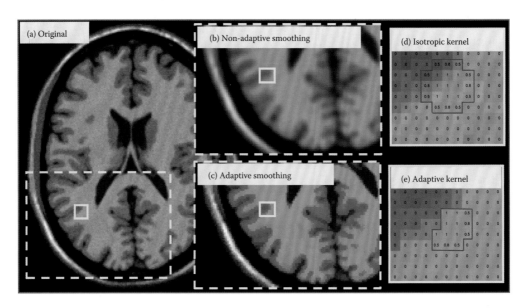

图 17.4　在增加 3% 噪声（a）下模拟 T_1 加权图像（Brainweb-Simulator，http://brainweb.bic.mni.mcgill.ca/brainweb/selection_normal.html）自适应（c）和非自适应（b）去噪的极端例子。在（d）和（f）中，包含组织边界的区域中的平滑核（以红线为边界）被放大，a~c 中的黄色框。平滑核的权重（d，e 中的数字）表示体素对去噪过程中计算的加权平均值的贡献程度。当自适应平滑核的权重在组织边界之外变为零时（e），非自适应平滑核的权重保持围绕核中心（d）的各向同性分布。需注意，这是自适应平滑的一个极端情况，以证明在极限情况下，虽然保留了组织边界，但删除了组织类中的结构。在实践中，需要调整自适应平滑方法的参数，以使 SNR 最大化，同时保留组织特征（如图 17.2 所示）。

表 17.1　多模态 qMRI 结合的最显著伪影概述

伪影		受试者运动			图像畸变			噪声
表现		刚性运动	层间差异	MR 信号调制	磁敏感	涡流	偏倚	图像质量
2D EPI	扩散	！√	！（√）	！（√）	！√	！√	！√	！√
	功能	！√	！（√）	！（√）	！（√）	×	×	×
3D GE	R1,R2	！√	×	！－	×	×	×	！√
	$R2^*$	！√	×	！（√）	×	×	！√	！√
	MT,PD	！√	×	！－	×	×	×	！√
	QSM	！√	×	！－	×	×	×	！√

注：！=受伪影影响；×=不受伪影明显影响；（√）=可以通过图像处理（部分）减少；－=不能通过图像处理减少；R1、R2（$R2^*$）=纵向、（表观）横向弛豫率；MT = magnetisation transfer saturation rate，磁化传递饱和率；PD = proton density map，质子密度图；QSM=quantitative susceptibility mapping，定量磁化率成像；qMRI = quantitative MRI，定量 MRI；EPI=echo planar imaging，回波平面成像。

表 17.2　可能减少表 17.1 伪影的工具集合

伪影校正工具	受试者运动	EPI 畸变	噪声
AFNI	√		
https：//afni.nimh.nih.gov/afni			
BrainVoyager	√		√
http：//www.brainvoyager.com/			
ExploreDTI	√		
http：//www.exploredti.com/			
FSL	√	√	
https：//fsl.fmrib.ox.ac.uk/fsl/fslwiki/			
MRI Denoising Software			√
https：//sites. google. com/site/pierrickcoupe/softwares/denoising − for − medical−imaging/mri−denoising/mri−denoising−software			
3D Slicer	√	√	√
https：//www.slicer.org/			
SPM	√	√	
http：//www.fil.ion.ucl.ac.uk/spm/			
SPM−ACID	√	√	√
www.diffusiontools.com			
TORTOISE	√	√	
https：//science.nichd.nih.gov/confluence/display/nihpd/TORTOISE			
WIAS software collection for Neuroscience			√
http：//www.wias−berlin.de/software/imaging/			

注：这个总结可能是不完整的，并且不是所有的工具都能恰当地处理所有的 qMRI 数据。此外，该表是在 2017 年创建的，这些年来可能已经添加了新功能。

　　值得注意的是，这里呈现的处理方法的顺序，并不是我们建议应用这些方法的方式。例如，尽可能地对未处理的数据应用去噪和偏倚校正，因为由于涉及畸变和运动校正的重采样步骤而产生的内插可以改变数据中的噪声。另一方面，用于扩散 MRI 或多参数定量数据的自适应去噪法，要求整个数据集在空间上对齐，即在应用自适应去噪之前，需要校正运动和涡流畸变。

17.2.6 展望

以上仅提供了有限的伪影和工具选择，反映了我们对多模态 qMRI 组合数据的关注。其他于单个 qMRI 技术很重要的伪影（例如弛豫测量和磁化传递成像中的 B_1^+ 场校正；Lutti et al.，2010；Pohmann and Scheffler，2013）对于准确量化 MRI 组织特性也至关重要。此外，对多模态 qMRI 组合造成高阶效应的伪影尚未被涵盖。例如，2D EPI 数据通常比 3D 梯度回波数据具有更宽的点扩展函数，这是由于在相位编码方向上，在相对较长的 EPI 回波序列中，发生了相当数量的 T_2^* 衰减（Farzaneh et al.，1990）。这会增加 2D EPI 数据中的部分容积效应，从而增加多模态 qMRI 方法中的部分容积效应。解决不同有效分辨率问题的一种方法是超分辨率方法（Coupe et al.，2013；Poot et al.，2013；Ruthotto et al.，2014；Setsompop et al.，2015）。还应注意到，我们在这里关注的是大脑的处理工具，还有许多用于身体其他部位的重要工具在这里没有讨论。最后，应当强调指出，尚有功能强大的通用处理技术，例如 ANTs（http://stnava.github.io/ANTs/），ITK（https://itk.org/Doxygen/html/RegistrationPage.html）或者 FAIR（https://github.com/C4IR/FAIR.m），可用于开发用户针对性的校正方法。实际上，表 17.2 所列出的工具部分使用了这些处理技术（如 SPM-ACID 包含的 FAIR）。

17.3 组分析的处理

分组研究可以以多种方式进行。这种分析的主要选择是，是否要在每个人的原始（受试者）空间进行分析，例如，通过在特定解剖结构中提取一个总量，如原始中红细胞核的平均 T_2^* 值；或者分析是否应该在一个共同的组空间中进行，例如，通过空间上标准化到一些立体定向空间，如蒙特利尔神经研究所（Montreal Neurological Institute，MNI）常用的空间。手工勾画特定的解剖结构是很耗时的，需要具备感兴趣结构的解剖学专业知识；另一种选择是使用自动分割工具，可以在原始空间进行，例如将体素分为灰质或白质，甚至识别脑干的亚核（Lambert et al.，2013；Bianciardi et al.，2015）。或者将基于图谱的感兴趣区（Region-of-interest，ROI）标签使用非线性空间标准化方案的逆变形计算，从模板空间变换到原始空间（Klein et al.，2009）。qMRI 数据 ROI 分析强特异性可以揭示对微结构变化的重要见解，例如，衰老过程中微观结构变化的时间模式（Lorio et al.，2014；Steiger et al.，2016）。在立体定向空间进行的组研究具有直接访问预定义图谱以识别解剖结构的优势。此外,还增加了灵活性,因为没有必要对预期存在相关性或差异性的大脑区域进行先验假设;相反,全脑分析可以用来确定感兴趣的区域,然后以标准化的方式进行报告。然而,为了在整个研究组中实现解剖学上的一致性,这些方法还依赖于高精度的空间标准化算法,以便将单个 qMRI 数据映射到模板空间。在考虑所研究数据的定量性质时,另一个值得特别注意的关键方面是需要在这个空间标准化过程中保留这些定量值。一旦进入公共空间,就可以使用现有的二级统计分析框架(如 SPM、FreeSurfer、FSL 等)进行群体分析。

17.3.1 在原始空间中分析

可以使用多种不同的方法从原始(受试者)空间中的 qMRI 数据中提取总的度量。首先,需要定义感兴趣的结构,其大小可能从整个皮质到特定的亚核,可以通过自动分割算法或专业人员分割完成(Keller and Roberts, 2009)形态分析量化形状的异常。因此,形态一词被定义为与位置、大小和方向无关的物体几何特性(Bookstein, 2008)。例如,在宫内发育过程中,大脑皮层变得越来越复杂,评估大脑皮层的形态(卷积程度)可以作为衡量大脑大小的一个补充指标,从而有助于更好地理解早产的后果以及在子宫外发育所产生的后果。有多种技术方法表征大脑的形状,例如,轮廓分析(Bookstein, 1997; Joshi et al., 2013),基于形变的形态测量学(Ashburner et al., 1998; Ceyhan et al., 2012; Joseph et al., 2014)和基于表面的皮质折叠模式形态测量学(Mangin et al., 2004; Nordahl et al., 2007),其中许多仍在研究探索中。另一方面,纹理技术使用多种方法来描述像素强度与其邻边像素强度之间的关系。纹理分析特别适合于病变分割(Loizou et al., 2015)、脑肿瘤的特征描述和癫痫发作的预测(Kassner and Thornhill, 2010)。上述方法大多是基于标准的临床 MRI 图像(如 T_1 或 T_2加权图像),而它们在定量 MRI 中的应用还需要进一步评估。

17.3.1.1 ROI 分析

ROI 分析是基于对预定义的感兴趣解剖区域的描述,是 qMRI 中常用的策略(Vymazal et al., 1999; Gouw et al., 2008; Martin et al., 2008; Schmalbrock et al., 2016)。ROI 几乎不需要专门的技术知识,而且是稳定的,常通过手动完成。但它相当耗时,特别是在用于特定解剖区域内的组分析时,需要在特定参与者的基础上描绘。为了提高 MRI 中手动测量脑结构体积和表面估计的效率和可靠性,可以使用基于设计的体视学与点计数相结合的 Cavalieri方法(Gundersen and Jensen, 1987; Roberts et al., 2000)。该方法是一种 100% 研究人员交互技术,需要手动描绘给定大脑结构的采样密度(即产生可靠体积估计所需的体视学参数),并由研究者决定采样探头(即点)是否与大脑 ROI 相交。

17.3.1.2　纤维束成像定义的 ROI

手动 ROI 分析的一个缺点是它需要明确的假设和丰富的解剖知识来绘制每个受试者在相同解剖结构中的 ROI。即使所有这些要求都满足，结构和功能区也存在个体间的变异性（Kanai and Rees，2011），在基于单个 MRI 模态绘制 ROI 时，通常很难捕捉到这种变异性。大多数 qMRI 技术无法区分相交于同一 ROI 的不同纤维束，而弥散 MRI 是个例外，它是目前唯一用于定量人体结构连接组的工具。通过测量水在整个大脑中的各向异性扩散，弥散 MRI 采用示踪成像等各种方法揭示长程解剖路径的过程（Basser and Jones，2002；Mori and van Zijl，2002；JBabdi and Johansen-Berg，2011）。示踪成像定位特异性白质的能力已被广泛应用于定义白质分析的 ROI。示踪测量是为这些技术创造的一个术语，包括进行特定纤维束的测量，是弥散 MR 示踪成像最早富有成效的应用之一（Berman et al.，2005；Gong et al.，2005；Jones et al.，2005b）。这个想法只是简单地使用示踪技术确定白质的 ROI（在本例中是纤维束），并从中提取定量测量值。需要注意的是，还有更复杂的方法可以将纤维束和微观结构的信息结合起来（Daducci et al.，2016）。尽管这些方法可以提供解剖学的新见解（Reich et al.，2007；Yeatman et al.，2014），但 dMRI 示踪成像方法存在固有问题，因此必须谨慎使用（Jones et al.，2013）。虽然在 ROI 中给定种子区域和目标区域后，示踪成像非常适用于识别特定的纤维束，但在亚体素水平上分辨纤维束是非常困难的，即吻合和交叉纤维的区分问题，无论是使用简单的 DTI 模型还是更复杂的模型，重建的纤维束可能会发生"错误转弯"，并产生许多假阳性和假阴性连接（Jbabdi et al.，2015；Neher et al.，2015）。值得注意的是，磁敏感张量成像（Liu et al.，2012）是另一种新兴的 qMRI 技术，它可能替代或补充在体研究工具，但仍需要面对严峻的挑战（Deistung et al.，2017）。

17.3.2　直方图分析

直方图分析是总结区域 qMRI 值的替代方法，该区域可能是整个大脑、特定组织类别或解剖 ROI。直方图汇总了在所研究的可能值范围内具有特定参数值的体素数量。直方图参数，如均值，方差或众数，可以在被调查群体的个体之间进行比较。这种方法通常用于全脑水平的分析，这使其对 ROI 的配置更为稳健，也因此需要专家干预（Klose et al.，2013）。然而，这样的概括性测量不能直接提供任何关于变化或差异的空间位置的信息，并且当这些变化或差异在空间上被定位时，敏感度会很低，因为在这种情况下，它们会被大脑中其他地方大量不变的体素所掩盖。此外，这种分析需要考虑参数值范围，以及组的数量（即组的宽度），并可能包括标准化步骤，以便应对整体大脑的个体间差异。关于直方图的详细处理可以在本书第一版（Tofts，2003）的第 18 章中找到。

17.3.3　空间标准化

为了在局部水平进行操作者独立于受试者之间的比较(在极端情况下为基于体素—体素的分析),需要将不同受试者的 qMRI 数据放在同一解剖框架中对齐。为实现这一目标,需要消除混杂因素,如外在差异(头部位置和方向)和内在差异(脑部大小、形状,脑回和脑沟变化),以检测组间有意义的生理和病理差异。虽然可以使用刚性配准来解决外部差异,但内部差异需要用非线性配准方法。现已有多重算法用于大脑间的非线性配准。作为整个大脑体积配准的替代方法,基于表面的算法(Davatzikos and Bryan, 1996;Drury et al., 1996;Thompson and Toga, 1996;Fischl et al., 1999)被认为可以提高皮质配准的准确性,从而减少受试者间的变异性。对应用于脑体积图像配准的 14 种非线性变形算法进行比较,结果表明,根据重叠和距离测量,以下配准工具给出的结果较好:ART、SyN、IRTK 和 SPM 的 DARTEL(Klein et al., 2009)。在后续的一项研究中,将选定的基于体积的配准方法与基于表面配准的方法进行了比较(Klein et al., 2010)。估计的非线性变形场,可通过人脑立体定向图谱的 ROI 转换(在典型的神经成像工具箱中获得,如 SPM,FSL,FreeSurfer),或通过转换 MR 图像或将定量图本身转换到立体空间中,来实现独立于操作者的神经影像数据分析。

17.3.4　在立体定向空间中分析

17.3.4.1　基于体素形态测量学

在立体定向空间中,最流行的分析方法之一是基于体素的灰质形态测量(Voxel-based morphometry,VBM;Ashburner and Friston, 2000)。这可能是因为它允许对整个大脑的组效应进行无假设分析,因此对于在没有先验知识的情况下发现新的见解特别有益。在 VBM 分析中,每个参与者的灰质组织概率图(由原始空间的分割程序产生)使用估计的变形场在空间上标准化到模板空间,并由该变形场的雅可比行列式(Jacobian determinants)调制。换言之,为了映射到模板空间而收缩组织的地方,概率增大;而在组织被扩展的地方,概率减小。当将数据从原始空间转换到模板空间时,具有保留总灰质(Grey-matter,GM)概率的效果。空间标准化后,通过模板空间中的平滑来补偿组内对齐的任何残差(见图 17.5)。当使用更复杂的模型(具有更多的参数)来描述形变时,所需的平滑度降低。但遗憾的是,尚没有经验证据来指导平滑核宽度的最佳选择。请注意,空间平滑还具有使数据变更为正态分布的效果,从而提高了参数统计检验的有效性(Friston et al., 2006)。

尽管用于 VBM 的空间标准化流程对于 qMRI 数据也非常有吸引力,但考虑数据的定量性质,不能未经修改而直接应用。例如,雅可比行列式的调制将在预计要经历扩张或收缩的区域引入错误的量化值,对神经成像的定量生物标记物来说显然是不可取的。通常用于此类分析的各向同性平滑核也会以非常有害的方式加剧部分容积效应。为了解决这些问题,一种针对组织特异性的平滑补偿方法(T-SPOON;Lee et al., 2009)被用于基于体素的扩散数据分析,该方法旨在补偿由平滑引入的部分容积效应,特别是在边缘区域附近。

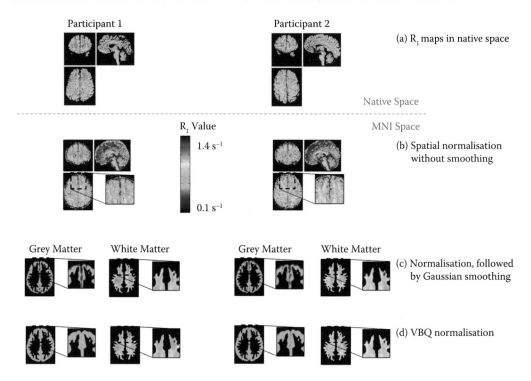

图 17.5　在两名参与者中演示 VBM 分析中的空间标准化和平滑步骤。高度参数化的非线性形变(本例中的 Dartel 算法;Ashburner, 2007)可以在很大程度上减少个体间的解剖差异(a、b)。其余的个体间残余差异(b 中的放大框)可以通过空间平滑来解决。然而,即使空间平滑是以特定于组织的方式执行,也会使 qMRI 值出现误差(表现为组织边界处 R_1 值的快速衰减,如 c 中的放大框所示)。基于体素的量化方法(VBQ;Draganski et al., 2011)被提出,用以解决这一问题,是通过在原始空间中平滑核的空间范围上取 qMRI 值的加权和。这种方法大大减少了平滑引起的误差(d)。以组织特定的方式进行加权,从而产生每个组织类别的 qMRI 图。它将雅可比行列式纳入权重(通过转换 MNI 空间而收缩的体素被向上加权)。这里显示的数据是在 800 μm 分辨率的 3 T 多参数定量协议中获得的。在所有情况下,R_1 图在 MNI 空间中的最终体素大小为 1 mm 各向同性分辨率。(c)和(d)采用 4 mm 全宽半高的高斯平滑核。

　　T-SPOON 方法的一种扩展,称为基于体素的量化(voxel-based quantification,VBQ,Draganski et al., 2011),已应用于一系列不同的 qMRI 参数(弛豫时间、磁化传递和扩散参数)。这种方法结合了标准化、平滑和补偿步骤(见图 17.5),相当于在原始空间中对平滑核的空间范围进行加权平均,其中权重是参与者特定的组织概率。这一方法考虑了正常化过程中的扩张和收缩,以及相邻组织类别边界处的部分容积效应,因此生成了每种组织类型的标准化图(见图 17.5b)。

17.3.4.2 基于表面分析

另一种基于体素的分析方法是构建皮层表面,并直接在这些表面上进行个体或组水平的分析。这种分析依赖于精确划分大脑皮质、白质和软脑膜表面之间的界限。一旦确定了皮质,基于表面的方法(理论上)可以在任意深度进行采样,同时兼顾局部曲率,但不受所获得图像分辨率的限制。当处理含有更多皮质内信息的高分辨率数据时有重要益处。然而需要注意的是,尽管考虑局部曲率很重要(Waehnert et al., 2014),但这不是目前的标准做法。如今,大多数基于表面的 qMRI 指标研究,要么绘制整个皮质厚度的平均值(Lutti et al., 2014),要么在某个特定深度取样(Cohen-Adad, 2014),但大多数研究仍然使用形态描述(如厚度、表面积、大脑皮层的褶皱)进行分析(Hogstrom et al., 2013;Kelly et al., 2013;Fairchild et al., 2015)。

如上所述,基于体素的分析引入了平滑步骤来解释空间标准化中的残差,从而增强了不同组织类型之间的部分容积效应。基于表面的方法通过使平滑沿着皮质切线位进行处理,而不是各向同性的处理,从而避免了这个问题,还避免了在脑回两边进行平滑处理,这种平滑可能导致皮层内的区域间混合,但避免了跨组织类型混合的更大影响。在对这些皮层表面进行曲面细分后,来自每个参与者的各种 qMRI 数据可以被映射到他们的皮层表面,用于 ROI 或全脑顶点分析。通过校准 2D 流形,可以进行组分析,利用来自整个图像体积的连续性信息,通过球面图集校准数据来完成。根据参与者个体的皮质折叠模式匹配他们的皮质几何形状,可以实现这一目的(Fischl et al., 1999)。这种方法提高了我们对基础神经科学(Dick et al., 2012;Frost and Goebel, 2012;Sereno et al., 2013)及临床研究中(Calabrese et al., 2015)脑皮层纤维结构和功能的 qMRI 标志之间关系的理解。

有多种基于表面分析的软件包可供使用(见表 17.3)。其中最常用的是 FreeSurfer(http://surfer.nmr.mgh.harvard.edu/),它基于识别信号强度的最大变化作为组织类型之间的转换,从而描述软脑膜和白质表面(Dale and Sereno, 1993;Fischl et al., 1999;Fischl and Dale, 2000)。该过程既往使用 T_1 加权扫描,但它会导致局部分割错误(Dick et al., 2012;Sereno et al., 2013)。解决这个问题的一种方法是使用 qMRI 数据来合成 T_1 加权图像(使用 qMRI 数据合成任意图像对比度的灵活性展示)。对于超高分辨率 T_1 加权和 qMRI 数据的组分析(如 400 μm 各向同性;Bazin et al., 2014),也可以使用 CBS 工具软件包(https://www.cbs.mpg.de/institute/software/cbstools)。CBS 工具不仅利用了更高的空间分辨率,而且利用了 qMRI 数据中通常可用的多重对比(Tardif et al., 2015)。

17.3.4.3 基于区域的空间统计

白质骨架空间统计(Tract-based spatial statistics,TBSS)是基于体素量化的另一种极端形式。TBSS 不是将大脑分为白质和灰质组织概率图（如在 VBQ 中所做的那样），而是将体积数据投射到白质骨架上（一种非常极端的减少白质组织概率图的形式），以规避部分容积效应，并从这种降维中获得统计能力（Smith et al.，2006）。该方法不需要数据平滑，并解决了与 VBM 形式分析相关的一系列问题，如平滑问题（Jones et al.，2005a）或配准错误问题（Smith et al.，2006），最初是为弥散 MRI 数据创建的，但也可以用于其他 qMRI 模态（Langkammer et al.，2010；Knight et al.，2016）。但白质骨架空间统计有其自身的局限性，包括（1）骨架的形态以及统计结果是旋转变化的（Edden and Jones，2011）；（2）据报道，白质骨架空间统计投影算法只校正了 10% 的配准后误差（Zalesky，2011）；（3）兴趣效应发生在局部 FA 最高的体素中（Van Hecke et al.，2010）；（4）白质骨架空间统计并不是区域特异性的，因为它将 FA 图像框架化（Bach et al.，2014）。有人建议采用更精确的配准方法（Leming et al.，2016）和其他方法改进（Bach et al.，2014）来提高白质骨架空间统计的性能。

表 17.3　qMRI 数据组分析的常用工具概览

基于体素的组分析工具	体积	表面	准 1D*
AFNI	√		
https://afni.nimh.nih.gov/afni			
BrainVoyager	√	√	√
http://www.brainvoyager.com/			
CBS tools		√	
http://www.nitrc.org/projects/cbs-tools/			
FreeSurfer		√	√
https://surfer.nmr.mgh.harvard.edu/			
FSL	√		√
https://fsl.fmrib.ox.ac.uk/fsl/fslwiki/			
NIPY（及类似工具）	√	√	√
http://nipy.org/			
SPM	√	√	
http://www.fil.ion.ucl.ac.uk/spm/			

注：准 1D* 包括基于骨架分析以及纤维束测量类型感兴趣区分析。表中没有纳入专门用于分析一种 qMRI 技术的工具，例如 dMRI 的纤维束测量法。

17.4　展望

近年来,MRI 数据采集取得了巨大的进步,提供了一种在合理扫描时间内,高效获取覆盖全脑的高分辨率数据的方法。超高场(7T 及以上)的出现将进一步加速这些发展,从而使特定薄层信息变得可常规获取。这些数据对于寻求捕获个体间行为、功能、功能障碍或病理差异的神经影像研究将是一个特别的挑战。目前,qMRI 数据组分析中应用最广泛的工具,要么是降低维数以简化配准问题(FreeSurfer 将问题降低到二维,即表面;而白质骨架空间统计甚至降低到一维,即骨架),要么是保留完整三维数据集,然后对其进行平滑处理以减少残余的空间配准误差(VBM 形式的分析,如 VBQ)。然而,如果个体大脑中每个解剖点一对一映射到组空间中,那么在 qMRI 数据分析中就可以避免平滑和降维,从而保留所采集数据的空间特异性。因此,qMRI 分析的一个关键挑战将是进一步改进将神经影像队列对齐到一个共同的组空间的方法。凭借采集的丰富数据集,qMRI 方法在解决该问题方面可能会提供一些帮助。例如,高级神经成像研究使用多重对比,不仅用于皮质区域的分割(Glasser et al.,2016),而且还用于驱动配准(Tardif et al., 2015),以提高准确性,并最终获得最完整的大脑微结构图像(Weiskopf et al., 2015)。

在实现挖掘 hMRI 的全部潜力之前,有必要将这些方法学的发展(即提高空间标准化、伪影校正和多模态数据组合的准确性)与 MR 信号生物物理建模方面的进一步进展结合起来。将无伪影多模态 qMRI 数据与生物物理模型相结合,以及把 qMRI 数据精确地整合到组空间中,从而实现体内生物相关指标无创表征的最终目标。

17.5　致谢

感谢拉尔斯·鲁索托(Lars Ruthotto)对图像配准和 EPI 图像畸变的有益见解,以及卡斯滕·塔贝洛(Karsten Tabelow)对 MRI 噪声的贡献。还想指出的是,在伦敦威康基金会神经成像中心共同工作期间,我们与尼古拉斯·韦斯科普夫(Nikolaus Weiskopf)卓有成效的讨论,极大地影响了我们对 qMRI 的看法。SM 获得了居里夫人(Marie Sklodowska-Curie)捐赠的 2020 欧盟基础研究和创新项目的资助,项目编号 658589。SM 和 MFC 也得到了 ERA-Net 神经元共同基金(BMBF No 01EW1711A)的支持。

17.6　附录：图像配准

大量的应用领域需要配准程序,如艺术、天文学、天体物理学、生物学、化学、犯罪学、遗传学、物理学和影像学。全面介绍图像配准超出了本章的范围(Friston et al., 2006; Modern sitzki, 2009),但我们将简要介绍最重要的方面。

将空间变换应用于图像,以改变图像中结构(如大脑)的位置、方向或形状。通常,我们所说的变换指的是 6 参数刚性变换,它包括 3 个平移和 3 个旋转参数;即移动图像(如大脑),但不改变形式。包含图像形变最简单的变换是 12 参数仿射变换,包括 3 个平移、3 个旋转、3 个缩放和 3 个剪切参数。其他低维配准方法可以采用多种其他形式的基函数来参数化卷曲。这些基函数包括基于傅里叶(Christensen and Johnson, 2001)、正弦和余弦变换函数(Christensen et al., 1994; Ashburner and Friston,1999)、B-样条曲线(Studholme et al., 2000; Thévenazand Unser, 2000)和分段仿射基函数。参数较少将使每个特征不能被精确匹配,但可以对整个头部形态进行建模。采用低维方法的基本原理是阻止对不可信转换的识别,并允许对整个大脑形态进行快速建模,虽然可能仍然需要使用非参数图像变换模型来对齐不同受试者的大脑图像(Friston et al., 2006; Modern sitzki, 2009; Sotiras et al., 2013; Mangeat et al., 2015),但应谨慎对待,因为图像配准被认为是一个不确定(即证据不足)的问题(Fischer and Modern sitzki, 2008)。

简单来说,图像配准涉及一对图像最佳对齐的映射估计。假设一幅图像保持静止(参考图像),而另一幅图像(源图像)经过空间变换与其匹配。通常,这是通过检查源和参考图像之间的相似性来完成的,可以使用特定于成像模态的一些功能来测量。为了将源与参考图像相匹配,需要确定其空间变换——从参考图像的每个体素位置映射到源对应位置,该映射可以看作一组估计的变换参数的函数。配准通常涉及数值优化,在此过程中,源图像使用不同的参数进行多次转换,直到某些匹配准则(距离/错合函数)被认为是最优的(Boyd and Vandenberghe, 2004; Nocedal and Wright, 2006; Beck, 2014)。在最终的参数估计后,在估计的位置对源进行重采样。

重采样(内插过程)涉及为转换后的图像中的每个体素确定给定原始图像的相应强度,需要在原始体素的中心之间进行采样,从而需要某种形式的插值。本章不讨论可用插值方法的细节,但是应该指出的是,即使存在更有效的方法,将刚性变换应用于具有最小插值伪影 MRI 图像的最佳方法仍然是在傅里叶空间中进行的,使得辛克(Sinc)插值(应用于图像领域）成为重采样的首选（Friston et al.，2006；Moversitzki，2009）。

参考文献

Aja-Fernandez S，Niethammer M，Kubicki M，ShentonME，Westin C-F. Restoration of DWI data using a Rician LMMSE estimator. IEEE Trans Med Imaging 2008；27：1389-403.

Andersson JLR. Maximum a posteriori estimation of diffusion tensor parameters using a Rician noise model：why，how and but. NeuroImage 2008；42：1340-56.

Andersson JLR，Graham MS，Drobnjak I，Zhang H，Filippini N，Bastiani M. Towards a comprehensive framework for movement and distortion correction of diffusion MR images：within volume movement. Neuro Image 2017；152：450-66.

Andersson JLR，Skare S，Ashburner J. How to correct susceptibility distortions in spin-echo echo-planar images：application to diffusion tensor imaging. Neuro Image 2003；20：870-88.

Andersson JLR，Sotiropoulos SN. An integrated approach to correction for off-resonance effects and subject movement in diffusion MR imaging. NeuroImage 2016；125：1063-78.

André ED，Grinberg F，Farrher E，Maximov II，Shah NJ，Meyer C，et al. Influence of noise correction on intra- and inter-subject variability of quantitative metrics in diffusion kurtosis imaging. PLoS One 2014；9：e94531.

Andre JB，Bresnahan BW，Mossa-Basha M，Hoff MN，Smith CP，Anzai Y，et al. Toward quantifying the prevalence，severity，and cost associated with patient motion during clinical MR examinations. J Am Coll Radiol JACR 2015；12：689-95.

Arsigny V，Fillard P，Pennec X，Ayache N. Log-Euclidean metrics for fast and simple calculus on diffusion tensors. Magn Reson Med 2006；56：411-21.

Ashburner J. Afast diffeomorphic image registration algorithm. NeuroImage 2007；38：95-113.

Ashburner J，Friston KJ. Nonlinear spatial normalization using basis functions. Hum Brain Mapp 1999；7：254-66.

Ashburner J，Friston KJ. Voxel-based morphometry - the methods. NeuroImage 2000；11：805-21.

Ashburner J，Hutton C，Frackowiak R，Johnsrude I，Price C，Friston K. Identifying global anatomical differences：deformation-based morphometry. Hum Brain Mapp 1998；6：348-57.

Atkinson D, Hill DL, Stoyle PN, Summers PE, Clare S, Bowtell R, et al. Automatic compensation of motion artifacts in MRI. Magn Reson Med. 1999；41：163-70.

Atkinson D, Hill DL, Stoyle PN, Summers PE, Keevil SF. Automatic correction of motion artifacts in magnetic resonance images using an entropy focus criterion. IEEE Trans Med Imaging 1997；16：903-10.

Bach M, Laun FB, Leemans A, Tax CMW, Biessels GJ, Stieltjes B, et al. Methodological considerations on tract-based spatial statistics（TBSS）. NeuroImage 2014；100：358-69.

Bai R, Koay CG, Hutchinson E, Basser PJ. A framework for accurate determination of the T_2 distribution from multiple echo magnitude MRI images. J Magn Reson San Diego Calif 1997 2014；244：53-63.

Bammer R, Markl M, Barnett A, Acar B, Alley MT, Pelc NJ, et al. Analysis and generalized correction of the effect of spatial gradient field distortions in diffusion-weighted imaging. Magn Reson Med Off J Soc Magn Reson Med Soc Magn Reson Med 2003；50：560-9.

Bammer R, Skare S, Newbould R, Liu C, Thijs V, Ropele S, et al. Foundations of advanced magnetic resonance imaging. NeuroRx J Am Soc Exp Neurother 2005；2：167-96.

Basser PJ, Jones DK. Diffusion-tensor MRI：theory, experimental design and data analysis - a technical review. NMR Biomed 2002；15：456-67.

Basu S, Fletcher T, Whitaker R. Rician noise removal in diffusion tensor MRI. Med Image Comput Comput Assist Interv 2006；9：117-25.

Batchelor PG, Atkinson D, Irarrazaval P, Hill DLG, Hajnal J, Larkman D. Matrix description of general motion correction applied to multishot images. Magn Reson Med 2005；54：1273-80.

Bazin P-L, Weiss M, Dinse J, Schäfer A, Trampel R, Turner R. A computational framework for ultra-high resolution cortical segmentation at 7Tesla. NeuroImage 2014；93（Pt 2）：201-9.

Beck A. Introduction to nonlinear optimization：theory, algorithms, and applications with MATLAB. SIAM Bookst；2014. Available from：http://bookstore. siam. org/mo19/［cited 17 January 2017］.

Becker S, Tabelow K, Mohammadi S, Weiskopf N, Polzehl J. Adaptive smoothing of multi-shell diffusion-weighted magnetic resonance data by msPOAS. Weierstrass Inst Appl Anal Stoch Prepr 1809；2013. Available from：http://www. wias-berlin. de/publications/wias-publ/run. jsp? tmp-late = abstract&type = Preprint&yea r = 2013&number = 1809［cited 7 November 2013］.

Becker SMA, Tabelow K, Mohammadi S, Weiskopf N, Polzehl J. Adaptive smoothing of multi-shell diffusion weighted magnetic resonance data by msPOAS. NeuroImage 2014;95: 90-105.

Becker SMA, Tabelow K, Voss HU, Anwander A, Heidemann RM, Polzehl J. Position-orientation adaptive smoothing of diffusion weighted magnetic resonance data (POAS). Med Image Anal 2012; 16: 1142-55.

Berman JI, Mukherjee P, Partridge SC, Miller SP, Ferriero DM, Barkovich AJ, et al. Quantitative diffusion tensor MRI fiber tractography of sensorimotor white matter development in premature infants. NeuroImage 2005; 27: 862-71.

Bernstein MA, King KF, Zhou XJ. Handbook of MRI pulse sequences. 1st ed. Academic Press, Amsterdam; 2004.

Bianciardi M, Toschi N, Edlow BL, Eichner C, Setsompop K, Polimeni JR, et al. Toward an in vivo neuroimaging template of human Brainstem Nuclei of the ascending arousal, autonomic, and motor systems. Brain Connect 2015; 5: 597-607.

Bjarnason TA, McCreary CR, Dunn JF, Mitchell JR. Quantitative T2 analysis: the effects of noise, regularization, and multivoxel approaches. Magn Reson Med 2010; 63: 212-17.

Bonnici HM, Chadwick MJ, Kumaran D, Hassabis D, Weiskopf N, Maguire EA. Multi-voxel pattern analysis in human hippocampal subfields. Front Hum Neurosci 2012; 6: 290.

Bookstein FL. Landmark methods for forms without landmarks: morphometrics of group differences in outline shape. Med Image Anal 1997; 1: 225-43.

Bookstein FL. Morphometric tools landmark data: geometry and biology. Revised. Cambridge: Cambridge University Press; 2008.

Bouhrara M, Reiter DA, Celik H, Bonny J-M, Lukas V, Fishbein KW, et al. Incorporation of Rician noise in the analysis of biexponential transverse relaxation in cartilage using a multiple gradient echo sequence at 3 and 7 Tesla. Magn Reson Med 2015; 73: 352-66.

Boyd S, Vandenberghe L. Convex optimization - Boyd and Vandenberghe. 2004. Available from: http://stanford. edu/~boyd/cvxbook/ [cited 17 January 2017].

Calabrese M, Magliozzi R, Ciccarelli O, Geurts JJG, Reynolds R, Martin R. Exploring the origins of grey matter damage in multiple sclerosis. Nat Rev Neurosci 2015; 16: 147-58.

Callaghan M, Pine K, Tabelow K, Polzeh J, Weiskopf N, Mohammadi S. Mapping higher order components of the GRE signal decay at 7T with short TE data through adaptive smoothing. Proc Int Soc Magn Reson Med 2016; 24: 1539.

Callaghan MF, Freund P, Draganski B, Anderson E, Cappelletti M, Chowdhury R, et al. Widespread agerelated differences in the human brain microstructure revealed by quantitative magnetic resonance imaging.Neurobiol Aging 2014；35：1862-72.

Callaghan MF, Helms G, Lutti A, Mohammadi S, Weiskopf N. A general linear relaxometry model of R1 using imaging data. Magn Reson Med 2015a；73：1309-14.

Callaghan MF, Josephs O, Herbst M, Zaitsev M, Todd N, Weiskopf N. An evaluation of prospective motion correction（PMC）for high resolution quantitative MRI. Front Neurosci 2015b；9：97.

Callaghan MF, Mohammadi S, Weiskopf N. Synthetic quantitative MRI through relaxometry modelling. NMR Biomed 2016；29：1729-38.

Ceyhan E, Beg MF, Ceritoǧlu C, Wang L, Morris JC, Csernansky JG, et al. Metric distances between hippocampal shapes indicate different rates of change over time in nondemented and demented subjects. Curr Alzheimer Res 2012；9：972-81.

Chang H, Fitzpatrick JM. A technique for accurate magnetic resonance imaging in the presence of field inhomogeneities. IEEE Trans Med Imaging 1992；11：319-29.

Chang L-C, Jones DK, Pierpaoli C. RESTORE：robust estimation of tensors by outlier rejection. Magn Reson Med 2005；53：1088-95.

Cheng JY, Alley MT, Cunningham CH, Vasanawala SS, Pauly JM, Lustig M. Nonrigid motion correction in 3D using autofocusing with localized linear translations. Magn Reson Med 2012；68：1785-97.

Christensen GE, Johnson HJ. Consistent image registration. IEEE Trans Med Imaging 2001；20：568-82.

Christensen GE, Rabbitt RD, Miller MI. 3D brain mapping using a deformable neuroanatomy. Phys Med Biol 1994；39：609-18.

Cohen-Adad J. What can we learn from T2 ∗ maps of the cortex? NeuroImage 2014；93（Pt 2）：189-200.

Coupé P, Manjón JV, Chamberland M, Descoteaux M, Hiba B. Collaborative patch-based super-resolution for diffusionweighted images. NeuroImage 2013；83：245-61.

Daducci A, Dal Palú A, Descoteaux M, Thiran J-P. Microstructure informed tractography：pitfalls and open challenges. Brain Imaging Methods 2016：247.

Dale AM, Sereno MI. Improved localizadon of cortical activity by combining EEG and MEG with MRI cortical surface reconstruction: a linear approach. J Cogn Neurosci 1993; 5: 162-76.

Davatzikos C, Bryan N. Using a deformable surface model to obtain a shape representation of the cortex. IEEE Trans Med Imaging 1996; 15: 785-95.

Deistung A, Schweser F, Reichenbach JR. Overview of quantitative susceptibility mapping. NMR Biomed 2017; 30: e3569.

Deppe M, Duning T, Mohammadi S, Schwindt W, Kugel H, Knecht S, et al. Diffusion-tensor imaging at 3 T: detection of white matter alterations in neurological patients on the basis of normal values. Invest Radiol 2007; 42: 338-45.

Deshmane A, Gulani V, Griswold MA, Seiberlich N. Parallel MR imaging. J Magn Reson Imaging JMRI 2012; 36: 55-72. Dick F, Tierney AT, Lutti A, Josephs O, Sereno MI, Weiskopf N. In vivo functional and myeloarchitectonic mapping of human primary auditory areas. J Neurosci 2012; 32: 16095-105.

Diedrichsen J, Shadmehr R. Detecting and adjusting for artifacts in fMRI time series data. NeuroImage 2005; 27: 624-34.

Dietrich O, Heiland S, Sartor K. Noise correction for the exact determination of apparent diffusion coefficients at low SNR. Magn Reson Med 2001; 45: 448-53.

Dietrich O, Raya JG, Reeder SB, Ingrisch M, Reiser MF, Schoenberg SO. Influence of multichannel combination, parallel imaging and other reconstruction techniques on MRI noise characteristics. Magn Reson Imaging 2008; 26: 754-62.

Ding Z, Gore JC, Anderson AW. Reduction of noise in diffusion tensor images using anisotropic smoothing. Magn Reson Med 2005; 53: 485-90.

Draganski B, Ashburner J, Hutton C, Kherif F, Frackowiak RSJ, Helms G, et al. Regional specificity of MRI contrast parameter changes in normal ageing revealed by voxel-based quantification (VBQ). NeuroImage 2011; 55: 1423-34.

Draganski B, Gaser C, Busch V, Schuierer G, Bogdahn U, May A. Neuroplasticity: changes in grey matter induced by training. Nature 2004; 427: 311-12.

Drury HA, Van Essen DC, Anderson CH, Lee CW, Coogan TA, Lewis JW. Computerized mappings of the cerebral cortex: a multiresolution flattening method and a surface-based coordinate system. J Cogn Neurosci. 1996; 8: 1-28.

Duits R, Franken E. Left-invariant diffusions on the space of positions and orientations and their application to crossing-preserving smoothing of HARDI images. Int J Comput Vis 2011; 92:

231-64.

Duyn JH, van Gelderen P, Li T-Q, de Zwart JA, Koretsky AP, Fukunaga M. High-field MRI of brain cortical substructure based on signal phase. Proc Natl Acad Sci U S A 2007; 104: 11796-801.

Edden RA, Jones DK. Spatial and orientational heterogeneity in the statistical sensitivity of skeleton-based analyses of diffusion tensor MR imaging data. J Neurosci Methods 2011; 201: 213-19.

Eichner C, Cauley SF, Cohen-Adad J, Möller HE, Turner R, Setsompop K, et al. Real diffusion-weighted MRI enabling true signal averaging and increased diffusion contrast. NeuroImage 2015; 122: 373-84.

Fairchild G, Toschi N, Hagan CC, Goodyer IM, Calder AJ, Passamonti L. Cortical thickness, surface area, and folding alterations in male youths with conduct disorder and varying levels of callous-unemotional traits. NeuroImage Clin 2015; 8: 253-60.

Farzaneh F, Riederer SJ, Pelc NJ. Analysis of T2 limitations and off-resonance effects on spatial resolution and artifacts in echo-planar imaging. Magn Reson Med 1990; 14: 123-39.

Fischer B, Modersitzki J. Ill-posed medicine - an introduction to image registration. Inverse Probl 2008; 24: 034008.

Fischl B, Dale AM. Measuring the thickness of the human cerebral cortex from magnetic resonance images. Proc Natl Acad Sci U S A 2000; 97: 11050-5.

Fischl B, Sereno MI, Tootell RB, Dale AM. High-resolution intersubject averaging and a coordinate system for the cortical surface. Hum Brain Mapp 1999; 8: 272-84.

Freund P, Weiskopf N, Ashburner J, Wolf K, Sutter R, Altmann DR, et al. MRI investigation of the sensorimotor cortex and the corticospinal tract after acute spinal cord injury: a prospective longitudinal study. Lancet Neurol 2013; 12: 873-81.

Friston KJ, Ashburner J, Frith CD, Poline J-B, Heather JD, Frackowiak RSJ. Spatial registration and normalization of images. Hum Brain Mapp 1995; 3: 165-89.

Friston KJ, Ashburner JT, Kiebel SJ, Nichols TE, Penny WD. Statistical parametric mapping: the analysis of functional brain images. 1st ed. London: Academic Press; 2006.

Friston KJ, Williams S, Howard R, Frackowiak RS, Turner R. Movement-related effects in fMRI time-series. Magn Reson Med 1996; 35: 346-55.

Frost MA, Goebel R. Measuring structural-functional correspondence: spatial variability of specialised brain regions after macro-anatomical alignment. NeuroImage 2012；59：1369-81.

Fu ZW，Wang Y，Grimm RC，Rossman PJ，Felmlee JP，Riederer SJ，et al. Orbital navigator echoes for motion measurements in magnetic resonance imaging. Magn Reson Med 1995；34：746-53.

Gallichan D，Scholz J，Bartsch A，Behrens TE，Robson MD，Miller KL. Addressing a systematic vibration artifact in diffusion-weighted MRI. Hum Brain Mapp 2010；31：193-202.

Gil R，Khabipova D，Zwiers M，Hilbert T，Kober T，Marques JP. An in vivo study of the orientation-dependent and independent components of transverse relaxation rates in white matter. NMR Biomed 2016；29：1780-90.

Glasser MF，Coalson TS，Robinson EC，Hacker CD，Harwell J，Yacoub E，et al. A multimodal parcellation of human cerebral cortex. Nature 2016；536：171-8.

Gomez J，Barnett MA，Natu V，Mezer A，Palomero-Gallagher N，Weiner KS，et al. Microstructural proliferation in human cortex is coupled with the development of face processing. Science 2017；355：68-71.

Gong G，Jiang T，Zhu C，Zang Y，Wang F，Xie S，et al. Asymmetry analysis of cingulum based on scale-invariant parameterization by diffusion tensor imaging. Hum. Brain Mapp 2005；24：92-8.

Gouw AA，Seewann A，Vrenken H，van der Flier WM，Rozemuller JM，Barkhof F，et al. Heterogeneity of white matter hyperintensities in Alzheimer's disease：postmortem quantitative MRI and neuropathology. Brain J. Neurol. 2008；131：3286-98.

Grabher P，Callaghan MF，Ashburner J，Weiskopf N，Thompson AJ，Curt A，et al. Tracking sensory system atrophy and outcome prediction in spinal cord injury. Ann Neurol 2015；78：751-61.

Graham MS，Drobnjak I，Zhang H. Quantitative evaluation of eddy-current and motion correction techniques for diffusion- weighted MRIs. 24th Proceedings of the International Society Magnetic Resonance Medicine，Singapore，abstract：0003，2016.

Greitz D，Wirestam R，Franck A，Nordell B，Thomsen C，Stahlberg F. Pulsatile brain movement and associated hydrodynamics studied by magnetic resonance phase imaging. The Monro-Kellie doctrine revisited. Neuroradiology 1992；34：370-80.

Gundersen HJ，Jensen EB. The efficiency of systematic sampling in stereology and its prediction. J Microsc 1987；147：229-63.

Haacke EM, Liu S, Buch S, Zheng W, Wu D, Ye Y. Quantitative susceptibility mapping: current status and future directions. Magn Reson Imaging 2015; 33: 1-25.

Haacke EM, Xu Y, Cheng Y-CN, Reichenbach JR. Susceptibility weighted imaging (SWI). Magn Reson Med 2004; 52: 612-18.

Helms G, Dathe H, Dechent P. Quantitative FLASH MRI at 3T using a rational approximation of the Ernst equation. Magn Reson Med 2008a; 59: 667-72.

Helms G, Dathe H, Kallenberg K, Dechent P. High-resolution maps of magnetization transfer with inherent correction for RF inhomogeneity and T1 relaxation obtained from 3D FLASH MRI. Magn Reson Med 2008b; 60: 1396-407.

Helms G, Draganski B, Frackowiak R, Ashburner J, Weiskopf N. Improved segmentation of deep brain grey matter structures using magnetization transfer (MT) parameter maps. NeuroImage 2009; 47: 194-8.

Hogstrom LJ, Westlye LT, Walhovd KB, Fjell AM. The structure of the cerebral cortex across adult life: age-related patterns of surface area, thickness, and gyrification. Cereb Cortex 2013; 23: 2521-30.

Holland D, Kuperman JM, Dale AM. Efficient correction of inhomogeneous static magnetic field-induced distortion in Echo Planar Imaging. NeuroImage 2010; 50: 175-83.

Hutton C, Bork A, Josephs O, Deichmann R, Ashburner J, Turner R. Image distortion correction in fMRI: a quantitative evaluation. NeuroImage 2002; 16: 217-40.

In M-H, Posnansky O, Speck O. PSF mapping-based correction of eddy-current-induced distortions in diffusionweighted echo-planar imaging. Magn Reson Med 2016; 75: 2055-63.

Jbabdi S, Johansen-Berg H. Tractography: where do we go from here? Brain Connect 2011; 1: 169-83.

Jbabdi S, Sotiropoulos SN, Haber SN, Van Essen DC, Behrens TE. Measuring macroscopic brain connections in vivo. Nat Neurosci 2015; 18: 1546-55.

Jezzard P, Balaban RS. Correction for geometric distortion in echo planar images from B0 field variations. Magn Reson Med 1995; 34: 65-73.

Jezzard P, Barnett AS, Pierpaoli C. Characterization of and correction for eddy current artifacts in echo planar diffusion imaging. Magn Reson Med 1998; 39: 801-12.

Jezzard P, Matthews PM, Smith SM. Functional MRI: an introduction to methods. New Ed. Oxford: Oxford University Press; 2003.

Johansen-Berg H, Behrens TEJ. Diffusion MRI from quantitative measurement to in-vivo neuroanatomy. Amsterdam: Academic Press; 2009.

Jones DK. Diffusion MRI: theory, methods, and applications. Oxford University Press, Oxford; 2010.

Jones DK, Basser PJ. 'Squashing peanuts and smashing pumpkins': how noise distorts diffusion-weighted MR data. Magn Reson Med 2004; 52: 979-93.

Jones DK, Knösche TR, Turner R. White matter integrity, fiber count, and other fallacies: the do's and don'ts of diffusion MRI. NeuroImage 2013; 73: 239-54.

Jones DK, Symms MR, Cercignani M, Howard RJ. The effect offilter size on VBM analyses of DT-MRI data. NeuroImage 2005a; 26: 546-54.

Jones DK, Travis AR, Eden G, Pierpaoli C, Basser PJ. PASTA: pointwise assessment of streamline tractography attributes. Magn Reson Med 2005b; 53: 1462-7.

Joseph J, Warton C, Jacobson SW, Jacobson JL, Molteno CD, Eicher A, et al. Three-dimensional surface deformationbased shape analysis of hippocampus and caudate nucleus in children with fetal alcohol spectrum disorders. Hum Brain Mapp 2014; 35: 659-72.

Joshi SH, Narr KL, Philips OR, Nuechterlein KH, Asarnow RF, Toga AW, et al. Statistical shape analysis of the corpus callosum in Schizophrenia. NeuroImage 2013; 64: 547-59.

Kanai R, Rees G. The structural basis of inter-individual differences in human behaviour and cognition. Nat Rev Neurosci. 2011; 12: 231-42.

Kassner A, Thornhill RE. Texture analysis: a review of neurologic MR imaging applications. Am J Neuroradiol 2010; 31: 809-16.

Keller SS, Ahrens T, Mohammadi S, Möddel G, Kugel H, Ringelstein EB, et al. Microstructural and volumetric abnormalities of the putamen in juvenile myoclonic epilepsy. Epilepsia 2011; 52: 1715-24.

Keller SS, Gerdes JS, Mohammadi S, Kellinghaus C, Kugel H, Deppe K, et al. Volume estimation of the thalamus using freesurfer and stereology: consistency between methods. Neuroinformatics 2012; 10: 341-50.

Keller SS, Roberts N. Measurement of brain volume using MRI: software, techniques, choices and prerequisites. J Anthropol Sci Riv Antropol JASS 2009; 87: 127-51.

Kelly PA, Viding E, Wallace GL, Schaer M, De Brito SA, Robustelli B, et al. Cortical thickness, surface area, and gyrification abnormalities in children exposed to maltreatment: neural markers of vulnerability？ Biol Psychiatry 2013；74：845-52.

Kleffner I，Deppe M，Mohammadi S，Schiffbauer H，Stupp N，Lohmann H，et al. Diffusion tensor imaging demonstrates fiber impairment in Susac syndrome. Neurology 2008；70：1867-69.

Klein A，Andersson J，Ardekani BA，Ashburner J，Avants B，Chiang M-C，et al. Evaluation of 14 nonlinear deformation algorithms applied to human brain MRI registration. NeuroImage 2009；46：786-802.

Klein A，Ghosh SS，Avants B，Yeo BTT，Fischl B，Ardekani B，et al. Evaluation of volume-based and surface-based brain image registration methods. NeuroImage 2010；51：214-20.

Klose U，Batra M，Nägele T. Age-dependent changes in the histogramof apparent diffusion co-efficients values in magnetic resonance imaging. Front Aging Neurosci 2013；5：78.

Knight MJ，McCann B，Tsivos D，Dillon S，Coulthard E，Kauppinen RA. Quantitative T2 mapping of white matter：applications for ageing and cognitive decline. Phys Med Biol 2016；61：5587-605.

Koay CG，Ozarslan E，Basser PJ. A signal transformational framework for breaking the noise floor and its applications in MRI. J Magn Reson San Diego Calif 1997 2009；197：108-19.

Koenig SH，Brown RD，Ugolini R. A unified view of relaxation in protein solutions and tissue，including hydration and magnetization transfer. Magn Reson Med 1993；29：77-83.

Lambert C，Lutti A，Helms G，Frackowiak R，Ashburner J. Multiparametric brainstem segmentation using a modified multivariate mixture of Gaussians. NeuroImage Clin. 2013；2：684-94.

Landman BA，Bazin P-L，Smith SA，Prince JL. Robust estimation of spatially variable noise fields. Magn Reson Med 2009；62：500-9.

Langkammer C，Enzinger C，Quasthoff S，Grafenauer P，Soellinger M，Fazekas F，et al. Mapping of iron deposition in conjunction with assessment of nerve fiber tract integrity in amyotrophic lateral sclerosis. J Magn Reson Imaging JMRI 2010；31：1339-45.

Le Bihan D. Looking into the functional architecture of the brain with diffusion MRI. Nat Rev Neurosci 2003；4：469-80.

Le Bihan D，Poupon C，Amadon A，Lethimonnier F. Artifactsand pitfalls in diffusion MRI. J Magn Reson Imaging JMRI2006；24：478-88.

Lee JE，Chung MK，Lazar M，DuBray MB，Kim J，Bigler ED，et al. A study of diffusion tensor imaging by tissue-specific，smoothing-compensated voxel-based analysis. NeuroImage 2009；44：870-83.

Leming M, Steiner R, Styner M. A framework for incorporating DTI Atlas Builder registration into Tract-Based Spatial Statistics and a simulated comparison to standard TBSS. Proc SPIE Int Soc Opt Eng 2016; 9788.

Liu C, Li W, Wu B, Jiang Y, Johnson GA. 3D fiber tractography with susceptibility tensor imaging. NeuroImage 2012; 59: 1290-8.

Logothetis NK. What we can do and what we cannot do with fMRI. Nature 2008; 453: 869-78.

Lohmann G, Bohn S, Müller K, Trampel R, Turner R. Image restoration and spatial resolution in 7-tesla magnetic resonance imaging. Magn Reson Med 2010; 64: 15-22.

Loizou CP, Petroudi S, Seimenis I, Pantziaris M, Pattichis CS. Quantitative texture analysis of brain white matter lesions derived from T2-weighted MR images in MS patients with clinically isolated syndrome. J Neuroradiol J Neuroradiol2015; 42: 99-114.

Lorio S, Kherif F, Ruef A, Melie-Garcia L, Frackowiak R, Ashburner J, et al. Neurobiological origin of spurious brain morphological changes: a quantitative MRI study. Hum Brain Mapp 2016; 37: 1801-815.

Lorio S, Lutti A, Kherif F, Ruef A, Dukart J, Chowdhury R, et al. Disentangling in vivo the effects of iron content and atrophy on the ageing human brain. NeuroImage 2014; 103: 280-9.

Lutti A, Dick F, Sereno MI, Weiskopf N. Using high-resolution quantitative mapping of R1 as an index of cortical myelination. NeuroImage 2014; 93 (Part 2): 176-88.

Lutti A, Hutton C, Finsterbusch J, Helms G, Weiskopf N. Optimization and validation of methods for mapping of the radiofrequency transmit field at 3T. Magn Reson Med2010; 64: 229-38.

Maclaren J, Armstrong BSR, Barrows RT, Danishad KA, ErnstT, Foster CL, et al. Measurement and correction of microscopic head motion during magnetic resonance imaging of the brain. PLOS One 2012; 7: e48088.

Maclaren J, Herbst M, Speck O, Zaitsev M. Prospective motion correction in brain imaging: a review. Magn Reson Med2013; 69: 621-36.

Magerkurth J, Volz S, Wagner M, Jurcoane A, Anti S, Seiler A, et al. Quantitative T∗2-mapping based on multi-slice multiple gradient echo flash imaging: retrospective correction for subject motion effects. Magn Reson Med 2011; 66: 989-97.

Maguire EA, Frackowiak RS, Frith CD. Recalling routes around London: activation of the right hippocampus in taxi drivers. J Neurosci 1997; 17: 7103-10.

Mangeat G, Govindarajan ST, Mainero C, Cohen-Adad J. Multivariate combination of magnetization transfer, T2 * and B0 orientation to study the myelo-architecture of thein vivo human cortex. NeuroImage 2015; 119: 89-102.

Mangin J-F, Rivière D, Cachia A, Duchesnay E, Cointepas Y, Papadopoulos-Orfanos D, et al. A framework to study the cortical folding patterns. NeuroImage 2004; 23 (Suppl 1): S129-38.

Manjón JV, Coupé P, Martí-Bonmatí L, Collins DL, RoblesM.Adaptive non-local means denoising of MR images with spatially varying noise levels. J Magn Reson Imaging JMRI2010; 31: 192-203.

Markl M, Baer R, Alley MT, Elkins CJ, Draney MT, Barnett A, et al. Generalized reconstruction of phase contrast MRI: analysis and correction of the effect of gradient field distortions. Magn Reson Med 2003; 50: 791-801.

Martin AR, Aleksanderek I, Cohen-Adad J, Tarmohamed Z, Tetreault L, Smith N, et al. Translating state-of-the-art spinal cord MRI techniques to clinical use: a systematic review of clinical studies utilizing DTI, MT, MWF, MRS, and fMRI. NeuroImage Clin. 2016; 10: 192-238.

Martin WRW, Wieler M, Gee M. Midbrain iron content in earlyParkinson disease: a potential biomarker of disease status. Neurology 2008; 70: 1411-17.

Maximov II, Farrher E, Grinberg F, Shah NJ. Spatially variable Rician noise in magnetic resonance imaging. Med Image Anal 2012; 16: 536-48.

Modersitzki J. FAIR: flexible algorithms for image registration. SIAM, Philadelphia; 2009.

Mohaadi S, Carey D, Dick F, Diedrichsen J, Sereno MI, Reisert M, et al. Whole-brain invivo measurements of the axonal G-ratio in a group of 37 healthy volunteers. Front Neurosci 2015; 9: 441.

Mohaadi S, Freund P, Feiweier T, Curt A, Weiskopf N. The impact of post-processing on spinal cord diffusion tensor imaging. NeuroImage 2013a; 70: 377-85.

Mohaadi S, Hutton C, Nagy Z, Josephs O, Weiskopf N. Retrospective correction of physiological noise in DTI using an extended tensor model and peripheral measurements. Magn Reson Med 2013b; 70: 358-69.

Mohaadi S, Möller HE, Kugel H, Müller DK, Deppe M. Correcting eddy current and motion effects by affine whole-brain registrations: evaluation of three-dimensional distortions and comparison with slice wise correction. Magn Reson Med 2010; 64: 1047-56.

Mohaadi S, Nagy Z, Hutton C, Josephs O, Weiskopf N. Correction of vibration artefacts in DTI using phase encoding reversal (COVIPER). Proc Int Soc Magn Reson Med 2012a; 20: 1898.

Mohaadi S, Nagy Z, Möller HE, Sys MR, Carmichael DW, Josephs O, et al. The effect of local perturbation fields on human DTI: characterisation, measurement and correction. NeuroImage 2012b; 60: 562-70.

Mori S, van Zijl PCM. Fiber tracking: principles and strategies -a technical review. NMR Biomed 2002; 15: 468-80.

Neher PF, Descoteaux M, Houde J-C, Stieltjes B, Maier-Hein KH. Strengths and weaknesses of state of the art fiber tractography pipelines—a comprehensive in-vivo and phantom evaluation study using Tractometer. Med Image Anal 2015; 26: 287-305.

Nocedal J, Wright SJ. Numerical optimization. New York: Springer; 2006.

Nordahl CW, Dierker D, Mostafavi I, Schumann CM, Rivera SM, Amaral DG, et al. Cortical folding abnormalities in autism revealed by surface-based morphometry. J Neurosci 2007; 27: 11725-35.

Nöth U, Volz S, Hattingen E, Deichmann R. An improved method for retrospective motion correction in quantitativeT2 ∗ mapping. NeuroImage 2014; 92: 106-19.

Nunes RG, Jezzard P, Clare S. Investigations on the efficiency of cardiac-gated methods for the acquisition of diffusion weighted images. J Magn Reson San Diego Calif 1997 2005; 177: 102-10.

Papp D, Callaghan MF, Meyer H, Buckley C, Weiskopf N. Correction of inter-scan motion artifacts in quantitativeR1 mapping by accounting for receive coil sensitivity effects. Magn Reson Med 2016; 76: 1478-85.

Pohmann R, Scheffler K. A theoretical and experimental comparison of different techniques for B_1 mapping at very high fields. NMR Biomed 2013; 26: 265-75.

Polzehl J, Tabelow K. Low SNR in Diffusion MRI Models. J Am Stat Assoc 2016; 111: 1480-90.

Poot DHJ, Jeurissen B, Bastiaensen Y, Veraart J, Van Hecke W, Parizel PM, et al. Super-resolution for multi slice diffusion tensor imaging. Magn Reson Med 2013; 69: 103-13.

Reber PJ, Wong EC, Buxton RB, Frank LR. Correction ofoffer sonance-related distortion in echo-planar imaging using EPI-based field maps. Magn Reson Med 1998; 39: 328-30.

Reich DS, Smith SA, Zackowski KM, Gordon-LipkinEM, Jones CK, Farrell JAD, et al. Multiparametric magnetic resonance imaging analysis of the corticospinal tract in multiple sclerosis. NeuroImage 2007; 38: 271-9.

Renvall V, Witzel T, Wald LL, Polimeni JR. Automatic cortical surface reconstruction of high-resolution T1 echo planar imaging data. NeuroImage 2016; 134: 338-54.

Roberts N, Puddephat MJ, McNulty V. The benefit of stereology for quantitative radiology. Br J Radiol 2000; 73:679-97.

Robson PM, Grant AK, Madhuranthakam AJ, Lattanzi R, Sodickson DK, McKenzie CA. Comprehensive quantification of signal-to-noise ratio and g-factor for image-based and k-space-based parallel imaging reconstructions. Magn Reson Med 2008; 60: 895-907.

Roebroeck A, Galuske R, Formisano E, Chiry O, Bratzke H, Ronen I, et al. High-resolution diffusion tensor imaging and tractography of the human optic chiasm at 9.4 T. NeuroImage 2008; 39: 157-68.

Rohde GK, Barnett AS, Basser PJ, Marenco S, Pierpaoli C. Comprehensive approach for correction of motion and distortion in diffusion-weighted MRI. Magn Reson Med 2004; 51: 103-14.

Rooney WD, Johnson G, Li X, Cohen ER, Kim S-G, Ugurbil K, et al. Magnetic field and tissue dependencies of human brain longitudinal 1H2O relaxation in vivo. Magn Reson Med 2007; 57: 308-18.

Ruthotto L, Kugel H, Olesch J, Fischer B, Modersitzki J, Burger M, et al. Diffeomorphic susceptibility artifact correction of diffusion-weighted magnetic resonance images. Phys Med Biol 2012; 57: 5715-31.

Ruthotto L, Mohaadi S, Heck C, Modersitzki J, Weiskopf N. Hyperelastic susceptibility artifact correction of DTI in SPM. In: Meinzer H-P, Deserno TM, Handels H, Tolxdorff T, eds. Bildverarbeitung für die Medizin 2013. Springer BerlinHeidelberg; 2013, pp. 344-9. Available from: http://link.springer.com/chapter/10.1007/978-3-642-36480-8_60 [cited 8June 2013].

Ruthotto L, Mohaadi S, Weiskopf N. A new method for joint susceptibility artefact correction and super-resolution ford MRI. 2014. p. 90340P-90340P-4. Available from: https://www.spiedigitallibrary.org/conference-proceedings-ofspie/9034/1/A-new-method-for-joint-susceptibility-artefact-correction-and super/10.1117/12.2043591.short? SSO=1

Schmahmann JD, Pandya DN. Fiber pathways of the brain. Oxford University Press, Oxford; 2006.

Schmalbrock P, Prakash RS, Schirda B, Janssen A, Yang GK, Russell M, et al. Basal ganglia iron in patients with multiple sclerosis measured with 7T quantitative susceptibility mapping correlates with inhibitory control. AJNR Am J Neuroradiol 2016; 37: 439-46.

Schmitt F, Stehling MK, Turner R. Echo-planar imaging: theory, technique and application. Springer Science & Business Media, Berlin; 2012.Sereno MI, Lutti A, Weiskopf N, Dick F. Mapping the human cortical surface by combining quantitative T(1) with retinotopy. Cereb Cortex N Y N 1991 2013; 23: 2261-8.

Setsompop K, Bilgic B, Nuenmaa A, Fan Q, Cauley S, Huang S, et al. SLIce Dithered Enhanced Resolution Simultaneous Multi Slice (SLIDER-SMS) for high resolution (700 um) diffusion imaging of the human brain. Proc Intl Soc Magn Reson Med 2015; 23: 0339.

Sijbers J, den Dekker AJ. Maximum likelihood estimation of signal amplitude and noise variance from MR data Magn Reson Med 2004; 51: 586-94.

Sijbers J, den Dekker AJ, Scheunders P, Van Dyck D. Maximum likelihood estimation of Rician distribution parameters. IEEE Trans Med Imaging 1998; 17: 357-61.

Skare S, Andersson JL. On the effects of gating in diffusion imaging of the brain using single shot EPI. Magn Reson Imaging 2001; 19: 1125-8.

Smith SM, Jenkinson M, Johansen-Berg H, Rueckert D, Nichols TE, Mackay CE, et al. Tract-based spatial statistics: voxel wise analysis of multi-subject diffusion data. NeuroImage 2006; 31: 1487-505.Soares JM, Marques P, Alves V, Sousa N. A hitchhiker's guide to diffusion tensor imaging. Front Neurosci 2013; 7: 31.

Sotiras A, Davatzikos C, Paragios N. Deformable medical image registration: a survey. IEEE Trans Med Imaging 2013; 32:1153-90.

Steiger TK, Weiskopf N, Bunzeck N. Iron level and myelin content in the ventral striatum predict memory performance in the aging brain. J Neurosci 2016; 36: 3552-8.

Stikov N, Campbell JSW, Stroh T, Lavelée M, Frey S, Novek J, et al. In vivo histology of the myelin g-ratio with magnetic resonance imaging. NeuroImage 2015; 118: 397-405.

Storey P, Frigo FJ, Hinks RS, Mock BJ, Collick BD, Baker N, et al. Partial k-space reconstruction in single-shot diffusion-weighted echo-planar imaging. Magn Reson Med 2007; 57: 614-19.

Stüber C, Morawski M, Schäfer A, Labadie C, Wähnert M, Leuze C, et al. Myelin and iron concentration in the human brain: a quantitative study of MRI contrast. NeuroImage 2014; 93 (Part 1): 95-106.

Studholme C, Constable RT, Duncan JS. Accurate alignment of functional EPI data to anatomical MRI using a physics based distortion model. IEEE Trans Med Imaging 2000;19: 1115-27.

Studholme C, Hill DLG, Hawkes DJ. An overlap in variant entropy measure of 3D medical image alignment. Pattern Recognit 1999; 32: 71-86.

Tabelow K, D'Alonzo C, Polzehl J, Callaghan M, Ruthotto L, Weiskopf N, et al. How to achieve very high resolution quantitative MRI at 3T? Proceedings of the 22nd Human Brain Mapping meeting, Geneva, 2016.

Tabelow K, Polzehl J, Spokoiny V, Voss HU. Diffusion tensorimaging: structural adaptive smoothing. NeuroImage2008; 39: 1763-73.

Tabelow K, Polzehl J, Voss HU, Spokoiny V. Analyzing fMRI experiments with structural adaptive smoothing procedures. NeuroImage 2006; 33: 55-62.

Tabelow K, Voss HU, Polzehl J. Local estimation of the noise level in MRI using structural adaptation. Med Image Anal2015; 20: 76-86.

Tardif CL, Schäfer A, Waehnert M, Dinse J, Turner R, Bazin P-L. Multi-contrast multi-scale surface registration for improve dalignment of cortical areas. NeuroImage 2015; 111: 107-22.

Thévenaz P, Unser M. Optimization of mutual information for multiresolution image registration. IEEE Trans Image Process Publ IEEE Signal Process Soc 2000; 9:2083-99.

Thompson P, Toga AW. A surface-based technique for warping three-dimensional images of the brain. IEEE Trans Med Imaging 1996; 15: 402-17.

Tisdall MD, Reuter M, Qureshi A, Buckner RL, Fischl B, vander Kouwe AJW. Prospective motion correction with volumetric navigators (vNavs) reduces the bias and variance in brain morphometry induced by subject motion. NeuroImage 2016; 127: 11-22.

Triantafyllou C, Wald LL, Hoge RD. Echo-time and field strength dependence of BOLD reactivity in veins and parenchyma using flow-normalized hypercapnic manipulation. PLOS One 2011; 6: e24519.

Tofts PS. Quantitative MRI of the brain: measuring changes caused by disease. New York: Wiley; 2003.

van der Kouwe AJW, Benner T, Dale AM. Real-time rigid bodymotion correction and shiing using cloverleaf navigators. Magn Reson Med 2006; 56: 1019-32.

Van Hecke W, Leemans A, De Backer S, Jeurissen B, Parizel PM, Sijbers J. Comparing isotropic and anisotropic smoothing for voxel-based DTI analyses: a simulation study. Hum Brain Mapp 2010; 31: 98-114.

Veraart J, Sijbers J, Sunaert S, Leemans A, Jeurissen B. Weighted linear least squares estimation of diffusion MRI parameters: strengths, limitations, and pitfalls. NeuroImage 2013; 81: 335-46.

Vymazal J, Righini A, Brooks RA, Canesi M, MarianiC, Leonardi M, et al. T1 and T2 in the brain of healthy subjects, patients with Parkinson disease, and patientswith multiple system atrophy: relation to iron content. Radiology 1999; 211: 489-95.

Waehnert MD, Dinse J, Weiss M, Streicher MN, Waehnert P, Geyer S, et al. Anatomically motivated modeling of cortical laminae. NeuroImage 2014; 93 (Part 2): 210-20.

Wedeen VJ, Weisskoff RM, Poncelet BP. MRI signal void due to in-plane motion is all-or-none. Magn Reson Med 1994; 32:116-20.

Weiskopf N, Callaghan MF, Josephs O, Lutti A, Mohaadi S. Estimating the apparent transverse relaxation time (R2*) from images with different contrasts (ESTATICS) reducesmotion artifacts. Brain Imaging Methods 2014; 8: 278.

Weiskopf N, Mohaadi S, Lutti A, Callaghan MF. Advances in MRI-based computational neuroanatomy: from morphometryto in-vivo histology. Curr Opin Neurol 2015;28: 313-22.

Weiskopf N, Suckling J, Williams G, Correia, Inkster B, Tait R, et al. Quantitative multi-parameter mapping of R1, PD*, MT and R2* at 3T: a multi-center validation. Front. Brain Imaging Methods 2013; 7: 95.

Welch EB, Manduca A, Gri RC, Ward HA, Jack CR. Spherical navigator echoes for full 3D rigid body motion measurement in MRI. Magn Reson Med 2002; 47: 32-41.

Wharton S, Bowtell R. Fiber orientation-dependent white matter contrast in gradient echo MRI. Proc Natl Acad Sci 2012;109: 18559-64.

Wharton S, Bowtell R. Gradientecho based fiber orientation mapping using R2* and frequency difference measurements. NeuroImage 2013; 83: 1011-23.

Wheeler-Kingshott CA, Stroman PW, Schwab JM, Bacon M, Bosma R, Brooks J, et al. The current state-of-the-art of spinal cord imaging: applications. NeuroImage 2014; 84:1082-93.

White N, Roddey C, Shankaranarayanan A, Han E, Rettmann D, Santos J, et al. PROMO: real-time prospective motion correction in MRI using image-based tracking. Magn Reson Med 2010; 63: 91-105.

Woollett K, Glensman J, Maguire EA. Non-spatial expertise and hippocampal gray matter volume in humans. Hippocampus 2008; 18: 981-4.

Xu J, Shimony JS, Klawiter EC, Snyder AZ, Trinkaus K, Naismith RT, et al. Improved in vivo diffusion tensor imaging of human cervical spinal cord. NeuroImage2013；67：64-76.

Yeatman JD, Wandell BA, Mezer AA. Lifespan maturation and degeneration of human brain white matter. Nat Coun2014；5：4932.

Yiannakas MC, Kearney H, Samson RS, Chard DT, Ciccarelli O, Miller DH, et al. Feasibility of grey matter and white matter segmentation of the upper cervical cord in vivo：a pilot study with application to magnetisation transfer measurements. NeuroImage 2012；63：1054-9.

Yokoo T, Yuan Q, Sénégas J, Wiethoff AJ, Pedrosa I. QuantitativeR2* MRI of the liver with Rician noise models for evaluation of hepatic iron overload：simulation, phantom, and early clinical experience. J Magn Reson Imaging JMRI2015；42：1544-59.

Zaitsev M, Dold C, Sakas G, Hennig J, Speck O. Magnetic resonance imaging of freely moving objects：prospective real-time motion correction using an external optical motion tracking system. NeuroImage 2006；31：1038-50.

Zaitsev M, Hennig J, Speck O. Point spread function mapping with parallel imaging techniques and high acceleration factors：fast, robust, and flexible method for echo-planar imaging distortion correction. Magn Reson Med 2004；52：1156-66.

Zalesky A. Moderating registration misalignment in voxel wise comparisons of DTI data：a performance evaluation of skeleton projection. Magn Reson Imaging 2011；29：111-25.

Zhang H, Schneider T, Wheeler-Kingshott CA, Alexander DC. NODDI：practical in vivo neurite orientation dispersion and density imaging of the human brain. NeuroImage2012；61：1000-16.

Zilles K, Amunts K. Anatomical basis for functional specialization.In：fMRI：from nuclear spins to brain functions Uludag K, Ugurbil K, Berliner L, eds. New York：Springer；2015, pp. 27-66.

18

定量 MRI 的前景[1]

马拉·塞尚尼（Mara Cercignani）

苏塞克斯大学（University of Sussex）

---

1 由保罗·S.托夫茨（Paul S. Tofts）编辑。

在过去的几十年中，得益于大量技术的进步和新方法的建立，定量 MRI（quantitative MRI，qMRI）这一领域得到了持续性的发展。从最初着重于提高对疾病病理生理学机制的理解，到更广泛意义上的神经科学中的组织特征测量，以解释个体之间在表现和生活方式方面的差异，qMRI 在大脑中的应用已经蓬勃发展。

无论具体应用如何，qMRI 的最终目标是能够提供无创组织学、生理学及功能评估，从而量化组织成分并表征其病理特征。然而，对于我们感兴趣的组织属性，MRI 信号是一种非常间接的测量，虽然一些 MRI 对比度可能受到髓磷脂含量或轴突包裹的影响，但总体信号受其他因素的影响，因此难以实现 MRI 生物标记物与生物底物之间的一对一关联。在 qMRI 常规应用于临床之前，尚需要应对的挑战是提高特异性和可重复性（特别是在不同扫描仪之间），同时缩短采集时间。

因此，我们预计未来将看到越来越先进的信号表现模型被开发出来，以及更加快速的数据采集策略。技术进步和先进硬件在 MRI 扫描仪中的广泛普及，将是推动这一进步的基础。在这里我们总结了 qMRI 研究的一些最新动向，预计它们在不久的将来会成为发展的重点。

18.1　更强与更快

在过去的二十年里，我们见证了 MRI 在硬件方面突飞猛进的发展，目前全世界有超过 50 台 7 T 设备应用于人体，而 3 T 更是几乎作为大脑 MRI 扫描的标准磁场强度。超高场设备具有若干优点，包括提高信噪比（signal-to-noise ratio，SNR）和空间分辨率，磁共振峰值的频率区分度，提高 MR 波谱的灵敏度以及调谐磁化传递效应方法的灵敏度（如化学交换饱和转移，chemical exchange saturation transfer，CEST），增强磁化率，而后者是血氧水平依赖（blood oxygenation level dependent，BOLD）和磁敏感加权成像（susceptibility weighted imaging，SWI）对比度的关键。图 18.1 给出了 7 T 场强下定量磁化率成像的临床应用示例（Costagli et al.，2016）：超高场的应用使作者能够识别肌萎缩侧索硬化症（amyotrophic lateral sclerosis，ALS）患者初级运动皮质磁敏感性的升高，该异常与衡量 ALS 进展的临床指标密切相关。

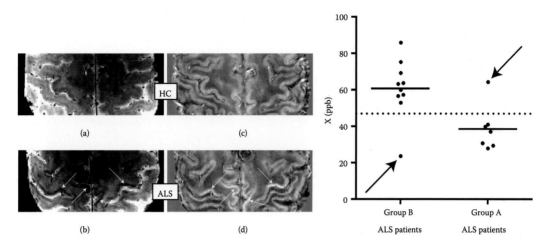

图 18.1　在 7 T 场强下证实了肌萎缩侧索硬化症(amyotrophic lateral sclerosis, ALS)患者的初级运动皮质(M1)磁敏感性升高。(a)为一名健康对照志愿者 M1 的 T_2^* 加权图像,(b)为一名 ALS 患者 M1 的 T_2^* 加权图像;(c)和(d)分别为对应的磁敏感图。箭头所指为患者 M1 深层的 T_2^* 低信号和定量磁化率成像高信号。(经许可转载自 NeuroImage Clin., 12, Costagli, M., et al., Magnetic susceptibility in the deep layers of the primary motor cortex in Amyotrophic Lateral Sclerosis, 965-969.)

　　除了使一些新方法成为可能,更高的场强也带来了新的挑战和在低场强下可被忽略的伪影问题。这对量化而言是非常重要的,因为它可以促进伪影校正新策略的开发,同时这些校正策略也适用于低场强条件,最终使整个 qMRI 领域的准确性都得以提高,例如,在 3 T 扫描仪问世后,B_1 定量图(B₁ mapping)技术随之出现。

　　除了更大的磁体,硬件的发展也实现了更强的磁场梯度,可高达 300 mT·m⁻¹。虽然这些是为定制系统创建的,如人类连接组计划扫描仪(Fan et al., 2014),但世界各地已经安装了一些具有类似硬件的扫描仪。更大的磁场梯度对于基于波失相位谱学成像的显微结构技术尤为重要,因为更大的磁场梯度可以使用更高的 b 值(图 18.2)和解析更小的结构(Fan et al., 2016)。同时也为其他技术提供了有利条件。总的来说,我们预计这些技术改进将对 qMRI 的发展产生巨大影响,帮助研究人员克服信噪比和分辨率的限制,例如,分辨率的提高将使皮质的组织特征描述比过去更加准确,并有望解析其分层结构。

　　qMRI 模型日益复杂,需要收集大量数据集,因此需要快速采集数据的方法。虽然更好的硬件可以改善信噪比,但开发高效的脉冲序列对于 qMRI 的未来至关重要。作为最新进展的多频段(Multiband)技术,又称同时多层技术(Moeller et al., 2010),在动态扫描中可达到的时间分辨率和基于扩散 MRI(diffusion MRI, dMRI)技术的采集时间方面,相比以往均实现了真正的提升,为实现多模态采集开辟了新的途径。

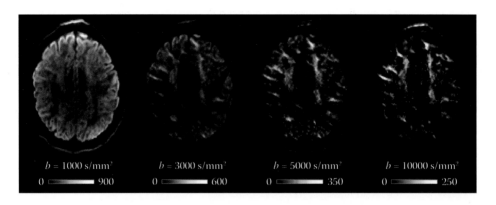

图18.2　超强梯度(高达300 mT·m^{-1})的出现,使得比以前高得多的扩散 b 值的应用成为可能。此图展示了 b 值从1000 s·mm^{-2}到10000 s·mm^{-2}时信号和对比度的变化。在 b=10000 s·mm^{-2}时,只有缓慢扩散的质子可见,白质各向异性的效应变得非常明显。(经许可转载自 NeuroImage, 124, Fan, Q., et al., MGH-USC human Connectome Project datasets with ultra-high b-value diffusion MRI, 1108-1114.)

18.2　多种对比与多模态方式

多模态 MRI 是一个宽泛的概念,指的是将一种以上 MRI 对比度信息组合在一起的任何尝试。因此,它可能涵盖从简单地测量同一个体的几个 MRI 参数,到开发联合模型,再到使用复杂的计算方法得出新的测量结果。由于每种单一技术的特异性有限,预计依靠联合或单独数据采集(De Santis et al., 2016;Stanisz et al., 1998)的联合模型(如 T_1、T_2 MT 和扩散)的开发将增多。虽然组合几个 MRI 参数这一最具信息含量的方法并不会立即见效,但多模态模式所带来的价值已得到了普遍认可,并提出了数据和模型驱动方法。数据驱动方法涵盖从数据压缩,如主成分分析或独立成分分析(independent component analysis,ICA),到机器学习的多变量手段。驱动原理是,如果两种技术都对特定的底物(如髓鞘)敏感,但也分别受到其他因素的影响,那么像 ICA 这样的方法应该能够分离出它们的重叠信息(如髓鞘浓度),并能反映感兴趣物质的特征(Mangeat et al., 2015)。相反,基于模型驱动方法则试图将现有的生物物理模型或信号模型提取的参数结合起来,获得新的参数,这些参数比原始参数更准确或更具体。最近提出的几何因素比率(g-factor/ratio)框架就是一个例子,如图18.3(Stikov et al., 2015)。

进一步扩大多模态概念的范畴,可以发现 qMRI 越来越多地与神经生理测量相关,如脑电图、磁脑成像和经颅磁刺激等。这些技术以高时间分辨率对大脑的功能和连接进行表征,可以对 MRI 进行很好的补充。从 MRI 中获取的高度详细的解剖和微观结构信息可以与生理学联系起来,进而阐明结构与功能相耦合的机制。

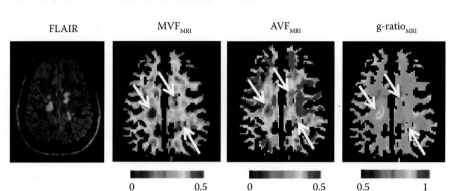

图 18.3　通过 qMRI 成像对几何因素比率的聚合进行成像。结合磁化转移和扩散 MRI,可以获得髓鞘体积分数(myelin volume fraction,MVF)和轴突体积分数(axon volume fraction,AVF)的体素估计,这也反过来用于几何因素比率的计算,即轴突内外径比值。该定量指标与轴突的传导速度有关,因此具备生理功能意义。本图展示的是一例多发性硬化患者,在液体衰减反转恢复(fluid-attenuated inversion-recovery,FLAIR)扫描中可见多处高信号病变。在 MVF 和 AVF 图上这些病变表现为低信号,提示存在脱髓鞘和轴突丢失。几何因素比率图显示,只有一处病变的几何因素比率值高于 0.8,提示信号传导受损(受阻)。(经许可转载自 NeuroImage, 118, Stikov, N., et al., In vivo histology of the myelin g-ratio with magnetic resonance imaging, 397-405.)

　　另一种颇具前景的模态间联合是将 MRI 与正电子发射断层扫描(positron emission tomography,PET)结合起来。PET 可以利用特定神经生物底物的配体来提供高特异性。得益于混合成像仪的普及,MRI 和 PET 数据可以同时采集并且轻松实现融合。PET 的特异性可以用来验证一些 MRI 生物标志物,或者利用二者信息的互补性来构建新的生物标志物。

18.3　大数据

　　随着人们对多模态研究的兴趣与日俱增,MRI 信号复杂模型以及在较短时间内采集更多数据的能力都得到了发展,典型 MRI 数据集的规模也随着时间推移迅速增长,MRI 数据管理和分析迎来了新的挑战,亟须一些新的数据计算方法,以及降低这些数据集复杂性的策略。此外,研究人员对于将影像学与其他大数据领域,特别是遗传学联系起来也表现出极大的兴趣。总的来说,这一趋势需要能够从数据中提取有意义信息的新工具,并有望吸引 MRI 物理领域以外的科学家,如计算机科学、数学和工程等。与此同时,越来越多的多中心项目已启动(如人类连接组计划:www.humanconnectome.org;通过荟萃分析提高神经影像遗传学enhancing neuro imaging genetics through meta-analysis,ENIGMA:http://enigma.ini.usc.edu/;

英国生物库：http://www.ukbiobank.ac.uk；阿尔茨海默病神经影像学计划，Alzheimer's Disease Neuroimaging Initiative，ADNI：http://adni.loni.usc.edu/），这就要求执行严格的程序以保证数据的质量和一致性。因此，我们期望通过最大限度地减少偏倚和伪影来改善 qMRI 数据的可重复性。

18.4　准确性与可重复性

这个主题在本书的第三章有更详细的介绍。必须强调的是，校正伪影和减少偏倚的方法正变得越来越普遍。随着定量 MRI 应用的增多，降噪和数据校正（Veraart et al.，2016）可能会成为标准做法。特别是在纵向和多中心研究的背景下，精确度和可重复性可能会显得更加重要。学者们也提出了一些可用于保证数据一致性的方法（Muller et al.，2016）。制造商与科学家也必须展开合作，以确保准确的数据收集和分析，以及在不同系统上实施同等标准的能力。

18.5　生物学解释与临床应用

最大的挑战仍然是 MRI 参数的生物学解释。虽然在过去的几十年里，可用的 MRI 参数的数量和复杂程度显著增加，但这些参数及其变化的意义仍然难以解释。理想情况下，我们的目标是开发可以用来衡量生理或病理变化的生物标记物。然而，除了定量和可重复性，生物标记物还必须能与临床/生理状态保持同步变化。在临床转化方面，MRI 技术必须易于实施，但也必须有据可循。MRI 标志物的验证存在挑战，因为它只能在动物模型或尸检组织中进行。在这两种情况下，所观察组织的性质不同于在体的人体条件，因此只能得到部分验证。此外，所谓的金标准通常是组织学，也存在一定的局限性。MRI 学界越来越意识到验证的必要性，一系列倡议如雨后春笋般涌现，鼓励科学家分享他们的数据和方法。

18.6　结论

本书的第一版以下面这段话结束："我们正处在一场真正的技术革命中，这场革命正在越来越细致地揭示我们的内在生物运作方式。几十年前,这是不可想象的;几十年后,这项技术将像测量体重一样成为常规。"诚然,我们还没有达到这个阶段;然而,在过去的 15 年中,qMRI 领域仍然取得了诸多成果(本书包含三个章节,特地介绍第一版中没有涵盖的技术),我们可以预期它将在未来许多年内继续保持增长。

参考文献

Costagli M, Donatelli G, Biagi L, Caldarazzo Ienco E, Siciliano G, Tosetti M, Cosottini M. 2016. Magnetic susceptibility in the deep layers of the primary motor cortex in amyotrophic lateral sclerosis. Neuroimage Clin 12, 965-969.

De Santis S, Assaf Y, Jeurissen B, Jones D K, Roebroeck A. 2016. T1 relaxometry of crossing fibres in the human brain. Neuroimage 141, 133-142.

Fan Q, Nummenmaa A, Witzel T, Zanzonico R, Keil B, Cauley S, Polimeni J R, et al. 2014. Investigating the capability to resolve complex white matter structures with high b-value diffusion magnetic resonance imaging on the MGH-USC Connectom scanner. Brain Connect 4, 718-726.

Fan Q, Witzel T, Nummenmaa A, Van Dijk K R, Van Horn J D, Drews M K, Somerville L H, et al. 2016. MGH-USC Human Connectome Project datasets with ultra-high b-value diffusion MRI. Neuroimage 124, 1108-1114.

Mangeat G, Govindarajan S T, Mainero C, Cohen-Adad J. 2015. Multivariate combination of magnetization transfer, T2* and B0 orientation to study the myeloarchitecture of the in vivo human cortex. Neuroimage 119, 89-102.

Moeller S, Yacoub E, Olman C A, Auerbach E, Strupp J, Harel N, Ugurbil K. 2010. Multiband multislice GE-EPI at 7 tesla, with 16-fold acceleration using partial parallel imaging with application to high spatial and temporal whole-brain fMRI. Magn Reson Med 63, 1144-1153.

Muller H P, Turner M R, Grosskreutz J, Abrahams S, Bede P, Govind V, Prudlo J, et al. 2016. A large-scale multicentre cerebral diffusion tensor imaging study in amyotrophic lateral sclerosis. J Neurol Neurosurg Psychiatry 87, 570-579.

Stanisz G J, Li J G, Wright G A, Henkelman R M. 1998. Water dynamics in human blood via combined measurements of T2 relaxation and diffusion in the presence of gadolinium. Magn Reson Med 39, 223-233.

Stikov N，Campbell J S，Stroh T，Lavelee M，Frey S，Novek J，Nuara S，et al. 2015. In vivo histology of the myelin g-ratio with magnetic resonance imaging. Neuroimage 118，397-405.

Veraart J，Novikov D S，Christiaens D，Ades-Aron B，Sijbers J，Fieremans E. 2016. Denoising of diffusion MRI using random matrix theory. Neuroimage 142，394-406.

附录 A：希腊字母表[1]

小写	大写	
α	A	Alpha
β	B	Beta
γ	Γ	Gamma
δ	Δ	Delta
ε	E	Epsilon
ζ	Z	Zeta
η	H	Eta
θ	Θ	Theta
ι	I	Iota
κ	K	Kappa
λ	Λ	Lambda
μ	M	Mu
ν	N	Nu
ξ	Ξ	Xi
ο	O	Omicron
π	Π	Pi
ρ	P	Rho
σ	Σ	Sigma
τ	T	Tau
υ	Υ	Upsilon
φ	Φ	Phi
χ	X	Chi
ψ	Ψ	Psi
ω	Ω	Omega

---

[1] 尽管部分字母发音不同，但这些字母与近代希腊语中使用的字母相同（如 π 在近代希腊语中发音为"pee"，在本书中发音为"pie"）。

附录 B：MRI 缩写词和首字母缩略词

2D	two-dimensional	二维
3D	three-dimensional	三维
ADC	Apparent Diffusion Coefficient	表观扩散系数
AIF	Arterial Input Function	动脉输入函数
ASL	Arterial Spin Labelling	动脉自旋标记
CEST	Chemical Exchange Saturation Transfer	化学交换饱和转移
CNS	Central Nervous System	中枢神经系统
CSF	Cerebrospinal Fluid	脑脊液
CV	Coefficient of Variation	变异系数
DCE	Dynamic Contrast-Enhanced	动态对比增强
DTI	Diffusion Tensor Imaging	扩散张量成像
DTPA	Diethylene TriaminePentaacetic Acid	二乙烯三胺五乙酸
EPI	Echo Planar Imaging	平面回波成像
FA	Flip Angle	翻转角
FLAIR	Fluid Attenuated Inversion Recovery	液体衰减反转恢复
FSE	Fast Spin Echo	快速自旋回波
GE	Gradient Echo	梯度回波
GRASE	Gradient- and spin-echo	梯度自旋回波
ISMRM	International Society for Magnetic Resonance in Medicine	国际医学磁共振学会
IR	Inversion Recovery	反转恢复
LL	Look-Locker	卢克—洛克（技术）
MD	Mean Diffusivity	平均扩散率
MR	Magnetic Resonance	磁共振
MRS	Magnetic Resonance Spectroscopy	磁共振波谱成像

MRI	Magnetic Resonance Imaging	磁共振成像
MS	Multiple Sclerosis	多发性硬化
MT	Magnetisation Transfer	磁化传递
MTR	Magnetisation Transfer Ratio	磁化传递率
NAA	N-acetyl aspartate	N-乙酰天冬氨酸
PD	Proton Density	质子密度
PE	Phase Encoding	相位编码
QA	Quality Assurance	质量保证
qMR	Quantitative Magnetic Resonance	定量磁共振
qMRI	Quantitative Magnetic Resonance Imaging	定量磁共振成像
RF	Radiofrequency	射频
ROI	Region of interest	感兴趣区
SAR	Specific Absorption Rate	比吸收率
SD	Standard Deviation	标准差
SE	Spin Echo	自旋回波
SEM	Standard Error of the Mean	均数标准误
SNR	Signal to Noise Ratio	信噪比
STIR	Short TI Inversion Recovery	短时反转恢复
T	Tesla	特(斯拉)
TE	Echo Time	回波时间
TI	Inversion Time	反转时间
TR	Repetition Time	重复时间
VFA	Variable Flip Angle	可变翻转角
WM	White Matter	白质

图书在版编目(CIP)数据

脑定量磁共振成像：物理测量原理／(英)马拉·
塞尚尼 (Mara Cercignani)，(英)尼古拉斯·G. 道尔
(Nicholas G. Dowell)，(英)保罗·S. 托夫茨
(Paul S. Tofts)主编；张久权等译. -- 重庆：重庆
大学出版社，2022. 11
书名原文：Quantitative MRI of the Brain：
principles of physical measurement
ISBN 978-7-5689-3465-7

Ⅰ.①脑… Ⅱ.①马… ②尼… ③保… ④张… Ⅲ.
①脑病-核磁共振成像 Ⅳ.①R816. 1

中国版本图书馆 CIP 数据核字(2022)第 173842 号

脑定量磁共振成像：物理测量原理

[英]马拉·塞尚尼　尼古拉斯·G.道尔　保罗·S.托夫茨　主编

张久权　等译

策划编辑：胡　斌

责任编辑：胡　斌　　版式设计：胡　斌
责任校对：关德强　　责任印制：张　策

*

重庆大学出版社出版发行

出版人：饶帮华

社址：重庆市沙坪坝区大学城西路 21 号

邮编：401331

电话：(023) 88617190　88617185(中小学)

传真：(023) 88617186　88617166

网址：http://www.cqup.com.cn

邮箱：fxk@cqup.com.cn(营销中心)

全国新华书店经销

重庆长虹印务有限公司印刷

*

开本：787mm×1092mm　1/16　印张：39.5　字数：791千
2022 年 11 月第 1 版　　2022 年 11 月第 1 次印刷
ISBN 978-7-5689-3465-7　定价：298.00 元